Litman's
Basics of Pediatric Anesthesia

Litman 儿科麻醉基础

原著第 3 版

主　编　[美] 罗纳德・S. 利特曼（Ronald S. Litman）

　　　　[美] 阿迪蒂・P. 安巴德卡（Aditee P. Ambardekar）

主　译　李凤仙　易　斌　刘学胜

副主译　韩　园　李　乐　刘紫庭

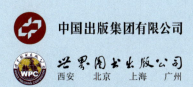

中国出版集团有限公司

世界图书出版公司

西安　北京　上海　广州

图书在版编目（CIP）数据

Litman 儿科麻醉基础：原著第 3 版 /（美）罗纳德·
S. 利特曼（Ronald S. Litman），（美）阿迪蒂·P. 安巴德
卡（Aditee P. Ambardekar）主编；李凤仙，易斌，刘
学胜主译 . — 西安：世界图书出版西安有限公司，
2025.6. — ISBN 978-7-5232-1871-6

Ⅰ . R726.14

中国国家版本馆 CIP 数据核字第 2025B3M710 号

Elsevier (Singapore) Pte Ltd.
3 Killiney Road,
#08-01 Winsland House I,
Singapore 239519
Tel: (65) 6349-0200; Fax: (65) 6733-1817

书　名	**Litman 儿科麻醉基础（原著第 3 版）** LITMAN ERKE MAZUI JICHU	
主　编	[美] 罗纳德·S. 利特曼 (Ronald S. Litman) [美] 阿迪蒂·P. 安巴德卡 (Aditee P. Ambardekar)	
主　译	李凤仙　易　斌　刘学胜	
责任编辑	岳姝婷	
装帧设计	新纪元文化传播	
出版发行	世界图书出版西安有限公司	
地　址	西安市雁塔区曲江新区汇新路 355 号	
邮　编	710061	
电　话	029-87214941　029-87233647（市场营销部） 029-87234767（总编室）	
网　址	http://www.wpcxa.com	
邮　箱	xast@wpcxa.com	
经　销	新华书店	
印　刷	陕西金和印务有限公司	
开　本	889mm×1194mm　1/16	
印　张	19.75	
字　数	520 千字	
版次印次	2025 年 6 月第 1 版　2025 年 6 月第 1 次印刷	
版权登记	25-2024-294	
国际书号	ISBN 978-7-5232-1871-6	
定　价	198.00 元	

医学投稿　xastyx@163.com　‖　029-87279745　029-87285296

☆如有印装错误，请寄回本公司更换☆

以此悼念

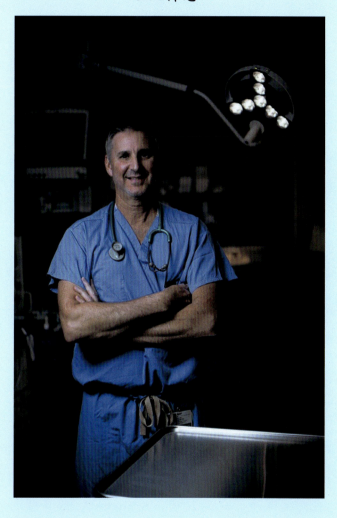

　　谨以此版致敬 Litman 医生。他是我们当中许多人的医生、导师、同事和朋友。他对医学和非医学领域的所有事物都抱有好奇心且勇于挑战，他始终致力于培养和指导年轻儿科麻醉医生，这些共同铸就了他的职业生涯与人生轨迹。许多同事都受益于他的帮助，包括我自己，我能够作为本书的共同主编就可以证明这一点。愿 Litman 医生对儿科麻醉的热情和对学习者的支持精神在读者中长久传承。

致 谢 ACKNOWLEDGEMENTS

2021 年 4 月，Ron 与他亲爱的家人度过了最后的时光，在此特殊情况下，本版的编审责任落到了我的肩上。Ron 在 2020 年的大部分时间里都在计划这部第 3 版，招募年轻作者更新内容，并编写新的章节……同时，与癌症斗争并让自己变得更强。2020 年 11 月，我做出了更新儿科烧伤章节的小小的承诺，但现在却变成了我职业生涯中最大的荣誉之一。Ron 和 Daphne，感谢你们给我这个机会作为本书的共同主编来纪念 Ron 在儿科麻醉领域的贡献。

如果能按原计划和 Ron 一起完成这件事，而不是在他缺席的情况下，那就更完美了。然而，事与愿违。但是，在 Ron 的提议和他人的指导下，我感到自己具备接过接力棒并冲过终点线的能力。对于 Ron 和其他许多曾经或将继续担任我导师的人，我深表感谢。我希望我能成为像你们一样有影响力的导师。如果你们正在阅读本书，你们会知道我指的是谁。

还有那些我们倾囊相授的医学生、住院医师和研究员，没有他们，所有这一切都是徒劳的。正是你们的好奇心、同理心和对我们这个领域的奉献精神激励着医学学术界。感谢你们能参与这一段激动人心的旅程。

最后向我的家人致以最深的谢意。感谢我的父母，他们向我灌输了努力工作及以谦逊、优雅的态度做事的思想，感谢你们。正如 Schwartz 博士所说，我"选到了正确的父母"。感谢我的丈夫 Sumeet，你始终信任并鼓励我持续创新和努力，你的支持对我意义深重。我的儿子，Arjun 和 Aarav，感谢你们将自己的妈妈慷慨分享给妈妈的患者、住院医师、同事及工作。尽管也有烦恼吵闹的时候，但你们无条件的爱和美丽的灵魂让这一切都值得。

Aditee P. Ambardekar, MD, MSEd

Adam C. Adler, MD, MS, FAAP, FASE
Associate Professor
Department of Anesthesiology, Perioperative and Pain Medicine
Baylor College of Medicine
Texas Children's Hospital
Houston, TX

Aditee P. Ambardekar, MD, MSEd
Associate Professor and Distinguished Teaching Professor
Department of Anesthesiology and Pain Management
UT Southwestern Medical Center and Children's Health Dallas, TX

Naomi Balamuth, MD
Associate Professor of Clinical Pediatrics
Department of Pediatrics
Division of Oncology
The Perelman School of Medicine at the University of Pennsylvania
Children's Hospital of Philadelphia
Philadelphia, PA

Alexandra Berman, MD
Resident
Department of Anesthesiology
New York Presbyterian Weill Cornell Medicine
New York, NY

Tarun Bhalla, MD, MBA, FASA, FAAP
Chair
Department of Anesthesiology and Pain Medicine
Akron Children's Hospital
Professor
Anesthesiology and Surgery
Northeastern Ohio Medical University (NEOMED)
Akron, OH

Donald L. Boyer, MD, MSEd
Associate Professor of Clinical Anesthesiology and Critical Care
The Perelman School of Medicine at the University of Pennsylvania
Department of Anesthesiology and Critical Care Medicine

Division of Critical Care Medicine
Children's Hospital of Philadelphia
Philadelphia, PA

Andrew J. Costandi, MD, MMM
Clinical Associate Professor of Anesthesiology
Department of Anesthesiology Critical Care Medicine
Division of Pain Management
Keck School of Medicine of USC
Children's Hospital of Los Angeles
Los Angeles, CA

C. Hunter Daigle, MD
Assistant Professor
Department of Pediatrics
Division of Critical Care Medicine
The University of Texas at Austin
Dell Medical School
Dell Children's Medical Center
Austin, TX

Gregory Dodson, DO
Assistant Professor
Department of Anesthesiology
Cooper Medical School of Rowan University
Camden, NJ

Jeffrey M. Feldman, MD, MSE
Professor of Anesthesiology and Critical Care
The Perelman School of Medicine at the University of Pennsylvania
Department of Anesthesiology and Critical Care Medicine
Children's Hospital of Philadelphia
Philadelphia, PA

John E. Fiadjoe, MD
Assistant Professor of Anesthesiology
Harvard Medical School
Boston Children's Hospital
Boston, MA

Jessica Foster, MD
Instructor and Attending Physician
Department of Pediatrics
Division of Oncology

Perelman School of Medicine at the University of
  Pennsylvania
Children's Hospital of Philadelphia
Philadelphia, PA

Susan Gallagher, RN
Hemophilia Nurse Coordinator
Children's Hospital of Philadelphia
University of Pennsylvania
Philadelphia, PA

F. Jay Garcia, MD
Resident
Department of Pediatrics
The Perelman School of Medicine at the University of
  Pennsylvania
Children's Hospital of Philadelphia
Philadelphia, PA

Thierry Girard, MD
Deputy Chair
Anesthesiology
University Hospital Basel
Switzerland

Anastasia D. Grivoyannis, MD
Assistant Professor
Department of Anesthesiology & Critical Care
  Medicine
Johns Hopkins University School of Medicine
Baltimore, MD

Harshad Gurnaney, MBBS, MPH
Associate Professor of Anesthesiology and Critical
  Care
The Perelman School of Medicine at the University of
  Pennsylvania
Department of Anesthesiology and Critical Care
  Medicine
Children's Hospital of Philadelphia
Philadelphia, PA

Fatimah Habib, MD
Assistant Professor of Anesthesiology
Assistant Professor
Department of Anesthesiology
Cooper Medical School of Rowan University
Camden, NJ

Grace Hsu, MD
Clinical Associate Professor of Anesthesiology
Department of Anesthesiology Critical Care Medicine
Division of Pain Management
Keck School of Medicine of USC
Children's Hospital of Los Angeles

Los Angeles, CA

Samuel Hunter, MD
Assistant Professor of Anesthesiology and Critical
  Care Medicine
The Perelman School of Medicine at the University of
  Pennsylvania
Department of Anesthesiology and Critical Care
  Medicine
Children's Hospital of Philadelphia
Philadelphia, PA

Rebecca S. Isserman, MD
Assistant Professor of Anesthesiology and Critical
  Care Medicine
The Perelman School of Medicine at the University of
  Pennsylvania
Department of Anesthesiology and Critical Care
  Medicine
Children's Hospital of Philadelphia
Philadelphia, PA

Jeremy Jones, MD
Resident
Department of Pediatrics
The Perelman School of Medicine at the University of
  Pennsylvania
Children's Hospital of Philadelphia
Philadelphia, PA

Ji Yeon Jemma Kang, MD
Assistant Professor
Department of Anesthesia
University of Cincinnati College of Medicine
Cincinnati Children's Hospital Medical Center
Cincinnati, OH

Michael R. King, MD
Assistant Professor
Northwestern University Feinberg School of Medicine
Ann and Robert H. Lurie Children's Hospital of
  Chicago Chicago, IL

F. Wickam Kraemer III, MD
Associate Professor of Clinical Anesthesiology and
  Critical Care Medicine
The Perelman School of Medicine at the University of
  Pennsylvania
Department of Anesthesiology and Critical Care
Children's Hospital of Philadelphia
Philadelphia, PA

Grace E. Linder, MD
Assistant Professor

Department of Pathology and Laboratory Medicine
The Perelman School of Medicine at the University of
  Pennsylvania
Children's Hospital of Philadelphia
Philadelphia, PA

Ronald S. Litman, DO, ML
Professor of Anesthesiology and Critical Care
  Medicine and Pediatrics
The Perelman School of Medicine at the University of
  Pennsylvania
Department of Anesthesiology and Critical Care
Children's Hospital of Philadelphia
Philadelphia, PA

Katherine H. Loh, MD
Assistant Professor
Department of Anesthesiology
Division of Pediatric Anesthesiology
Vanderbilt School of Medicine
Monroe Carell Jr. Children's Hospital at Vanderbilt
Nashville, TN

Petar Mamula, MD
Professor of Pediatrics
Department of Pediatrics
Division of Gastroenterology, Hepatology, and
  Nutrition
The Perelman School of Medicine at the University of
  Pennsylvania
Children's Hospital of Philadelphia
Philadelphia, PA

Annery Garcia-Marcinikiewicz, MD
Assistant Professor of Clinical Anesthesiology and
  Critical Care Medicine
The Perelman School of Medicine at the University of
  Pennsylvania
Department of Anesthesiology and Critical Care
Children's Hospital of Philadelphia
Philadelphia, PA

Lynne G. Maxwell, MD
Emeritus Professor of Clinical Anesthesiology and
  Critical Care Medicine
The Perelman School of Medicine at the University of
  Pennsylvania
Department of Anesthesiology and Critical Care
Children's Hospital of Philadelphia
Philadelphia, PA

Wallis T. Muhly, MD
Assistant Professor of Clinical Anesthesiology and
  Critical Care Medicine

The Perelman School of Medicine at the University of
  Pennsylvania
Department of Anesthesiology and Critical Care
Children's Hospital of Philadelphia
Philadelphia, PA

Olivia Nelson, MD
Assistant Professor of Clinical Anesthesiology and
  Critical Care Medicine
The Perelman School of Medicine at the University of
  Pennsylvania
Department of Anesthesiology and Critical Care
Children's Hospital of Philadelphia
Philadelphia, PA

Asha Nookala, MD
Pediatric Anesthesiologist
Children's Minnesota
Minneapolis, MN

Vanessa A. Olbrecht, MD, MBA, FASA
Associate Professor
Department of Anesthesiology and Pain Medicine
Nationwide Children's Hospital
Columbus, OH

Shikha Patel, BS
Medical Student
Drexel University College of Medicine
Philadelphia, PA

Alison Perate, MD
Assistant Professor of Clinical Anesthesiology and
  Critical Care Medicine
The Perelman School of Medicine at the University of
  Pennsylvania
Department of Anesthesiology and Critical Care
Children's Hospital of Philadelphia
Philadelphia, PA

Laura A. Petrini, MD
Assistant Professor of Clinical Anesthesiology and
  Critical Care Medicine
The Perelman School of Medicine at the University of
  Pennsylvania
Department of Anesthesiology and Critical Care
Children's Hospital of Philadelphia
Philadelphia, PA

Teeda Pinyavat, MD
Assistant Professor
Department of Anesthesiology
Division of Pediatric Anesthesiology
Columbia University

New York, NY

Andrew Renuart, MD, MSc
Assistant in Perioperative and Critical Care Medicine
Department of Anesthesiology
Critical Care and Pain Medicine
Boston Children's Hospital
Instructor of Anaesthesia
Harvard Medical School
Boston, MA

Susan R. Rheingold, MD
Professor of Clinical Pediatrics
The Perelman School of Medicine at the University of
    Pennsylvania
Children's Hospital of Philadelphia
Philadelphia, PA

Samuel Rosenblatt, MD, MSEd
Assistant Professor of Clinical Anesthesiology and
    Critical Care Medicine
The Perelman School of Medicine at the University of
    Pennsylvania
Department of Anesthesiology and Critical Care
Children's Hospital of Philadelphia
Philadelphia, PA

Julia Rosenbloom, MD
Assistant Professor
Mass General Anesthesia and Pain Medicine
Boston, MA

William Ryan, BS
Medical student
Drexel University College of Medicine
Philadelphia, PA

Deborah Ann Sesok-Pizzini, MD, MBA
Chief, Blood Bank and Transfusion Medicine
Pathology and Laboratory Medicine
Children's Hospital of Philadelphia
Philadelphia, PA

Christopher Setiawan, MD
Assistant Professor
Department of Anesthesiology and Pain Management
UT Southwestern Medical Center and Children's
Health
Dallas, TX

Allan F. Simpao, MD, MBI
Associate Professor of Clinical Anesthesiology and
    Critical Care Medicine
The Perelman School of Medicine at the University of
    Pennsylvania
Department of Anesthesiology and Critical Care
Children's Hospital of Philadelphia
Philadelphia, PA

Paul A. Stricker, MD
Associate Professor of Clinical Anesthesiology and
    Critical Care Medicine
The Perelman School of Medicine at the University of
    Pennsylvania
Department of Anesthesiology and Critical Care
Children's Hospital of Philadelphia
Philadelphia, PA

Ari Y. Weintraub, MD
The Perelman School of Medicine at the University of
    Pennsylvania
Department of Anesthesiology and Critical Care
Children's Hospital of Philadelphia
Philadelphia, PA

Char M. Witmer, MD, MSCE
Associate Professor of Clinical Pediatrics
Department of Pediatrics
The Perelman School of Medicine at the University of
    Pennsylvania
Children's Hospital of Philadelphia
Philadelphia, PA

Theoklis Zaoutis, MD, MSCE
Professor of Pediatrics and Epidemiology
Division of Infectious Diseases
The Perelman School of Medicine at the University of
    Pennsylvania
Children's Hospital of Philadelphia
Philadelphia, PA

Karen B. Zur, MD
Professor and Chief
Division of Otolaryngology
Department of Otolaryngology
Head and Neck Surgery
The Perelman School of Medicine at The University of
    Pennsylvania
Children's Hospital of Philadelphia
Philadelphia, PA

主　译　李凤仙　南方医科大学珠江医院

易　斌　陆军军医大学第一附属医院（西南医院）

刘学胜　安徽医科大学第一附属医院

副主译　韩　园　复旦大学附属眼耳鼻喉科医院

李　乐　南方医科大学珠江医院

刘紫庭　南方医科大学珠江医院

译　者　（按姓氏笔画排序）

王　雪　陆军军医大学第一附属医院（西南医院）

方攀攀　安徽医科大学第一附属医院

叶　炜　南方医科大学珠江医院

代春霞　陆军军医大学第一附属医院（西南医院）

仪修文　复旦大学附属眼耳鼻喉科医院

刘　芳　广州中医药大学第三附属医院

刘学胜　安徽医科大学第一附属医院

刘紫庭　南方医科大学珠江医院

杜浦正　南方医科大学珠江医院

李　乐　南方医科大学珠江医院

李　悦　南方医科大学珠江医院

李凤仙　南方医科大学珠江医院

李雨捷　陆军军医大学第一附属医院（西南医院）

李欣然　南方医科大学珠江医院

何婉莹　中山市人民医院

沈启英　安徽医科大学第一附属医院

张　鹏　南方医科大学第八附属医院（佛山市顺德区第一人民医院）

张锦涛　南方医科大学珠江医院

陈紫君　陆军军医大学第一附属医院（西南医院）

易　斌　陆军军医大学第一附属医院（西南医院）

赵　伟　南方医科大学珠江医院

侯语汇　南方医科大学珠江医院

郭　斌　南方医科大学珠江医院

唐子元　南方医科大学珠江医院

崔紫婵　佛山市妇女儿童医院

韩　园　复旦大学附属眼耳鼻喉科医院

蓝惠霞　梅州市人民医院

赖露颖　南方医科大学珠江医院

医学知识的传播与发展离不开全球同行的共同努力。作为《Litman 儿科麻醉基础》的译者，能将这部优秀的儿科麻醉学著作呈现给中文读者，我们深感荣幸。在翻译过程中，我们不仅深刻体会到原著内容的精妙，也对儿科麻醉的复杂性与特殊性有了更深刻的理解。

儿科麻醉是麻醉学领域中极具挑战性的分支。儿童生理结构的特殊性、疾病谱的多样性以及情感需求的复杂性，要求麻醉医生不仅要具备扎实的理论基础，还需要拥有敏锐的临床判断力和丰富的实践经验。原著作者以清晰的逻辑、翔实的案例和前沿的视角，系统梳理了儿科麻醉的核心基础知识与进展，为读者构建了一个既全面又实用的知识体系。在此，我们由衷感谢 Dr. Litman 与 Dr. Ambardekar 及其团队的卓越贡献，正是他们的不懈努力与深厚学识，才使本书能够为儿科麻醉领域提供重要参考。

翻译这样一部专业性强、内容丰富的著作，对我们而言既是学习，也是挑战。医学翻译不仅要求语言表达的精准，更需对专业术语和临床背景有深刻的理解。在长达数月的翻译与校对过程中，全体译者以高度的责任感和严谨的态度反复推敲，力求在忠实于原著的基础上，让中文版本符合国内读者的阅读习惯。在此，我们要特别感谢每一位参与翻译、审校和润色的团队成员，正是大家的通力合作与无私奉献，才使本书得以顺利完成。

现代医学的发展日新月异，知识的更新迭代速度远超以往。我们欣喜地看到，本书不仅涵盖了儿科麻醉的传统理论与技术，还纳入了许多新兴的研究成果和临床实践指南。这也提醒我们，作为医学工作者，终身学习是必不可少的职业素养。希望本书的出版能为国内儿科麻醉医生、麻醉学研究者及相关专业人员提供有价值的参考，助力我国儿科麻醉事业的进步。

最后，衷心感谢出版社的精心策划与大力支持，感谢所有为本书出版付出努力的每一位同仁。由于书中所涉及的专业较多，译文中难免存在疏漏或不尽完善之处，恳请广大读者批评指正。

李凤仙

南方医科大学珠江医院

2025 年 6 月 14 日于广州

当我坐下来写这本书的序言时，我花了很长的时间思考"Ron 在想什么？"但我并不是想评判他。相反，我想知道如何在未经与 Ron 深入交谈的情况下，也能让大家感受到他为此书投入的想法和精力。尽管我在整合内容和组织作者方面出力甚微，但我仍感到自己责任重大，因为我必须按照 Ron 想要的方式完成这项工作，并且尊重他的作品。根据之前的序言、我对这本书的整体评价以及我对 Ron 的了解，我以我认为最好的方式慎重地整理了一些内容。Ron 不会对这感兴趣的，因为当我们准备出版这本书时，他已确保我们找到了他为这本书的这一版本所准备的序言。在文字中仔细品味他的想法真是一种享受。请尽情体验吧！

Aditee P. Ambardekar, MD, MSEd

2013 年，自 *Basics of Pediatric Anesthesia* 成功出版后，我没有精力再次自己全面负责出版。封面、排版、表格、图片和图表需要付出大量的努力。还有那个"该死的索引"！然后是营销、发行、作者签售，以及担忧在所有这些努力之后是否有人会购买它。然而，在 2020 年，当我发现书中基础知识中的一些概念已经严重过时，我屈服了，我向麻醉教科书的出版商发送了书籍提案，并且很幸运地联系到了 Elsevier 出版社的 Sarah Barth，她与 Ellen Wurm Cutter 一起帮助我完成了这一版。轻松的介绍到此为止，接下来让我们认真严肃起来。

自第一版出版以来，临床儿科麻醉实践发生了很多变化，这在第三版都有所体现。其中包括减少使用阿片类药物、舒更葡糖，改变禁食间隔，困难插管方案，以及儿科高级生命支持算法等。别担心，仍然不涉及麻醉回路。我坚持基本原则。许多原始章节的作者已被积极主动、精力充沛的初级儿科麻醉医师（有时甚至是出色的医学生）取代，他们审查了每个章节的内容并适当地添加了其他材料。

这一版中一个新的改动是加入了一个特殊部分，名为"深入探讨"，专为希望对特定主题有更细致入微的视角的读者而设计。大多数深入研究都包括对已发表研究的详细检查，这些研究不仅涉及儿科麻醉方面的先进知识，而且还会影响其实践。这部分内容分散安排在全书中，有些章节没有，而有些则不止一章。

值得注意的是，此次修订没有提及严重急性呼吸综合征（SARS）新型冠状病毒肺炎（COVID-19）儿童的麻醉管理。当我写这篇文章时，我们正处于美国历史上两个最糟糕的公众健康危机中，特别是病毒感染大流行和持续的种族不平等。幸运的是，我相信当第三版出版时，我们已经摆脱这场大流行，并吸取到许多关于公共卫生方面的经验教训，包括有关管理患有严重病毒性疾病的儿童，或随之而来的细胞因子风暴。毫无疑问，在我们大多数人的一生里，危险的流行病将再次出现，但这些内容不适合写在一本关于疾病的基础知识的书中。

不幸的是，我不敢说种族不平等会同样成为过去。这就是我请儿科麻醉医生 Julia Rosenbloom 写一章关于儿科麻醉和疼痛管理方面涉及种族不平等的内容的原因。Julia 目前在哈佛医学院任教，并将她的职业生涯奉献给了这个至关重要的主题。每个麻醉医生都应该非常了解我们在治疗有色人种儿童方面有令人无法接受的过往，也应知道如何倡导和保护这些儿童及其家人。

Ronald S. Litman, DO, ML

第一部分 正常儿童 ·····1

第 1 章 从胎儿麻醉到儿科麻醉 ·····2

第 2 章 发育生理学及药理学 ·····6

第二部分 儿科麻醉用药 15

第 3 章 先天性心脏病 ·····16

第 4 章 上呼吸道感染 ·····24

第 5 章 神经和神经肌肉疾病 ·····31

第 6 章 胃肠道疾病 ·····38

第 7 章 血液病 ·····42

第 8 章 肿瘤疾病 ·····48

第 9 章 遗传性疾病 ·····55

第 10 章 内分泌疾病 ·····63

第 11 章 早产儿 ·····69

第三部分 麻醉管理 ·····77

第 12 章 极早产儿 ·····78

第 13 章 儿科麻醉前准备 ·····83

第 14 章 液体和血液管理 ·····93

第 15 章 监 测 ·····103

第 16 章 体温调节 ·····108

第 17 章 常规气道管理 ·····113

第 18 章 儿童困难气道 ·····124

第 19 章 全身麻醉管理 ·····136

第 20 章 区域麻醉 ·····152

第 21 章 恶性高热 ·····163

第四部分　儿科手术 ·············· 171

第 22 章　耳鼻咽喉科手术 ··············· 172

第 23 章　普通外科手术 ················· 188

第 24 章　胸外科手术 ·················· 197

第 25 章　骨科手术 ··················· 207

第 26 章　神经外科手术 ················· 213

第 27 章　眼科手术 ··················· 224

第 28 章　整形手术 ··················· 230

第 29 章　泌尿外科手术 ················· 237

第 30 章　手术室外麻醉 ················· 241

第 31 章　术后注意事项 ················· 246

第五部分　疼痛管理 ··············· 249

第 32 章　儿科疼痛评估 ················· 250

第 33 章　镇痛药 ···················· 254

第 34 章　局部麻醉药和辅助镇痛药 ··········· 263

第 35 章　急性疼痛管理 ················· 268

第 36 章　慢性疼痛 ··················· 274

第六部分　重症监护 ··············· 277

第 37 章　创伤和烧伤管理 ················ 278

第 38 章　危重儿童 ··················· 290

I

第一部分
正常儿童

第1章

从胎儿麻醉到儿科麻醉

Vanessa Olbrecht, Andrew Renuart, Ronald S. Litman

让我们从了解胎儿心肺生理学和出生过程中的生理变化来开启儿科麻醉的神奇之旅。了解这些变化对于理解新生儿在发生异常情况时的病理生理状态极为重要。

首先，为了保持儿科麻醉文献中的清晰和一致性，以确保我们的理解相同，您需要了解以下通用定义：

· 新生儿是指出生后 28 天（或 1 个月）内的小儿，不考虑胎龄。

· 婴儿是指从出生到 12 个月大的小儿。

· 胎龄是指受精到出生之间的周数。

以下定义相对较新[1]：

· 早产儿是指在妊娠 37~38$^{6/7}$ 周分娩的婴儿。

· 足月儿是指在妊娠 39~40$^{6/7}$ 周分娩的婴儿。

· 晚期儿是指在妊娠 41~41$^{6/7}$ 周分娩的婴儿。

· 过期产儿是指在妊娠 42 周后分娩的婴儿。

· 极度早产儿是指在妊娠 28 周之前分娩的婴儿。

· 重度早产儿是指在妊娠 28~31$^{6/7}$ 周分娩的婴儿。

· 中度和轻度（晚期）早产儿是指在妊娠 32~36$^{6/7}$ 周分娩的婴儿。

新生儿也可根据其出生体重与胎龄的相对关系进行分类。例如：

· 适于胎龄儿（AGA）指出生体重在相同胎龄平均体重的第 10~90 百分位区间的婴儿。

· 小于胎龄儿（SGA）指出生体重低于相同胎龄平均体重的第 10 百分位的婴儿。

· 大于胎龄儿（LGA）指出生体重高于相同胎龄平均体重的第 90 百分位的婴儿。

宫内生长受限（IUGR）是一种异常的胎儿生长受限模式，属于产科术语，用于描述一段时间内子宫内的生长模式；而小于胎龄儿（SGA）是儿科医生用于描述婴儿出生时或出生后短期内的术语。

肺的生长和发育

在妊娠期间，胎儿肺部生长和发育，但不具备氧合和通气功能。一般我们依靠肺进行氧合和通气，但胎儿期肩负此任的是胎盘。子宫内环境促使肺泡和支气管树发育。胎儿肺部充满液体，并在出生前、出生过程中和出生后不久转变为具备气体交换功能的器官。

胎儿肺的发育分为 4 个阶段，在这个过程中下呼吸道和肺泡逐步生长（表 1.1）。在胚胎期，原始肺组织开始发育，血管连接得以建立。在假腺期，支气管树开始形成腔道。在妊娠 16~26 周的小管期，肺泡开始形成。在小管期阶段，血管和淋巴管与支气管树并行发育，表面活性物质开始产生。最后，胎儿肺在囊泡期完成了生理发育过程，获得可在宫外环境呼吸的功能。这包括肺泡–血管界面的成熟和表面活性物质的完全生成，这将会减少肺泡内的表面张力并防止其在出生后发生塌陷。在妊娠期间，胎儿气道和肺泡被其所分泌的液体所膨胀；这些液体也成为羊水的一部分，促进胎儿肺的正常发育。

随着外周化学感受器和大脑呼吸中枢的成熟，

表 1.1 胎儿肺发育的不同阶段

阶段	妊娠期	事件
胚胎期	4~17 周	原始肺组织和血管连接形成
假腺期	5~17 周	支气管树开始发育形成管腔
小管期	16~26 周	肺泡开始形成 血管和淋巴系统与支气管树同步发育 表面活性物质产生，1 型和 2 型肺泡细胞开始分化 后期获得宫外呼吸功能
囊泡期	24 周至出生	周围细支气管产生分支 表面活性物质体系的成熟 呼吸动力产生 出生时有 3000 万~5000 万个肺泡
肺泡期	出生至 3 岁以上	肺泡持续生长达到 5 亿的成人水平 间质组织减少

胎儿在整个发育过程中会形成更强、更有规律的呼吸模式。妊娠 30 周后，胎儿约有 40% 的时间"练习"呼吸，频率约为 60 次 / 分。关于儿童期肺泡完成发育所需时间的报道，存在争论。过去，人们认为肺泡在 3~8 岁终止发育；但最近更多数据显示，肺泡发育的终止可能发生在更晚的阶段。

循环系统的发育

胎儿循环系统和成人循环系统的主要区别在于胎儿的循环系统由两个并行的循环（右循环和左循环）组成，而成人的循环系统是串联的。胎儿循环的另一个特点是存在几个右向左的分流，这些分流是由胎儿肺的高肺血管阻力和胎盘的低血管阻力所导致的。胎儿循环的主要目的是将氧气、葡萄糖和其他营养物质从胎盘（接受母亲约 40% 的心输出量）输送到发育中的大脑和其他重要器官。

让我们从血液回流到胎盘开始了解胎儿的循环模式。胎儿的缺氧血通过被脐带包裹的两条脐动脉进入胎盘（图 1.1）。在胎盘中，胎儿血液获取氧气，释放二氧化碳，并通过单支脐静脉（也包含在脐带中）返回胎儿体内。胎儿血液含氧量在脐静脉中处于最高水平，氧分压（PO$_2$）可高达 55 mmHg。与成人相比，这似乎很低，但胎儿在如此低的 PO$_2$

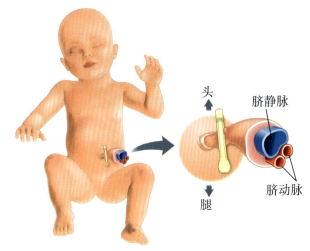

图 1.1 脐带解剖（图片来源：Rob Fedirko）

下仍可维持足够的组织氧合，主要由以下几个原因所决定：

·胎儿血红蛋白（Hgb F）对氧气的亲和力高于母体血红蛋白，这有助于氧气从母体血液扩散转移到胎儿血液中。Hgb F 对氧的亲和力增加，导致氧合血红蛋白解离曲线向左移动。

·胎儿相对较高的体温和较低的血液 pH 值有助于氧气从 Hgb F 释放到胎儿组织中，这两者都使氧合血红蛋白解离曲线右移。

·相对较低的 PO$_2$ 更适合胎儿的代谢需要，因为胎儿的耗氧量相对较低。

·进化动力影响胎儿循环，氧饱和度相对较高的血液优先流向肝脏、心脏和大脑等重要器官。

含氧血通过脐静脉输送到肝脏，大约一半的血液加入肝脏循环，为肝脏组织提供氧气和营养；而另一半则通过静脉导管绕过肝脏，这种结构只存在于胎儿时期。静脉导管将含氧血输送到下腔静脉（IVC）。在这里，富氧血与从胎儿下肢返回的低氧血液混合，形成新的循环血，进入右心房。

在胎儿右心房内，来自 IVC 的含氧血优先通过卵圆孔进入左心房，而缺氧血则从头部经上腔静脉（SVC）返回心脏，优先经三尖瓣进入右心室。这种循环模式允许富氧血优先灌注重要器官。

进入右心室的缺氧血被射入肺动脉，但由于肺血管阻力很高，实际上只有小部分血液（约 10%）进入肺动脉系统，大多数血液（90%）直接通过肺动脉与主动脉之间的动脉导管与主动脉血流汇合，最终通过脐动脉返回胎盘。动脉导管通常在左锁骨下动脉起始处远端进入主动脉。

进入左心房的含氧血通过二尖瓣进入左心室，然后通过升主动脉排出，通过颈动脉向发育中的大脑提供氧气和葡萄糖。尽管此时的 PO_2 约为 27 mmHg，但胎儿仍能获得器官生长所需的足够氧气。

出生时的心肺变化

出生过程需要经历几个复杂的生理转变，直至过渡到宫外环境，而这些转变几乎是同时发生的。肺泡和支气管内的液体需要被清除彻底，肺需要充分膨胀，而右向左分流的动脉导管必须迅速关闭。当上述步骤完成后，肺正式成为呼吸器官，心血管系统从两个并行循环转变为两个串联循环。如果其中任何一种情况没有完成，则残留的右向左分流可导致低氧血症。

胎儿肺中的肺泡液清除依赖若干机制。在分娩过程中，胎儿体内引发的生理应激状态可促使肺上皮细胞从向气道分泌液体的状态转变为主动重吸收盐和液体的状态。这种转变在胎儿娩出后、肺上皮细胞暴露在氧气中可进一步加强。在新生儿的第一次呼吸中，由于巨大的负压吸气力作用，空气被吸入肺部，肺泡液被吸收或排出。胸腔内压力在吸气期间可达 -60 cmH_2O，而在呼气期间约为 +70 cmH_2O。此时胸腔内压力的大幅度波动有助于将液体从气道排到肺间质中，最终回到血管内腔。肺膨胀所需的负压在数次呼吸中变得越来越小。这些初始呼吸确立了新生儿肺的残气量（RV）和功能残气量（FRC）。这些容量是通过新生儿的呼气制动动作来维持的（见第 2 章），该动作也可防止被排出的液体重新进入肺部。分娩过程中子宫收缩对胎儿胸部施加的压力对这一转变过程只起到了较小的作用。

在这一转变中，同样重要的是当新生儿第一次呼吸、脐带阻断时所发生的血管阻力变化。脐带阻断可导致全身血管阻力（SVR）急剧增加，脐静脉所产生的前负荷消失。与此同时，随着肺的膨胀，肺部血 PO_2 的增加导致肺血管阻力（PVR）降低；肺血流量增加，左心室前负荷重新建立。动脉血气值在新生儿出生的最初 24 h 内恢复正常。

SVR 的增加和 PVR 的降低，共同导致血流通过动脉导管的阻力增加。左心房压力增加会导致连接左、右心房的"瓣膜"卵圆孔关闭，从而建立起串联循环。脐动脉形成髂内动脉和膀胱上动脉的一部分，而静脉导管（此前由脐静脉供应）将萎缩并形成被称为静脉韧带的残留物。

在出生后的最初几个小时内，新生儿动脉导管壁内的特殊收缩组织收缩，促使动脉导管功能性闭合。这种收缩是由多种因素促成的，包括从胎盘中获得的前列腺素 E2 减少，动脉血氧分压升高，以及血液 pH 值升高等。在接下来的几周中，动脉导管逐渐发生解剖性闭合，其残留物则被称为动脉韧带。

新生儿持续性肺动脉高压

虽然大多数新生儿能成功过渡到宫外存活，但大约 10% 的新生儿会遇到问题并需要进行一定程度的新生儿复苏。与所需复苏风险增加有关的因素较多，这些因素包括产妇状况（如高龄产妇、产妇滥用药物）、胎儿状况（如早产、先天性畸形）及分娩并发症（如臀位娩出、围产期感染）。其中任何一种情况都可能导致缺氧、高碳酸血症和（或）酸中毒，致使新生儿无法脱离胎儿循环并顺利到宫外存活。

此类转变失败的最严重后果是发展为新生儿持续性肺动脉高压（PPHN）。这种障碍可引起肺血管持续收缩，进而导致肺动脉高压。PPHN 主要发生在妊娠 34 周以上分娩的足月儿或晚期儿，估计每 1000 名活产儿中约有 2 人患有 PPHN。

由于 PVR 异常高，胎儿循环模式在出生后仍存在：血液从右向左流经未闭的动脉导管（PDA）或卵圆孔，使低氧血症恶化。只有通过积极治疗，逆转低氧血症、高碳酸血症和酸中毒状态才能克服此恶性循环。PPHN 的治疗重点是支持性措施，包括使用 100% 氧气，以降低 PVR/SVR 比值。其他更积极的治疗措施包括吸入性一氧化氮（iNO）和使用体外膜肺氧合（ECMO）。

（赖露颖　叶炜　译，李凤仙　审）

参考文献

[1] ACOG Committee Opinion No 579: Definition of term pregnancy. Obstet Gynecol, 2013,122(5):1139–1140. https://doi.org/10.1097/01.AOG.0000437385.88715.4a.

拓展阅读

Hooper SB, Polglase GR, Roehr CC. Cardiopulmonary changes with aeration of the newborn lung. Paediatr Respir Rev, 2015, 16(3):147–150. https://doi.org/10.1016/j.prrv.2015.03.003.

van Vonderen JJ, Te Pas AB. The first breaths of life: imaging studies of the human infant during neonatal transition. Paediatr Respir Rev, 2015, 16(3):143–146. https://doi.org/10.1016/j.prrv.2015.03.001.

第 2 章

发育生理学及药理学

Shikha Patel, Ronald S. Litman

发育生理学描述的是在早期发育过程中发生的身体变化，涉及不同的器官系统，麻醉医生必须熟悉这些变化。发育药理学描述了生命早期的药代动力学和药效学的变化，这一点在儿科麻醉中尤为重要，影响着儿童静脉麻醉药和吸入麻醉药的使用。

呼吸生理

足月新生儿在出生后几小时内将拥有接近全部的肺部功能。其肺部含有大约 5000 万个肺泡，在幼儿早期发育过程中肺泡数目持续增长，在青春期前可达到大约 5 亿个肺泡的成人水平。

健康足月新生儿具有发育良好的呼吸生化和呼吸反射能力。他们可能表现出持续 5 s 或更长时间的周期性呼吸。但在健康的婴儿中，这些中枢性呼吸暂停是自限性的，并无相关的临床意义，这与其在早产儿中可导致严重心动过缓不同。但若在出生 1 个月后仍存在周期性呼吸，则提示存在异常，需进一步检查。

呼吸生理学家测量呼吸动力的方法之一是测量受试者吸入二氧化碳（CO_2）时通气量的增加程度。与年长儿相比，新生儿对吸入 CO_2 的反应程度较小。新生儿对吸入低氧混合气体的反应更为独特，包括持续约 1 min 的即时通气量增加，以及随后持续约 5 min 的通气量下降。此现象反映了新生儿的颈动脉体尚未发育成熟，而较年长的患儿在接受呼吸刺激后所产生的初始保护阶段可持续较长时程。新生儿中这种通气抑制期的缩短在高碳酸血症、酸中毒或体温过低时更为明显。

新生儿对某些通常会刺激其呼吸功能的情境表现出适应不良的呼吸抑制反应（包括呼吸暂停）。这些刺激可能包括肺充气（Hering-Breuer 反射）、气管隆嵴或喉上神经刺激，以及上呼吸道阻塞。所有这些观察结果均表明，新生儿对急性缺氧的适应能力相对较弱。

儿童与成人在呼吸功能上最重要的差异在于解剖学，这种差异与出生后 2 年内的胸壁生长与成熟有关。这些差异直接影响功能残气量（FRC）的维持机制。新生儿的 FRC 是在出生后的数次呼吸中建立的。尽管婴儿和成人建立 FRC 的机制不同，但在未麻醉状态时，两个人群的 FRC 大致相同；而一旦进入麻醉状态，这种机制差异会对 FRC 产生实质性的影响。

在新生儿和小婴儿中，肋骨的走向比成年人更平行（图 2.1）。这导致运动的相对低效，因为新生儿和小婴儿胸廓的体积不像较年长的儿童和成年人那样随着肋骨的上升而增加。在大约 2 岁时，儿童更多处于直立姿势，重力作用导致肋骨向下倾斜，使其胸廓结构变得更接近成年人，因此在麻醉时更有利于维持 FRC。在儿童发育的早期阶段，肋骨骨质化程度加深，软骨比例相对减少，从而为胸腔提供固有的硬度。这种硬度使胸廓具备向外扩张的趋势，与肺向内塌陷的趋势相拮抗。肺和胸廓之间的相反趋势促进了呼气结束时所产生的轻微胸膜内负压，这有助于在较大的儿童和成人中保持 FRC，但这种机制在婴儿中缺失。

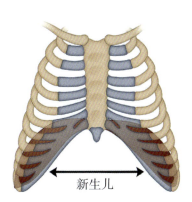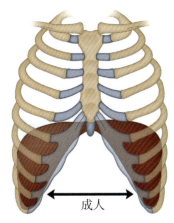

图 2.1　肋骨和膈肌从出生到成年期的发育变化。成年人可通过抬高肋骨和收缩膈肌来增加肺容量。在发育早期，胸廓构造和膈肌的肌肉附着情况使新生儿处于机械劣势，因肋骨已经被"抬起"，而膈肌的收缩则导致胸腔容积的增加相对较少（图片来源：Rob. Fedirko）

新生儿和小婴儿的胸壁主要由软骨组成，因为其骨成分还未发育。它具有高度顺应性，且往往随着肺的运动向内塌陷。因此，婴儿必须主动发动辅助呼吸肌（如肋间肌）来维持胸腔内负压（及胸膜内负压）。此外，新生儿喉部的内收肌具有瓣膜作用，它们在呼气时收缩以维持呼气末正压，并有助于维持 FRC。这种现象被称为喉部制动。由于吸气时依赖膈肌收缩以将胸膜内压降到足够低，新生儿在正常呼吸时通常表现出明显的腹部起伏。尽管存在上述维持肺容量的内在机制，但新生儿在正常的呼吸过程中仍可能出现小气道塌陷。

这些差异解释了全身麻醉开始后婴儿 FRC 的显著变化，而这些变化并不会发生在较年长的儿童和成人中。在接受镇静药或麻醉药后，较年长儿童和成年人可维持足够的 FRC，但婴儿可因维持 FRC 的肌肉张力消失而出现低氧血症，需要通过持续气道正压通气（CPAP）或建立正压呼吸来补救。

婴儿膈肌的独特解剖位置可影响其呼吸功能。在吸气开始时，新生儿的膈肌相对平坦。与成人膈肌的高圆顶结构相比，吸气时婴儿的膈肌前部会插入肋骨内侧表面，导致在吸气时处于机械劣势。新生儿膈肌的肌肉成分也具有独特性：与成人膈肌的高比例慢收缩、高氧、耐疲劳（1型）纤维（50%~60%）相比，新生儿膈肌仅有10%~30%的1型纤维。这一特征使新生儿膈肌

容易疲劳，并可能导致胸壁不稳定，从而在呼吸需求或呼吸功增加时导致呼吸暂停与呼吸衰竭。

按每公斤体重计算时，新生儿和成年人的潮气量是相同的，范围为 7~9 mL/kg。由于新生儿和小婴儿的耗氧量相对较高（成人为 3 mL/kg，新生儿为 7~9 mL/kg），因此必须增加每分通气量，以向肺部输送足够的氧气（接近成人的 3 倍）。因此，儿童的每分通气量与 FRC 的比值相对较高，这导致儿童在呼吸抑制或呼吸暂停期间的氧合血红蛋白饱和度下降得更快。

这些概括性内容仅供讨论之用。研究表明，儿童的呼吸功能指数主要受年龄、身高、性别、青春期、种族和共存疾病的影响。因此，我们不可能在没有综合检测的情况下准确预测某个儿童的潮气量、FRC 或其他通气功能。

血液生理

新生儿出生时的血红蛋白浓度约为 19 g/dL，其中 70% 为胎儿血红蛋白（Hgb F）。这种相对较高的血红蛋白浓度是为了抵消氧气被 Hgb F 牢固结合所导致的氧合血红蛋白解离曲线左移。在出生后的第 1 年，Hgb F 逐渐被成人血红蛋白（Hgb A）取代。直到血红蛋白水平下降到 9~11 g/dL 的生理最低点时（6~9 周龄），促红细胞生成素的生成才逐渐增加。这段时间的现象被称为婴儿期生理性贫血。虽然这种相对贫血可能减少输送至

周围组织的氧气量，但这种效应可被 Hgb A 和红细胞 2，3- 二磷酸甘油酸的生成增加所抵消，两者均可使氧合血红蛋白解离曲线右移，从而促进氧气释放到周围组织中。

凝血因子在出生时水平相对较低，并在出生后 1 年内恢复正常（表 2.1）。

表 2.1　年龄对凝血试验的影响 [a]

试验	妊娠 25~31 周	妊娠 30~36 周	足月新生儿	1~10 岁	11~18 岁
凝血酶原时间（s）	15.4（15~17）	13（11~16）	15（14~16）	12（11.4~13.7）	12.6（11.4~13.8）
部分凝血活酶时间（s）	108（80~168）	54（28~79）	41（32~47）	37（31~44）	36（30~43）
出血时间（s）	207 ± 105	157 ± 68	107 ± 38	420（180~780）	300（180~480）

a：平均值，括号中为新生儿正常范围值 / 出血时间的标准差。

心血管生理

在出生后的最初几个月，心脏会发生细胞和结构水平上的、实质上的重大变化。新生儿心肌细胞已包含成人心脏的所有正常结构元素，但在质量和数量上有所不同。与成熟心脏肌丝的长并行排列相比，新生儿心脏的肌丝排列方式更为混乱。更具体地说，当心肌受到阻力增加的挑战时，负责收缩的肌细胞成分正常发挥作用的可能性更低。因此，与成人心脏相比，新生儿心脏搏动力的发展受损；心输出量在前负荷和后负荷变化时，其反应性相对较低。直观地说，胎儿期间左心系统所面对的是低压循环系统，但在出生后必须适应更高的每搏输出量和不断增加的壁张力。

出生后婴儿的左心室壁逐渐增厚，通过增加心肌细胞的大小和数量来对抗更高的循环压力。此外，心肌细胞的形状从椭圆形变为边缘更锐利的形状，以提高收缩效率。新生儿全身血管阻力增加的因素（如酸中毒、寒冷、疼痛）均可能导致心输出量下降。因此，预防体温过低、滴定阿片类药物用量以充分减弱应激反应，可增加新生儿心血管在手术中的稳定性 [1]。事实上，一项广为人知、但存在争议的研究表明，新生儿心脏麻醉中，采用以阿片类药物为基础的麻醉技术，与术后心功能的改善相关 [2]。

新生儿形态学差异最重要的临床相关问题之一，是左心室顺应性降低。因左心室每搏输出量增加的能力较差，新生儿在液体超负荷期间更容易发展为充血性心力衰竭。此外，由于心室顺应性差，一侧心室的扩张可导致对侧心室被压缩，从而发生功能障碍，进一步降低心功能。新生儿若患有呼吸系统疾病需要较高吸气做功时，可能会出现左心室功能障碍和右心室超负荷。更重要的是，在低血容量或心动过缓期间，新生儿左心室收缩能力受损，导致心脏增加左心室每搏输出量的能力较差。因此，在新生儿期，低血容量或心动过缓的发作可显著降低心输出量，甚至危及器官灌注。

由于心脏功能的这些差异，常需通过提高新生儿的心率以增加心输出量。然而，这必须小心谨慎地进行。若心率增加到明显高于正常水平，心输出量将无法大幅增加。在低血容量时，扩容仍然是一种提高血压和心输出量的有效方法。

心脏的交感神经支配和儿茶酚胺的产生在出生时尚未完全发育成熟，但在出生后逐渐发育成熟。相比之下，副交感神经系统在出生时似乎已达到功能成熟。因此，新生儿和小婴儿可表现出一种不平衡的状态，即看似微小的刺激（如咽部吸引）可能导致副交感神经或迷走神经的强反应而发生心动过缓。因此，对于小婴儿，麻醉医生可能在行气道操作前预防性使用阿托品。关于阿托品剂量过小（< 0.1 mg）可导致心动过缓的观点，已被证实是错误的 [3]。

心血管系统的这些结构和生理差异可能是新生儿和 6 月龄以下的婴儿对挥发性麻醉药的抑制作用更敏感的原因。异氟烷、七氟烷和地氟醚抑制心肌收缩的能力几乎等效。

新生儿的正常心率范围在 120~160 次 / 分。

睡眠期间经常观察到较低的心率（如85次/分），而较高的心率（> 200次/分）在焦虑或疼痛时常见。心率会随着年龄的增长而降低，耗氧量也会随之降低。许多儿童可出现明显的心率随呼吸而变化的现象（即窦性心律不齐）。

在整个儿童期，血压水平逐渐增加，并与身高的增长呈正相关[4]。身高越高的儿童血压越高。这些参考值是在针对已被麻醉儿童进行回顾性测定得到的[5]。早产儿的血压范围已经确定[6]，并因婴儿和母亲的健康状况而有所不同。目前儿科麻醉学中最重要的课题之一是确定婴儿血压的安全范围。正如 Mary Ellen McCann 在她关于这一主题的重要论文中指出的那样，这些限制范围尚未被界定[7]。然而，越来越多的证据表明，低血压可能并不像人们以前认为的那样安全。

在大多数儿童中，心脏听诊会发现一个柔和的、颤动的、收缩期流量杂音。当心脏杂音等级大于 Ⅱ/Ⅵ 或有舒张期成分时，可认为是异常的心脏杂音。所有年龄段儿童的外周脉搏都应该清晰可触。股动脉搏动消失可能提示主动脉弓存在异常。四肢远端的毛细血管再充盈应迅速（时间少于2 s），但在出生后的最初几个小时内可能会稍有延迟；在这个阶段，四肢远端发绀（肢端发绀）也是常见的现象。

如第1章中所述，胎儿心脏的特点是右侧占优势；在出生后的最初几个月，随着肺动脉压逐渐下降到正常成人水平，这种优势逐渐减弱。正常新生儿的心电图显示右心优势，平均 QRS 轴为 +110°（范围为 +30°~+190°），且从 V1 到 V6 导联中，R 波逐渐减小（图2.2）。在 AVR 导联和右侧前胸导联的 T 波倒置。在儿童早期，随着左心室肥厚到正常大小水平，心脏逐渐转变为左侧占优势，心电图变得更像成人。

新生儿的心输出量 [约 350 mL/（kg·min）] 在出生后 2 个月内下降至约 150 mL/（kg·min），然后逐渐降至正常成人心输出量水平，约为 75 mL/（kg·min）。

肾脏生理

妊娠 36 周时，胎儿肾脏中的肾单位已完全形成，但其肾单位很小，且出生时的肾小球滤过率（GFR）只有成人的 25%。出生后的第1年内，GFR 逐渐达到成人水平。肾小管功能也是不成熟的，新生儿期浓缩和稀释尿液的能力较低。足月新生儿的最大浓缩能力为 400 mOsm/L，1岁时达到成人水平 1200 mOsm/L。因此，术中的蒸发性液体丢失可能导致新生儿发生高钠血症。

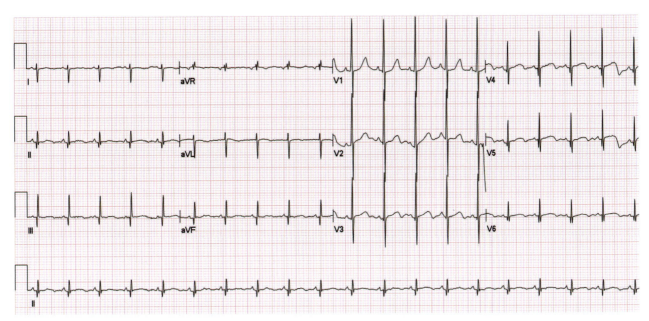

图 2.2 正常新生儿心电图。正常新生儿心电图表现为右心优势，QRS 轴大于 90°，前胸导联 R 波从右向左减小。AVR 导联和右侧前胸导联 T 波倒置（心电图由 Akash Patel 提供）

新生儿的每日液体摄入量逐渐增加，从出生第 1 天的 80 mL/kg，到第 3 天或第 4 天增加至 150 mL/kg。摄入量需要根据其他因素调整，如极度早产或使用红外加热器时，皮肤的蒸发失液会增加。新生儿肠内营养摄入途径受影响时，应在出生第 2 天补充电解质（钠、钾和钙）（表 2.2）。

表 2.2　正常新生儿每日电解质需要量

电解质	平均每天需要量 a
钠	2~3 mEq/kg
钾	1~2 mEq/kg
钙 b	150~200 mg/kg

a：每天调整到正常值。b：体重 2000 g 以下的早产儿。

中枢神经系统生理

颅骨和中枢神经系统在出生后经历成熟固化。出生时，大脑被几块颅骨包围，其间由坚固而有弹性的纤维组织隔开，这些缝隙被称为颅缝。位于额骨和顶骨交界处的前囟门由额骨缝、冠状缝和矢状缝交汇而成。这些颅缝的融合和前囟门的闭合通常在 20 月龄时完成。位于顶骨和枕骨交界处的后囟门是由人字缝和矢状缝相交而成，通常在 3 月龄前闭合。

大脑的新陈代谢需求在出生后的第 1 年内逐渐增加，然后在整个儿童期逐渐减少。儿童的平均脑氧代谢率（$CMRO_2$）（每 100 g 脑组织消耗氧气量为 5.2 mL/min）高于成人大脑 [3.5 mL/（min·100g）]，也高于麻醉时的新生儿和婴儿 [2.3 mL/（min·100g）]。

脑血流量（CBF）与 $CMRO_2$ 密切相关。成人的脑血流量为每 100 g 脑组织 50~60 mL/min，足月新生儿的脑血流量约为 40 mL/（min·100g），早产儿的脑血流量可能 < 5 mL/（min·100g）；年龄较大的儿童的脑血流量可达到 100 mL/（min·100g）。

CBF 的自身调节依赖于全身的血压水平。虽然普遍认为新生儿具有自身调节功能，但其阈值尚不清楚。从动物研究的结果推断，这种调节的范围在 20~80 mmHg，而成年人的自身调节范围在 60~150 mmHg。极度早产儿的脑血流极大程度被动受血压水平所影响，在低血压或高血压的情况下容易造成脑损伤。

发育药理学

药理学的广泛主题包括药代动力学（人体对药物的影响）和药效学（药物对人体的影响）。这两个组成部分都受到年龄和发育阶段的影响。身体构成的不同可影响药代动力学和药效学，导致成人和儿童之间的药理学存在重大差异。本节将讨论这些因素如何影响儿童静脉麻醉药和吸入麻醉药的药理学过程。

静脉麻醉药的药代动力学

药代动力学是指药物进入人体后，其特性被改变的生理过程。药代动力学过程决定了药物到达特定作用部位（对于全身麻醉药来说是中枢神经系统）的量（即"效应室"浓度）和到达的速度。两个主要的药代动力学过程分别是影响药物最初到达效应室的速度和数量的过程，以及影响药物离开效应室的速度和数量的过程。这两个过程对麻醉医生来说至关重要，并由独特的药代动力学参数组合所决定：分布容积、分布清除、蛋白质结合和清除（代谢和排泄）。本文将讨论这些参数，并重点介绍它们在发育过程中的变化。

分布容积

总（或稳态）分布容积是指给药后药物在体内分布所需要的体液容积。它不是一个独立的体室，而是通过给药剂量除以血浆浓度来计算的。换言之，静脉给药的药物剂量是通过分布容积和期望的作用部位浓度相乘来确定的：

剂量（mg/kg）= 分布容积（L/kg）× 期望的作用部位浓度（kg/L）

新生儿出生时细胞外水分和全身水分的相对百分比最大，这一比值在儿童期随着年龄的增长而下降 [8]。与成人相比，较小的儿童细胞外水分相对较多，脂肪的水脂比相对更高，因此水溶性药物（如神经肌肉阻滞剂）的分布容积将会更大。更大的分布容积表现为达到所需的血浆浓度需要更大的负荷（推注）剂量；如果清除率不变，则这些药物的半衰期更长。

蛋白质结合

肝脏中主要产生两种蛋白质与肠外给药的药物结合：白蛋白和 α1-酸性糖蛋白。白蛋白结合弱酸性药物（如阿司匹林），而 α1-酸性糖蛋白结合弱碱性药物（如局部麻醉药）。新生儿期白蛋白水平仅略有降低，但在功能上可能尚不成熟。α1-酸性糖蛋白直到出生后第一年的某个时间点才完全正常生成。因此，与 α1-酸性糖蛋白结合的药物（如局部麻醉药），在更小的婴儿的血液中可能存在更多游离成分，从而导致全身毒性的产生。

代 谢

大多数经静脉给药的麻醉药物是脂溶性的，并在肝脏或血液中代谢。一般来说，儿童期由于血液流经肝脏的比例相对较高，他们对药物的清除速度更快。然而，在新生儿中，第一阶段（细胞色素依赖性）反应——氧化、还原和水解——尚未发育成熟。因此，一些依赖肝脏代谢来终止

其作用的麻醉相关药物（如维库溴铵）可能作用持续时间比预期更长。这些反应通常在出生后的第1周内功能趋于完善。但一些细胞色素的活性会在出生后的前3个月内继续增加，如细胞色素P450家族成员 CYP3A4 和 CYP3A5（代谢咪达唑仑等药物）。这些代谢途径的成熟似乎取决于实际年龄，而不是受孕年龄。

另一个参与麻醉药物代谢的细胞色素重要分子是 CYP2D6（表2.3，图2.3）。这种细胞色素

表2.3 由 CYP2D6 代谢的麻醉相关药物

· 可待因
· 地塞米松
· 苯海拉明
· 利多卡因
· 美沙酮
· 甲氧氯普胺
· 昂丹司琼
· 雷尼替丁

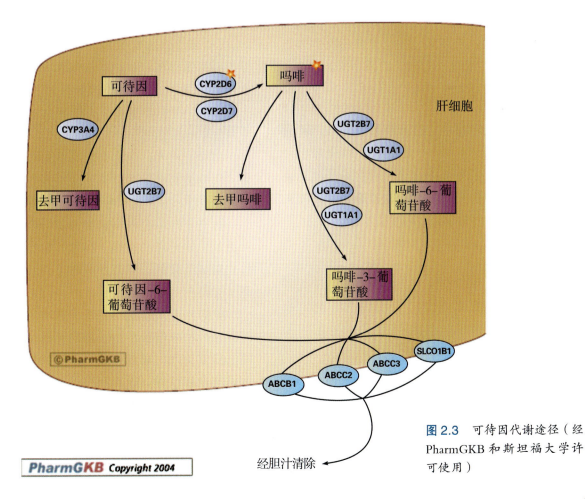

图2.3 可待因代谢途径（经 PharmGKB 和斯坦福大学许可使用）

分子水平在出生后的前 2 周内会大幅增加，并接近成人水平。CYP2D6 遗传多态性变异较大，导致酶活性水平参差不齐，表现为几乎不存在到显著高于平均水平。因此，个体的代谢活性可分为超快速、快速、中等（主要表型）和障碍（缺乏酶活性）。如果药物不能代谢成无活性形式，代谢障碍者就会面临药物积累和中毒的风险。相反，一些药物，例如可待因和曲马多，需要经过代谢后才成为有效的活性形式。因此，这些药物在代谢障碍者中难以产生药效。另一方面，超快速代谢者面临阿片类药物中毒的风险。出于这些原因，可待因不应用于治疗术后疼痛（对任何年龄的儿童），因为其效果难以预测。事实上，美国食品药品监督管理局（FDA）已经发布了几份针对这一问题的安全公告[9]。高达 10% 的高加索人种是代谢障碍者，而中东人和北非人中高达 30% 的人是超快速代谢者。

第二阶段反应主要是与硫酸盐、醋酸盐、葡糖醛酸和氨基酸结合。这些反应通过引入或暴露基团（–OH、NH$_2$、–SH）将母体药物转化为极性更强的代谢物。这些反应在出生时受限，但在出生后的前几周内达到成熟，并可能因药物类别差异而有所不同。

排　泄

静脉麻醉药的排泄主要通过肾脏进行。在出生后的最初几周，尤其是在妊娠不足 34 周出生的新生儿中，GFR 低于正常水平，药物的排泄可能延迟。在出生后的前几周，GFR 和肾小管分泌逐渐增加，在出生后的第一年内稳步上升。

清　除

清除率是指单位时间内清除药物（通过代谢或排泄进行）的血浆体积。与分布容积一样，是通过将药物的连续输注剂量除以最终的血浆浓度而得到的值：

$$清除率 [L/(kg \cdot h)] = \frac{剂量 [mg/(kg \cdot h)]}{血浆浓度 (mg/L)}$$

婴儿和儿童清除药物的速度往往比成年人快，大约 10 岁以前，在肝脏中代谢的药物的血浆清除率呈年龄依赖性增加。其背后的机制在很大程度

上尚未明确，可能与儿童肝脏所接受的心输出量比例比成人更高有关。

静脉麻醉药的药效学

药效学是指影响特定血浆（或效应室）浓度下药物作用的过程。大多数静脉麻醉药的发育药效学差异尚未得到很好的研究。然而，新生儿似乎对作用于中枢神经系统的药物更加敏感。部分原因可能是药物通过被动扩散到大脑的过程具有年龄依赖性（因血脑屏障尚未成熟），以及新生儿和小婴儿的中枢神经系统血流量相对成人更大。

吸入麻醉药的药代动力学

吸入麻醉药在大脑中的浓度和这一过程发生的速度（即吸收和分布）会受到各种药代动力学因素的影响。吸入麻醉药在肺内的上升速率由麻醉药的浓度和患者的每分通气量决定，并被定量描述为肺泡浓度与吸入浓度之比（FA/FI）。与成人相比，儿童的单位体重每分通气量更高，潮气量与 FRC 的比值更高，因此在吸入诱导过程中 FA/FI 比值上升得更快。

吸入麻醉药一旦到达肺部，其进入血液的速度由心输出量、麻醉药的血气系数和在动静脉（A-V）中的浓度差决定。所有这些因素均受儿童发育年龄的影响。

相对于成人，儿童有更高的单位体重心输出量。较高的心输出量会以更快的速度将麻醉药从肺泡中去除，从而减缓吸入麻醉的诱导。

血气分配系数将决定吸入麻醉药在肺泡气体和血液之间平衡的速度。尽管儿童的血气分配系数相对成人较低，但其差异程度并不显著，临床意义有限。

麻醉药进入血液，是基于肺泡和肺动脉血之间存在药物浓度梯度差。因此，肺动脉和肺静脉间浓度差越大，麻醉药离开肺泡的速度就越快，诱导速度就越慢。吸入麻醉药通过肺泡进入血液时，会被分配到各个身体组织中。当组织中的麻醉药分压与血液中的麻醉药分压达到平衡时，返回肺部的药物浓度会增加。因此，A-V 差值减小，会导致从肺泡中去除的麻醉药剂量减少，麻醉药

在肺泡内的分压增加，从而加速意识丧失的过程。儿童因体内富含血管的组织比例较大，A-V 差值下降的速度更快，麻醉达到平衡的速度相较成人更快。随着儿童的成长，肌肉和脂肪含量增加，吸入麻醉药在不同部位的浓度达到平衡则需更长的时间（表 2.4）。

上述因素均影响吸入麻醉药的吸收和分布，其组合可导致儿童表现出比成人更快的吸入诱导速度。

表 2.4　年龄对身体组成成分的影响

年龄	血管丰富度		
	组织	肌肉群	脂肪群
新生儿	22.0%	38.7%	13.2%
1 岁	17.3%	38.7%	25.4%
4 岁	16.6%	40.7%	23.4%
8 岁	13.2%	44.8%	21.4%
成人	10.2%	50.0%	22.4%

吸入麻醉药的药效学

吸入麻醉药的相对效力定量描述为最低肺泡浓度（MAC），可随年龄而发生变化[10]。早产儿的 MAC 相对较低，并随着年龄的增长而增加，直到大概 6 月龄后却倾向于随年龄的增加而降低。MAC 随年龄变化的原因尚不清楚。

（赖露颖　叶炜　译，李凤仙　审）

参考文献

[1] Anand KJ, Sippell WG, Aynsley-Green A. Randomised trial of fentanyl anaesthesia in preterm babies undergoing surgery: effects on the stress response. Lancet, 987, 1(8524):62–66. DOI:10.1016/S0140-6736(87)91907-6.

[2] Anand KJ, Hickey PR. Halothane-morphine compared with high-does sufentanil for anesthesia and postoperative anaglesia in neonatal cardiac surgery. N Engl J Med, 1992,326(1):1–9. DOI:10.1056/NEJM199201023260101.

[3] Eisa L, Passi Y, Lerman J, et al. Do small doses of Atropine (< 0.1 mg) cause bradycardia in young children? Arch Dis Child, 2015,100(7):684–688. DOI:10.1136/archdischild-2014-307868.

[4] Report of the Second Task Force on Blood Pressure Control in Children—1987 Task force on blood cressure Control in children. National Heart, Lung, and Blood Institute, Bethesda, Maryland. Pediatrics, 1987,79(1):1–25.

[5] De Graaff JC, Pasma W, van Buuren S, et al. Reference values for noninvasive blood pressure in children during anesthesia: A multicentered retrospective observational cohort study. Anesthesiology, 2016,125(5):904–913. DOI:10.1097/ALN.0000000000001310.

[6] Hegyi T, Anwar M, Carbone MT, et al. Blood pressure ranges in premature infants: II. The first week of life. Pediatrics, 1996,97(3):336–342.

[7] McCann ME, Lee JK, Inder T. Beyond anesthesia toxicity: anesthetic considerations to lessen the risk of neonatal neurological injury. Anesth Analg, 2019,129(5):1354–1364. DOI:10.1213/ANE.0000000000004271.

[8] Kearns GL, Abdel-Rahman SM, Alander SW, et al. Developmental pharmacology — drug disposition, action, and therapy in infants and children. N Engl J Med, 2003,349:1157–1167. DOI:10.1056/NEJMra035092.

[9] U.S. Food & Drug Administration. (2020). Codeine Information(2021-10-05)[2020-05-26]. https://www.fda.gov/drugs/drug-safetyand-availability/postmarket-drug-safety-information-patientsand-providers.

[10] Nickalls RW, Mapleson WW. Age-related iso-MAC charts for isoflurane, sevoflurane and desflurane in man. Br J Anaesth, 2003,91(2):170–174. DOI:10.1093/bja/aeg132.

拓展阅读

Lambrechts L,Fourie B. How to interpret an electrocardiogram in children. BJA Educ, 2020, 20(8):266–277. DOI:10.1016/j.bjae.2020.03.009.

II

第二部分

儿科麻醉用药

第3章

先天性心脏病

Adam C. Adler, Ronald S. Litman

先天性心脏病（CHD）的总体发病率大约是每 1000 名活产婴儿中 8 名，通常分为两类：发绀型（病变为右向左分流）和非发绀型（病变可能为左向右分流）。最常见的发绀型病变按发生率从高到低依次为肺动脉狭窄（PS）、大动脉转位（TGA）、法洛四联症（ToF）、三尖瓣闭锁（TA）和室间隔完整的肺动脉闭锁（PA/IVS）。最常见的非发绀型病变按发生率从高到低依次为室间隔缺损（VSD）、房间隔缺损（ASD）、主动脉瓣狭窄（AS）、主动脉缩窄（CoA）、动脉导管未闭（PDA）和完全性房室管缺损（CCAVC）。

CHD 的病理生理学

负责提供 CHD 儿童麻醉的医务人员必须充分了解病变的解剖结构以及血液如何流经心脏和肺。因为损伤和手术修复的复杂性，会使这一问题更加令人困惑。因此，应使用结构化策略进行管理，重点在于确定肺血流量和全身血流量的相对比值，该比值可能最终决定麻醉管理。这种结构化策略包括：

1. 确定心脏是否存在任何部位的血流受阻。右侧阻塞会减少流向肺部的血流并导致氧分压降低。左侧阻塞减少流向身体的血流，导致组织灌注减少、代谢性酸中毒和休克。

2. 确定血液是否从心脏的一侧分流到另一侧。如果血液从右侧分流到左侧（如 ToF），血流则不流经肺部，从而导致发绀。左向右分流（如 VSD）将导致其他心室的容积和压力超负荷并可

能导致充血性心力衰竭（CHF）。在其发展过程中，肺血管床过度循环会导致肺动脉高压；若不治疗，可导致不可逆的肺血管阻塞性疾病。这将导致分流转为右向左分流并引起低氧血症和发绀 [有时称为艾森门格（Eisenmenger）综合征]。在基本层面上，似乎分流的方向是由缺陷和阻塞的位置决定的。然而，在许多情况下，肺循环和全身循环的阻力将决定分流的方向。CHD 专家倾向于参考肺血管阻力（PVR）与体循环血管阻力（SVR）的比值，也可分别表示为肺血流量（Qp）和体循环血流量（Qs）。该比值将决定患者在心动周期的不同时间是否有右向左分流（Qp∶Qs < 1）、左向右分流（Qp∶Qs > 1）或两者都有。其他因素也可能导致分流，如心室衰竭或扩张和严重的瓣膜病变。

3. 确定心脏是否存在过度容量负荷或压力负荷。当心室因过度容量超负荷（如较大的室间隔缺损）或向前的血流阻塞（如右心室流出道阻塞）而负担过重时，心室就会开始衰竭。一般来说，右心室会扩张，左心室会向心性肥大。在任何一种情况下，当负荷超过心室容量时，就会发生 CHF。左心室充血性衰竭常导致肺部表现和（或）全身低灌注，而右心室充血性衰竭可导致低灌注、肝大、肝功能障碍和外周水肿。

以上 3 个关键点一旦确定，麻醉医生就可以开始为 CHD 儿童制定一个安全的麻醉计划，包括麻醉药物的选择、通气策略，以及术中发绀或低血压的应对计划。在下一节中，我们将从非发绀型病变开始，更详细地阐述一些由 CHD 导致的常

见解剖和生理情况。

非发绀型 CHD

室间隔缺损（VSD）

VSD 是最常见的 CHD（约占所有 CHD 的 25%）。根据缺陷的解剖位置，VSD 分为 5 种类型：

·肌部：发生在室间隔的后部、心尖部或前部肌肉部分，可单个或多个。

·通道型：发生在三尖瓣隔叶下方的隔膜部分。

·共隔膜型：发生在肺动脉瓣下方右心室的流出道。

·共同心室型：发生在隔膜的膜部。

·错位型：源于隔膜的漏斗部分错位。

VSD 可能是孤立的病变或与其他病变相关。VSD 的类型通常不影响麻醉管理；然而，当 VSD 部位足够大或者与其他解剖学缺陷相关联时，麻醉期间可能会发生血流动力学变化。

VSD 的临床特征由其大小和血流方向决定。如果 VSD 面积相对较小，通常没有临床症状。大的 VSD 中血流不受限制，方向通常取决于 PVR 与 SVR 的比值。在几乎所有 VSD 患儿中，SVR 均高于 PVR，血液通过 VSD 从左向右分流。如果不治疗，随着时间的推移，由于右心室超负荷（来自正常的静脉回流，加上来自通过 VSD 回流的左心室额外血流），将导致 CHF。过度的肺血流最终导致肺动脉高压和分流逆转（右向左分流型发绀）。

CHF 的治疗包括地高辛、利尿剂和血管紧张素转化酶（ACE）抑制剂，同时等待自然闭合或手术修复。小型肌部和共同心室型 VSD 会自然闭合（3 岁时 40%，10 岁时 75%）；然而，大的 VSD 应该在肺血管发生不可逆改变之前进行手术闭合。VSD 修复史的儿童偶有心肌功能障碍、心律失常或右束支传导阻滞的并发症。

房间隔缺损（ASD）

ASD 约占 CHD 的 7.5%。根据缺陷的解剖位置，分为多种类型。

·继发孔型：发生在房间隔的中部，是最常见的 ASD 形式。

·原发孔型：发生在房间隔的低位。

·静脉窦型：发生在右心房和上下腔静脉的交界处。

·冠状窦型：指冠状动脉窦壁穿过左心房时出现的空洞。

·卵圆孔未闭型（PFO）：当继发性隔与原发隔未充分融合时发生。

几乎所有小的继发孔型 ASD 都会在出生后的第一年自发关闭。然而，大的继发孔型房间隔或有明显分流的 ASD 将需要手术修复或通过心导管术放置闭合装置。

原发孔型、静脉窦型和冠状窦型房间隔缺损不能自发闭合，必须通过手术修复。PFO 的群体发生率为 20%~30%。儿童在 ASD 修复后通常没有症状。尽管对于非心脏手术没有独特的麻醉注意事项，但必须特别注意静脉导管气泡的去除。进入静脉系统的气泡可能会进入动脉系统，并在心脏或大脑动脉中引起具有临床意义的气栓。特定类型的 ASD 不会影响麻醉管理，除非它会导致生理异常。

完全型房室管缺损（CCAVC）

CCAVC（也称为心内膜垫缺损）由原发孔房间隔缺损和非限制性嵌入式室间隔缺损组成，常见于 21- 三体综合征儿童。心房和心室通常有左向右分流，婴儿期可能会发生 CHF。肺血流的增加可能导致肺动脉高压。

CCAVC 手术修复通常在出生后的第一年进行。接受修复手术的患者中有 5% 可能出现完全性心脏传导阻滞，并且可能会出现残留的二尖瓣关闭不全。

动脉导管未闭（PDA）

出生前，血液绕过肺部，从主肺动脉通过动脉导管流向降主动脉。通常，动脉导管会在出生后的前几天发生生理性导管闭合（由于主动脉和肺动脉的压力差异），在出生后的前几个月会出现解剖性闭合。在某些情况下，例如早产，导管则会无限期地保持开放状态，并作为左向右分流和右肺过度循环的来源。PDA 约占 CHD 的

7.5%。

多种因素往往会导致动脉导管的开放，例如低氧血症、呼吸性或代谢性酸中毒以及新生儿持续性肺动脉高压。大面积的 PDA，其血液分流方向取决于 PVR 与 SVR 的比值。在非限制性 PDA 中，如果 SVR 大于 PVR，则会发生左向右分流。具有大面积的 PDA 和左向右分流的新生儿可能会出现肺部过度循环和 CHF 的迹象，包括脉压增大、连续杂音且难以脱离呼吸机。通常应用利尿剂进行治疗，直到 PDA 可以通过药物（如吲哚美辛）进行封闭，或使用开放或视频辅助导管装置（线圈栓塞）进行手术封闭。

确定新生儿的导管依赖性病变至关重要，其中动脉导管的开放不仅有利于生存，而且是生存所必需的。这些包括发绀型病变，如肺动脉闭锁/狭窄、三尖瓣闭锁/狭窄、大动脉转位；以及一些非发绀型病变，如主动脉缩窄、左心发育不全综合征、严重主动脉瓣狭窄及主动脉弓中断。一旦发现导管依赖性病变，需要以 0.05~0.1 μg/（kg·min）输注前列腺素 E1（PGE1；前列地尔）（译者注：以维持动脉导管开放）。在前列腺素 E1 给药期间，应监测婴儿是否出现呼吸暂停，并保持相对低的氧气浓度以促进动脉导管开放。

主动脉瓣狭窄（AS）

AS 占 CHD 的 5%，其严重程度从轻度到重度，或完全性主动脉闭锁，如左心发育不全综合征（见下文）。新生儿严重的 AS 依赖动脉导管来提供体循环血流；如果动脉导管关闭，则会发生循环性休克。大多数轻度 AS 病例是在儿童后期通过杂音发现的。

AS 的临床表现取决于狭窄程度和心室功能。明显的狭窄在左心室和主动脉之间产生较大的压力梯度，导致左心室肥大，随后心室顺应性和功能下降。

存在显著血流动力学改变的 AS 则需要手术干预，可通过球囊瓣膜成形术或开放性手术瓣膜切开术完成。在某些情况下，AS 的治疗会导致主动脉瓣反流，最终可能需要主动脉瓣置换。在一些儿童中，可进行 Ross 手术（自体肺动脉移植），即将患儿自身的肺动脉瓣移至主动脉的位置，并

放置右心室至肺动脉的同种移植导管。

主动脉缩窄 (CoA)

CoA 约占所有先天性心脏缺陷的 8%，其中约 80% 具有二叶式主动脉瓣。它通常发生在动脉导管插入部位左锁骨下动脉起源的远端。缩窄使主动脉变窄，从而增加左心室后负荷。大约 10% 的病例在婴儿期发生 CHF。特纳综合征（45，XO）的女孩，患 CoA 的风险为 15%~20%。

患有严重 CoA 的新生儿需要维持 PDA 状态，为全身循环提供血液。如果动脉导管关闭，婴儿就会进入循环休克状态。因此，在修复 CoA 之前，可注射 PGE1 以保持动脉导管的开放。CoA 常在儿童时期出现，通常是在检查时由于存在新的心脏杂音而被诊断出来，同时伴有上肢高血压和股动脉搏动减弱或消失，而左心室肥大和 CHF 可由慢性压力超负荷引起。

CoA 可以通过球囊扩张血管成形术、支架置入术、手术端端吻合术、锁骨下皮瓣修复或移植物置入来治疗。在许多患者中，高血压会持续整个童年期，术后高血压持续时间与修复前高血压持续时间相关。

发绀型 CHD

D 型大动脉转位（TGA）

D 型 TGA 约占 CHD 的 5%，是新生儿期最常见的发绀型 CHD。在 TGA 病例中，大血管发生了转位，这意味着主动脉起源于右心室，而肺动脉起源于左心室。因此，循环作为两个独立的平行回路存在，只有存在流出道（PDA、VSD 或卵圆孔未闭）可以混合血液，方能维持生存。当动脉导管功能性关闭时，患有 TGA 的婴儿会在出生后不久出现发绀。一旦通过超声心动图做出诊断（或更早），就给予 PGE1 以维持导管通畅，并考虑在心导管实验室对婴儿进行紧急球囊房间隔造口术，以允许在心房水平通过无限制的通道实现更完全的血流混合。

TGA 的治疗通常需要在出生后的前 2 周内进行动脉调转手术[1]，存活率超过 95%。尽管瓣膜上肺动脉狭窄可能仍然存在并需要干预，但左心

室功能通常在整个儿童期都保持良好，在儿童期偶尔出现房性和室性心动过速。

左心发育不良综合征（HLHS）

HLHS 是第二种最常见的发绀型 CHD，出现在出生后的第一周，并且是出生后第一个月内最常见的致死性 CHD。HLHS 包括左心室发育不全、主动脉瓣狭窄或闭锁、二尖瓣狭窄或闭锁以及升主动脉发育不全伴单独的 CoA。其结局是左心血流不足，导致心房被迫左向右分流和通过动脉导管的右向左分流。此时，全身血流变得完全依赖于动脉导管，在主动脉闭锁或严重 AS 的情况下，冠状动脉灌注是逆行的。HLHS 通常是在子宫内或出生后头几天内诊断；当动脉导管关闭时，婴儿会出现心力衰竭和休克。临床体征包括心动过速、呼吸急促、肺部湿啰音（来自肺水肿）、肝大、外周脉搏减弱伴随远端毛细血管充盈减弱。HLHS 确诊后应立即使用 PGE1 维持动脉导管开放，并做好紧急手术的准备。

在大多数医疗中心，HLHS 的治疗包括在出生后几年内进行的三阶段手术矫正。在出生后第一周，需进行 Norwood 手术创建一个"新主动脉"，以建立无阻塞的体循环血流。这使大多数患有 HLHS 的新生儿能够存活至婴儿期。单一的右心室提供全身血流，肺血流由改良的 Blalock-Taussig（锁骨下肺动脉）分流器（见下文）或右心室 – 肺动脉导管（Sano 分流）提供。同时需进行房间隔切除术（或永久性房间隔缺损的创建）以创建通畅的心房交通，使含氧血流从肺部返回并到达体循环。在这个初始阶段之后，患者的血氧饱和度通常为 60%~75%。

第二阶段通常在 4~6 月龄时进行。该手术被称为 hemi-Fontan（也称为双向 Glenn 或 Norwood 2 术）。将上腔静脉（SVC）吻合到肺动脉（PA），使从头部返回的血液绕过右心室并被动流入肺循环。该手术需等到患者的 PVR（其在出生后继续下降）降低到肺部能够接受额外血流的程度。第二阶段还降低了单一心室的有效血流负荷。在这个年龄，患者不需要 BT 分流术，因为新创建的 SVC-PA 吻合可作为肺血流的来源。在此阶段之后，患者的血氧饱和度可达到 70%~85%。

第三阶段，在 2~3 岁时进行，Fontan 手术至此完成，即将下腔静脉（IVC）直接连接到 PA。在这个过程之后，所有返回心脏的静脉血绕过单心室心脏并被动流入肺部，而单右心室用于泵送从肺部返回到身体的含氧血液。在此阶段之后，患者的血氧饱和度第一次接近正常值。对于行有孔 Fontan 手术的患者，IVC-PA 连接与心房之间的小孔或连接可能成为右向左分流的来源，并降低患者的正常血氧饱和度。在肺动脉压升高期间可经过该小孔或连接形成分流。

随后的循环则被称为 Fontan 生理学。此时，流向肺部的血流取决于跨肺梯度，即 Fontan 回路（全身静脉和 PA）与肺静脉心房之间的压力差。因此，任何增加 PVR 的情况都会减少通过肺部的血流量并导致低氧血症（表 3.1）。

许多围手术期因素会降低肺血流量。Fontan 手术后，患者可能会出现房性心律失常或完全性心脏传导阻滞。由于心房收缩对心室充盈的贡献相对较大，机体对这些心律失常的耐受性较差。具有 Fontan 生理学的成年患者可能会逐渐发展为心肌衰竭，有时表现为室性心律失常。

吸入麻醉药通过扩张动静脉床，从而降低 SVR，导致静脉回流减少。这可能因导致跨肺梯度的降低而严重限制肺血流量。对于 Fontan 生理状态的患者，正压通气也可以减少肺血流量。呼气末正压通气（PEEP）和平均气道压力升高，可阻碍静脉回流并减少肺血流量。这些患者可能在麻醉诱导期间出现低血压，或者禁食时间（NPO）延长或出现胃肠道（GI）疾病。存在 Fontan 循环的患者需要理性的液体监测和尽可能短的禁食时

表 3.1　肺血流量的决定因素

增加肺血流量的因素	减少肺血流量的因素
· PVR 降低	· PVR 增加
· 高氧	· 缺氧
· 低碳酸血症	· 高碳酸血症
· 碱中毒	· 酸中毒
· 单心室患者存在高血压或 SVR 增加（如正性肌力治疗）	· 单心室患者存在低血压或 SVR 降低（如使用吸入麻醉药）
· 低平均气道压	· 生理状态
	· 呼气末正压通气（PEEP）

间。麻醉中首选自主通气，因为胸腔内负压会增加胸腔外和胸腔内压力之间的梯度，并可导致通过肺循环的流量增加。Fontan 患者首选的麻醉技术包括使用面罩或声门上气道进行自主通气，或使用静脉镇静的局部麻醉技术。然而，肺不张可能发生在手术时间较长的病例中，在这种情况下，控制通气可能是最谨慎的选择，在手术完成后应立即拔出气管内导管。

肺动脉狭窄（PS）

PS 约占所有 CHD 的 8%，通常发生在瓣膜水平，但也可能发生瓣膜下和瓣膜上狭窄。PS 也可能是其他心脏缺陷的一个组成部分，尤其是 ToF。PS 的临床表现取决于瓣膜狭窄的程度。当心室试图维持心输出量时，会发生右心室肥大。严重 PS 的症状包括 CHF 和发绀。

中度和重度 PS（梯度 ≥ 50 mmHg）可使用球囊瓣膜成形术治疗。在某些情况下开放性手术修复可能是必要的。一旦扩张或修复后，患有孤立性 PS 的儿童相对健康，通常不需要考虑特定的麻醉方案。

应注意 PS 与外周肺动脉狭窄区别，外周肺动脉狭窄是新生儿的良性病症，是由于主肺动脉分叉呈锐角而产生的杂音。

法洛四联症（ToF）

ToF 是刚出生时即刻发生的发绀型 CHD 的主要原因。ToF 包括 4 个缺陷：漏斗部发育不全（主动脉瓣和肺动脉瓣之间的区域）导致组织向右移位，不同程度地压迫右心室流出道。右心室流出道阻塞导致代偿性右心室肥大。这种移位还包括室间隔的一部分，导致 VSD 前侧错位和主动脉覆盖在 VSD 之上。发绀是由于从右向左分流穿过 VSD 以及右心室流出道阻塞引起的肺血流量减少所致。右心室流出道阻塞的程度决定了缺陷的整体严重程度。

如果 ToF 在婴儿期没有得到纠正，儿童可能会突然出现继发于漏斗部痉挛的发绀，加重右心室流出道阻塞。这些通常被称为痉挛小发作，可能持续几分钟到几个小时。它们通常会自行消退，但可能导致晕厥、进行性缺氧或死亡。痉挛小发作可在围手术期的任何时候发生，可通过增加 SVR 和降低 PVR 以减少右向左分流来治疗。可通过分步法进行治疗，包括将儿童置于膝胸位，服用镇静剂（如阿片类药物或苯二氮䓬类药物），服用 β 受体阻滞剂（如普萘洛尔或艾司洛尔），或使用去氧肾上腺素。

ToF 通常在出生后 6 个月内治疗，具体取决于解剖变异程度。肺动脉狭窄和右心室流出道阻塞最初可通过球囊血管成形术治疗，然后进行 VSD 补片闭合。术后，这些婴儿通常表现出一定程度的残余肺功能不全和右束支传导阻滞。当有肺功能不全和右心室扩张或功能障碍时，青春期可能发生室性心律失常。

三尖瓣闭锁（TA）

TA 可导致右心室发育不全或缺失。在 90% 的 TA 病例中，可同时合并 VSD。血液从右心房流到左心房，并通过主动脉或动脉导管进入系统循环。VSD 允许血液从左心室进入右心室并进入肺动脉，然而，大多数 TA 患者合并 PS。TA 新生儿在出生后的前 2 周内表现为发绀、进食不良和呼吸急促。新生儿期发绀与肺血流受限程度相关。PGE1 可用于维持动脉导管开放和肺血流量；若不存在心房缺损，则可进行球囊房间隔造口术。手术治疗包括放置改良的 Blalock-Taussig 分流器以维持肺血流量。在婴儿期后期，进行腔肺动脉吻合术（半 Fontan 或双向 Glenn），以提供稳定的肺血流。在大多数医疗中心，常采用改良的 Fontan 手术将 IVC 和肝静脉重新引导至肺循环。与左心 HLHS 患者相比，这些儿童通常受益于左心室仍然是全身循环的主要泵送室。

CHD 的麻醉管理

术前评估

术前评估的程度取决于疾病诊断、血流动力学稳定性以及现有的医疗条件。需详细评估患儿心脏的解剖结构和血流动力学功能，并核查既往麻醉记录。对于目前正在接受心脏病专家治疗的儿童，应该进行最新的会诊和评估，评估内容包括对儿童心脏解剖结构的描述。

确定儿童功能状态的最佳方法是评估其日常活动和锻炼的局限性。婴儿的喂养模式可为评估其心脏功能提供线索，因为婴儿需要体力来协调吮吸和吞咽。如果婴儿不能在非疲劳的情况下完成喂养，或者在喂养过程中出现发绀、发汗或呼吸窘迫，证明其心脏储备功能下降。心输出量有限、耗氧量增加的较小儿童将表现出发育不良或正常活动减少。年龄较大的儿童可能会表现为久坐不动。晕厥、心悸和胸痛是心脏局限性的额外症状，应在择期手术前进行调查。

CHD 儿童用于治疗的药物包括利尿剂、降低后负荷药物、抗肺动脉高压药、抗心律失常药、抗血小板或抗凝药物，以及心脏移植受者可能使用的正性肌力药或免疫抑制剂。除利尿剂外，所有常规服用的药物都应该在手术当天使用。利尿剂通常无需服用，但亦需根据儿童的临床状况来评估。使用利尿剂的儿童应在术前进行电解质评估。

术前实验室检查或诊断性检查将取决于儿童疾病的性质和最近的临床表现。血红蛋白水平检测可用于患有发绀型 CHD 的儿童，他们通常存在代偿性红细胞增多，以适应慢性低氧血症。血细胞比容接近 65% 时，可增加血液黏度，干扰组织微循环，导致组织缺氧，增加 SVR，并易导致静脉血栓形成和脑卒中。血细胞比容正常或低可能提示相对贫血，通常由缺铁引起。缺铁性红细胞变形能力减弱，并增加血液黏度。贫血或红细胞增多应在择期手术前进行评估和纠正，通常在咨询患儿的心脏病专家和或血液学家后进行。

术前的生命体征，包括在室内呼吸空气时的经皮动脉血氧饱和度（SpO_2），作为基线参考用于指导术中的正常值范围。应注意患儿的基础心音，以及是否存在发绀或苍白的情况。肺部听诊出现呼吸急促或啰音可能提示肺炎或 CHF。上呼吸道感染需要特别仔细的评估，且存在取消手术的可能，因为上呼吸道感染可能会导致 CHD 儿童发生相关并发症，尤其是由呼吸道合胞病毒（RSV）引起的并发症。

CHD 可能伴有气管支气管异常，如支气管缩短或狭窄，且在需要气管插管之前可能都无法识别，这对于患有 21- 三体综合征的儿童来说尤其如此。CHD 手术后长期插管的病史增加了气道异常的可能性。吸气性喘鸣是声门下狭窄或导致下呼吸道受压的血管畸形而引起的气道狭窄的一种迹象。

CHD 患儿合并神经系统异常并不罕见。伴有红细胞增多症的右向左分流可能导致栓塞性脑卒中。心肺转流期间，微栓子进入大脑亦可导致血管闭塞。

术前脱水对患有发绀型 CHD 和红细胞增多症的儿童是不利的。对患有 ToF 的儿童、红细胞增多症的发绀患者和 Fontan 术后的儿童来说，术前注意口服或静脉补液尤其重要。脱水可能会导致 ToF 患儿出现严重发绀的痉挛小发作。Fontan 术后患者的肺血流量依赖于静脉回流，因此脱水可能引起中心静脉压下降，随后导致肺血流量下降和心输出量下降。这些患者可能会从术前一晚的补充液体中受益。对于 CHD 患儿，禁食间隔时间可与健康儿童相同，可在计划全身麻醉诱导前 1~2 h 饮用清液。

口服咪达唑仑有助于减轻术前焦虑，即使是血流动力学不稳定的儿童也可以接受谨慎的静脉注射咪达唑仑。CHD 患儿术前焦虑缓解的优点包括易于与父母分离、减少哭泣、降低氧气消耗和减少术中麻醉药用量。一些麻醉医生担心，由于这些儿童的静息血氧饱和度位于血红蛋白解离曲线的陡峭部分，即使是镇静剂引起的轻微呼吸抑制，也可能导致发绀型 CHD 儿童的血氧饱和度显著降低。然而，评估这一风险的几项研究表明，术前焦虑缓解可减少麻醉诱导期间氧合血红蛋白的去饱和度。

亚急性细菌性心内膜炎（SBE）的预防

美国心脏协会于 2015 年发布了关于预防性使用抗生素预防易感儿童感染性心内膜炎（IE）的最新指南[2]。IE 的机制涉及血小板和纤维蛋白沉积引起的内皮损伤，这使细菌得以定植。"亚急性"是指在既往患有心脏疾病的患者中，感染的发生和检测缓慢且常常模糊不清，但通常预后良好。对于患有下列心脏疾病的高危患者，若口腔手术涉及牙龈组织操作或口腔黏膜穿孔，建议使用围手术期抗生素：

- 人工心脏瓣膜。
- 既往心内膜炎。

·未修复的发绀型 CHD，包括姑息性分流和导管。

·用人工材料或装置完全修复的 CHD，手术或经导管置入后的 6 个月内。

·已修复的 CHD，在人工补片或人工装置处 / 附近存在残余缺损。

·心脏移植受者因瓣膜结构异常而出现瓣膜反流。

对于接受 GI 和泌尿生殖道（GU）手术、经食管超声心动图和呼吸道手术的患者（没有活动性感染），除非有黏膜切口，否则不再推荐使用抗生素预防 IE。呼吸道手术包括扁桃体切除术、腺样体切除术、支气管镜检查、经鼻气管插管和任何其他涉及呼吸道黏膜切口的手术。请注意，推荐的 SBE 预防剂量通常大于手术部位感染预防的标准剂量，应相应调整剂量（表 3.2）。

CHD 儿童的麻醉技术

由于 CHD 易感患儿出现血流动力学损害的可能性大，因此无法确认任何一种麻醉方案比其他方案更安全。所有挥发性麻醉药均能改变 PVR、SVR、心肌收缩力、心律、心率和分流。在健康患者中，异氟烷通过舒张血管而降低 SVR，可能同时降低平均动脉压。在 CHD 儿童中，异氟烷轻度增加心率，并能维持心脏指数。在正常儿童和 CHD 患者中，七氟烷可降低 SVR，并可降低 LV 缩短率，但心脏指数和心率不变。七氟烷也可导致心脏舒张功能障碍。氧化亚氮产生的心肌抑制作用很小，尽管它与成人 PVR 增加有关，但在 PVR 正常和 PVR 增加的婴儿中，所产生的变化很小。氧化亚氮可增加空气栓塞的范围。

在患有右向左分流的儿童中，吸入诱导可能导致分流分数增加和继发于 SVR 下降的发绀。对于这些患儿，需要在密切监测血压的前提下，缓慢滴定药物剂量。非呼吸道原因引起的低氧血症，应归因于全身血管舒张和右向左分流，并应使用直接收缩血管的药物（如去氧肾上腺素）进行治疗。

心内分流可影响麻醉诱导效率。在存在右向左分流的情况下，左心室中的麻醉药可被绕过肺部的静脉血所稀释，从而导致到达大脑的药物浓度下降。理论上，这将减缓麻醉诱导的速度。相反，

表 3.2　口腔手术的抗生素预防方案 [a]

治疗方案：术前 30~60 min 单次给药			
情况	药剂	儿童	成人
口服	阿莫西林	50 mg/kg	2 g
不能服用口服药物	氨苄西林	50 mg/kg，IM/IV	2 g，IM/IV
对青霉素或口服氨苄西林过敏	头孢氨苄 [b, c]	50 mg/kg	2 g
或			
	克林霉素	20 mg/kg	600 mg
或			
	阿奇霉素或克拉霉素	15 mg/kg	500 mg
对青霉素或氨苄西林过敏，不能口服药物	头孢唑林或头孢曲松	50 mg/kg，IM/IV（头孢唑林）；50 mg/kg，IM/IV（头孢曲松）	1 g，IM/IV
或			
	克林霉素	20 mg/kg，IM/IV	600 mg，IM/IV

IM：肌内注射；IV：静脉注射。

a：儿童剂量不应超过推荐的成人剂量；b：其他第一或第二代口服头孢菌素的儿童或成人剂量相同；c：有血管性水肿、荨麻疹以及青霉素或氨苄西林过敏史的患者不应使用头孢菌素类抗生素。

[引自：Baltimore RS, Gewitz M, Baddour LM, te al; American Heart Association Rheumatic Fever, Endocarditis, and Kawasaki Disease Committee of the Council on Cardiovascular Disease in the Young and the Council on Cardiovascular and Stroke Nursing. Infective endocarditis in childhood: 2015 update: a scientific statement from the American Heart Association. Circulation, 2015, 132(15): 1487–1515.]

左向右分流可降低麻醉药物在肺部的动脉与静脉浓度差，从而加速麻醉诱导。而在临床实践中，这些影响并不显著。

通过静脉注射管道进入循环的少量空气可能导致 CHD 儿童发生相关并发症。因此，静脉注射在连接前必须进行排气。在存在右向左分流的情况下，注入的气泡可通过颈动脉或椎动脉从主动脉进入大脑引起脑卒中，或导致其他末端器官损伤。在存在左向右分流的情况下，气泡进入肺部可被吸收。

高氧浓度降低 PVR 并增加 SVR；低氧血症增

加 PVR 并降低 SVR。这些变化可能在存在非限制性心内分流时，通过改变 PVR 与 SVR 的比值而显著改变肺血流量。

丙泊酚全身麻醉的静脉诱导可以通过滴定药物来完成，这取决于患者对心率和血压变化的耐受性。理论上，左向右分流会减缓静脉注射诱导，而右向左分流可通过将更多的药物分流到大脑而非肺部来加快诱导时间。但与吸入诱导一样，这些效果在临床上难以鉴别。

氯胺酮、依托咪酯和右美托咪定可以为 CHD 儿童提供更好的血流动力学稳定性。氯胺酮的拟交感神经作用倾向于维持心率、收缩力和 SVR。理论上氯胺酮能够引起 PVR 增加，尤其是在 Fontan 术后的患者中。然而，在对 CHD 儿童进行的临床研究中，这一点尚未得到证实。在大多数情况下，只要避免临床上显著的心动过缓，阿片类药物和苯二氮䓬类药物对 CHD 儿童是安全的。

应鼓励在 CHD 患儿中进行区域麻醉，但需注意以下几点：

1. 患有长期 CoA 和肋间动脉扩张迂曲的儿童，在肋间神经阻滞期间有动脉穿刺或过度吸收局部麻醉药的风险。

2. 由于肺部在首关效应时可能吸收高达 80% 的局部麻醉药。理论上左向右分流患者的局部麻醉药毒性风险增加，因为此时大脑将暴露在比平时更高的浓度下。

3. 椎管内阻滞引起的血管扩张对存在左侧梗阻性病变的患者可能是危险的。血管扩张也可导致右向左分流儿童的氧合血红蛋白饱和度下降。另一方面，红细胞增多症患者的外周血管舒张可能有微循环改善和静脉血栓形成降低的益处。

4. 患有慢性发绀的儿童有凝血异常的风险，在区域麻醉之前应进行充分评估。

CHD 儿童的监测

脉搏血氧仪能评估一定血氧饱和度范围内（SpO_2 在 70%~90%）的发绀型 CHD 患儿。然而，在氧合血红蛋白饱和度低于 70% 时，它的准确性可能有限，需要通过血气分析进行验证。

CHD 儿童术中 $PETCO_2$ 的监测可能并不可靠。因肺通气/灌注比例异常，无效腔和（或）分流增加，从而改变动脉与 $PETCO_2$ 的梯度差，此时 $PETCO_2$ 往往低于 $PaCO_2$。

CHD 儿童血压监测的准确性取决于是否存在动脉树畸形，以及先前手术矫正造成的解剖改变。例如，用于修复 CoA 的改良 Blalock-Taussig 分流术或左锁骨下皮瓣手术可能会使相应肢体的血压读数不准确或难以获得。在 CoA 修复之前，下肢血压读数将与上肢压力不同。

CHD 儿童的术后处理

通气不足或氧合血红蛋白饱和度轻度下降对于 CHD 儿童尤为危险。在气管内导管拔管后，转运至麻醉恢复室（PACU）[或重症监护病房（ICU）] 时应给予氧气，并根据患者的临床情况逐渐撤氧。对于单心室或 I 期生理功能障碍的患者，由于担心 PVR 降低，应将血氧饱和度调至 85%，增加肺血流量和减少全身血流量。术后，熟悉其特定心脏病变的麻醉医生或重症监护医生应密切关注这些儿童。CHD 儿童对镇痛药和常用止吐药耐受良好。

（沈启英 译，刘学胜 审）

参考文献

[1] Arterial Switch Operation for Transposition of the Great Arteries. Cincinnati Children's. Accessed on June 23, 2021. https://youtu.be/QNUnZqoeBTo.

[2] Baltimore RS, Gewitz M, Baddour LM, et al. Infective Endocarditis in Childhood: 2015 Update: A Scientific Statement From the American Heart Association. Circulation, 2015，132(15):1487–1515. https://doi.org/10.1161/CIR.0000000000000298.

拓展阅读

Marjot R, Valentine SJ. Arterial oxygen saturation following premedication for cardiac surgery. Br J Anaesth, 1990, 64(6):737–740.

第 4 章

上呼吸道感染

Laura Petrini, Ronald S. Litman

上呼吸道感染

上呼吸道感染（URI）在接受麻醉的儿童中很常见，同时也是儿童感染性疾病中最常见的类型。平均每个儿童每年可发生 6~8 次 URI。因此，了解儿童 URI 的发病机制、临床特征、风险分层和麻醉管理非常重要。

URI 几乎总是病毒性的。鼻病毒最常见，也存在流感、副流感、呼吸道合胞病毒（RSV）、腺病毒和冠状病毒感染。尽管可以通过实验室检测来识别特定的病毒，但实际上较少实施。

病毒传播最常见的途径是被感染物质污染的手接触黏膜、吸入空气中的颗粒物或飞沫（如喷嚏）。因此，URI 患者在住院时可能会采取预防措施，例如防止接触和飞沫，这主要是为了保护工作人员。症状是由儿童对病毒的免疫反应引起的。例如，多形核白细胞（PMN）对细胞因子信号的反应可导致鼻腔分泌物增加。

URI 的症状因患者年龄和特定病毒而异。最常见的是患者会出现鼻塞、流涕、咳嗽和喷嚏。发热不太常见（病例报告中约为 15%）；如果持续发热，可能是细菌感染的迹象，如中耳炎、链球菌扁桃体炎或肺炎。鼻腔分泌物的颜色并不表示感染的严重程度；相反，颜色是由免疫反应中 PMN 的数量和活动决定的。

当前或新近的 URI 可增加围手术期呼吸不良事件（PRAE）的风险。从良性咳嗽至严重的喉痉挛、支气管痉挛或缺氧，这些事件均可能进展，因此需加强护理。2010 年发表的一项针对 9000

多例患者的研究结果可以为 URI 的风险提供一些线索[1]。URI 患儿的阳性呼吸病史（夜间干咳、运动时喘息、在过去 12 个月内喘息超过 3 次，或目前或过去有湿疹病史）与术中支气管痉挛、喉痉挛、围手术期咳嗽、血饱和度降低或气道阻塞的发生风险增加相关。此外，家庭成员中至少 2 名存在哮喘、过敏体质或吸烟史，可能增加患儿发生 PRAE 的风险。

首次感染后，PRAE 的风险随着时间的推移而降低，尽管该风险降低所需的时间（从 2 到 6 周不等）仍存在争议。由于这种不确定性，也尚无关于 URI 后何时安排择期手术的共识。1979 年的一份出版物中描述了 URI 的儿童在全身麻醉期间下呼吸道症状的发展，McGill 及其国家儿童医院的同事在其中提及[2]："在考虑患者是否愿意进行择期手术前，URI 的最佳恢复期尚未确定。"40 多年后，仍然如此。亚临床病理，如气道水肿、肺不张和支气管反应性，在急性 URI 症状缓解后仍可能持续数周，取决于病毒的具体类型。3~4 周似乎是一个合理的等待时间，但对许多儿童来说，这只是连续感染之间的间隔。

考虑到这些可能的并发症，当儿童出现 URI 时，麻醉医生基于经验可能会取消需要全身麻醉的择期手术。但由于许多儿童在计划手术的同时患有 URI，且 URI 长期的负面影响尚未被证实，使取消手术的这一决策过程变得复杂。那么，麻醉医生应该如何决定何时取消 URI 患儿的择期手术？首先，我们应该评估患儿疾病的严重程度。若患儿仅存在流涕而没有其他症状，那么可能是血管运动性或过敏性鼻炎，通常与围手术期气道并发症无关。如果疾病可能是病毒性因素，则必须确定围手术期并发症风险增加的因素，包括以下内容：

· 严重的并存疾病（尤其是心脏病、肺部或神经肌肉疾病）。

· 早产史。

· 下呼吸道症状（如喘息、啰音）。

· 高热 [> 102 ℉（约为 38.9℃）]。

· 咳痰。

· 大型气道、腹部或胸部手术。

· 父母对继续进行手术产生担忧。

· 外科医生对继续进行手术产生担忧（这通常是不可能的）。

只要以上危险因素存在一种，则在儿童状况改善时进行手术是谨慎的做法。

另一方面，仍存在可能影响医生决定是否继续手术的多种其他因素。存在危险因素但仍需手术的最常见原因是：若无该手术干预，URI 可能会持续存在。这种情况发生于儿童需行腺样体切除术或鼓膜切开术以缓解慢性中耳积液时。非医疗因素也包括患儿的家庭后勤问题，如父母工假等候患儿手术、无法日托、交通极其不便的情况下长途而至等。因未证实患有 URI 的儿童接受手术后情况会更糟，故上述因素可能影响医生决定是否继续手术。多数患有 URI 的儿童既无极轻微症状，也无严重症状。对于这两者之间的儿童，我们必须根据我们认为对儿童最有利的方式来进行处理。

种族因素可能影响风险的发生程度。在得克萨斯大学 2018 年的一份报告中显示[3]：与高加索人相比，非洲裔美国儿童发生 PRAE 的概率更高。

对于紧急或急诊手术，与患者及家属讨论 PRAE 风险是谨慎的。这种情况下，由于延误手术存在风险，通常需要继续进行手术。为了改善患者术前的情况，可以考虑额外治疗，包括：

· 吸入性 β 受体激动剂治疗（如沙丁胺醇）对有哮喘病史的患者有效，也可能对未诊断的 URI 继发喘息患者有益。

· 抗胆碱能药物（如格隆溴铵）可用于干燥分泌物，但尚未证实其有效性。

· 类固醇激素对单纯 URI 几乎无效，除非患者伴有哮喘加重。

根据术前评估的线索可大致确定发生 PRAE 的风险。发热病史、呼吸做功增加、咳痰、喘息、气促、分泌物过多或嗜睡是可能会增加风险的重要症状。其他危险因素包括被动吸入香烟烟雾和过敏史。体检中的毒性表现或异常呼吸音，如喘息或啰音，也是风险增加的重要预测指标。极少需要使用影像学或实验室信息进行额外评估。

对于活动性 URI 儿童的麻醉管理方案，应遵循个体化原则以尽量减少气道应激。气管内插管时应用神经肌肉阻滞剂，可预防喉痉挛。增加进入气道的气体湿度，可以预防常见的分泌物变稠的情况[4]。一些研究者建议使用抗胆碱能药物，如阿托品或格隆溴铵，以减轻迷走神经介导的气道并发症，但这一观点尚未验证。

麻醉医生还应根据患者的病史和外科手术甄选合适的气道管理方式。多项研究表明，这些患者发生 PRAE（支气管痉挛、氧饱和度下降、咳嗽和屏气）的风险增加，应尽可能避免气道内置设备和气管内插管的使用。自然气道或使用喉罩可能会降低此类风险，但喉罩置入也可能与 URI 儿童出现并发症相关[5]。应采用正确的呼气末正压（PEEP）谨慎调整通气，以避免发生肺不张。麻醉医生应该预判 PRAE 的发生，如支气管痉挛或喉痉挛，并做好准备立即处理。

对于患有 URI 的婴儿和儿童，呼吸暂停氧合效果较差；因此，当儿童未接受正压通气时，快速诱导期间血氧饱和度的下降可能比平时更快发生。

大多数伴有 URI 的患儿在术后将顺利康复，无需额外的呼吸治疗。然而，有潜在肺部或心脏合并症的患儿发生 PRAE 的风险更高。

术后短暂的低氧血症、插管后喉炎和术后肺炎更可能发生于 URI 患儿。长期并发症和真实结果难以明确和量化，并且可能在正常儿童与当下或新近发生 URI 的儿童之间没有差异。

哮　喘

哮喘或反应性气道疾病是大小气道的急慢性炎症性疾病；其患病率为 8%，是美国及其他资源丰富国家的儿童最常见的慢性病，并且集中在以非裔美国人或西班牙裔人为主要人口的区域。该疾病存在极强的遗传因素，并且与季节性过敏和湿疹等其他过敏性疾病相关。大多数儿童在早期即出现（80% 的患儿于 5 岁前出现），但在患有支气管肺发育不良或 RSV 感染等肺部基础疾病的儿童中，哮喘通常出现得更早且更严重。

哮喘的病理生理学包括支气管高反应性、炎症反应和黏液分泌的经典三联征。吸入性过敏原（如灰尘、宠物皮屑、花粉等）、病毒、烟雾、运动，甚至使用非甾体抗炎药（NSAID）等诱发因素，均可激活气道中免疫球蛋白 E 介导的非免疫反应。具体而言，气道黏膜中的肥大细胞释放介质（如组胺、类胰蛋白酶、白三烯和前列腺素）从而引起气道平滑肌收缩（即支气管收缩）。这些介质还导致黏液分泌过多、炎症细胞浸润和气道水肿。由于炎症反应持续存在并伴随越来越多的炎症细胞浸润，气道始终处于高反应状态。除免疫反应外，副交感神经系统也在维持气道张力中发挥作用；当组胺释放或其他刺激（如吸入冷空气或气道内设备置入）存在时，增加的副交感输出经迷走神经介导细胞内信号级联反应，并最终导致支气管收缩。根据诱发因素的类型与时程，以及患者的免疫反应和副交感反应，哮喘加重可持续数小时或数天；部分可自行消退，而部分需要积极的药物治疗。

临床上，由于支气管动态收缩导致气道变窄，哮喘患者通常会出现哮鸣音。儿童也可能表现出持续性咳嗽（通常夜间加重）和运动时呼吸困难。在急性加重期间，会出现明显的呼吸窘迫，这可能包括胸壁收缩和继发于下呼吸道阻塞的呼气相延长。哮鸣音的可听度与气道气流量直接相关，在急性加重期间可能有所波动。随着哮喘恶化的严重程度增加和支气管收缩增强，哮鸣音的可听度最初可能因气道狭窄而增强，但最终会因严重的支气管痉挛致气流不足而减弱。因此，哮鸣音消失可能是即将发生呼吸衰竭的征兆。

儿童哮喘的治疗为处理病理生理学，特别是支气管收缩和免疫源性的高气道反应。对于诱发因素（如过敏原和刺激物）已知的患者，预防是关键。进一步的慢性治疗方法，可根据症状的发作频率（表 4.1）及其治疗方案（表 4.2）进行。

急性发作可通过逐渐增加 β 受体激动剂和添加其他种类的药物来控制。针对副交感神经系统的吸入性抗胆碱能药（如异丙托溴铵）与 β 受体激动剂结合使用，已被证实可以降低住院率，因此常用于患者的急性期治疗。尽管起效时间存在延迟（在给药数小时后方起效），口服或静脉注射全身性类固醇激素（泼尼松、甲强龙或地塞米松）仍用于抑制免疫反应并减少气道炎症。对于重症儿童，其他治疗方式包括静脉注射硫酸镁（抑制钙离子摄取从而直接松弛平滑肌）、静脉注射或皮下注射肾上腺素（β 受体激动剂）、静脉注射或皮下注射特布他林（β 受体激动剂）、静脉注射氯胺酮（拟交感支气管舒张），气管内插管输送吸入麻醉药（支气管扩张）；对于最严重的危及生命的情况，则最终可采取体外膜肺氧合（ECMO）。

哮喘患儿的麻醉管理

全面的病史和体格检查能让麻醉医生了解儿童目前或最近的哮喘控制情况，并指出他们出现并发症的相关风险。

我们建议关注以下术前细节，以评估儿童目前接受全身麻醉的风险：

· 患儿的哮喘严重程度级别是什么（表 4.1）？

· 患儿最近一次需要采用吸入器解救或口服

表 4.1　基于症状发作频率的哮喘分级和治疗

分级	症状发作频率	治疗
轻度间歇性	≤ 2 天 / 周或 ≤ 2 晚 / 月	无需每日治疗；按需使用短效支气管扩张剂
轻度持续性	> 2 天 / 周（并非每天）或 > 2 晚 / 月	吸入性类固醇激素（低剂量）
中度持续性	每天或每周 1 晚	吸入性类固醇激素（低剂量）加长效吸入性 β 受体激动剂；或吸入性类固醇激素（中剂量）
重度持续性	持续或夜间频繁发作	吸入性类固醇激素（高剂量）

表 4.2　哮喘治疗的药物种类

药物种类	示例	作用机制	要点
β 受体激动剂	沙丁胺醇（短效） 沙美特罗（长效）	通过直接激活 β2 受体松弛气道平滑肌	最常用于急性加重； 可以通过计量吸入器（MDI）或雾化给药
吸入性糖皮质激素	氟替卡松 布地奈德 倍氯米松 曲安西龙	抗炎作用	哮喘控制疗法的一部分； 可能存在全身作用
白三烯受体拮抗剂	孟鲁司特	干扰花生四烯酸代谢途径，从而阻断炎症	
肥大细胞膜稳定剂	色甘酸	阻断炎症介质的释放	降低急性加重的可能性
甲基黄嘌呤	茶碱	通过抑制磷酸二酯酶引起支气管扩张	治疗范围极小和安全问题；从慢性哮喘管理中淘汰

类固醇激素治疗的哮喘加重是什么时候？

·哮喘加重的频率如何？

·通常诱发患儿哮喘加重的原因是什么（例如，环境过敏原、URI、烟雾等）？

·患儿是否曾经因哮喘住院？如果有，上一次住院是什么时候？

·患儿是否曾因哮喘入住重症监护病房（ICU）或因哮喘急性加重需要无创通气支持或气管内插管治疗？

体格检查应侧重于检测呼气性哮鸣音、呼气时间延长和儿童呼吸辅助肌的运动情况。在呼吸室内空气时，脉搏血氧饱和度低于 96% 提示应进行额外评估。

根据从病史和体格检查中收集的信息，麻醉医生必须确认患者是否适合择期手术。如果患者似乎没有为择期手术做好准备，则应重新安排日程。然而，适合并不一定意味着儿童没有症状。例如，对于急性加重期从不发生喘息的儿童，轻度喘息就可能非常严重；反之，在持续存在喘息的儿童中发生轻度喘息时是适合手术的。患者于术前应继续服用所有哮喘治疗的药物。应考虑预防性吸入 β 受体激动剂，既可以在抵达医院前在家中使用，也可以在术前使用。

哮喘患儿麻醉管理的主要目的是预防 PRAE [6]。气道内操作可能诱发支气管痉挛，应尽可能首选面罩或声门上气道。如需气管内插管，则一旦发生支气管痉挛，带套囊的气管导管将有助于吸气

峰压升高。在放置气管导管之前，必须采用足够深度的全身麻醉来抑制气道反射。所有吸入麻醉药都能实现这一目标，另外还能提供直接的支气管扩张作用。地氟醚对上呼吸道和下呼吸道均有刺激作用，应避免使用。诱导期间使用异丙酚可减少呼吸危机事件；对于成人，与依托咪酯相比，异丙酚较少引发支气管痉挛。氯胺酮也经常用于哮喘患者，因为它能够通过释放内源性肾上腺素能激动剂扩张支气管，但与异丙酚相比似乎没有优势。神经肌肉阻滞剂的使用已被证实可降低围手术期呼吸事件的风险，但必须避免使用可导致组胺释放的神经肌肉阻滞剂（如阿曲库铵）。同样，一些阿片类药物（如吗啡）也与组胺释放有关。

区域麻醉可作为哮喘患者全身麻醉的替代或补充。虽然单独使用区域麻醉可以避免进行气道操作，但对年幼的儿童几乎不可行。因为人的气道平滑肌不存在肾上腺素能神经的直接支配，故椎管内阻滞抑制交感的作用不太可能诱发或加剧哮喘儿童的支气管痉挛。

由于患儿固有的阻塞性气道生理变化，哮喘患儿的人工通气可能有所不同。麻醉医生应确保患者合适的呼气时间，以允许患者充分呼气并防止可能引起空气滞留和过度充气的呼吸叠加。在二氧化碳波形图上，呼气末二氧化碳轨迹出现延迟上升或上斜式上升则提示气道阻塞。调整通气策略应通过减少每分通气量（降低呼吸频率或潮气量）并继发允许性高碳酸血症，或降低吸气/

呼气比以增加完全呼气时间。

既往有哮喘病史的儿童在麻醉期间通常不会出现病情加重。若出现加重情况，支气管痉挛通常表现为喘息、吸气峰压升高、潮气量减少、二氧化碳波形图呈阻塞模式及血氧饱和度下降。麻醉医生应先排除导致这一系列体征的其他原因。应检查回路和气管导管，确保没有明显的阻塞，包括管道扭结或存在黏液栓。应评估气管导管插入深度并确认呼吸音，以确保无导管末端移位（主支气管插管）或气胸。如果进一步排除后仍考虑支气管痉挛，则应同时进行几项管理措施。首先，患者应过渡到纯氧通气。接下来，如果血流动力学稳定，应给予一种静脉麻醉药物（如异丙酚）或增加吸入麻醉药浓度以加深麻醉。通常，加深麻醉足以解除支气管痉挛的发作，因为这类支气管痉挛通常继发于浅麻醉期间气管黏膜的刺激。

当加深麻醉无法解决支气管痉挛时，需要采取进一步的支气管扩张策略。一线治疗是应用吸入性 β 受体激动剂。实际上，这可以在术中通过计量吸入器来完成（图 4.1），计量吸入器连接在吸气端与患者 Y 型接头之间的麻醉呼吸回路上。通过将药物罐插入 60 mL 注射器筒并使用柱塞驱动药物，或使用专用适配器将罐直接插入呼吸回路进行给药（图 4.2；Medicomp，part 1423，Princeton，MN 55371）。喷雾通过可拆卸的盖子进入回路，并在正压呼吸之前由盖子启动喷雾。然而在实践中，由于支气管扩张剂黏附在回路和

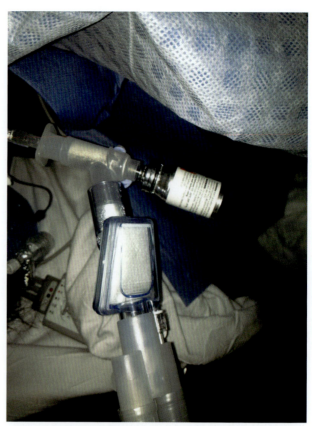

图 4.2 沙丁胺醇气雾罐通过专用适配器连接到呼吸回路，并通过推动罐底部驱动

气管导管上，实际到达肺部的量非常少 [7]。气管导管的直径越小，实际到达肺部的药物就越少。因此，需要多次给予沙丁胺醇（通常 10~20 次），直到支气管痉挛缓解，或者直到患者因吸收肾上腺素能激动剂而出现心动过速。相反，输注小剂量肾上腺素也可用于难治性支气管痉挛。

囊性纤维化

囊性纤维化（CF）的发病率约为 1/3000 例活产儿，是高加索人种中最常见的致死性常染色体隐性遗传病。CF 跨膜传导调节（CFTR）[8] 基因有 2000 多种致病变异，其中任何一种都能导致发病，该基因编码一种在外分泌组织中发现的调节蛋白。由于大量可能的突变，很多人都是这种疾病的携带者，在部分高加索人中出现率高达 1/25。北欧高加索人和美国最常见的致病变异是 F508del，占 CF 患者的 90%。

CFTR 基因位于 7 号染色体长臂且编码一种离子通道，该通道顺电化学浓度梯度运输氯离子穿

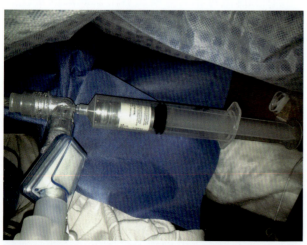

图 4.1 将沙丁胺醇气雾罐放置在 60 mL 注射器筒内，注射器直接连接到呼吸回路的弯头处，通过推压注射器活塞来驱动药罐喷药（图片来源：Ronald S. Litman）

过上皮细胞膜。氯离子穿过细胞膜时，钠离子跟随它被动运输以平衡离子电荷。这使电解质浓度增加，进而通过渗透作用吸水。当基因发生改变时，离子通道无法适当运输氯离子，导致水运动异常。缺少水分，分泌物会变得黏稠，从而限制其清除并导致进行性阻塞。静态且无味的分泌物为细菌创造了一个优质的培养基，导致细菌定植和过度生长，并伴有慢性炎症和细胞外结构的破坏。多数器官都含有 CFTR 蛋白，包括呼吸道、胰腺、肝脏、胆囊、肠道和生殖道。

这种病理生理改变可导致各种临床表现，在 CF 患者的一生中，这些临床表现会以慢性且威胁生命的疾病形式出现。由于难以清除分泌物，患者常在儿童早期出现咳嗽。随着分泌物的积聚致使气道阻塞由小变大，患者出现进一步症状，例如肺不张、支气管痉挛、气胸和频繁的抗生素耐药性细菌感染。慢性缺氧可能导致杵状指和右心衰竭。呼吸道树结构的破坏会使患者面临支气管扩张和咯血的风险，从而导致贫血。全组鼻窦炎和鼻息肉很常见。胃肠道内稠化的分泌物导致大量吸收不良的粪便。这在新生儿期可表现为胎粪性肠梗阻。较年长的儿童可能会出现便秘、呕吐和腹胀。大约 2/3 的 CF 患者出生时即出现胰腺功能不全，至成年时发生率约达 85%。这会导致吸收不良和脂溶性维生素（维生素 A、D、E 和 K）缺乏。进行性胰腺功能不全会引起胰腺炎反复发作和胰岛细胞损伤，从而导致葡萄糖稳态异常和糖尿病。

通过病史、体格检查和实验室分析可以确诊 CF。在美国，所有新生儿都要接受常规新生儿筛查中的 CF 检测。如果呈阳性，则将其转诊进行进一步检测，包括汗液测试（汗液氯化物水平升高是诊断标志）或基因检测。确诊 CF 的儿童需定期进行胸部 X 线检查、肺功能检查及与疾病病理生理学一致的血液标记物检测（例如，标志胰腺内分泌功能的葡萄糖和糖化血红蛋白、提示维生素 K 缺乏迹象的凝血酶原时间、检测细菌过度生长的痰培养等）。

CF 的医疗管理不断改进，现在 CF 患者通常可以活到成年。治疗方法包括胸部理疗、运动和频繁咳嗽以引流分泌物。支气管扩张剂和抗炎药物可降低气道反应性。细菌性肺炎需要积极的抗生素治疗。雾化高渗盐水和链道酶（Pulmozyme）可分解因细胞损伤和细菌感染而积聚在黏液中的厚重 DNA 复合物。通常胰酶替代品、脂溶性维生素补充剂和高热量高蛋白饮食可帮助患者正常成长。

CF 患儿需要手术的常见原因包括新生儿期胎粪性肠梗阻、肠梗阻、鼻息肉切除术和内镜鼻窦手术。年龄较大或病情严重的儿童可能需要麻醉才能置入中心静脉导管或插入胃造口管。术前肺功能评估包括胸部 X 线片或肺功能检查，动脉血气分析很少有用。完善感染控制和清除分泌物的物理治疗是首要事项，应与儿童的呼吸科医生进行协调。

对于 CF 患者，并没有最好的麻醉方式。有观点提倡使用氯胺酮，因为它对通气功能的影响很小；然而，也有观点认为氯胺酮有增加气道分泌物的作用。一些儿科麻醉医生更倾向于应用自由液体策略来降低支气管分泌物的黏度，而另一些则提倡尽量减少液体以减少气道分泌物，但其代价是增加黏度。似乎避免过度水合或脱水才是最谨慎的做法。目前没有关于 CF 儿童麻醉管理的现代临床研究。

对于患有严重肺部疾病和营养状况不佳的儿童，放置气管导管和应用机械通气常常牵涉术后转移至 ICU，以及关于气管拔管时机和适当性的艰难决策过程。麻醉医生应与重症监护医生一起积极规划术后管理，并听取患者和家属的意见。尽可能选择创伤最小的通气支持形式。

（沈启英　译，刘学胜　审）

参考文献

[1] von Ungern-Sternberg BS, Boda K, Chambers NA, et al. Risk assessment for respiratory complications in paediatric anaesthesia: a prospective cohort study. Lancet, 2010,376(9743):773–783. https://doi.org/10.1016/S0140-6736(10)61193-2.

[2] McGill WA, Coveler LA, Epstein BS. Subacute upper respiratory infection in small children. Anesth Analg,1979,58(4):331–333. https://doi.org/10.1213/00000539-197907000-00017.

[3] Tariq S, Syed M, Martin T, et al. Rates of perioperative respiratory adverse events among Caucasian and African American children undergoing general anesthesia. Anesth Analg, 2018,127(1):181–187. https://doi.org/10.1213/

ANE.0000000000003430.

[4] Tait AR, Malviya S. Anesthesia for the child with an upper respiratory tract infection: still a dilemma? Anesth Analg, 2005,100(1): 59–65. https://doi.org/10.1213/01. ANE.0000139653.53618.91.

[5] von Ungern-Sternberg BS, Boda K, Schwab C, et al. Laryngeal mask airway is associated with an increased incidence of adverse respiratory events in children with recent upper respiratory tract infections. Anesthesiology,2007,107(5):714–719. https://doi.org/10.1097/01. anes.0000286925.25272.b5.

[6] Lauer R, Vadi M, Mason L. Anaesthetic management of the child with co-existing pulmonary disease. Br J Anaesth, 2012,109(Suppl 1):i47–i59. https://doi.org/10.1093/bja/ aes392.

[7] Taylor RH,Lerman J. High-efficiency delivery of salbutamol with a metered-dose inhaler in narrow tracheal tubes and catheters. Anesthesiology,1991,74(2):360–363. https://doi. org/ 10.1097/00000542-199102000-00024.

[8] Cystic fibrosis transmembrane conductance regulator (CFTR) gene. MassGenomics(2021-10-05). http:// www.massgenomics.org/wp-content/uploads/2011/02/ cftrdiagramlarge.gif.

拓展阅读

Huffmyer JL, Littlewood KE, Nemergut EC. Perioperative management of the adult with cystic fibrosis. Anesth Analg, 2009,109(6):1949–1961. https://doi.org/10.1213/ ANE.0b013e3181b845d0.

第5章

神经和神经肌肉疾病

Jay Garcia, Ronald S. Litman

脑性瘫痪和癫痫发作是儿童最常见的神经系统疾病，因此麻醉医生应当熟悉其临床特点和治疗药物。虽然临床上神经肌肉疾病相对少见，但儿童的发病率高，并且其可能与恶性高热以及对琥珀胆碱（在某些情况下，挥发性麻醉药）给药的潜在灾难性高钾血症有关[1]，因此应当重视。

脑性瘫痪

脑性瘫痪（CP）是一组因发育中胎儿或婴幼儿脑部非进展性神经损伤引起的运动系统障碍的综合征，影响肌肉骨骼系统的肌张力、协调性和运动能力。5~7 岁儿童的累积发病率为 2.4/1000 例活产儿。极低出生体重儿在脑瘫患儿中占比非常大：每年约有 52 000 名极低出生体重儿（< 1500 g）出生，而这些婴儿占 CP 患儿的 25% 以上。

CP 患儿的临床表现多种多样，轻度临床表现为轻度下肢痉挛但认知功能正常，重度临床表现为四肢痉挛性麻痹和明显的智力障碍。严重的患儿通常伴有呼吸系统功能异常。延髓运动功能障碍导致正常的呼吸道保护性反射（如咳嗽、呕吐等）消失，从而发生慢性误吸、反复发作的肺炎、反应性气道疾病及肺实质损伤。其他影响气道的因素包括牙列异常、颞下颌关节功能紊乱和定位困难。在婴儿期经常放置胃管以优化营养状况。

早产儿可能会发生继发于新生儿早期脑出血的脑梗死。梗死区称为脑室周围白质软化（脑室周围的白质萎缩），与不同程度肢体痉挛状态的进展有关（图 5.1）。

长期缺乏运动刺激可导致患儿肢体挛缩，并随着年龄的增长而恶化。巴氯芬是一种 γ - 氨基丁酸（GABA）激动剂，可以减轻痉挛相关性疼痛，并减缓挛缩的发展。口服巴氯芬的不良反应十分常见[2]，因此鞘内巴氯芬已成为任何年龄段儿童的首选[3]。但这需要手术干预，在前腹壁放置导管并植入巴氯芬泵。巴氯芬的不良反应主要包括尿潴留和下肢无力，症状随剂量减小而减轻。突然停用口服或鞘内巴氯芬可能会引起癫痫发作、幻觉、定向力障碍和运动障碍，严重时可致死。当因局部结构异常或脑脊液（CSF）感染而不得不停用巴氯芬时，应当密切观察患者是否出现停药症状。严重时，可以放置一个临时的鞘内导管来提供巴氯芬。有病例报道称，右美托咪定被成功用于治疗两例患儿的严重急性停药反应[4-5]。

CP 患儿在儿童期可能会接受多种手术治疗，最常见的是骨科矫形手术，包括脊柱侧弯矫正和各种肢体手术，以改善运动范围和减少挛缩的发展，也可能接受背根神经切断术以控制下肢痉挛性疼痛。患儿可能接受 Nissen 胃底折叠术以控制慢性胃食管反流，并且同时接受胃造口术。目前，越来越多地通过腹腔镜进行这类手术。

手术并发症相对来说比较常见。在一项对 19 名接受脊柱侧弯矫正手术的 CP 儿童的回顾性研究中[6]，9 名儿童发生了至少一项并发症，最常见的是失血或术后机械通气；其风险因素包括存在两个及以上的合并症和开胸手术。

术前评估包括明确和优化各系统疾病的状况。并发上呼吸道感染的患儿麻醉耐受性很差，而且

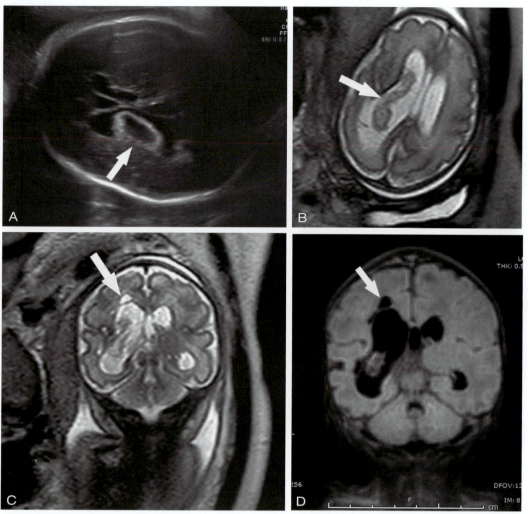

图 5.1　脑室周围白质软化。（A）胎儿脑部轴向超声显示右侧脉络膜丛扩大（箭头）。（B）胎儿轴向磁共振成像显示脉络膜丛内的血液（箭头）。冠状 T2 加权（C）和冠状位 FLAIR（D）图像显示脑室周围区域囊性病变（箭头）与室周围白质软化一致

会加重原有的呼吸道疾病。尽管部分 CP 患儿在轻度镇静时容易出现上呼吸道梗阻，但在合适的时机应对患儿进行术前抗焦虑治疗；因此在镇静期间应当密切监测。使用抗胆碱能药可能会减少口咽分泌物，但并无循证支持。在没有心脏功能障碍的症状或体征的情况下，无需进行常规的术前超声心动图来评估心血管状况 [7]。

　　CP 患儿通常对所有麻醉药物都耐受良好，因此在全身麻醉诱导和维持药物的选择上并不需要特殊考虑。如果有胃管，在全身麻醉诱导前抽吸或将其打开可能有助于胃肠减压。CP 患儿的面部结构可能存在畸形并导致面罩通气困难，但在大多数情况下，不会出现气管插管困难。由于可能存在胃食管反流、口咽部分泌物增加，麻醉医生应选用静

脉诱导药物，以便以最快的速度控制气道。

　　CP 患儿对琥珀胆碱的敏感性增加 [8]；大约 30% 的 CP 患儿的乙酰胆碱受体存在异常分布。琥珀胆碱诱导的高钾血症在 CP 中的研究还没有达到证实这种罕见事件所需的样本量，但曾有 CP 患儿在接受琥珀胆碱后出现心搏骤停的报道。因此，琥珀胆碱只能用于出现危及生命的紧急气道 CP 患者。非去极化类肌松药在 CP 患儿中的效能较低，作用时间也相对较短，这可能与长期服用抗癫痫药物或潜在的痉挛有关。

　　七氟烷在 CP 患儿中的效能相对较强（即最低肺泡浓度较低）。除轻度 CP 外，应假定所有其他形式的 CP 患儿对阿片类药物敏感性增加。应减少其剂量，在拔管时必须提高警惕，以确保拔管后患

儿的上呼吸道通畅。低温是 CP 患儿术中的常见问题。下丘脑功能异常以及肌肉和皮下脂肪的相对缺失导致体温调节功能受损。四肢痉挛性麻痹的儿童在麻醉诱导后的几分钟内，食管温度可能达到 34°C~35°C。在麻醉诱导和导管置管时相对暴露，手术室的环境温度应该维持在 21°C~24°C（70°F~75°F）。随着患儿的体温越来越低，导管置管也将变得越来越困难。主动空气加温是有效的，如果可能，应该从术前等待区开始使用。

CP 患儿很难自己表达其疼痛的严重程度，因此实施术后区域镇痛是有益的。腰骶部的硬膜外置管通常用于下肢矫形手术。下肢痉挛是影响患儿术后舒适度的重要原因，在局部麻醉的基础上硬膜外加入可乐定可能有助于减轻术后下肢痉挛[9]。口服地西泮也有助于缓解肌肉痉挛[10]。

大约 30% 的 CP 患者会出现癫痫发作。抗惊厥药物应持续到手术当天早上，并在术后尽快恢复使用。当无法继续使用口服抗惊厥药物时，可采用直肠给药（苯妥英、丙戊酸、卡马西平、左乙拉西坦）和静脉给药（苯妥英、丙戊酸、苯巴比妥、左乙拉西坦）。若手术导致大量失血，术后应检查抗惊厥药物的血药浓度，并调整剂量以重新确定最佳血药浓度。

癫痫发作

癫痫是多种疾病的临床表现。发热惊厥是儿童最常见的癫痫发作类型（5%）。特发性癫痫主要见于较年长的儿童，且较为少见，发病率大约为 0.6%。创伤、低氧和感染是婴儿癫痫的主要病因。其他原因包括代谢性疾病、低血糖、电解质异常、中毒和先天性或发育缺陷。有 50% 癫痫发作的病因仍不清楚。

目前公认的癫痫发作的国际分类[11]将这些疾病分为 3 种病因类别和 3 种类型的癫痫发作（表5.1）。病因分类包括遗传性、结构性 / 代谢性和病因不明。癫痫发作类型按发病部位分为：局灶性发作、全面性发作或原因不明性发作。局灶性发作类似于部分性发作，最初的临床和脑电图（EEG）改变显示：局限于部分大脑半球的部分神经元被激活。局灶性发作可伴随或不伴意识障

表 5.1　国际癫痫发作分类
局灶性发作
·意识清楚或意识障碍
·运动起始或非运动起始
·演变为双侧强直—阵挛
全面性发作
·运动性发作
－ 强直—阵挛
－ 其他运动
·非运动性（失神）
不明原因性发作
·运动性发作
－ 强直—阵挛
－ 其他运动
·非运动性（失神）
·婴儿痉挛（West 综合征）
·分类不明发作

碍。局灶性发作可根据临床表现和 EEG 特征细分为运动、感觉、自主神经或更高级的皮质 / 先兆症状，可能不存在后遗症。局灶性发作可以扩散至双侧，并演变为"局灶性至双侧性"的强直—阵挛发作。

全面性发作累及双侧大脑半球，从发病时起即有临床和 EEG 改变，并伴有意识障碍。如累及运动神经，则一般为双侧性。全面性发作可为运动性或非运动性。

强直—阵挛发作包括最初的强直阶段，患者在此阶段通常因胸腔的强直收缩而出现呼吸暂停和发绀。紧随其后的是阵发性、反复的阵挛阶段，患者在此阶段呼吸恢复，但可能为浅而不规则的呼吸。

非运动性"失神"发作是非惊厥全面性发作。它们被进一步细分为典型（凝视期间患者没有反应，持续几秒钟），非典型（较少突然发作 / 偏移，部分肌肉张力丧失），肌阵挛或眼睑肌阵挛。

运动性发作根据是否存在以下 3 个特征进行细分：

1. 肌张力型。

2. 阵挛型（规律性和节律性抽动）。

3. 肌阵挛型（不规则、节律不齐）。

全身性运动发作的范围从无张力（无张力是唯一的显著特征）到肌阵挛—强直—阵挛（3 种异常交替出现）。

癫痫痉挛，包括婴儿痉挛，其起源尚不清楚，被归类为"不明原因性发作"。

婴儿痉挛（West 综合征）表现为独特的 salaam 样癫痫发作，精神发育迟滞，EEG 特异性高峰失律；其发病的高峰年龄是 4~7 月龄，多在 1 岁内起病。它可能与已知的潜在神经疾病有关，也可能是特发性，与神经发育不良相关。伦诺克斯－加斯托（Lennox-Gastaut）综合征表现为形式多样的癫痫发作，发作频繁且难以控制；3~5 岁多见，与严重的智力发育迟滞有关。婴儿痉挛和伦诺克斯－加斯托综合征均难以用抗癫痫药物控制。

癫痫患儿麻醉药物的选择主要取决于并存的疾病，并且应当根据患儿的智力状态选择个体化方案。对于需要严格使用药物控制癫痫发作的患儿，在麻醉前禁食期间和术后不能口服用药期间，应当把口服抗癫痫药改为静脉注射（如果没有静脉用药，则转换为其他药物）。大多数情况下，无需检测麻醉前抗癫痫药物的血药浓度，但麻醉医生应当熟悉抗癫痫药物的临床适应证和常见的不良反应[12]。

大部分麻醉药物和镇痛药物可以安全地应用于癫痫患儿。哌替啶的代谢物去甲哌替啶具有诱发惊厥的特点，因此应避免多次使用哌替啶。氧化亚氮、七氟烷、依托咪酯、丙泊酚和所有阿片类药物都曾在健康和癫痫患者中诱发过类似癫痫发作的动作或降低癫痫发作阈值[13]，但没有严重的后遗症。在大多数情况下，这些运动是一种良性的肌阵挛。实际上，除氯胺酮外，几乎所有的全身麻醉药在意识丧失的剂量范围内均具有抗惊厥特性，但较低的剂量与 EEG 尖峰活动的增加有关[14]。对于服用抗癫痫药物的患儿，神经肌肉阻断药的剂量应当增加，给药间隔时间应当缩短，这种现象的具体机制尚未被阐明。然而，这种耐药性对于在血浆中代谢的神经肌肉阻滞药（即阿曲库铵）并不明显，因此它可能与基于肝脏的药代动力学效应有关。左乙拉西坦可能延长神经肌肉阻滞。抗惊厥药物也可能导致机体对阿片类药

物产生一定的耐药性。尽管缺乏明确的数据，但全身麻醉似乎不影响术后癫痫发作的频率或者严重程度。

神经肌肉疾病

神经肌肉疾病大致可以分为肌肉疾病和神经肌肉传递障碍（表 5.2）。肌肉疾病可进一步分为进行性肌病、肌营养不良和代谢性肌病。神经肌肉传递障碍可进一步分为神经肌肉接头功能障碍和脊髓前角细胞疾病。表 5.2 所涉及的内容较为宽泛，这里仅介绍儿童麻醉中最常见和最重要的疾病。

表 5.2　儿童神经肌肉疾病分类

肌肉疾病
- 进行性肌病
  - 线状体肌病
  - 中央轴空病
  - 肌小管肌病
- 肌营养不良
  - 进行性假肥大性肌营养不良
  - 贝克（Becker）肌营养不良
  - 强直型肌营养不良
  - 肢带型肌营养不良
  - 面肩脑型肌营养不良
  - 先天型肌营养不良
- 代谢性肌病
  - 钾相关性周期性瘫痪
  - 糖原贮积病
  - 线粒体肌病
  - 脂质性肌病

神经肌肉传递疾病
- 神经肌肉接头功能障碍
  - 重症肌无力
  - 有机磷中毒
  - 蜱麻痹
- 前角细胞疾病
  - 脊髓性肌萎缩（SMA）
  - 脊髓灰质炎

肌肉疾病或肌病的特征是肌肉无力和萎缩。许多患儿在出生时就有症状，而部分患儿在婴儿早期无症状，而是在出生后最初的几年内逐渐发展表现为乏力。麻醉医生应当重视肌病的原因主要有两点：第一，部分肌病与发生恶性高热（MH）的危险程度有关；其次，理论上所有的肌病患儿应用琥珀胆碱（偶尔是挥发性麻醉药）后都可能会发生危及生命的高钾血症。肌病患儿在儿童时期经常需要接受多种手术治疗，包括为了进行诊断而进行的肌肉活检术，当肌无力加重时需要进行胃造瘘术或气管造口术，以及为减轻挛缩和脊柱侧弯进行的多种矫形外科手术。一项对877例接受肌肉活检的神经肌肉疾病患者的连续20年回顾性研究发现，没有涉及高钾血症或MH的事件，进一步证明了这些事件的罕见性和现代麻醉药的安全性[15]。

与神经系统疾病一样，肌病患儿的麻醉选择主要取决于患儿的状况[16]，即使具有相同诊断的患儿也可能会出现不同的问题。虽然只有中枢神经系统疾病和少数其他罕见的兰尼碱受体相关的肌病与MH有遗传关联[17]，但是在肌病患儿的麻醉中，许多麻醉医生会避免选择可能引发MH的麻醉药物。非去极化类肌松药的应用取决于儿童肌力的基础值。推荐根据4个成串刺激谨慎地给予神经肌肉阻断药。肌无力患儿术后需要机械通气的风险增加，因此应尽早告知家属和患儿。

进行性肌病

进行性肌病包括不同种类的先天性肌病。尽管一些患儿的临床表现为慢性进行性恶化，但多数都是非进行性的。多数进行性肌病是遗传因素引起的，部分为特发性的。进行性肌病包括线粒体肌病、中央轴空病（CCD）和肌小管肌病。CCD是一种常染色体显性遗传病，以出生时的低眼压和近端无力为特征。与其他肌肉疾病不同，CCD患儿似乎容易发生MH，为19号染色体上兰尼碱受体（RYR1）的病理性变异。但许多文献的观点是不同的，肌病与MH易感性需要进一步研究。然而，任何与RYR1致病变异相关的肌病患者都应该被认为是MH易感患者。目前的最佳做

法是尽可能采用区域麻醉[18]，辅以全凭静脉麻醉。吸入麻醉药在与MH易感性无关的情况下被认为是安全的，如线粒体肌病。所有肌病患者都要重点关注心肺系统、肌肉麻痹的程度和核心温度。当出现明显的肌肉萎缩时，患儿易发生体温过低和低血糖。

肌营养不良

尽管肌营养不良是一组不典型的肌肉疾病，但是有4条标准将其与其他神经肌肉疾病区分开来：

1. 原发性肌营养不良。
2. 有遗传学基础。
3. 具有进行性进展的特点。
4. 肌纤维的变性和坏死发生在肌营养不良的某个阶段。

进行性假肥大性肌营养不良（DMD）是X连锁隐性遗传疾病，在出生时便可出现症状，但通常在儿童早期发病，表现为肌无力和运动迟滞。其他临床表现包括腓肠肌假性肥大，肌酸激酶水平（CK）增高。由于肢体近端肌群无力，患儿从坐位站立起来必须经过两个步骤：首先依靠肥大的腓肠肌，然后用双臂撑起躯干肌。这种现象被称为Gower征，几乎是DMD的特异性体征。最终进行性和严重的肌肉萎缩和无力会导致患者丧失步行能力。DMD最严重的症状包括进行性心肌病和继发于呼吸泵功能衰竭的呼吸衰竭。一项对12例接受胃造口术的DMD患者的回顾性研究发现[19]，9例患者的用力肺活量≤预计值的36%，其中8例患者需依赖无创正压通气（NIPPV）。认知功能的异常通常较轻微。多数患儿到20多岁就必须依靠轮椅，易发生呼吸衰竭或心肌病而死亡。

心肌的不良变化在明显的心功能障碍之前就已出现，指南建议[20]：从诊断开始每年进行一次心脏检查。麻醉医生应参与多学科讨论[21]，对晚期心功能不全患者可放置左心室辅助装置（LVAD）、植入式心律转复器（ICD）或进行心脏移植。

虽然这些患者对MH的易感性没有遗传联系，但许多儿科麻醉医生依然倾向于使用不会诱发MH的麻醉方法，因为琥珀胆碱或吸入药物会增加横纹肌溶解的风险。有学者将其称为麻醉诱导的横纹肌溶解症。然而，在相对较短的时间内谨

慎使用吸入麻醉药以开放静脉通道是相对安全的。应谨慎使用非去极化类肌松药：对 DMD 患者使用罗库溴铵可导致延迟起效时间和恢复时间。禁止在肌营养不良中使用琥珀胆碱，因存在危及生命的高钾血症风险。值得注意的是，有报道称 DMD 患儿在接受异丙酚 - 舒芬太尼麻醉用于脊柱融合术时，在手术前心血管状况稳定，但术中意外发生了急性心力衰竭[22]。

　　另一种并不严重（但仍然衰弱）的疾病是贝克肌营养不良。与 DMD 具有相似的特点，包括腓肠肌假性肥大和心肌病，血清 CK 升高。然而贝克肌营养不良的肌无力发病年龄晚于 DMD，死亡年龄也常晚于 DMD。麻醉的选择与 DMD 相同。既往曾有异氟烷麻醉后即刻发生危及生命的横纹肌溶解的报道。

脊髓性肌萎缩

　　脊髓性肌萎缩（SMA）是一种以脊髓前角细胞变性为特征的常染色体隐性遗传性疾病。有 3 种临床综合征：1 型 [韦德尼希 - 霍夫曼（Werdnig-Hoffman）综合征] 是最严重的，在婴儿早期就开始发病；其特点是肌肉明显无力和萎缩，生命末期只有膈肌功能保留。2 型（Dubowitz 病）在 6~12 月龄发病，其病程较长，病情较轻。3 型 [库格尔贝格 - 韦兰德（Kugelberg-Welander）病] 症状是最轻的。上述所有类型的 SMA 患儿的认知功能均不受影响。预期生存时间随着疾病的严重程度而有所不同，并随着靶向治疗的出现而改善；死亡原因通常是由于反复误吸或肺部感染。

　　2016 年，美国食品药品监督管理局（FDA）批准了一项治疗 SMA 的方法：鞘内注射诺西那生钠（nusinersen）[23]。鞘内治疗的不良事件，如头痛和腰椎穿刺后综合征的发生率约为 32%，在年龄较大的儿童、3 型 SMA 患者或使用更大的（21 或 22 号）针头时，发生率更高。

（方攀攀　译，刘学胜　审）

参考文献

[1] Larach MG, Rosenberg H, Gronert GA, et al. Hyperkalemic cardiac arrest during anesthesia in infants and children with occult myopathies. Clin Pediatr (Phila), 1997,36(1):9–16. https://doi.org/10.1177/000992289703600102.

[2] Ertzgaard P, Campo C, Calabrese A. Efficacy and safety of oral baclofen in the management of spasticity: A rationale for intrathecal baclofen. J Rehabil Med, 2017,49(3):193–203. https://doi.org/10.2340/16501977-2211.

[3] Hagemann C, Schmitt I, Lischetzki G, et al. Intrathecal baclofen therapy for treatment of spasticity in infants and small children under 6 years of age. Childs Nerv Syst, 2020,36(4):767–773. https://doi.org/10.1007/s00381-019-04341-7.

[4] Gottula AL, Gorder KL, Peck AR, et al. Dexmedetomidine for Acute Management of Intrathecal Baclofen Withdrawal [published online ahead of print, 2019 Nov 20]. J Emerg Med, 2020,58(1):e5-e8. https://doi.org/10.1016/j.jemermed.2019.09.043.

[5] Morr S, Heard CM, Li V, et al. Dexmedetomidine for acute baclofen withdrawal. Neurocrit Care, 2015,22(2):288–292. https://doi.org/10.1007/s12028-014-0083-8.

[6] Bendon AA, George KA, Patel D. Perioperative complications and outcomes in children with cerebral palsy undergoing scoliosis surgery. Paediatr Anaesth,2016,26(10):970–975. https://doi.org/10.1111/pan.12981.

[7] DiCindio S, Arai L, McCulloch M, et al. Clinical relevance of echocardiogram in patients with cerebral palsy undergoing posterior spinal fusion. Paediatr Anaesth, 2015,25(8):840–845. https://doi.org/10.1111/pan.12676.

[8] Theroux MC, Akins RE. Surgery and anesthesia for childrenwho have cerebral palsy. Anesthesiol Clin North Am, 2005,23(4):733–743, ix. https://doi.org/10.1016/j.atc.2005.08.001.

[9] Chalkiadis GA, Sommerfield D, Low J, et al. Comparison of lumbar epidural bupivacaine with fentanyl or clonidine for postoperative analgesia in children with cerebral palsy after single-event multilevel surgery. Dev Med Child Neurol, 2016,58(4):402–408. https://doi.org/10.1111/dmcn.12930.

[10] Delgado MR, Hirtz D, et al. Practice Parameter: Pharmacologic treatment of spasticity in children and adolescents with cerebral palsy (an evidence-based review): Report of the Quality Standards Subcommittee of the American Academy of Neurology and the Practice Committee of the Child Neurology Society.Neurology, 2010,74(4):336–343. https://doi.org/10.1212/WNL.0b013e3181cbcd2f.

[11] Fisher RS, Cross JH, French JA, et al. Operational classification of seizure types by the International League Against Epilepsy: Position Paper of the ILAE Commission for Classification and Terminology. Epilepsia, 2017,58(4):522–530. https://doi.org/10.1111/epi.13670.

[12] Bloor M, Nandi R, Thomas M. Antiepileptic drugs and anesthesia. Paediatr Anaesth, 2017,27(3):248–250. https://doi.org/10.1111/pan.13074.

[13] Chao JY, Legatt AD, Yozawitz EG, et al. Electroencephalographic Findings and Clinical Behavior During Induction of Anesthesia With Sevoflurane in

Human Infants: A Prospective Observational Study. Anesth Analg,2020,130(6):e161–e164. https://doi.org/10.1213/ANE.0000000000004380.

[14] Tanaka S, Oda Y, Ryokai M, et al. The effect of sevoflurane on electrocorticographic spike activity in pediatric patients with epilepsy. Paediatr Anaesth, 2017,27(4):409–416. https://doi.org/10.1111/pan.13111.

[15] Shapiro F, Athiraman U, Clendenin DJ, et al. Anesthetic management of 877 pediatric patients undergoing muscle biopsy for neuromuscular disorders: a 20-year review. Paediatr Anaesth, 2016,26(7):710–721. https://doi.org/10.1111/pan.12909.

[16] Lerman J. Perioperative management of the paediatric patient with coexisting neuromuscular disease. Br J Anaesth, 2011,107(Suppl 1):i79–i89. https://doi.org/10.1093/bja/aer335.

[17] Litman RS, Griggs SM, Dowling JJ, Riazi S. Malignant hyperthermia susceptibility and related diseases. Anesthesiology, 2018,128(1):159–167. https://doi.org/10.1097/ALN.0000000000001877.

[18] Schieren M, Defosse J, B, hmer A, et al. Anaesthetic management of patients with myopathies. Eur J Anaesthesiol, 2017,34(10):641–649. https://doi.org/10.1097/EJA.0000000000000672.

[19] Boivin A, Antonelli R, Sethna NF. Perioperative management of gastrostomy tube placement in Duchenne muscular dystrophy adolescent and young adult patients: A role for a perioperative surgical home. Paediatr Anaesth, 2018,28(2):127–133. https://doi.org/10.1111/pan.13295.

[20] Duchenne Muscular Dystrophy Care Considerations. National Center on Birth Defects and Developmental Disabilities, Centers for Disease Control and Prevention(2021-10-06)[2020-10-27]. https://www.cdc.gov/ncbddd/musculardystrophy/care-considerations.html.

[21] Buddhe S, Cripe L, Friedland-Little J, et al. Cardiac management of the patient with Duchenne muscular dystrophy. Pediatrics,2018,142(Suppl 2):S72–S81. https://doi.org/10.1542/peds.2018-0333I.

[22] Schmidt GN, Burmeister MA, Lilje C, et al. Acute heart failure during spinal surgery in a boy with Duchenne muscular dystrophy. Br J Anaesth, 2003,90(6):800–804. https://doi.org/10.1093/bja/aeg116.

[23] Haché M, Swoboda KJ, Sethna N, et al. Intrathecal injections in children with spinal muscular atrophy: Nusinersen clinical trial experience. J Child Neurol, 2016,31(7):899–906. https://doi.org/10.1177/0883073815627882.

拓展阅读

Schummer W, Schummer C, Hayes JA, et al. Acute heart failure during spinal surgery in a boy with Duchenne muscular dystrophy. Br J Anaesth, 2004,92(1):149–150

第 6 章

胃肠道疾病

Rebecca Isserman, Petar Mamula, Ronald S. Litman

胃食管反流

胃食管反流（GER）是一个专业术语，指食管下段括约肌"松弛"导致儿童近期摄入食物的反流。GER 常见于出生后第一年，尤其是早产儿，通常在幼儿期得到缓解。与神经肌肉疾病（如脑瘫）有关的 GER 患儿将在整个儿童期出现持续反流。由于气道保护机制减弱，这些患儿常表现为慢性肺吸入，导致反复发作的肺炎和低氧血症。有些患儿需要进行 Nissen 胃底折叠术，即通过手术"收紧"食管括约肌，以防止胃食管反流。

许多麻醉医生认为患有胃食管反流的儿童在麻醉诱导时有误吸的风险，因此大多会选择快速序贯诱导。但这种麻醉方式需要在术前开放静脉通道，这在许多儿科医疗中心并非常规操作。此外，这种做法还必须插入气管导管，而不是应用面罩或声门上气道（SGA）。没有证据表明这种做法是合理的。通过评估麻醉前正常禁食后残胃容量的研究表明，GER 患儿与正常对照组之间无显著差异。因此作者认为，只有当易感儿童胃中有食物时才会发生 GER。当这些儿童正常禁食时，麻醉诱导时的胃容量较低，并不会增加误吸的风险。

不推荐对 GER 患儿实施快速序贯诱导还有其他合理的原因。首先，环状软骨压迫的作用会反射性地降低食管下段压力[1]，从而促进胃内容物的被动反流。其次，形成食管上段括约肌的环咽肌（一种横纹骨骼肌）的麻痹或松弛可能使被动反流的胃内容物到达喉部。最后，酸性内容物反流到食管下 1/3 处会反射性地导致食管上段括约

肌张力增加，而神经肌肉阻滞会抑制这种反应。

炎症性肠病

炎症性肠病（IBD）[2] 主要包括克罗恩病和溃疡性结肠炎（UC）。克罗恩病是一种慢性 IBD，多见于儿童和青壮年，但也越来越多地见于幼儿（这种"极早发"IBD 主要见于与遗传综合征相关的 IBD 患儿[3]）。临床表现包括腹泻、腹痛、直肠出血、肛瘘、贫血和体重减轻。肠道外表现包括关节疼痛和肿胀、生长发育障碍和青春期延迟。治疗包括 5- 氨基水杨酸（5-ASA）制剂、营养疗法、类固醇皮质激素、免疫抑制剂（如氨甲蝶呤和 6- 巯基嘌呤）和生物制剂药物（即单克隆抗体，如英夫利昔单抗、维妥珠单抗和乌司他单抗）。

溃疡性结肠炎以大肠炎症为特征，临床表现为腹部绞痛、腹泻和血便。相关的全身症状包括厌食、体重减轻、低热和贫血。严重的结肠炎可导致需要输血的严重贫血、低白蛋白血症和中毒性巨结肠。约 20% 的 UC 病例发生在儿童期。与克罗恩病一样，主要治疗方法是使用 5-ASA 制剂、类固醇皮质激素和生物制剂进行抗炎治疗，具体取决于疾病的严重程度。

IBD 患儿在病程中需要反复进行食管胃十二指肠镜和结肠镜检查，通常需要全身麻醉。对于克罗恩病，当药物治疗失败时，通常选择手术治疗。例如，微小穿孔导致蜂窝织炎、肠狭窄导致梗阻或穿孔。肠或结肠切除术是姑息性的，并不能根

治疾病。手术治疗适用于顽固性结肠炎和中毒性巨结肠伴腹膜炎。由于 UC 局限于大肠，因此结肠切除术通常被认为是根治性的。

IBD 患儿麻醉过程中无特殊的注意事项。经验数据表明，患儿对阿片类药物的需求量高于一般水平。这可能与间歇或长期使用阿片类药物产生的耐受性有关。

新生儿高胆红素血症

一些新生儿在出生后第一周即出现黄疸。非结合型（间接型）高胆红素血症[4]是由于胎儿红细胞分解产生的胆红素未与葡糖醛酸转移酶（负责将胆红素结合为葡糖醛酸的酶）有效结合所致。临床表现为皮肤和巩膜黄染，在出生后第 3 天最显著，尤其是早产儿和足月母乳喂养的婴儿。引起溶血并以累积方式导致高胆红素血症的疾病包括新生儿溶血病、球形红细胞增多症、G-6-PD 缺乏症和胎儿头部血肿。

当血清胆红素水平过高时，应及时治疗。当足月儿胆红素水平超过 20 mg/dL 时，可能会对发育中的大脑产生神经毒性（核黄疸）。早产、低氧血症、酸中毒和体温过低都会增加高胆红素血症发生核黄疸的可能性。光疗是初始治疗方法，病情严重的患儿通常需要进行血浆置换。进行光疗或血浆置换的胆红素参考阈值因医疗机构而异。

慢性肝病

慢性肝病与先天性胆道闭锁有关，需要进行 Kasai 手术（肝门空肠吻合术）或肝移植。其他可能的病因包括 α1- 抗胰蛋白酶缺乏症、囊性纤维化、酪氨酸血症和 Wilson 病（肝豆状核变性）等。临床表现取决于肝脏的残存功能，包括腹水、门静脉高压（伴有食管静脉曲张）和凝血功能障碍。晚期肝病患儿呼吸功能不全的原因是腹水或肝肿大的占位效应，从而导致功能残气量减少，以及肺内分流的形成（肝肺综合征）。全身性肝功能衰竭与脑病和颅内压增高有关。

肝病患儿的麻醉管理原则包括避免使用经肝脏代谢的药物（如类固醇神经肌肉阻滞剂），因这些药物的作用时间会延长。所有吸入麻醉药的肝脏代谢作用都很小，且不同吸入麻醉药对肝血流量的影响程度相似。

贲门失弛缓症

贲门失弛缓症是一种罕见的食管运动障碍[5]，以食管体部蠕动丧失和食管下段括约肌（LES）张力升高为主要特点，这两种情况都会导致食管蠕动消失。贲门失弛缓症的年发病率约为 1.6/100 000，其中儿童发病率不到 5%。该病由食管壁内神经丛中的抑制性神经节细胞缺失所致。症状包括吞咽固体和液体困难、胸痛、反胃、体重增加缓慢以及呼吸道症状，如咳嗽和呼吸困难，特别是在仰卧时。通过食管造影和食管测压可以确诊，食管造影可显示食管扩张，在 LES 处变细。

儿童贲门失弛缓症的初期治疗包括通过内镜进行气压扩张 LES，如果症状复发，则需要再次进行内镜治疗。在进行一次或多次扩张后，更进一步的手术治疗包括经口内镜下食管贲门括约肌切开术或 Heller 手术（腹腔镜下食管贲门括约肌切开术）。

在对这些儿童进行麻醉诱导时，由于食管淤积，肺误吸风险较高，因此需要采取相应的策略以降低这一风险。延长禁食时间可减少食管中的食物负担，但不能保证食管排空。麻醉诱导前清醒（或镇静）状态下放置鼻胃管并进行食管排空可进一步减少食管内容物。在麻醉诱导前应用雾化利多卡因有助于该操作的进行。快速序贯诱导应由熟练掌握喉镜检查的麻醉医生在抬高床头的情况下进行。

深入探讨

　　几乎所有消化道疾病患儿的麻醉都涉及食管胃十二指肠镜（EGD）和（或）结肠镜检查。儿童食管胃镜检查的常见适应证包括反流评估、慢性腹痛、嗜酸细胞性食管炎定期活检、慢性肝病食管静脉曲张的评估和治疗、不明原因的体重减轻，以及克罗恩病或溃疡性结肠炎的诊断和评估。儿童结肠镜检查的常见适应证包括评估慢性腹泻、炎症性肠病和家族性息肉病等。根据内镜医生的偏好，胃肠造影检查可采用仰卧位或侧卧位。结肠镜检查通常在侧卧位下进行，但有时也采用仰卧位。

　　这些操作可以选择不同的麻醉技术，每个麻醉医生（至少费城儿童医院的麻醉医生是这样）都会告知，他们的技术是最好、最安全的，如果使用其他技术，患者将面临极大的危险。下面所讨论的麻醉技术是针对没有建立静脉通道的门诊患儿。如果患儿有静脉通道，通常会使用丙泊酚进行诱导。接下来将深入探讨用于 EGD 和结肠镜检查的不同麻醉技术。

食管胃十二指肠镜（EGD）

- 许多麻醉技术都已成功应用，包括使用自然气道的深度镇静，或使用声门上气道（SGA）或气管插管的全身麻醉。
- 最重要的考虑因素是，当内镜医生将内镜从患者的口腔移至十二指肠，再移回口腔时，在刺激程度不断变化的过程中要保持患者的上呼吸道通畅。
- 这些操作往往会突然结束，几乎没有预先告知。
- 一些麻醉医生采用自然气道方法，使用丙泊酚（推注和持续输注），经鼻套管监测潮气末二氧化碳，同时给予吸氧。然而这种方法并不可取，因为单纯使用丙泊酚很难避免体动反应，最终会在镇静状态和呼吸暂停之间来回转换，并伴随着大量的抬下巴、下颌用力和一过性低氧血症。需要注意的是，丙泊酚的呼吸暂停剂量低于镇痛剂量。
- 一些麻醉医生尝试使用七氟烷进行间歇性面罩通气，但如果手术时间过长，七氟烷将不可避免地出现泄漏。如果内镜医生技术娴熟，可用高浓度七氟烷实施麻醉，随后在手术开始时完全关闭，这样手术就能在七氟烷麻醉作用消退前完成。
- EGD 最值得采取的麻醉技术是 SGA/ 七氟烷法。使用七氟烷对患儿进行诱导，在达到适当的麻醉深度时插入 SGA（图 6.1）。青少年患者有时需要注射小剂量丙泊酚。可使用昂丹司琼预防术后恶心和呕吐。在整个手术过程中，患儿保持自主呼吸，术后将 SGA 和内镜一起取出。15~20 min 后，患儿即可出院，不会出现恶心症状。

- 上消化道内镜检查期间及其后，疼痛并不是一个突出的问题，且阿片类药物可能会导致患者苏醒延迟并产生阿片类药物的常见不良反应，故较少采用。
- 气管插管有时是 EGD 的首选方法，因为潜在的疾病会使患者有误吸的风险，如贲门失弛缓症、严重反流或食管静脉曲张消融术，这可能会导致大量出血。

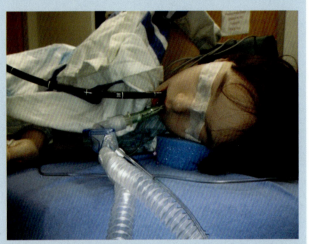

图 6.1　喉罩麻醉用于上消化道内镜检查（图片来源：Petar Mamula）

结肠镜检查

- 大多数患儿在接受结肠镜检查前都需要禁食并进行肠道准备，我们发现部分患儿在进入内镜检查室时存在低血糖症状。因此，所有儿童在全身麻醉诱导后都要进行指尖血糖检测。
- 结肠镜检查通常有一定的刺激性，因为结肠镜可能要经过多次曲折才能到达盲肠。
- 这些患儿通常不需要气管插管，除非他们因为原有疾病而容易将胃内容物吸入肺部。
- 在使用七氟烷诱导全身麻醉后，与进行 EGD 检查时一样，首选基于七氟烷的技术和 SGA。然而，使用丙泊酚为主的麻醉方案和自然气道及鼻套管也是合理的替代方法。

（方攀攀　译，刘学胜　审）

参考文献

[1] Lerman J. On Cricoid Pressure: "May the force be with you." Anesth Analg, 2009,109(5):1363–1366. https://doi.org/10.1213/ANE.0b013e3181bbc6cf.

[2] Matsuoka K, Kobayashi T, Ueno F, et al. Evidence-based clinical practice guidelines for inflammatory bowel disease. J Gastroenterol, 2018,53(3):305–353. https://doi.org/10.1007/s00535-018-1439-1.

[3] Moran CJ. Very early onset inflammatory bowel disease. Semin Pediatr Surg, 2017,26(6):356–359. https://doi.org/10.1053/j.sempedsurg.2017.10.004.

[4] Dennery PA, Seidman DS, Stevenson DK. Neonatal hyperbilirubinemia. N Engl J Med, 2001,344(8):581–590. https://doi.org/10.1056/NEJM200102223440807.

[5] Islam S. Achalasia. Semin Pediatr Surg, 2017,26(2):116–120. https://doi.org/10.1053/j.sempedsurg.2017.02.001.

第 7 章

血液病

Char Witmer, Susan Gallagher, Ronald S. Litman

遗传性凝血障碍性疾病

血友病

血友病是一组以凝血因子Ⅷ（血友病 A）或凝血因子Ⅸ（血友病 B）产生不足为特征的 X 连锁隐性出血性疾病[1]。血小板栓的形成（一期止血）是正常的，然而通过纤维蛋白稳定栓子（二期止血）是异常的，这是由于因子Ⅷ（F Ⅷ）或Ⅸ（F Ⅸ）不足导致凝血酶的无效生成。

血友病 A 由 F Ⅷ 缺乏引起，男性的发病率约为 1/5000。血友病 B 由 F Ⅸ 缺乏引起，男性的发病率为 1/30 000。20%~30% 的女性携带者自身凝血因子处于较低浓度（可达血友病诊断范围）并伴有出血倾向。临床上，达到正常凝血因子水平的 40% 时可充分凝血。

血友病的诊断是通过部分凝血活酶时间（PTT）延长，以及具有功能的 F Ⅷ 或 F Ⅸ 浓度较低来确诊的。基因检测亦可诊断血友病 A 和 B。约 98% 的任何形式的血友病患者都具有可识别的致病变异。

血友病 A 和 B 的临床表现较难区分。严重程度由患者的致病变异及凝血因子基线水平决定，分为重型（＜1%）、中型（1%~5%）或轻型（5%~40%）。轻型血友病可能多年未被诊断，而严重的血友病可能在婴儿早期便出现创伤性分娩（颅内出血），包皮环切术或肌内注射后出血。如果在婴儿早期没有发生出血，患有严重血友病的儿童通常是无症状的，直到他们开始爬行或走路。严重血友病的特征是自发性或创伤性出血，

其可发生在皮下（可触及瘀伤）、肌内或关节内（积血）。急性关节出血时疼痛非常明显，如果反复发生，将导致进展性关节损伤，甚至残疾。

通过静脉注射适当的凝血因子来治疗血友病。这些因子是通过血浆分离或重组技术获得的。通过在 F Ⅷ 或 F Ⅸ 分子中添加不同的组分（如 Fc 蛋白片段、白蛋白或聚乙二醇化）以延长因子产物半衰期的相关研究已经取得了进展。

一种新型抗体疗法被批准用于 F Ⅷ 缺乏，合并[2] 或不合并[3] F Ⅷ 抑制物的血友病患者的预防治疗。艾美赛珠单抗（舒友立乐）是一种重组单克隆抗体，可桥接活化的 F Ⅸ 和 F Ⅹ 以替换缺失的活化 F Ⅷ 的功能。艾美赛珠单抗能够改善但并不能使基线止血正常化。预估的止血效果被认为与轻型血友病患者（等效 F Ⅷ 级为 10%~20%）接近。艾美赛珠单抗的半衰期很长（28 d），开始治疗后大约需要 1 个月才能达到稳定的状态。F Ⅷ 浓缩物或重组 F Ⅶa 旁路治疗可以与艾美赛珠单抗治疗同时进行。

艾美赛珠单抗将缩短活化部分凝血酶时间（APTT）和活化凝血时间（ACT）。因此，这些检查不能用于术中监测患者的持续凝血状态。停用后其药效可能持续长达 6 个月。此外，任何基于 APTT 的单阶段因子检测都是不可靠的。

因子替代疗法

因子替代剂量取决于产品的类型和个体药代动力学。未经修饰且血浆来源的 F Ⅷ 的血浆半衰期约为 12 h，未经修饰且血浆来源的 F Ⅸ 的血浆

半衰期约为 24 h。经过延长的 F Ⅷ 产品半衰期估计延长到约为 18 h，经过延长的 F Ⅸ 产品的半衰期估计延长到 85~90 h。静脉注射 30 min 至 1 h 后，血浆因子浓度达到峰值。表 7.1 提供了凝血因子剂量的修正公式。

在美国，大多数患有严重血友病的儿童都采用预防性治疗，即包括定期静脉注射 F Ⅷ 以防止自发性出血或皮下注射艾美赛珠单抗（表 7.1）。轻型或中型血友病患者术前可按需治疗以预防出血。对于不危及生命的出血情形，如关节内出血，凝血因子活性应提高到正常值的 40%~50%；对于危及生命的出血，凝血因子活性应升高至正常值的 80%~100%。

表 7.1　凝血因子剂量的计算

重组因子Ⅷ的剂量（U）= 期望升高的因子活性百分比 × 重量（kg）× 0.5[a]
血浆衍生因子Ⅸ的剂量（U）= 期望升高的因子活性百分比 × 重量（kg）
重组因子Ⅸ的儿科剂量（U）= 所需因子活性百分比 × 体重（kg）× 1.4
重组因子Ⅸ的成人剂量（U）= 期望升高的因子活性百分比 × 重量（kg）× 1.2
延长重组因子Ⅸ（U）= 期望升高的因子活性百分比 × 重量（kg）

a：剂量可能因患者的个体药代动力学而异。

在外科手术前，正在接受治疗的血友病患者的目标是因子水平达到 0.8~1.0 U/mL（80%~100%）[4]。因子替代将持续到术后以防止出血过多和促进充分愈合。对于小手术，因子替代治疗通常会持续 2~3 d，而大手术则会持续 10~14 d。间歇给药或连续输注因子替代可用于实现这一目标。对于血友病患者择期手术的术前评估，应包括抑制剂滴度的测定以及因子恢复期和半衰期的评估。

辅助止血治疗包括抗纤溶药物，如氨基己酸和氨甲环酸，抑制血栓溶解。抗纤溶药物对涉及口腔黏膜的手术特别有效（即腺样体扁桃体手术或拔牙），因为唾液中含有高浓度的纤溶酶。氨基己酸可以口服或静脉给药，每 6 h 1 次，100 mg/kg（极量 6 g）。氨甲环酸每 6~8 h 静脉注射 10 mg/kg。氨甲环酸口服的剂量范围是 10~25 mg/kg，每 6~8 h

1 次（最大剂量为 3900~6000 mg/d）。

对一些轻型血友病 A 患者来说，另一种止血选择就是醋酸去氨加压素（DDAVP）。DDAVP 是一种合成的加压素类似物，可引起内皮细胞释放 F Ⅷ 和血管性血友病因子。在轻型血友病 A 患者中，个体对 DDAVP 的反应存在显著差异，同时此药物并不适用于中重型血友病患者。若需术中使用 DDAVP，建议术前进行一次试验，以证明 F Ⅷ 水平充分升高（有关 DDAVP 的更多详细信息参见血管性血友病部分）。

高达 30% 的重型血友病 A 患者和 3%~5% 的血友病 B 患者对注射的凝血因子产生了免疫反应，并产生了针对 F Ⅷ 或 F Ⅸ 的 IgG 抗体。这些抗体被称为抑制物，其产生就是血友病最严重的治疗相关并发症。高滴度抑制物会干扰输注因子浓缩物而使它们无效，需要使用更昂贵且效果更差的替代止血剂。对于有 IgG 抗体的患者，替代止血剂包括致活的前凝血酶原复合物（aPCC）或重组 F Ⅶa。这些旁路药物的疗效在患者间存在显著差异，不仅治疗复杂且缺乏临床 - 剂量反应关系，无有效监测疗效的方法。由于这些局限性，有高滴度抑制物的血友病患者的外科干预应仅限于那些被认为是医学上必要的手术[5]。

对于正在接受艾美赛珠单抗预防治疗的无抑制物的患者，术中使用并发因子以确保充分止血。小手术无需额外治疗即可完成。使用艾美赛珠单抗进行预防并正在接受手术的有抑制物的患者应接受重组 F Ⅶa 治疗。aPCC 与艾美赛珠单抗联合使用与血栓形成（静脉和动脉）和血栓性微血管病相关，推测是继发于 aPCC 产生的过量 F Ⅸa，从而促进了异常凝血。一般来说，aPCC 不应该与艾美赛珠单抗一起使用。如果对于 rF Ⅶa 临床反应不佳，可以谨慎使用 aPCC，推荐剂量 < 100 U/（kg·24 h）。

理想情况下，血液科医生应参与血友病患者的围手术期管理，以帮助制定个体化的止血计划，指导术中出血相关并发症及术后管理。

血管性血友病

血管性血友病（vWD）是最常见的遗传性出血性疾病，见于高达 1% 的人群。它是由血管性血友病因子（vWF；由内皮细胞和巨核细胞合成的一种糖蛋白）的定量和（或）定性缺陷引起的。在一期止血中，vWF 在血管损伤部位充当血小板和受损内皮下之间的黏接桥梁。在二期止血中，它充当因子Ⅷ的载体蛋白。

不同类型的 vWD：

· 1 型（＞85% 的病例）与所有多聚体大小的 vWF 定量减少相关。vWD 临床表现的差异较大，即使对于同一个家庭的成员也是如此。患有 1 型 vWD 的儿童可能无症状，或可能频繁流鼻血、黏膜出血、易瘀伤。月经期间或黏膜手术后出血过多较常见，如扁桃体切除术或智齿拔除。DDAVP 治疗对这些患者通常是有效的。

· 2 型与定量和定性相关 vWF 异常，约占 vWD 的 10%。2 型 vWD 有 4 种亚型：2A、2B、2M 和 2N。2A 型包括影响多聚体的形成或加工。2B 型包括 vWF 与血小板结合功能增强的变异，可能与轻度血小板减少症有关。2M 型包括导致减少血小板结合的变异。2N 型由致病性引起 vWF F Ⅷ 结合区的变异并导致 F Ⅷ 水平低，可能被误诊为血友病 A。DDAVP 治疗对许多 2 型变异型患者无效，需要用 vWF 替代治疗。

· 3 型是最少见且最严重的情况，可导致 vWF 因子严重缺乏且合并低Ⅷ因子水平。它与需要使用浓缩的 vWF 和 F Ⅷ 治疗的大出血有关。

vWD 患者的实验室检查可筛查出异常 PTT，但许多 vWD 患儿的凝血筛查试验结果正常。针对 vWD 更直接的检测包括 vWF 抗原的定量测定，vWF（利斯托酶辅因子）活性，F Ⅷ 活性，测定 vWF 结构（vWF 多聚体）及血小板计数（在 2B 型 vWD 中降低）。

vWD 的治疗可以使用以下方案[6]：使用 DDAVP 刺激内源性 vWF 和 F Ⅷ 释放，或通过使用血浆来源的 F Ⅷ -vWF 浓缩物（如 Humate-P）或重组 vWF（如 Vonvendi）。治疗决策基于患者的 vWD 类型及其对 DDAVP 治疗的反应。

最常见的是，DDAVP 治疗对 1 型 vWD 的儿童有效，应在术前 30 min 静脉注射 0.3 μg/kg DDAVP 进行预处理。追加剂量可在术后每 12~24 h 给药 1 次；但由于快速的耐受性反应，多次给药后反应减弱。一般来说，DDAVP 可以连续重复 3~4 次给

药。已知 DDAVP 具有抗利尿作用，可导致水潴留。DDAVP 给药后引起液体潴留，可导致低钠血症和癫痫发作。为了把低钠血症的风险降至最低，在 DDAVP 治疗后的 24 h 内，液体摄入量应限制在正常的 2/3。该液体限制包括术中，与麻醉药的选择和液体的使用息息相关，甚至在手术室中使用等渗液体也可导致严重的低钠血症。

DDAVP 不用于无应答、3 型 vWD 和一些 2 型变异体患者。这些患者应在术前和术后使用血浆来源的 F Ⅷ -vWF 浓缩物或重组 vWF。血浆来源的 vWF 产品应使用瑞斯托菌素单位给药，半衰期约为 12 h。重组 vWF 的半衰期约为 20 h 并且包含等离子衍生产品。

重组和血浆来源的 F Ⅷ -vWF 剂量配方（Humate-P 或 Alphanate）：

剂量（瑞斯托菌素单位）= 期望增加的百分比 × 体重 × 0.5

与血友病一样，抗纤溶药可用作黏膜手术中的止血辅助治疗。

血红蛋白病

了解血红蛋白病需要了解血红蛋白分子的结构和功能。所有正常结构的血红蛋白都含有四聚体，由两条 α – 多肽（珠蛋白）链和两条非 α 链构成。非 α 链在成熟阶段结构各有不同。例如，胎儿血红蛋白（血红蛋白 F）由两条 α 链和两条 γ 链组成，而成人血红蛋白（血红蛋白 A）由两条 α 链和两条 β 链组成。每个珠蛋白链结合一个血红素基团。血红素基团由卟啉环和与氧分子结合的亚铁原子组成。

镰状细胞病

镰状细胞病（SCD）是一种常染色体隐性遗传病，继发于 β 珠蛋白基因致病变异。美国非裔人群中的发病率约为 1/650（0.15%）。SCD 的常见形式包括纯合子 S 或血红蛋白 S 与其他血红蛋白病的组合，通常为血红蛋白 C 或 β 地中海贫血突变。在所有形式的 SCD 中，含有异常血红蛋白的红细胞可以呈现异常的镰刀形状，这使细胞容易受损。具体来说，镰状红细胞膜更容易黏附在毛细血管内皮上，导致小毛细血管闭塞和外周组

织的灌注减少。低氧血症、酸中毒、低体温、脱水和低血压会促进镰状细胞的形成。

儿童遗传单个病变 β 珠蛋白基因的杂合状态称为镰状细胞性状，在 7%~8% 的美国非裔人群中发现，其不会导致贫血或红细胞脆性。极少数情况下，具有镰状细胞特征的个体会表现出无痛性血尿和不能正常浓缩尿液（等渗尿）。这类人群因过度劳累而患横纹肌病的风险也增加。

SCD 的临床综合征

患有 SCD 的儿童表现出许多临床综合征，所有这些症状都是由于小血管中的镰状红细胞聚集、溶血和异常红细胞的生存率降低引起的。

血管闭塞引起的疼痛是 SCD 的标志。血管闭塞引起疼痛和缺血，可见于骨组织或软组织。诱发因素包括感染、发热、寒冷暴露、脱水、静脉淤滞和酸中毒。指趾炎或手足综合征是手足背表面疼痛肿胀，由掌骨和跖骨血管闭塞引起的，通常是出生后第一年 SCD 最早的临床表现。年龄较大的儿童通常发生在手臂、腿部、脊柱和胸骨。疼痛发作通常持续长达一周，可能需要住院，可用非甾体抗炎药（NSAID）和静脉注射阿片类镇痛药治疗。

患儿 4~6 月龄时溶血性贫血表现明显，此时血红蛋白 F 的百分比减少，血红蛋白 S 的百分比增加。SCD 的贫血是慢性的，并且代偿良好。慢性病溶血是胆结石形成风险增加的原因。一般来说，红细胞输注用于危及生命的并发症，如再生障碍性危象、脾隔离症、ACS、重度症状性贫血或准备大手术。长期输血治疗适用于有严重 SCD 并发症的患者，包括卒中或复发性 ACS。

镰状红细胞的脾隔离症可导致脾肿大、贫血急性加重，并可能引起低血容量性休克。儿童期反复发作的脾梗死可引起脾功能障碍，并导致患儿对有包膜生物引起的脓毒症敏感，例如肺炎链球菌、脑膜炎奈瑟菌和流感嗜血杆菌。SCD 患儿应接种针对这些生物体的疫苗，每日注射青霉素来预防，任何情况导致的发热 > 38.5℃ 都应及时做出评估。

再生障碍性危象通常是由骨髓中红细胞生成暂时停止引起的，并且最常见于细小病毒 B19 感染。症状性贫血通过住院和红细胞输注治疗。此外，在急性细小病毒感染期间，患者可能会出现 SCD 并发症增加，包括疼痛、脾隔离和急性胸部症候群。

急性胸部综合征（ACS）是一种临床诊断，其特征是胸部 X 线片显示新的肺部浸润与一种或多种临床症状相关，包括发热、咳嗽、呼吸急促、呼吸困难或缺氧。SCD 中 ACS 的病理生理学是复杂且多因素的，包括感染（细菌或病毒）、原位血管阻塞、肺水肿、脂肪栓塞或血栓栓塞。全身麻醉是 ACS 发展的已知危险因素，因此术前输血可降低此风险。ACS 的治疗包括辅助供氧、镇痛、抗生素和输注红细胞以最大限度地提高呼吸功能，进一步减少肺损伤。肺部并发症占 SCD 患者发病率和死亡率的很大一部分。在儿童时期，大量患有 SCD 的儿童会出现反应性气道疾病和进行性肺功能障碍。高达 40% 的成年患者发展为中度至重度肺动脉高压，即与死亡率增加有关。

卒中是 SCD 致残率最高的并发症之一，发生在约 11% 的未在 20 岁之前进行疾病筛查或干预的患者中，主要病因是大血管病变伴增生性内膜增生，表现包括精神状态改变、癫痫发作和局灶性麻痹（如轻偏瘫）。经颅多普勒成像常规检查可预防此类患者发生卒中，其可通过测量脑血流速度筛选出首次卒中风险增加的儿童。测量值持续升高的儿童应长期预防性输注红细胞，以降低卒中风险。已发生过脑卒中的儿童也应接受慢性红细胞输血方案，以尽量减少未来再次发生卒中的风险。

SCD 的其他并发症包括异常勃起、视网膜病变、腿部溃疡和进行性肾衰竭。在青春期，慢性心肌微血管阻塞和贫血可导致心室肥厚。肠循环微血管阻塞导致腹部危象，表现为急腹症的体征和症状。

镰状细胞并发症的治疗包括容量支持，给予抗菌药物，预防或逆转贫血、体温过低、灌注不足、酸中毒及肺功能不全。水合作用可降低血液黏度，并有助于防止毛细血管淤滞。红细胞输注是镰状细胞治疗的一个重要方法，因为它增加了血红蛋白 A 的量，同时降低了患者自身血红蛋白 S 的比例，血红蛋白 S 负责镰状细胞的形成。红细胞输注的目标是血红蛋白水平达到 10~11 g/dL；较高的血红蛋白水平会不必要地增加血液黏度。换血疗法将血红蛋白 S 水平降至 30% 以下，用于危及生命的情况，例如卒中或即将发生呼吸衰竭的重度 ACS，靠单纯输注红细胞无法解决。

羟基脲是目前用于预防 SCD 并发症的主要治疗药物。羟基脲被认为通过诱导血红蛋白 F 的产生来减轻 SCD 并发症，从而稳定红细胞并防止镰状细胞产生。对于所有 SS 或 S–β–0– 地中海贫血患者，应在 9~12 月龄时开始羟基脲治疗。作为 p– 选择素抑制剂的单克隆抗体（crizanlizumab tmca，Adakveo[7]），可预防所有形式 SCD 患者的复发性疼痛。在一项包含 198 例患者的临床试验中，crizanlizumab 将疼痛危象的年发生率降低了 45%（1.63% *vs.* 2.98%），缩短了 42% 的住院时间（4 d *vs.* 6.87 d）。

镰状细胞病患儿的围手术期管理

从历史数据看，SCD 患者围手术期存在问题较多。低氧血症、低血压、低体温、低血容量和酸中毒的发生与血管闭塞事件加重有关，应予以预防。所有并存的问题都应在择期手术前优化。我们依据当前美国国立卫生研究院（NIH）指南实施该类患儿的围手术期管理[8]。除短小手术外，均应输注红细胞，从而确保血红蛋白水平达到 10 g/dL[9]。若患儿的基线血红蛋白水平接近 10 g/dL，可使用换血疗法。对于脑血管病患儿，应考虑使用增加脑灌注的麻醉药。不鼓励在肢体手术中使用止血带，因其可能诱发肢体远端缺氧、低体温和酸中毒，但使用止血带后的不良后果尚无报告。在适当的情况下，建议使用区域镇痛技术来管理术后疼痛，以减少急性疼痛危象，提高呼吸功能，并尽量减少术后阿片类药物的使用。术后死亡通常与重度 ACS 的发生有关。

地中海贫血

地中海贫血（来自希腊语"thalassa"，意思是血液像海水一样稀）包括一组遗传性血红蛋白合成疾病，涉及一条或多条珠蛋白链的合成减少或缺乏。地中海贫血以受影响的珠蛋白链命名，α 和 β 地中海贫血是临床上最常见且最重要的类型。一种珠蛋白链的减少使另一种链过多，从

而引起红细胞异常并导致未成熟红细胞遭到破坏，最终发生小细胞低色素性贫血。

α 地中海贫血 [10]

巴氏（HbBart）胎儿水肿综合征，患儿为纯合子，其 4 条 α 链全部缺失。这种情况导致胎儿产生过量 γ 链（Hb Barts），无法将氧气释放到其他组织。严重的胎儿贫血（胎儿水肿）发生时，若不进行宫内输血，将难以在宫内存活。出生后，患儿需要终身输血，可以通过骨髓移植治愈。

中间型 α 地中海贫血（血红蛋白 H 病）在缺少 3 条珠蛋白链时发生。血红蛋白 H 是 β–4 四聚体，是 α 链减少、β 链过剩的结果。其特征为轻度至中度小细胞性贫血。患者可能会出现脾肿大，但很少需要行脾切除术。α 地中海贫血（轻型 α 地中海贫血）是该疾病的杂合子形式，患儿缺少两条珠蛋白链。它存在于约 3% 的非裔美国人中，表现为小细胞性贫血（很少低于 9 g/dL），经常与轻度缺铁性贫血混淆。

α 地中海贫血隐性携带者的特点是只缺失一条珠蛋白链，但血红蛋白浓度和红细胞指数均正常。

β 地中海贫血

重型 β 地中海贫血（Cooley 贫血）患者为纯合子，其特征是缺乏 β 珠蛋白链。这些儿童在出生后第一年即出现严重的贫血和脾肿大。若未能及时治疗，随着骨髓增生和髓外造血，可出现严重症状，例如尖颅骨、额突、上颌肥大伴颧骨突出及龅牙。若无法长期输血，患儿在几岁内将因进行性充血性心力衰竭而死亡。经典的治疗方案包括每 3~5 周输入 10~15 mL/kg 去白红细胞血，以维持血红蛋白在 9~10 g/dL 以上。输血治疗可预防贫血，但需要同时进行螯合剂治疗以逆转输血相关的铁超负荷。

中间型地中海贫血呈一种复杂的杂合子状态，可导致中度贫血，但通常不需要定期输血。这些患者通常在儿童期后期就诊，并可发展为常见于重型地中海贫血的慢性贫血。输血治疗仅用于危急情况。β 地中海贫血是由一条 β 链缺失引起的，其特征是无症状的轻度小细胞性贫血，血红蛋白水平很少低于 9 g/dL。

严重的地中海贫血（即重型 β 地中海贫血）患者的麻醉管理应侧重于术前保证足够的血红蛋白水平。铁超负荷并发心脏病（即扩张型心肌病）和(或)内分泌疾病(即糖尿病、甲状腺功能减退症、甲状旁腺功能减退症) 的患者需要亚专科会诊以利于围手术期管理。存在 α 或 β 地中海贫血表现的患者，术前不需要任何额外的血液学干预。

（李雨捷　译，易斌　审）

参考文献

[1] Carcao MD. The diagnosis and management of congenital hemophilia. Semin Thromb Hemost,2012,38(7):727–734. https://doi.org/10.1055/s-0032-1326786.

[2] Oldenburg J, Mahlangu JN, Kim B, et al. Emicizumab prophylaxis in hemophilia A with inhibitors. N Engl J Med, 2017,377(9):809–818. https://doi.org/10.1056/NEJMoa1703068.

[3] Mahlangu J,Oldenburg J, Paz-Priel I, et al. Emicizumab prophylaxis in patients who have hemophilia A without inhibitors. N Engl J Med, 2018,379(9):811–822. https://doi.org/10.1056/NEJMoa1803550.

[4] Ljung RC, Knobe K. How to manage invasive procedures in children with haemophilia. Br J Haematol, 2012,157(5):519–528. https://doi.org/10.1111/j.1365-2141.2012.09089.x.

[5] Kulkarni R. Comprehensive care of the patient with haemophilia and inhibitors undergoing surgery: practical aspects [published correction appears in Haemophilia, 2013,19(4):642. Dosage error in article text]. Haemophilia, 2013,19(1):2–10. https://doi.org/10.1111/j.1365-2516.2012.02922.x.

[6] Mazzeffi MA, Stone ME. Perioperative management of von Willebrand disease: a review for the anesthesiologist. J Clin Anesth,2011,23(5):418–426. https://doi.org/10.1016/j.jclinane.2011.02.003.https://doi.org/10.1016/j.jclinane.2011.02.003.

[7] Ataga KI, Kutlar A, Kanter J, et al. Crizanlizumab for the prevention of pain crises in sickle cell disease. N Engl J Med, 2017,376(5):429–439. https://doi.org/10.1056/NEJMoa1611770.https://doi.org/10.1056/NEJMoa1611770.

[8] Evidence based management of sickle cell disease. Expert Panel Report, 2014. U.S. Department of Health and Human Services, National Institute of Health（2021-10-05）. https://www.nhlbi.nih.gov/sites/default/files/media/docs/sicklecell-disease-report%20020816_0.pdf. https://www.nhlbi.nih.gov/sites/default/files/media/docs/sicklecell-disease-report%20020816_0.pdf.

[9] Vichinsky EP, Haberkern CM, Neumayr L, et al. A Comparison of Conservative and Aggressive Transfusion Regimens in the Perioperative Management of Sickle Cell Disease. The Preoperative Transfusion in Sickle Cell Disease Study Group. N Engl J Med, 1995,333(4):206–214. https://doi.org/10.1056/NEJM199507273330402.

[10] Piel F, Weatherall DJ. The α-Thalassemias. N Engl J Med,2014,371(20):1908–1916. https://doi.org/10.1056/NEJMra1404415.

拓展阅读

Akrimi S, Simiyu V. Anaesthetic management of children with sickle cell disease. BJAEduc, 2018,18(11):331–336. https://doi.org/10.1016/j.bjae.2018.08.003.https://doi.org/10.1016/j.bjae.2018.08.003.

第8章

肿瘤疾病

Jessica Foster, Naomi Balamuth, Susan Rheingold, Ronald S. Litman

常见肿瘤疾病

白血病

白血病是由早期造血干细胞恶性转化引起的儿童期最常见的恶性肿瘤（表8.1）。急性淋巴细胞白血病（ALL）占所有儿童急性白血病的75%，急性骨髓性白血病（AML）占20%，慢性粒细胞白血病（CML）占5%。

不同白血病的临床表现类似，主要包括嗜睡、不适、发热和骨髓衰竭的征象，如苍白、瘀斑或瘀点等。与肿瘤骨髓浸润相关的骨痛也是常见的症状之一。白血病母细胞浸润也可引起淋巴结肿

表 8.1　基于诊断分类的儿童癌症的发病率

癌症类型	发病率（每百万人）
中枢神经系统（CNS）	42.2
急性淋巴细胞性白血病（ALL）	39.9
神经母细胞瘤	10.1
非霍奇金淋巴瘤	10.1
急性髓系白血病（AML）	7.7
肾母细胞瘤	7.5
霍奇金淋巴瘤	6.4
横纹肌肉瘤	5.3
骨肉瘤	4.2
视网膜母细胞瘤	4.1
尤因肉瘤	2.4
慢性髓系白血病（CML）	1.5

数据（2005—2009年）来自美国国家癌症研究所的监测、流行病学和最终结果计划，并基于国际儿童癌症的分类。

大、肝脾肿大、睾丸增大，以及纵隔肿块或白细胞淤积引起的呼吸道症状。最初的实验室检查结果通常包括与骨髓衰竭相关的体征，例如贫血、中性粒细胞减少和血小板减少。白细胞（WBC）计数大于 50 000 μL/mL 可高度怀疑白血病。

新诊断的白血病患者的治疗策略是尽快将患者维持在稳定状态（即输血、抗生素治疗），一旦明确诊断即开始正规治疗。延迟治疗可导致疾病进展和严重并发症，包括白细胞淤积引起的呼吸衰竭和卒中。

ALL 患者的风险分层依据年龄、就诊时的 WBC 数量、前 -B 与 T-ALL 亚型、细胞遗传学及可以识别 1/100 000 个白血病细胞中微小残留的检测。急性淋巴细胞白血病治疗有几个不同的阶段，每个阶段都有特定的目标。这些阶段如下：

诱导：化学治疗（简称"化疗"）4 周可以诱导形态学的改变。此周期内白血病细胞杀伤率最高，患者发生肿瘤溶解综合征（TLS）的风险非常高（见 TLS 部分）。

巩固：为期 8 周，该周期的目标是巩固缓解，但也提供预防或治疗中枢神经系统症状（一种常见的复发情况）。

临时维护：周期为 8 周的氨甲蝶呤强化治疗，有时需要住院治疗。

延迟强化：在转向维持治疗之前，再进行一次重新诱导和再巩固以加强治疗。

维持治疗：低剂量化疗 2~3 年，主要在家中口服用药以维持缓解和根除任何残留的白血病细胞。

大约85%的 ALL 患儿可通过上述疗法治愈。

AML 的化疗比 ALL 更密集，可导致显著的骨髓抑制。AML 的预后比 ALL 差，尽管 AML 亚型与更好（NPM+ 和 CEBPα+）和更差（FLT3-ITD）的结局相关。预后最好的儿童仅需接受 5 个周期中的 4 个周期的强化化疗。预后较差的患者在 3 个周期的强化化疗后转为同种异体骨髓移植。目前儿童 AML 患者的治愈率为 55%~60%。CML 可使用口服酪氨酸激酶抑制剂（如伊马替尼或达沙替尼）治疗，可能需要终身服用。

淋巴瘤

在儿童期，淋巴瘤是第三大最常见的恶性肿瘤。大约 60% 的儿童淋巴瘤由为非霍奇金淋巴瘤（NHL），其余为霍奇金淋巴瘤（表 8.2）。

表 8.2 儿童淋巴瘤的常见亚型

非霍奇金淋巴瘤（60%）
淋巴母细胞淋巴瘤（T 细胞和 B 细胞）
成熟的 B 细胞
·伯基特（Burkitt）淋巴瘤
·弥漫性大 B 细胞淋巴瘤
·原发性纵隔 B 细胞淋巴瘤
成熟的 T 细胞
·间变性大细胞淋巴瘤
·外周 T 细胞淋巴瘤
·NK/T 细胞淋巴瘤
移植后淋巴组织增生性疾病
霍奇金淋巴瘤（40%）

摘自世界卫生组织（WHO）淋巴恶性肿瘤分类，2008 年。

非霍奇金淋巴瘤（NHL）

NHL 包括由未成熟淋巴细胞的肿瘤增殖引起的一组异质性疾病，与 ALL 的恶性淋巴细胞不同，这些淋巴细胞积聚在骨髓外。与成人不同，大多数儿童 NHL 病例高度恶性且增殖迅速。儿童和青少年中最常见的 NHL 亚型是淋巴母细胞淋巴瘤（30%）；成熟的 B 细胞淋巴瘤，包括伯基特淋巴瘤和弥漫性大 B 细胞淋巴瘤（50%）；成熟的 T 细胞淋巴瘤，包括间变性大细胞淋巴瘤（20%）。远处且非连续性转移至中枢神经系统（CNS）和骨髓是很常见的。

NHL 的早期临床表现可能包括发热、体重减轻、明显的淋巴结肿大及其他非特异性全身症状。前纵隔肿块伴有咳嗽、喘息、气道受损、胸膜心包积液和上腔静脉综合征（见下文"前纵隔肿块"）。尤其是伯基特淋巴瘤，胃肠道受累可导致腹部快速增大、疼痛或腹水；当淋巴瘤成为肠套叠的导引点时，可能会引发肠梗阻。

每种 NHL 亚型的治疗方式不同，但都涉及积极的联合化疗。除非危急或复发，NHL 尽量不进行放疗。淋巴母细胞淋巴瘤的治疗方法与 ALL 的治疗相似。伯基特淋巴瘤和弥漫性大 B 细胞淋巴瘤的治疗强度更高，但持续时间更短。

霍奇金病

霍奇金病占所有儿童癌症的 4%。组织病理学亚型与成人相似：40%~60% 为结节性硬化，10%~20% 以淋巴细胞为主，20%~40% 以混合细胞为主，10% 为淋巴细胞耗竭型。其发病率呈双峰分布，高峰出现在 15~30 岁及 50 岁之后。最常见的表现是涉及锁骨上部的无痛性硬性淋巴结或颈部淋巴结肿大。2/3 的患者同时合并纵隔淋巴结肿大。发烧、盗汗和体重减轻（也称为 B 症状）见于 30% 的儿童。分期和治疗基于组织学亚型、局限性疾病与弥漫性疾病、是否存在 B 症状、大量疾病和对初始治疗的反应速度。

大多数儿科治疗方案包括联合化疗，可与低剂量放疗联合使用。放疗的联合应用可改善合并 B 症状和初始化疗反应缓慢的儿童的无进展生存率；但由于存在继发性乳腺癌的风险，因此避免在女性中使用。预后从 I 期疾病治愈率 90%~95% 到 IV 期治愈率的 70% 不等。

中枢神经系统（CNS）肿瘤

CNS 肿瘤是儿童中最常见的实体瘤，仅次于白血病恶性疾病的总体发病率。与成人相比，儿童脑肿瘤主要位于幕下（脑干、小脑），但也可能发生在大脑和脊髓的任何地方。儿童大脑肿瘤通常是低级别星形细胞瘤或恶性肿瘤，如髓母细胞瘤。幕下肿瘤可能出现颅内压（ICP）升高的体征（头痛、恶心、呕吐、嗜睡、向上凝视受损）、眼球震颤、共济失调或脑神经缺陷等症状。幕上肿瘤患儿通常表现为颅内高压的症状、癫痫发作、轻偏瘫或视野缺损。治疗方案取决于肿瘤的组织学、位置、分期及患者的年龄。手术治疗常用于确定诊断（活检）、尝试最大程度的安全切除，以及治疗梗阻性脑积水。放疗剂量（如局灶性瘤床、颅脊髓等）取决于肿瘤的类型和患者的年龄（例如，3 岁以下儿童应避免全脑辐射）。许多脑肿瘤对化疗有反应，甚至可以不需要放射治疗（简称"放疗"）。血管生成抑制剂、分子靶向治疗和免疫疗法正越来越多地被使用和评估。

神经母细胞瘤

神经母细胞瘤占所有儿童癌症的 6%，是 CNS 肿瘤以外最常见的实体瘤。神经母细胞瘤是一种原始神经嵴细胞恶性肿瘤，可分化形成肾上腺髓质和椎旁交感神经节。腹部肿瘤占病例的 70%，其中 1/3 起源于腹膜后交感神经节，2/3 起源于肾上腺髓质本身。胸部肿块占肿瘤的 20%，往往起源于后纵隔的椎旁神经节。在 5% 的病例中发生颈部神经母细胞瘤，通常累及颈交感神经节。

神经母细胞瘤是一种广泛的疾病。虽然低风险患者通常是机缘巧合下发现的，但高风险疾病患者常病情严重，出现骨和骨髓受累。神经母细胞瘤症状取决于肿瘤的位置和扩散程度。高血压可由大量钙化腹部肿块压迫肾血管系统或肿瘤分泌儿茶酚胺引起。胸部或腹部肿瘤可能以哑铃状向后侵入硬膜外腔，引起背痛和脊髓压迫症状。患有神经母细胞瘤的儿童可能发生继发于高血压的血容量不足或由肿瘤产生的血管活性肠肽引起的腹泻。

高风险神经母细胞瘤的治疗是儿科肿瘤学中强度最高的。多学科方法包括化疗、手术、放疗、干细胞移植和免疫治疗。低风险和中风险疾病患者可接受强度较低的化疗、单独手术或单纯观察。预后取决于年龄、分期以及组织学和分子学特征。

肾母细胞瘤

肾母细胞瘤是一种胚胎性肾细胞癌，占所有儿童癌症的 5%，主要发生在 5 岁之内。肾母细胞瘤经常发生在合并其他泌尿生殖道异常的情况下。大多数儿童是在偶然发现的无症状性腹部肿块时

确诊的。相关发现包括镜下或肉眼血尿以及高血压。肿瘤分泌肾素可能引起高血压细胞或肿瘤压迫肾血管系统。肿瘤的局部扩展通常累及肾静脉和下腔静脉，偶尔扩展至右心房。肺是最常见的远处转移部位。

可能的情况下，单侧肾母细胞瘤的治疗包括手术切除受累肾脏，然后进行化疗。不可切除的肿瘤采用新辅助治疗化疗。对于病情较重的患者，也可加用放疗。当肿瘤为双侧时，术前化疗可缩小肿瘤并挽救部分肾功能，随后尝试局部肿瘤切除。组织学分型良好的肿瘤，如经典肾母细胞瘤，其总存活率为 90%。组织学性质不佳的肿瘤，如间变性或肉瘤变异型，存活率要低得多。

骨肿瘤

原发性恶性骨肿瘤占儿童癌症的 4%，主要包括尤因肉瘤和成骨肉瘤。

尤因肉瘤

尤因肉瘤是一种主要发生在骨骼中的未分化肉瘤，主要发生在青少年中。最常见的初始症状包括肿瘤部位疼痛和肿胀。最常见的受累部位是股骨（20%）、骨盆（20%）、腓骨（12%）、肱骨（10%）和胫骨（10%）。全身表现更常见于转移，包括发热、体重减轻和疲乏。

尤因肉瘤的治疗包括化疗、手术和（或）放疗，以提供对原发部位的局部控制。如果肿瘤累及消耗性骨（腓骨近端、肋骨或锁骨），可能需要完全手术切除。尤因肉瘤患者在诊断时，通常被认为合并微转移性病灶。因此，化疗不仅用于减小原发肿瘤，还能根除微转移灶。伴有肢体远端非转移性肿瘤的患者预后通常良好（生存率约为 75%）。儿童诊断时合并转移性疾病，或肿瘤位置在盆腔或股骨近端，则结局较差。

成骨肉瘤

成骨肉瘤（或骨肉瘤）是一种成骨细胞的恶性肿瘤，起源于髓腔或骨膜。原发性肿瘤通常位于与生长速度最快的骨干骺端部分（如股骨远端、胫骨近端和肱骨近端），主要发生在青春期早期。与尤因肉瘤类似，疼痛和局部肿胀是最常见的主

诉；但与尤因肉瘤相反的是，成骨肉瘤的全身表现很少见。诊断时，20% 的患者有临床可检测到的转移性疾病，其余大多数患者有显微镜下转移性疾病。新辅助和术后化疗可将无病生存率提高到 70% 以上。成骨肉瘤不是放射敏感肿瘤，因此完全切除所有已知的病灶对于治愈至关重要。在可行的情况下，进行保肢外科手术，将切除范围限制在骨骼的肿瘤位置。

化疗药物

各种类别的儿童化疗药物的使用取决于恶性肿瘤的特定类型及其进展。所有化疗药物都有不良反应。值得注意的是，蒽环类药物（多柔比星和柔红霉素）与心脏毒性作用有关，使用时可能会发生急性的心房和心室传导功能障碍，在长期治疗的儿童中可能发生左心室衰竭。心力衰竭的发生与累积剂量超过 300 mg/m^2、年龄小于 4 岁及使用额外的化疗药剂和纵隔照射有关。接受这些药物的儿童在开始治疗前和治疗期间，需定期通过超声心动图进行评估。其他显著的化疗毒性包括博来霉素的肺毒性和顺铂的肾毒性。高剂量氨甲蝶呤可导致神经毒性和急性肝或肾衰竭。鞘内化疗可引起癫痫发作和神经毒性。抗血管生成药物（如贝伐珠单抗）会增加出血风险并延迟伤口愈合。因此，在任何重大外科手术之前，均应停用此类药物一段时间。麻醉前评估应包括对所有使用的化疗药物的回顾，及其相关毒性的检查结果，如超声心动图。

癌症患儿的其他问题

骨髓功能障碍

骨髓功能障碍是癌症患儿中常见的一种现象，这是由于肿瘤对骨髓的直接影响或化疗药物的作用。大多数儿童医院对接受化疗的患者有预防性输血指南，通常允许血红蛋白水平降至 7~8 g/dL，血小板计数降至约 10 000/μL。尽管患者对日常活动有良好的耐受性，但这些指南不适用于有创手术。轻至中度贫血通常对其他方面健康的儿童没有危害，但当合并化疗引起的心脏毒性时，可能对氧气输送构成威胁。临床上显著的血小板减少症通常被认为是血小板计数 < 50 000 /μL，应在大型手术前纠正。血小板计数低至 20 000~30 000 /μL 时，许多肿瘤学专家认为仍可实施常规小手术，如骨髓抽吸术。血小板减少症被认为是椎管内麻醉或大血管区域周围神经阻滞的禁忌。

中性粒细胞减少症儿童发生严重感染的风险增加。对于此类患儿的手术，麻醉医生应谨慎并采用细致的无菌技术处理静脉输液管路。麻醉团队的所有成员都应严格遵守其机构的中心静脉导管的护理和使用标准。

前纵隔肿块

前纵隔肿块可能出现在患有各种恶性肿瘤的儿童中，最常见的是 T 细胞 ALL、NHL 和霍奇

深入探讨

中心静脉导管相关血液感染预防处理指南

住院儿童中心静脉导管相关血液感染（CLABSI）的预防非常重要，因为 CLABSI 可影响患者的发病率和死亡率。当中心静脉导管或外周放置中心导管（PIC）的患者接受麻醉治疗时，以下方案可用于预防 CLABSI：

· 如果患者到达时通过中心静脉导管进行输液，则在适合患者护理的情况下继续输液，但必须保持输液与导管的无菌连接。

· 如果更换了现有的输液管路，或者如果该管路用于药物输注，则必须遵循中心静脉导管通路的特殊程序。

· 在给予任何静脉注射药物之前，应先用酒精擦拭接口 15 s，然后暂停 15 s 以使酒精擦拭处干燥。

· 当快速给药时，如果是手持而不接触注射部位或让其停留在任何表面上，有效保持无菌则没有必要重新擦拭导管口。一旦无菌状态破坏，应重新进行 15 s 接口擦拭和 15 s 干燥处理。

· 如果在手术过程中更换了中心静脉管路，则在更换中心静脉管线之前流经该管线的输液不应与新管线一起使用。必须使用一个新的输液装置。

· 应使用带有两个三通接口的输液装置，以快速注射多种药物。三通必须以无菌方式接入静脉导管，并通过注射端口或能与之类似的能保持封闭的肝素帽进行注射。

· 严禁通过打开的三通接口（即没有封闭的注射端口）进入中心管路。

金病，以及神经母细胞瘤、胸腔内生殖细胞肿瘤和胸腺瘤。这些肿块可能大到足以引起气管和（或）支气管压迫，从而导致气道阻塞。大血管或心房压迫可能导致血液流入或流出心脏受阻（上腔静脉综合征）。在严重的情况下，自主通气产生的胸内负压不稳定地维持着下气道和大血管的通畅。麻醉药、镇静剂和全身麻醉诱导或神经肌肉阻滞会减少呼吸驱动，胸壁肌力减弱可导致胸内负压下降，且与发生危及生命的气道阻塞和血管大压迫有关。这种障碍不能通过正压通气缓解。

儿童前纵隔肿块的典型症状包括新发喘息、呼吸困难、咳嗽或喘鸣，仰卧位时逐渐加重或更明显。患有更晚期肿瘤的儿童可能已经开始以直立姿势睡觉。任何疑似颈部恶性淋巴结肿大或新诊断为白血病的儿童，无论其呼吸道症状如何，均应进行放射学评估，以在进行全身麻醉之前发现前纵隔肿块。全身麻醉诱导期间危及生命的气道阻塞或死亡的情况，亦可能发生在没有典型症状的儿童中。

当怀疑纵隔肿块时，需要立即进行诊断性评估。胸部 X 线检查可能显示纵隔增宽和胸腔积液，但计算机体层扫描（CT）最适用于评估纵隔肿块的扩散程度和气管压迫的严重程度。超声心动图对于评估大血管压迫的严重程度和是否存在心包积液是必要的。由于肿瘤生长通常很快，因此应在任何需要全身麻醉或镇静的计划手术之前立即进行这些检查。

许多报道试图探讨此类术前评估和麻醉结局的关联性，但目前仍没有较好的算法用于预测麻醉不良结局。体位性呼吸困难、喘鸣或端坐呼吸、CT 显示气道压迫 > 50% 的上腔静脉综合征、超声心动图明确的心脏脉管系统压迫或大量心包积液，均与术中和术后并发症有关。当需要全身麻醉时，应在术前制定详细的评估和麻醉计划，包括当患者有血流动力学紊乱风险时，需要体外循环团队做好准备。

在某些情况下，麻醉的风险超过了立即进行组织活检诊断的需要。对于有严重呼吸或血管损害的患者，应尝试以微创方式获取组织进行诊断，无需镇静或全身麻醉。如果患者有发生灾难性气

道阻塞和（或）心血管衰竭的重大风险[2]，类固醇、化疗和（或）放疗可用于在需要镇静或全身麻醉的诊断性手术之前，以缩小纵隔肿块。

伴有前纵隔肿块的儿童的麻醉原则[3]与继发于上呼吸道梗阻的患者相似，需要基于持续的自主通气以维持胸内负压（见第 18 章）。但是，有几个重要的区别。纵隔肿块伴气管压迫的儿童可能需要在坐位或半坐位诱导麻醉，以避免肿块重力诱发气管压迫。此外，在发生危及生命的气道阻塞的情况下，有几种特殊的操作可以减轻肿块引起的阻塞。这些包括将气管插管（或硬质支气管镜）推进到气管梗阻部位远端，将患者置于侧位；在没有其他选择的情况下，需建立紧急体外膜肺氧合（ECMO）。

肿瘤溶解综合征（TLS）

TLS 是由自发或治疗诱导的肿瘤细胞死亡，导致细胞内容物快速释放到血液中的一系列代谢异常。这会导致高磷血症、高钾血症和高尿酸血症。高钾血症可引起心律失常。磷酸盐（尤其是血清水平高时）与钙结合，可导致磷酸钙在肾小管中沉淀、低钙血症和手足抽搐。嘌呤被加工成尿酸，高尿酸血症可导致尿酸在肾小管中沉淀，随后出现肾衰竭。

生长率高的肿瘤，如 T 细胞 ALL 或伯基特淋巴瘤，是 TLS 的最高风险的肿瘤类型。白细胞计数高（> 100 000/μL）和高疾病负担表现（肝脾肿大或淋巴结肿大）也会增加发生 TLS 的可能性。TLS 的并发症包括肾功能不全、心律失常和无法控制的代谢异常。

化疗前 3 天的肿瘤溶解风险最大。入院治疗包括应用不含钾液体大量补液和利尿（有时需要使用呋塞米进行利尿治疗）。可立即使用别嘌呤醇降低尿酸，但如果患者的尿酸已经升高、需要重症监护病房（ICU）级别的护理或 TLS 风险极高，则推荐使用拉布立酶，因其起效更快。有时需要临时透析来治疗液体超负荷、代谢异常和（或）肾功能不全。

感　染

由化疗药物引起的中性粒细胞减少易发生细

前纵隔肿块患者的麻醉技术

前纵隔肿块患者在进行任何需要全身麻醉或镇静的手术前，都需要进行细致的术前评估，以评估胸内气道阻塞的位置和严重程度或心血管功能干扰。对于术前发现此类梗阻可能性增加的任何患者，应提供硬质支气管镜，能够轻松移动手术台以改变体位，并在必要时立即进行体外循环或 ECMO。

胸部 CT 有助于规划麻醉诱导技术和评估麻醉治疗期间气道受损的可能性。CT 显示压迫气管横截面积大于 50%，提示全身麻醉诱导期间气道塌陷的风险[4]。对于这种程度的气管压迫患者，术前治疗选择包括放疗和（或）给予皮质类固醇或化疗，以缩小肿块并降低气管阻塞的严重程度。除非肿块的大小和（或）位置确实危及生命，否则许多肿瘤学专家宁愿避免使用此类术前治疗，因为它们对标本中的组织病理学或肿瘤标志物有影响。对于有其他可以进行活检的组织部位（如颈部、腋窝或腹股沟淋巴结）的患者，采取半坐位使用局部麻醉，并仔细滴定镇静剂以保持自主通气，这样可能更安全。右美托咪定输注与氯胺酮联合使用可能是一种有用的镇静策略，在外周淋巴结活检或纵隔肿块细针活检时可以维持自主通气。如果全身麻醉对于胸部肿块活检至关重要，则存在明显上呼吸道梗阻的患者需要实施保持自主通气的麻醉诱导技术。

纵隔肿块大时，可能不存在气道受损，而是存在血液流入右心房受阻[2]和（或）右/左心室流出道梗阻。这可能是麻醉诱导期间心肺衰竭的原因，且伴或不伴自主通气丧失。建议术前行超声心动图检查，以排除肿瘤肿块压迫心脏或大血管的可能性。

术 前

· 通过 CT 和超声心动图分别评估肿块的大小和对周围组织的影响（即气管压迫、大血管压迫）。

· 对于较年长儿童，可尝试在不使用深度镇静剂或全身麻醉的情况下进行外周血、淋巴结、骨髓或积液的组织诊断。

· 如果存在纵隔肿块阻塞气管或血液流入心脏的危险状况，可在进行需要镇静或全身麻醉的手术之前尝试化疗和（或）放疗来缩小肿块，但这种情况少见。

· 在全身麻醉诱导之前和期间，硬质支气管镜和具有专业使用知识的医生应随时到场。

· 一些医院主张应有立即提供 ECMO 的条件。

术 中

· 应在保持自主通气的同时进行全身麻醉诱导。持续气道正压通气（CPAP）可能有助于维持上气道通畅和保持功能残气量（FRC）。

· 有些儿童可能需要在半坐位或侧位诱导全身麻醉以防止肿块压迫气管。

· 气管插管或声门上气道放置（如果需要）应在深度麻醉和自主通气期间完成。

· 最好避免神经肌肉阻滞，以免失去气道肌张力和加剧气道阻塞。

气道梗阻的处理

· 在全身麻醉诱导期间发生气道梗阻时，应采用通气困难管理的标准流程（见第 18 章）。

· 如果置入气管插管仍无法通气，请执行以下步骤：

  – 将气管插管向气管梗阻远端推过或推入右侧主支气管。

  – 如果气管插管不能通过梗阻，应进行硬质支气管镜检查。

  – 将患者置于坐位、侧位或俯卧位来缓解重力引起的气管或大血管压迫。

· 如果上述措施不能成功恢复氧合或循环，应立即进行 ECMO。

菌和真菌感染，特别是在中心静脉导管留置部位。中性粒细胞减少伴随发热原因不明的患者应住院，进行血培养并接受广谱抗生素治疗。如果血培养未明或发现真菌感染，可能需要移除留置的中心静脉导管。所有麻醉医生都应遵循医院中心静脉置管的管理指南，以预防中心静脉置管相关感染。

（李雨捷 译，易斌 审）

参考文献

[1] Shamberger RC. Preanesthetic evaluation of children with anterior mediastinal masses. Semin Pediatr Surg,1999,8(2):61–68. https://doi.org/10.1016/s1055-8586(99)70020-x.

[2] Keon TP. Death on induction of anesthesia for cervical node biopsy. Anesthesiology, 1981,55(4):471–472.

[3] Stricker PA, Gurnaney HG, Litman RS. Anesthetic management of children with an anterior mediastinal mass. J Clin Anesth,2010,22(3):159–163. https://doi.org/10.1016/j.jclinane.2009.10.004.

[4] Shamberger RC, Holzman RS, Griscom NT, et al. CT quantitation of tracheal cross-sectional area as a guide to the surgical and anesthetic management of children with anterior mediastinal masses. J Pediatr Surg,1991,26(2):138–142. https://doi.org/10.1016/0022-3468(91)90894-y.

拓展阅读

Malik R, Mullassery D, Kleine-Brueggeney M, et al. Anterior mediastinal masses–A multidisciplinary pathway for safe diagnostic procedures. J Pediatr Surg, 2019,54(2):251–254. https://doi.org/10.1016/j.jpedsurg.2018.10.080.

Mcleod M, Dobbie M. Anterior mediastinal masses in children. BJA Educ,2019,19(1):21–26. https://doi.org/10.1016/j.bjae.2018.10.001.

第 **9** 章

遗传性疾病

Alexandra Berman[*], *Ronald S. Litman*

21- 三体综合征（唐氏综合征）

21- 三体综合征的活产新生儿发病率约为 1/700[1]，是最常见的染色体异常[2]，也是遗传性疾病智力障碍最常见的原因。此类患儿具有独特面容（图 9.1）且合并多种可能的疾病。

21- 三体综合征儿童合并的许多疾病都需要

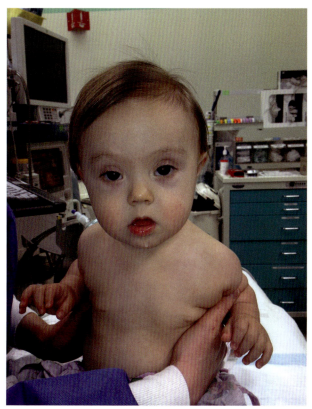

图 9.1 21- 三体综合征（唐氏综合征）患儿的独特面容

---

* 非常感谢本章原始版本的创作者 Mary Theroux，她的视野和原创思想构成了本章的框架。

手术干预（表 9.1）。此外，某些相关的先天性异常可能给麻醉带来挑战。

术前评估应侧重于了解相关的合并症。大多数 21- 三体综合征的患儿只有轻度智力障碍，因此向其解释围手术期流程将获益。如果没有合并严重阻塞性睡眠呼吸暂停（OSA），可以考虑术前使用抗焦虑药，如口服咪达唑仑。大龄的 21- 三体综合征儿童往往体重指数（BMI）较大，并伴随发育迟缓或孤独症，可能出现术前行为管理问题。在这类患者中，有时需要肌内注射氯胺酮 2~3 mg/kg，以促进与父母分离和麻醉诱导或静脉置管。

患有 21- 三体综合征的儿童先天性上呼吸道较小、扁桃体肥大[3]，且经常出现 OSA。全身麻醉吸入诱导期间常出现上呼吸道阻塞，可能是由舌体大、腺样体和扁桃体组织大、咽部异常小及

表 9.1 21- 三体儿童合并的常见疾病和对应的外科手术

疾病	外科手术
白血病	腰椎穿刺、骨髓穿刺和活检
耳咽管变窄和中耳频繁感染	鼓膜切开置管、鼓室乳突切除术
阻塞性睡眠呼吸暂停	扁桃体切除术和腺样体切除术
齿列不好	口腔康复
先天性心脏病	心脏手术
先天性巨结肠	结肠活检，常伴有切除和拖出术
肛门闭锁	新生儿结肠造口术在婴儿期后期进行最终修复
十二指肠闭锁	新生儿期修复

咽部扩张肌张力减退共同引起的。放置口咽通气道可以有效地缓解阻塞。

21-三体综合征患儿的气管异常发生率较高[4]，患有先天性心脏病时更易出现气管异常。因此每次进行气管插管时，应确保气管导管勿过大，并且气管导管应位于隆突上方。

下气道异常在21-三体综合征儿童中也很常见[5]，包括气管软化症和支气管软化症，在用力呼气时易出现胸内气管和支气管塌陷，在用力吸气时易出现胸外气管塌陷。该群体也可能出现肺部异常。

21-三体综合征儿童最重要的麻醉关注因素之一是可能存在寰枢椎不稳定（AAI）[6]。21-三体综合征儿童常存在普遍的韧带松弛，其中包括支撑轴骨的横韧带（C_2）紧靠寰椎前弓的后表面（C_1）（图9.2）。正常情况下，这条韧带将椎间盘紧紧地固定在寰椎前弓上，以促进颈部旋转运动，并在颈部屈曲、伸展和侧弯时保持颈椎的稳定性。然而，当韧带松弛时，齿状突可能会与寰椎前弓分离，并在远离正中位置的运动过程中压迫脊髓。

据报道，许多21-三体综合征儿童在全身麻醉或镇静中苏醒后出现新发脊髓损伤的体征和症状，可能为无意识状态时颈部过度活动所致。大多数儿科中心不要求术前进行颈椎X线检查，但认为所有21-三体综合征儿童在镇静或麻醉时均可能发生AAI。因此，临床上应尽可能将此类患儿头部和颈部保持在正中位置，并在麻醉记录单中记录这些安全预防措施的执行情况。例如，在鼓膜切开和插管过程中，置管时患儿的身体可随颈部一起转动；在扁桃体切除术期间，可以将手术台置于头低脚高位，而非颈伸位。

大约40%的21-三体综合征儿童患有先天性心脏病，包括（按发病率降序排列）房间隔缺损、室间隔缺损、法洛四联症和心内膜垫缺损。即使没有心脏病，高达5%的21-三体综合征患儿也可能出现肺动脉高压。在择期手术前优化心脏功能至关重要，并且可能需要预防感染性心内膜炎。21-三体综合征患儿即使没有结构性心脏病，也常会在七氟烷诱导期间发生心动过缓[7]。尽管未经证实，但该人群在七氟烷麻醉期间的静息心率似乎较低。

可能影响21-三体综合征儿童麻醉管理的其他问题包括肥胖、免疫缺陷、甲状腺功能减退、孤独症、听力和视力缺陷、癫痫和烟雾病等。有文献报道该类患儿对阿托品存在过度反应，但尚未得到临床证实。21-三体综合征儿童的镇痛需求与其他患儿一致[8-9]。

斑痣性错构瘤病

斑痣性错构瘤病包括一组遗传性神经外胚层疾病，其中一些疾病在儿科麻醉中很重要，因为通常合并了需要手术干预的异常，并且可能容易出现麻醉相关并发症。本节总结了神经纤维瘤病、结节性硬化症、斯德奇-韦伯综合征（Sturge-Weber）综合征和Parkes Weber综合征的相关内容。

儿童最常见的两种神经纤维瘤病（NF）类型是1型（多发性神经纤维瘤病）和2型（双侧听神经纤维瘤病）。1型疾病的临床表现多种多样，可能包括多发咖啡牛奶斑及皮肤、上呼吸道和神经系统的结节性神经纤维瘤、虹膜错构瘤、视神经胶质瘤、骨发育不良、可导致神经系统症状（如癫痫、颅内压升高）或脊柱后侧凸的脑或脊柱肿瘤，以及不同程度的发育迟缓或智力障碍。NF-2患者可表现出听力受损和前庭定向障碍。神经纤维瘤、脑膜瘤、神经鞘瘤和星形细胞瘤也与NF-2相关。当听力严重受损时，需对NF-2进行减灭术。

患有NF的儿童在多种情况下需要进行全身麻醉，最常见的是进行MRI检查或监测中枢神经系统（CNS）肿瘤的生长情况。这些儿童几乎没有独立的麻醉风险，麻醉文献中很少有数据表明儿科人群有任何类型的特殊麻醉管理。一般来说，麻醉考虑的因素是肿瘤对器官系统的破坏程度[10]。在极少数情况下，NF-1患者会表现出由肾动脉狭窄[11]或嗜铬细胞瘤引起的高血压。喉部肿瘤阻碍气流的情况已有报道，但也很少见（图9.3）。

结节性硬化症是一种进展性、多系统疾病[12]，其特征是面部血管纤维瘤（图9.4）、智力障碍、

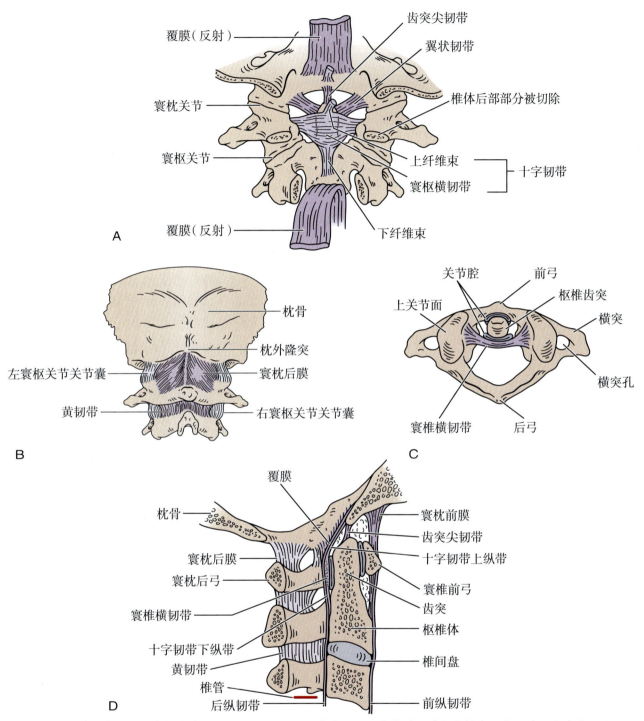

图 9.2 横韧带将窝点固定在寰椎前弓上。图 A~D 从不同角度显示了寰椎横韧带与寰椎齿状突和前弓的关系。图 A、B 为背面，图 C 为冠状面，图 D 为矢状面（引自 Magee David J, Manske Robert C. Cervical spine. Orthopedic Physical Assessment. 7th ed. Elsevier, 2021:164‐242.）

多动、癫痫、大脑结节、心脏横纹肌瘤、各种先天性心脏病缺陷、肾囊肿和肿瘤，以及骨和肺囊肿。与 NF‐1 患儿一样，这些儿童常在全身麻醉下接受 MRI 检查。如果这些儿童有智力障碍并且不适合面罩或静脉诱导，肌内注射氯胺酮是一种良好

的替代方案。如果存在心脏肿瘤，则需要近期进行超声心动图检查以确认其解剖位置及其对心血管生理的影响。

斯德奇‐韦伯综合征[13]（脑面血管瘤病）是一种进展性神经系统疾病，与三叉神经第一支

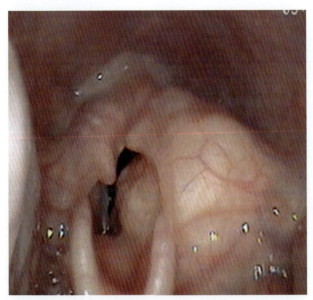

图 9.3　软喉镜成像显示左侧杓状软骨上有一个巨大的神经纤维瘤，几乎完全堵住了喉部（引自 Chinn SB, Collar RM, McHugh JB, et al. Pediatric laryngeal neurofibroma: case report and review of the literature. Int J Pediatr Otorhinolaryngol, 2014, 78(1):142−147. DOI: https://doi.org/10.1016/j.ijporl.2013.10.047.）

（V1）支配的面部单侧毛细血管瘤（鲜红斑痣）相关（图 9.5）。该综合征偶尔合并神经系统症状，如智力障碍、癫痫发作和视力障碍。这些儿童普遍需要激光切除血管瘤，且经常需要多次治疗。与 NF-1 和结节性硬化症一样，麻醉考虑的因素取决于血管瘤的位置，特别是位于口腔或上呼吸道的血管瘤。

Parkes Weber 综合征 [曾称血管骨肥大综合征（Klippel-Trenaunay-Weber syndrome）] 是一种以大毛细血管畸形为特征的疾病，伴有四肢（最常见的是下肢）软组织和骨质肥大以及多发性微小动静脉瘘（图 9.6）。值得注意的是，这些动静脉瘘（AVF）可能导致异常出血、贫血、血小板减少或高输出量充血性心力衰竭。

侏儒症（骨软骨营养不良）

身材矮小是一个相对术语，它指的是比同年龄、同性别的人的平均身高低两个标准差以上的个体。严重身材矮小的儿童一般分为两类：①躯干与肢体长度正常比例生长；②以四肢短（常会有变形）或躯干短为特征的发育不均衡。后者称为侏儒。软骨发育不全是侏儒症最常见的类型（图 9.7），新生儿发病率为 1/20 000。异常的颈椎、上呼吸道、心肺系统、神经肌肉和骨骼系统是侏儒症患者麻醉的重要关注点[14]。

无论颈椎是否稳定，围手术期均需对异常的颈椎谨慎处理。全身麻醉诱导会增加韧带的松弛度，并可能加重颈椎对位不良。针对颈椎不稳的手术干预应先于其他择期手术。有报道称，此类患者在接受其他小手术后出现了脊髓

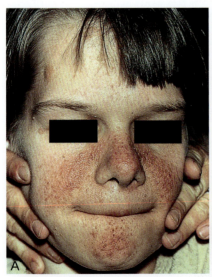

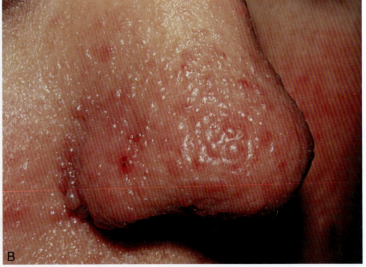

图 9.4　结节性硬化症（TS）。A. 这名青春期男孩的颧骨分布有特征性的皮脂腺瘤，下巴也有病变。B. 结节性硬化症血管纤维瘤的特写视图（引自 Varma R., Williams Shelley D. Neurology//Zitelli Basil J, Mcintire Sara C, Nowalk Andrew J, eds. Zitelli and Davis' atlas of pediatric physical diagnosis. 7th ed. Elsevier, 2018:562－592.）

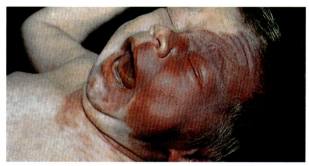

图9.5 斯德奇－韦伯综合征的葡萄酒染色表现，在三叉神经分布中可见非抬高的紫色皮肤血管畸形，包括眼部（引自 VarmaR., Williams Shelley D. Neurology// Zitelli Basil J, Mcintire Sara C,Nowalk Andrew J. Zitelli and Davis' atlas of pediatric physical diagnosis. 7th ed. Elsevier, 2018:562－592.）

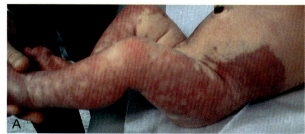

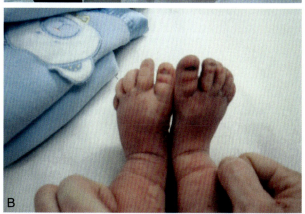

图9.6 这个患有Parkes Weber综合征的婴儿很不寻常，因为他的双下肢都有血管畸形（B），血管畸形向上延伸超过腹壁的侧面（A）（引自 Varma R., Williams Shelley D. Neurology//Zitelli Basil J, Mcintire Sara C, Nowalk Andrew J. Zitelli and Davis' atlas of pediatric physical diagnosis. 7th ed. Elsevier, 2018:562－592.）

损伤。

当怀疑患儿存在颈椎不稳定，且可能无法配合镇静下气管插管时，可以在麻醉患儿插管期间监测诱发电位。

特殊的困难气道在骨骼发育不良的儿童中很常见，但与更常见的颅面异常并不相同。颅面异常以小下颌和前位喉为特征。骨骼发育不良的患儿鼻咽道狭窄，舌体大而长，咽黏膜增厚，颈短，颈部和颞下颌关节活动度下降。与21－三体综合征儿童相同，因颈椎可能不稳定，颈部应尽可能保持在正中位。许多这类患者可能做过颈椎融合术，会导致头部和颈部活动困难。

局部麻醉药主要用于骨骼发育不良成年人的分娩。椎管异常容易导致腰椎穿刺和硬膜外置管

困难。当侏儒症儿童需要硬膜外导管来控制疼痛时，采取尾侧放置导管的难度较小，并且脊髓损伤的风险也较低[15]。

侏儒症骨骼发育不良与限制性气道疾病和胸廓发育不良有关。在严重的情况下，呼吸功能不全会导致慢性低氧血症和肺心病。

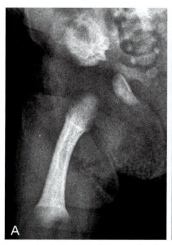

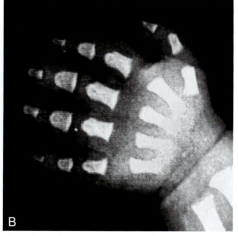

图9.7 软骨发育不全。A.患有软骨发育不全的婴儿的股骨X线图片。股骨近端相对呈棒状，干骺端张开，下肢缩短。B.手部X线图片，显示掌骨和指骨缩短

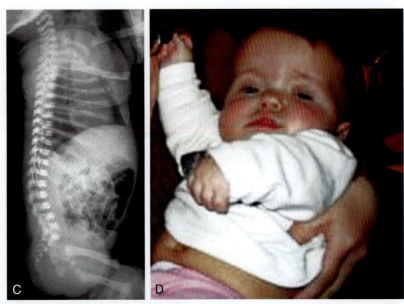

图 9.7（续）　C. 脊柱 X 线片显示胸腰椎脊柱后侧凸。D. 4 月龄女童，具有独特的面部特征：上翘的鼻子、扁平的鼻梁和大额头（引自 Deeney Vincent F, Arnold J. Orthopedics//Zitelli Basil J, Mcintire Sara C, Nowalk Andrew J. Zitelli and Davis' atlas of pediatric physical diagnosis. 7th ed. Elsevier, 2018:759‐844.）

　　心脏瓣膜病和心肌病在许多类型的侏儒综合征中均有发生，例如黏多糖贮积症。神经系统异常包括脑积水、脊髓压迫和神经根综合征。大头畸形是由头部快速生长引起的，但与颅内压升高无关。脊柱后凸、腰椎前凸和椎管狭窄可能会影响椎管内区域麻醉的效果。

　　成骨不全是侏儒症的一种类型（图 9.8），与全身麻醉期间的体温过高有关。其病因尚不清楚，也未证实与恶性高热无关。体温升高与肌肉细胞损伤 / 代谢性或呼吸性酸中毒无关。应对这些患者进行体温监测并维持在正常体温，如高热伴随

高碳酸血症，且增加每分通气量未能缓解，则提示恶性高热。

黏多糖沉积症

　　黏多糖沉积症是溶酶体贮积病，其特征是结缔组织中黏多糖（肝素、角蛋白和硫酸皮聚糖）的蓄积（图 9.9）。这些物质的积累导致儿童期进行性骨骼和软组织畸形，并与继发于心肺功能障碍的早期死亡有关。最重要的麻醉相关考虑因素[14] 包括由于解剖异常[16] 和颈椎不稳而导致的气道管理困难。由于上呼吸道软组织浸润和腺样体扁桃体肥大，面罩通气和气管插管可能存在困难，因此在气道管理期间喉罩应随时可用。气管拔管后也可能出现通气困难。黏多糖贮积症 Ⅳ 型 [莫基奥（Morquio）综合征] 患者可能会出现寰枢椎不稳定并伴有脊髓受压。因此，这些患者需要术前评估并筛查脊髓受压的神经系统体征，也包括放射学评估。一些患有这些疾病的儿童接受了骨髓移植治疗，因此免疫抑制成了围手术期的另一个关注点。呼吸系统和心脏合并症导致黏多糖贮积 IH 型（Hurler 综合征 Ⅰ 型）患者术后死亡率增加[17]。

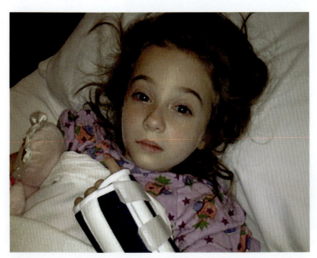

图 9.8　成骨不全患儿（图片来源：Ronald S. Litman）

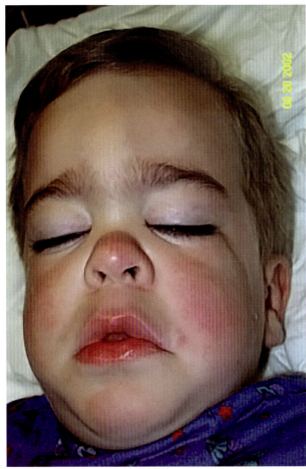

图 9.9 亨特（Hunter）综合征（黏多糖贮积症Ⅱ型）的典型表现（图片来源：Ronald S. Litman）

（王雪 译，易斌 审）

参考文献

[1] Data and Statistics on Down Syndrome National Center on Birth Defects and Developmental Disabilities, Centers for Disease Control and Prevention. Birth Defects. October 5, 2021 Reviewed on October 23, 2020. Accessed on 5.3.2022. https://www.cdc.gov/ncbddd/birthdefects/downsyndrome/data.html.

[2] Mitchell V, Howard R, Facer E. Down's syndrome and anaesthesia. Paediatr Anaesth, 1995,5(6):379–384. https://doi.org/10.1111/j.1460-9592.1995.tb00331.x.

[3] Jacobs IN, Gray RF, Todd NW. Upper airway obstruction in children with Down Syndrome. Arch Otolaryngol Head Neck Surg,1996,122(9):945–950. https://doi.org/10.1001/archotol.1996.01890210025007.

[4] Hansen DD, Haberkern CM, Jonas RA, et al. FX. Case 1—1991. Tracheal stenosis in an infant with Down's syndrome and complex congenital heart defect.J Cardiothorac Vasc Anesth,1991,5(1):81–85. https://doi.org/10.1016/1053-0770(91)90100-8.

[5] Bertrand P, Navarro H, Caussade S, et al.Airway anomalies in children with Down syndrome: endoscopic findings. Pediatr Pulmonol, 2003,36(2):137–141. https://doi.org/10.1002/ppul.10332.

[6] Litman RS, Perkins FM. Atlantoaxial subluxation after typanomastoidectomy in a child with trisomy 21. Otolaryngol Head Neck Surg, 1994,110(6):584–586. https://doi.org/10.1177/019459989411000619.

[7] Kraemer W, Stricker PA, Gurnaney HG, et al. Bradycardia during induction of anesthesia with sevoflurane in children with Down Syndrome. Anesth Analg, 2010,111(5):1259–1263. https://doi.org/10.1213/ANE.0b013e3181f2eacf.

[8] Walker SM. Perioperative care of neonates with Down's syndrome:should it be different? Br J Anaesth, 2012, 108(2):177–179. https://doi.org/10.1093/bja/aer452.

[9] Valkenburg AJ, van Dijk M, de Leeuw TG, et al. Anaesthesia and postoperative analgesia in surgical neonates with or without Down's syndrome: is it really different? Br J Anaesth, 2012,108(2):295–301. https://doi.org/10.1093/bja/aer421.

[10] Hirsch NP, Murphy A, Radcliffe JJ. Neurofibromatosis: clinical presentations and anaesthetic implications. Br J Anaesth,2001,86(4):555–564. https://doi.org/10.1093/bja/86.4.555.

[11] Fossali E, Signorini E, Intermite RC, et al. Renovascular disease and hypertension in children with neurofibromatosis. Pediatr Nephrol, 2000,14(8/9):806–810. https://doi.org/10.1007/s004679900260.

[12] Shenkman Z, Rockoff MA, Eldredge EA, et al. Anaesthetic management of children with tuberous sclerosis. Paediatr Anaesth, 2002,12(8):700–704. https://doi.org/10.1046/j.1460-9592.2002.00917.x.

[13] Khanna P, Ray BR, Govindrajan SR, et al. Anesthetic management of pediatric patients with Sturge-Weber syndrome: our experience and a review of the literature. J Anesth,2015,29(6):857–861. https://doi.org/10.1007/s00540-015-2042-8.

[14] Berkowitz ID, Raja SN, Bender KS, et al. Dwarfs: pathophysiology and anesthetic implications. Anesthesiology,1990,73(4):739–759.

[15] Sasaki-Adams DM, Campbell JW, Bajelidze G, et al. Level of the conus in pediatric patients with skeletal dysplasia. J Neurosurg Pediatr, 2010,5(5):455–459. https://doi.org/10.3171/2009.12.PEDS09364.

[16] Theroux MC, Nerker T, Ditro C, et al. Anesthetic care and perioperative complications of children with Morquiosyndrome. Paediatr Anaesth, 2012,22(9):901–907. https://doi.org/10.1111/j.1460-9592.2012.03904.x.

[17] Arn P, Whitley C, Wraith JE, et al. High rate of postoperative mortality in patients with mucopolysaccharidosis I: findings from the MPS I Registry. J Pediatr Surg, 2012,47(3):477–484. https://doi.org/10.1016/j.jpedsurg.2011.09.042.

拓展阅读

De Lausnay M, Verhulst S, Boel L, et al. The prevalence of lower airway anomalies in children with Down syndrome compared to controls. Pediatr Pulmonol, 2020,55(5):1259–1263. https://doi.org/10.1002/ppul.24741.

Hamilton J, Yaneza MMC, Clement WA, et al. The prevalence of airway problems in children with Down's syndrome. Int J Pediatr Otorhinolaryngol,2016,81:1–4. https://doi.org/10.1016/j.ijporl.2015.11.027.

Mayhew JF, Katz J, Miner M, et al. Anaesthesia for the achondroplastic dwarf. Can Anaesth Soc J, 1986,33(2):216–221. https://doi.org/10.1007/BF03010834.

Zhang S. The Last Children of Down Syndrome. The Atlantic(2020-12)[2021-10-05]. https://www.theatlantic.com/magazine/archive/2020/12/the-last-children-of-down-syndrome/616928/.

第 10 章

内分泌疾病

Ari Y. Weintraub, Ronald S. Litman[*]

糖尿病

儿童围手术期最常见的内分泌疾病是糖尿病。糖尿病是胰腺分泌胰岛素绝对不足或功能缺陷的结果。在 1 型糖尿病中，这种缺陷是由自身免疫过程引起的，由自身抗体介导，包括抗谷氨酸脱羧酶（GAD）和胰岛素瘤相关抗体。胰岛素缺乏会导致葡萄糖转运和储存以及脂质和蛋白质合成异常。随着时间的进展，这些代谢紊乱会导致血管病变，从而导致肾脏、心脏和眼部疾病的终末期并发症；这些疾病通常不会发生在儿童期。儿童 1 型糖尿病对麻醉的影响与患有相同疾病的成人不同，对成人来说，主要关注的是终末器官疾病的类型和严重程度。围手术期注射胰岛素对于控制血糖和促进合成代谢状态至关重要，有利于快速愈合和代谢稳态。

2 型糖尿病（无明显自身免疫证据的胰岛素抵抗）在儿童中的患病率以每年 4.8% 的速度增加。

胰岛素依赖型糖尿病患儿可在日常基础上使用各种类型的胰岛素进行治疗，以保持严格的血糖控制，并辅以频繁或持续的血糖监测。目前，所有经美国食品药品监督管理局（FDA）批准的胰岛素制剂均采用重组 DNA 技术和实验室培养的细菌或酵母进行生产。自从制造商分别在 1998 年和 2006 年自行停止生产牛胰岛素和猪胰岛素，美国就不再生产动物源胰岛素。胰岛素产品也被称为胰岛素类似物，因其结构与人胰岛素略有不同（相差 1~2 个氨基酸），但足以改变其起效时间和作用峰值。类似物包括赖脯胰岛素（优泌乐）、门冬胰岛素（诺和锐）和谷赖胰岛素（艾倍得），这些超短效胰岛素能在餐前 15 min 甚至进餐后 20 min 内给药（表 10.1）。这些类似物的作用峰值和持续时间与碳水化合物摄入引起的血糖升高的趋势类似。

甘精胰岛素和地特胰岛素在很大程度上模拟了胰岛素泵的基础输注，每天仅需皮下注射一次，即可提供 24 h 持续低背景水平胰岛素。每天注射两次地特胰岛素可能优于每天一次。这两种药物与超短效类似物联合使用，可模拟非糖尿病患者的内源性胰岛素分泌。

越来越多的儿童通过外部胰岛素泵接受连续皮下胰岛素输注（CSII）治疗，其不仅可以提供胰岛素背景（基础）剂量输注，还可以餐前推注和纠正高血糖。最新的胰岛素泵结合了来自连续血糖监测系统（CGMS）的反馈，通过混合闭环系统（HCLS）根据患者的血糖调整胰岛素输注量。

儿童和青少年的 2 型糖尿病可以通过饮食和锻炼来控制，但这些儿童也可能会服用二甲双胍。

术前优化

由于手术应激对血糖稳态的影响，胰岛素依赖型糖尿病患儿即使术前血糖控制良好，也存在血糖急剧波动的风险。血糖控制不佳或不配合治

---

[*] 本章部分内容引自 Bruins BB, Kilbaugh TJ, Weintraub AY. Endocrine disorders, Smith's anesthesia for infants and children. 10th Edition, Eds. Davis PJ and Cladis FP, 2021.

表 10.1　常用胰岛素类似物的药代动力学

胰岛素	商品名	给药途径	起效时间（h）	峰值（h）	作用时间（h）
速效					
赖脯胰岛素	优泌乐（Humalog）	皮下注射	0.25	0.5~1.5	3~4
门冬胰岛素	诺和锐（Novolog）	皮下注射	0.25	1~3	3~5
谷赖胰岛素	艾倍得（Apidra）	皮下注射	0.25~0.5	0.5~1	4
短效					
中性胰岛素	优泌林（Humulin）、诺和灵（Novolin）	静脉注射 / 皮下注射	0.5~1.0	2~3	3~6
长效					
甘精胰岛素	兰德仕（Lantus）	皮下注射	1.0	2~3	24
地特胰岛素	诺和平（Levemir）	皮下注射	1.0	3~6	20

疗的糖尿病患者还存在他问题，包括围手术期低血糖或高血糖的风险增加，渗透性利尿导致的低血容量，以及精神状态改变。患者、家长、儿科医生、内分泌科医生和麻醉医生之间的协调与合作对于围手术期的准备至关重要。

择期手术的术前麻醉评估应在术前 7~10 d 完成，同时评估血糖控制是否充分，以便调整治疗方案或在控制不理想的情况下推迟手术。国际儿童和青少年糖尿病学会发表了一篇关于儿童糖尿病患者的关注点和围手术期管理的综述[1]。这篇综述提供了实用的临床实践指南，其中包括术前评估和围手术期胰岛素使用方案。

因为单一、孤立的值并不能反映血糖控制的充分性或质量，术前评估应包括最近几天或几周内血糖测量的结果。糖化血红蛋白（HbA1c）虽然是长期（过去 2~3 个月）血糖控制的有效指标，但对麻醉方案没有什么影响，也不是术前必测的。随着连续血糖监测系统的兴起，目标范围内时间（TIR）已成为一种有用且有临床意义的标准和观察指标。TIR 是指单位时间内血糖在 70~180 mg/dL 目标范围内的百分比。与 HbA1c 相比，TIR 可以获取给定时间范围内的所有血糖水平，包括低血糖和高血糖，并且更准确地反映紧急干预措施的影响和糖尿病管理的变化。

围手术期管理

目前已有几种围手术期胰岛素治疗方案，包括在不改变患者常规治疗方案的情况下频繁监测

血糖，依靠长效胰岛素类似物或患者皮下输注胰岛素泵来提供基础水平的胰岛素，静脉注射胰岛素"经典"方案（表 10.2）。

无论选择哪种治疗方案，最好尽早在白天为糖尿病儿童安排择期手术，以减少禁食时间，从而降低低血糖的风险。禁食时间应与非糖尿病患者的建议相同：6 h（或 8 h，取决于机构的惯例和政策）内禁食固体食物或牛奶。应鼓励患有糖尿病的儿童继续饮用清饮料，直到制度政策允许的时间为止。清饮料的糖含量取决于所选择的围手术期胰岛素治疗方案。对于围手术期持续用药且处于禁食状态的 2 型糖尿病患者，如出现乳酸中毒的情况，应在术前 48 h 停用二甲双胍。

尽管一些研究人员建议不要对糖尿病患者进行术前镇静，以便更好地监测低血糖症状，但我们仍建议对儿童患者进行术前用药。苯二氮䓬类药物、阿片类药物或巴比妥类药物不会影响葡萄糖代谢，但实际上不使用这些药仍可能会出现血糖轻度升高（因焦虑导致儿茶酚胺分泌）。

根据在术前准备区测量的血糖水平和下文讨论的实施方案，可决定使用葡萄糖和（或）胰岛素（表 10.3）。随着长效胰岛素类似物和皮下胰岛素输注泵的普及，围手术期胰岛素治疗通常与患者的常规治疗方案没有太大差别。

长效胰岛素类似物和皮下输注胰岛素泵

居家治疗的患者每天皮下注射一次（或两次）长效胰岛素（如甘精胰岛素或地特胰岛素），可

表 10.2　每日多次胰岛素注射患者的围手术期胰岛素治疗方案

方案	术晨
经典方案	·开始静脉滴注 5% 葡萄糖溶于 0.45% 生理盐水或乳酸林格液，维持速率 [葡萄糖输注率（GIR）1.66 mg/（kg·min）] ·注射日常早晨常规胰岛素剂量的一半 ·在诱导前、麻醉中及麻醉后检测血糖
持续皮下胰岛素输注	·开始静脉滴注 5% 葡萄糖溶于 0.45% 生理盐水或乳酸林格液，维持速率 [GIR 1.66 mg/（kg·min）] ·每 100 mL 5% 葡萄糖加入 1~2 单位胰岛素 ·胰岛素起始剂量为 0.02 u/（kg·h） ·在诱导前、麻醉中及麻醉后检测血糖
无胰岛素、无葡萄糖方案（短期手术）	·维持早晨的胰岛素剂量 ·如有手术指示，以维持速率给予无葡萄糖溶液（如乳酸林格液） ·在诱导前、麻醉中及麻醉后检测血糖 ·术后第一餐给予常规胰岛素剂量

表 10.3　糖尿病患者术前血糖和胰岛素的管理

血糖水平	管理方案
< 80 mg/dL	静脉注射 2 mL/kg 10% 葡萄糖溶液，随后持续葡萄糖输注
80~250 mg/dL	如果要静脉注射胰岛素，液体维持使用 D5/0.45 NS 或 D10/0.45 NS 溶液，短时手术不需要胰岛素输注，则用 0.9 NS
> 250 mg/dL	使用速效（赖脯胰岛素）或短效（常规胰岛素）胰岛素皮下注射来降低血糖；使用患者的内分泌医生提供的修正系数或 0.2 u/kg 皮下注射
> 350 mg/dL	考虑取消或推迟手术，特别是出现尿酮时

NS：生理盐水。

以在手术前一天晚上和（或）手术当天早上注射常规剂量的胰岛素。胰岛素泵基础输注可以维持在正常速度。如果担心清晨出现低血糖，可以适当减少剂量或基础输注速率（最多减少 1/3 的正常剂量），但可能有高血糖和酮症的风险，甚至比轻度低血糖更严重。父母应该在早上起床时检查孩子的血糖，并根据日常治疗方案纠正高血糖。在到达医院或医疗机构后应重新检查血糖水平。低血糖应使用含葡萄糖的清液体治疗（如苹果汁、白葡萄汁、电解质溶液），以避免推迟麻醉，因麻醉诱导前 1 h 仍可饮用清液体。

越来越多的 1 型糖尿病患儿使用外部胰岛素泵进行治疗，外部胰岛素泵可以连续皮下注射和追加胰岛素。这种泵提供了极好的控制性，可随着饮食、运动和应激同步调整。CSII 技术的日益普及表明，门诊患者血糖控制的便利性和质量得到了提高，这些益处也能体现在住院患者中。无论手术或麻醉时间持续多久，在整个围手术期（包括术中）使用胰岛素泵已成为广泛接受的标准做法。禁止在 MRI 或脑磁图（MEG）中使用胰岛素泵，但对于短时间检查（1~2 h），断开胰岛素泵对血糖水平影响很小，并且可在检查停止时立即重新连接；任何高血糖都可以及时得到纠正。大多数制造商建议不要在电离辐射环境 [如 X 射线、透视、计算机体层扫描（CT）] 中使用胰岛素泵，但在这些情况下，许多医生会使用铅围裙来屏蔽胰岛素泵。在需要电凝止血的手术中，应使用双极电凝止血或在手术部位和胰岛素泵之间放置接地垫。

由于技术的快速发展和进步，CGMS 和 HCLS（图 10.1）尚未在围手术期得到深入研究。然而，与间歇性指尖采血和（或）固定基础输注速率相比，这些系统可提供更好的围手术期血糖管理，并能频繁监测连续血糖监测（CGM）值和密切关注输注泵报警。

麻醉管理

区域麻醉和全身麻醉都适合患有糖尿病的儿

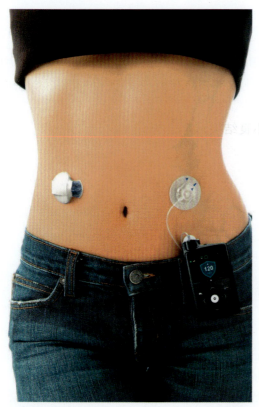

图 10.1 胰岛素泵和集成 CGMS 系统。CGM 传感器和发射器（左），胰岛素泵显示 CGM 传感器值并连接到输液器（右）（Copyright© 2020 Medtronic All rights reserved）。经明尼苏达州明尼阿波利斯美敦力许可使用

童。血糖浓度应维持在 100~180 mg/dL。选择这个目标范围是因为轻至中度高血糖（无酮症）通常不会给患儿带来严重的问题，而低血糖可能会产生严重后果。同时应避免高于 250 mg/dL 的高血糖，因为高渗状态可能会导致相关的精神状态变化、利尿和随后的脱水。高血糖与有中枢神经系统（CNS）缺血风险的患者（包括接受体外循环的患者）的较差预后相关。高血糖还会阻碍伤口愈合并对体外中性粒细胞功能产生不利影响。

低血糖是糖尿病儿童最严重的围手术期并发症。低血糖的常见症状包括心动过速、出汗和高血压。在麻醉患者中，这些体征可能会被误解为麻醉深度不足的征象。因低血糖的临床症状被镇静或麻醉效果所掩盖，建议频繁（每小时）测量血糖水平以预防低血糖，这并非由于选择了葡萄糖－胰岛素补液方案。术后胰岛素输注取决于恢复口服或肠内营养的时间以及术后血糖的浓度。内分泌科医生和外科医生应该积极合作以选择合适的胰岛素治疗方案，因为他们将负责监测患者

离开麻醉恢复室（PACU）后的血糖稳态。对于日间手术患者，应为护理团队成员和家庭成员制定明确的胰岛素管理应急计划以及随访和咨询途径。

肾上腺功能不全

背 景

肾上腺产生的糖皮质激素受到下丘脑—垂体—肾上腺（HPA）轴的调节，首先是下丘脑释放促肾上腺皮质激素释放激素（CRH）刺激垂体产生促肾上腺皮质激素（ACTH）。垂体前叶释放的 ACTH 刺激肾上腺皮质产生皮质醇，随后皮质醇对 CRH 和 ACTH 释放提供负反馈，从而形成环路。

原发性肾上腺皮质功能不全在儿童中并不常见，但继发性肾上腺皮质功能不全在使用外源性类固醇后很常见，例如用于治疗炎症（如克罗恩病、哮喘）或自身免疫性疾病（如狼疮、幼年特发性关节炎）疾病的类固醇。HPA 轴抑制增加依赖类固醇的儿童在围手术期出现并发症的风险，因为他们可能无法通过适当增加肾上腺糖皮质激素分泌来应对应激。皮质醇或其等效物的剂量超过 15 mg/（m² · d），持续使用超过 2~4 周时，可能会产生 HPA 轴抑制。一项对短期接受泼尼松龙或地塞米松（分别为 5 周和 3 周）治疗急性淋巴细胞白血病的儿童进行的研究表明，正常肾上腺功能（对 ACTH 刺激的响应）的恢复范围非常广，从 2 周至 8 个月不等。

尽管高剂量、长时间治疗以及术前停药会增加 HPA 轴抑制的可能性，但尚无临床检测可以明确识别术中需要类固醇的患者。然而，HPA 轴功能正常的测试与糖皮质激素治疗的剂量或持续时间或基础皮质醇水平之间的相关性较差。对于因肾上腺皮质功能不全以外的疾病而接受类固醇药物治疗的患者，即使围手术期没有使用类固醇，在围手术期也较少发生具有临床意义的事件。

围手术期类固醇管理

糖皮质激素缺乏可用皮质醇（氢化可的松）替代治疗。尽管过量服用皮质醇并不合理，但不应该低估皮质醇替代疗法对于已知肾上腺功能不全患者的重要性。在无应激的情况下，正常的皮

质醇输出量为 6~8 mg/（m² · d）。对于没有应激的儿童，正常的替代剂量为 10~15 mg/（m² · d）；由于生物利用度和半衰期的因素，服用剂量应是正常分泌量的 2 倍。

在 65 年前，曾报道有 2 例患者因术前停用糖皮质激素后出现不可逆性休克。尸检时，2 例患者均发现肾上腺萎缩和出血。这两个病例促使围手术期"应激"类固醇覆盖的建议被提出。根据观察到的健康儿童血清皮质醇和其他内源性应激激素的升高，推断出围手术期对超出生理剂量类固醇的需求。正常的肾上腺通过分泌 3~10 倍正常量的皮质醇来应对生理应激（如发烧、急性疾病、创伤和手术）。然而，目前尚不清楚健康患者的应激反应是否必要或有益。皮质醇反应减弱与临床不良结果的理论相关性尚未得到证实。此外，类固醇的不利影响在围手术期尤其明显，包括免疫抑制、伤口愈合障碍、手术部位裂开和高血糖。

尽管 2016 年内分泌学会实践指南建议即使是

深入探讨

在这里我们提供了自己机构改编的方案，用于持续胰岛素泵或间断注射胰岛素儿童的围手术期管理。

胰岛素泵患者的围手术期管理

· 家人或内分泌专家需提供的信息：
 – 患者的基础心率是多少？
 – 胰岛素与碳水化合物的比例是多少？
 – 1 单位胰岛素通常会降低多少血糖？
 – 患者矫正的目标是什么？
 – 患者是否使用 CGMS？

术前家庭指导

· 在入院前，继续按常规的基础速率和剂量补充碳水化合物和纠正高血糖。
· 早晨醒来后检测血糖。
· 用含碳水化合物的清液体（如苹果汁）来治疗低血糖。
· 使用常规纠正剂量治疗高血糖；可根据需要每 3 h 注射 1 次。

术前住院指导

以门冬胰岛素（诺和锐）为基础；临床等效的胰岛素制剂是赖脯胰岛素（优泌乐）和谷赖胰岛素（艾倍得）。

· 到达医院或医疗机构后立即检测血糖。
· 对于高血糖（＞ 240 mg/dL），通过胰岛素泵或皮下注射推注胰岛素进行治疗，并检查尿酮。
· 纠正目标血糖至 150 mg/dL。
· 如果存在中重度的尿酮，请联系糖尿病咨询服务以获取管理建议。
· 考虑在酮尿持续升高且血糖高于 350 mg/dL 的情况下重新安排择期手术。
· 对于低血糖（＜ 80 mg/dL 或有症状）者，静脉注射葡萄糖（2~3 mL/kg 10% 葡萄糖溶液）治疗，并在 20 min 内复查血糖。
· 在行 MRI 之前或在麻醉 / 镇静团队的要求下断开胰岛素泵。考虑断开泵进行 CT、介入放射学检查和放射治疗。胰岛素泵可以安全地断开 1 h，而不需要注射门冬胰岛素。在不注射门冬胰岛素的情况下断连超过 2 h 会导致高血糖症，并可产生酮体。

围手术期管理

· 麻醉诱导 / 镇静后和气道固定后检测血糖。随后每小时检测一次血糖。
· 对于高血糖（＞ 240 mg/dL）：根据需要每 2 h 给予一次门冬胰岛素；请参考上述高血糖剂量推荐。
· 对于低血糖（＜ 80 mg/dL）：静脉推注葡萄糖（2~3 mL/kg 10% 葡萄糖溶液），20 min 复测一次血糖。
· 反复或难治性低血糖应用额外的静脉推注葡萄糖或开始葡萄糖输注治疗（5% 葡萄糖溶液以维持速率输注）。
· 如果胰岛素泵出现故障或意外脱落 / 移开：每 2 h 皮下注射一次。使用上文高血糖的修正系数建议（见第 2 部分）；或开始持续注射常规胰岛素。有关胰岛素注射的剂量建议参考下文；每小时调整剂量以达到 100~150 mg/dL 的目标血糖值。

术后管理

· 根据手术方式，允许患儿术后摄入液体 / 食物。
· 如果患儿进食无法满足血糖的维持水平，应开始持续输注含葡萄糖的液体（D5 和 1/2 NS）。
· 一旦患儿能够耐受口服摄入，可以恢复家庭胰岛素方案，除非糖尿病咨询服务另有建议。
· 每 2 h 检测一次血糖。如有高血糖，根据上文第 2 部分的剂量推荐，每 3~4 h 给予一次诺门冬胰岛素纠正血糖。
· 存在以下情况时致电糖尿病咨询服务：尿酮；呕吐；持续低血糖（低于 80 mg/dL）；持续高血糖，需要使用门冬胰岛素进行两次以上纠正；所有需要住院观察的患者。

出院时给家属的建议

· 前 4 h，每 2 h 检测一次血糖；4 h 后，家人可以按照常规时间检测血糖。
· 使用胰岛素泵推注胰岛素来纠正高血糖，使用修正系数。
· 经胰岛素泵输注胰岛素，以满足所有餐食的需求：碳水化合物比例。
· 按照常规方案检查和治疗酮体。

小手术也应补充 1~2 d 的氢化可的松，但指南认可该方案"要更重视预防剂量不足，而不是减少短期用药过量的潜在负面影响"，因为"在肾上腺危象中糖皮质激素剂量不足具有潜在的危险"。

由于现代麻醉技术可以更好地管理疼痛、液体、电解质和容量状态，因此手术的生理应激已显著降低。尽管如此，应对所有存在 HPA 轴抑制风险的患者保持高度怀疑。如果出现难以通过补液或大剂量升压药（如去氧肾上腺素、麻黄碱）纠正的低血压或休克，应考虑使用类固醇。

重要的是，麻醉医生必须考虑所使用的糖皮质激素的类型、作用持续时间、给药途径和给药时间。围手术期用于类固醇覆盖的最常见剂量为 25~100 mg/m^2 氢化可的松半琥珀酸酯（皮质醇），在麻醉诱导时静脉注射。因氢化可的松的半衰期短，若有需要，可随后每 6~8 h 静脉给药一次。给药方案应与应激程度一致。

地塞米松的效力是氢化可的松的 30 倍，其糖皮质效应可持续长达 72 h。接受地塞米松预防术后恶心呕吐（PONV）或减少气道肿胀或颅内压的患者，在围手术期不需要额外的类固醇。类固醇剂量在术后应逐渐减少到与残余应激一致的水平。麻醉和手术的生理应激不可能持续超过 72 h。一旦患者能够耐受和吸收口服药物，就应恢复正常的口服制剂。

HPA 轴抑制也可由口服以外的类固醇给药方式引起，包括局部给药、鼻喷雾剂和吸入装置。尽管这些给药方式很少引发肾上腺抑制症状，但一些药物，特别是丙酸氟替卡松和曲安奈德，长期高剂量使用时与生长障碍和肾上腺抑制有关。由于手术应激，肾上腺抑制患者可能会出现症状，正如其他类型应激的报道一样。据报道，许多儿童因长期吸入皮质类固醇而出现急性肾上腺危象。如果吸入类固醇的哮喘儿童在围手术期出现难治性低血压或低血糖，麻醉医生应高度怀疑肾上腺抑制。

（王雪 译，易斌 审）

参考文献

[1] Jefferies C, Rhodes E, Rachmiel M, et al. ISPAD Clinical Practice Consensus Guidelines 2018: Management of children and adolescents with diabetes requiring surgery [published correction appears in Pediatr Diabetes, 2019,20(1):137]. Pediatr Diabetes,2018,19(Suppl 27):227–236. https://doi.org/10.1001/pedi.12733.

拓展阅读

Agiostradu G, Anhalt H, Ball D, et al. Standardizing clinically meaningful outcome measures beyond HbA1c for type 1 diabetes: A consensus report of the American Association of Clinical Endocrinologists, the American Association of Diabetes Educators, the American Diabetes Association, the Endocrine Society, JDRF International, The Leona M and Harry B Helmsley Charitable Trust, the Pediatric Endocrine Society, and the T1D Exchange. Diabetes Care, 2017,40(12):1622–1630. https://doi.org/10.2337/dc17-1624.

Coursin DB, Wood KE. Corticosteroid supplementation for adrenal insufficiency. JAMA, 2002,287(2):236–240. https://doi.org/10.1001/jama.287.2.236.

Hsu AA, von Elten K, Chan D, et al. Characterization of the cortisol stress response to sedation and anesthesia in children. J Clin Endocrinol Metab, 2012,97(10):E1830–E1835. https://doi.org/10.1210/jc.2012-1499.

Ismael H, Horst M, Farooq M, et al. Adverse effects of preoperative steroid use on surgical outcomes.Am J Surg, 2011,201(3):305–309. https://doi.org/10.1016/j.amjsurg.2010.09.018.

Liu MM, Reidy AB, Saatee S, Collard CD. Perioperative steroid management: Approaches based on current Evidence.Anesthesiology, 2017,127(1):166–172. https://doi.org/10.1097/ALN.0000000000001659.

Partridge H, Perkins B, Mathieu S, et al. Clinical recommendations in the management of the patient with type 1 diabetes on insulin pump therapy in the perioperative period:a primer for the anaesthetist. Br J Anaesth,2016,116(1):18–26. https://doi.org/10.1093/bja/aev347.

Taylor LK, Auchus RJ, Baskin LS, et al. Cortisol response to operative stress with anesthesia in healthy children. J Clin Endocrinol Metab, 2013,98(9):3687–3693. https://doi.org/10.1210/jc.2013-2148.

第11章

早产儿

*Fatimah Habib, Ronald S. Litman**

在过去的几十年里，美国早产的发生率已经上升到 11.5%[1]。孕妇早产的危险因素包括缺乏产前护理、低社会经济地位、吸烟、营养不良和泌尿生殖系统感染等。尽管早产率相对增加，但围产期死亡率已降至约 6/1000（活产儿）[2]。妊娠晚期早产（定义为妊娠 34~36 周分娩）在过去 15 年中显著增加，这可以部分解释早产发生率上升而围产期死亡率下降的现象。

尽管有所改善，但早产仍然是婴儿和儿童期发病率和死亡率增加的独立危险因素。与足月婴儿相比，妊娠 34~36 周出生的单胎婴儿在出生后第一年死亡的风险是足月婴儿的 3 倍。妊娠 32~33 周出生的婴儿在出生后第一年死亡的风险几乎是足月婴儿的 7 倍。极早产儿的慢性发病率仍然很高（20%~50%），以学习和运动障碍为主。与早产有关的残疾约占所有儿童残疾的 50%[1]。

定 义

回顾一些常见的定义非常有帮助。早产儿通常被定义为在妊娠第 20 周后至足月前出生的活产新生儿，出生时体重为 500~2499 g。早产是指在妊娠第 37 周（259 d）之前的任何时间出生的婴儿（大多数临床医生认为在第 37 周出生的婴儿是足月儿）。早产可进一步分为晚期早产（妊娠 34~36 周）、中期早产（妊娠 32~34 周）、早期早产（妊娠 28~32 周）和超早期早产（妊娠少

---

* 非常感谢 Erin Pukenas 与 Greg Dodson 教授在上一版本中本章节的贡献。

于 28 周）[1]。低体重儿（LBW）被定义为出生时体重低于 2500 g。极低出生体重儿（VLBW）被定义为出生时体重低于 1500 g。超低出生体重儿（ELBW）被定义为出生时体重低于 1000 g。

尽管本章所述的医学问题的严重程度与胎龄减少直接相关，但人们越来越认识到，晚期早产儿（LP）也有相关的风险[3]。LP 占早产总数的 74%，占出生总数的 8%~9%。妊娠期的最后 6 周是胎儿神经和呼吸发育的关键时期。LP 在出生时需要复苏，且发生喂养困难、黄疸、低血糖、体温不稳定、呼吸暂停和呼吸窘迫的风险增加，其死亡率是足月婴儿的 3 倍。LP 更容易受到脑损伤，并且在 7 岁之前患脑瘫、发育不良和学习困难的风险是足月婴儿的 3 倍。

呼吸窘迫综合征

早产儿出生时 2 型肺泡细胞存在缺陷，这种细胞负责分泌表面活性物质。表面活性物质主要由磷脂酰胆碱组成，它能降低肺泡内的表面张力，从而防止肺泡塌陷。2 型肺泡细胞在妊娠第 22 周开始在胎儿体内出现，表面活性物质主要在妊娠中期产生。50% 的表面活性物质在妊娠 28 周产生，且通常在妊娠 36 周产生完全。

表面活性物质缺乏与一种称为呼吸窘迫综合征（RDS）的肺功能不全临床综合征有关，该综合征以前称为透明膜病（HMD）。RDS 的发生率和严重程度与胎龄呈负相关；妊娠 26~28 周出生的婴儿中约有一半患有此病，妊娠 30~31 周出生

的婴儿中有 30% 患有此病，妊娠 35 周后出生的婴儿很少发生。RDS 是早产儿死亡的重要原因。在 12 h 至 14 d 的早产儿死亡中，约有 50% 可部分归因于 RDS。在出生后第 1 个月内，超过 40% 的早产儿死亡可归因于 RDS 的并发症[4]。减少表面活性物质产生并增加 RDS 发病率的情况包括围产期窒息、孕产妇糖尿病、多胎妊娠、剖宫产、急产、冷应激和有患病兄弟姐妹史。增加胎儿压力的产前因素可增加表面活性物质的产生，从而降低 RDS 的风险，包括妊娠相关高血压、母体阿片类药物成瘾、胎膜破裂时间延长和产前使用皮质类固醇。

表面活性物质缺乏或不足可导致广泛的肺不张、肺顺应性降低和功能残气量（FRC）的丧失。这与 RDS 的临床表现有关，这些临床表现通常在出生后不久出现，包括呼吸急促、鼻肿胀、可听到的咕噜声、出现胸壁和辅助呼吸肌收缩。婴儿的通气 – 灌注比例受严重影响后将表现为发绀和呼吸衰竭。血气分析通常会显示低氧血症、高碳酸血症和代谢性酸中毒。婴儿 RDS 的典型胸部 X 线片表现为双侧弥漫性磨玻璃征和多发支气管充气征[5]。这些 X 线检查表现有时候可能直到出生后第二天才出现。

RDS 的治疗最初包括吸氧以达到动脉血氧分压（PaO_2）在 55~70 mmHg 的目标。理想目标仍然未知，但在大多数医疗机构，氧饱和度目标通常为 90%~94%。氧疗需在过量（高氧可导致早产儿视网膜病变发生率增加）和不足（低氧可导致坏死性小肠结肠炎发生率增加和死亡率增加）之间维持平衡。对于疑似 RDS 患者，首选的呼吸支持方式是持续正压支持，通常采用鼻腔持续气道正压通气（CPAP）。理想情况下，应该对氧气加热和加湿，并应对压力进行传递、测量和控制。CPAP 在 6~9 cmH_2O，早期给予表面活性剂被认为是治疗 RDS 的最佳方法[6-7]。对于存在 RDS 风险的早产婴儿，可在分娩后不久通过气管内管将人工表面活性剂注入肺部。最近，侵入性更小的给药方式已经可以避免预先插管，甚至可能完全避免插管。在儿童自主呼吸的同时，在 CPAP 支持下，一根小导管进入气管，用于将表面活性剂直接输送到气管中。研究表明，这种

侵入性较小的方法与气管内给药一样有益，但考虑到可避免插管，可能有间接优点[8]。雾化表面活性剂和咽部沉积表面活性剂是侵入性更小的给药方法，目前正在研究中[6]。

如果婴儿出生后就怀疑 RDS 的发生，应对其预防性使用 CPAP。高流量鼻插管已被证明不如 CPAP，因为大多数婴儿经常需要升级到 CPAP 作为抢救治疗。任何氧气需求恶化的迹象都表明需要人工表面活性剂治疗[6]。早期使用低于治疗阈 [吸入氧浓度（$FiO_2 < 0.45$）] 的表面活性剂治疗比使用高阈值（$FiO_2 > 0.45$）的选择性表面活性剂治疗更可取，可减少肺漏气、慢性肺部疾病，并减少生命第一周对机械通气的需求[7]。如果使用 CPAP 的婴儿在 FiO_2 高达 100% 的情况下仍不能维持 50 mmHg 以上的动脉氧张力，则需要进行机械通气。机械通气的其他适应证包括持续的 pH 值低于 7.2，以及对药物治疗无反应的中枢性呼吸暂停。

由于氧毒性和肺气压伤 / 容量创伤被认为是新生儿慢性肺病发展的原因，RDS 婴儿机械通气的目标是根据婴儿的临床状态，实现相对正常血氧分压（$PaO_2 > 50$ mmHg）、轻度（允许的）高碳酸血症（$PaCO_2$ 在 40~65 mmHg）和正常 pH 值（> 7.2），同时最小化 FiO_2 和人工维持肺压力水平。适量的呼气末正压（PEEP）（3~5 cmH_2O）可用于通气中，并随着婴儿病情的改善积极停用通气设备。

大多数需要机械通气的 RDS 婴儿被放置在提供连续呼吸周期的传统呼吸机上，通常呼吸频率在 30~50 次 / 分。一些研究表明，与常规通气相比，同步间歇强制通气可缩短插管时间，降低氧需要量。对常规通气无反应的婴儿可切换到高频喷射通气（HFJV），其呼吸频率可达到 150~600 次 / 分，或可提供 300~1 800 次 / 分的振荡式呼吸机。这些非常规呼吸机的主要优点是能够降低平均气道压力和潮气量，同时保持氧气消耗和清除二氧化碳的能力。

减少机械通气时间的方法包括咖啡因、产后类固醇及系统性应用或吸入皮质类固醇[6]。如果呼吸窘迫持续存在，可定期给予额外剂量的表面活性剂[9]，也可减少 RDS 相关的发病率和死亡率。

在产房给予极早产儿表面活性剂可能改善短期结果和轻度支气管肺发育不良（BPD）。一些建议认为，在极早产儿复苏后预防性使用表面活性剂，可进一步保护未成熟的肺（妊娠＜27周）。

术中呼吸机管理

对于患有 RDS 的婴儿，术中使用麻醉机进行呼吸管理可能具有挑战性。使用术前的呼吸机参数常导致低氧血症和（或）高碳血症。部分原因是通气设备的差异，麻醉相关的胸壁和肺顺应性变化，以及影响通气效率的手术。早产儿术中通气的主要目的是避免低氧血症 [$PaO_2 < 60$ mmHg 或血氧饱和度（SpO_2）＜90%]，次要目标包括避免高 FiO_2 和高平均气道压力。

容量目标通气（VTV）一般从 5 mL/kg 的容积开始，防止肺过度膨胀并确保较小的潮气量变化。传统上，压力控制通气已用于新生儿，因为它可以防止较高的吸入峰压（PIP）和并发症，如气胸。然而，随着依从性的提高，VTV 允许实时自动脱离 PIP，与压力限制通气相比，VTV 的优点包括机械通气时间减少、支气管肺发育不良（BPD）发生率降低和气体泄漏减少 [6,10]。腹部或胸外科手术中，肺和胸壁顺应性每分钟都在变化，经验丰富的儿科麻醉医生会用"有经验的手"给婴儿手动通气，并在保持足够容量的同时不断调整吸气压力，观察手术野并"感觉"顺应性的变化。

PEEP 常用于 RDS 患儿，以维持肺泡通畅，增加和稳定 FRC，减少通气灌注失调。术中应保持术前的 PEEP 水平。增加 PEEP 可增加 PaO_2，但也可增加 $PaCO_2$（继发于潮气量下降）并干扰静脉回流，从而影响小婴儿的心输出量。在患有 RDS 的婴儿中，过度的 PEEP 也可能对肺顺应性产生有害影响。最佳 PEEP 是使 FiO_2 较低，血气在可接受范围内且血流动力学稳定 [6,10]。

一般对于患有 RDS 的小婴儿来说，呼吸频率可维持在 30~50 次 / 分。在吸气 / 呼气比值不变的情况下，增加呼吸频率可增加肺泡通气量，降低 $PaCO_2$，但不影响 PaO_2。

RDS 患儿的吸呼比（I/E）范围为 1 : 1~1 : 3。增加吸气时间将促进肺不张区域开放，从而增加 PaO_2。然而，增加吸气时间可能会大大增加平均气道压力，有可能造成气压伤。此外，缩短呼气时间可能导致空气潴留，并容易发生间质性肺气肿和气胸。二氧化碳的清除通常不受 I/E 比值改变的影响。

RDS 的预后

在大多数情况下，RDS 的严重程度在 3~5 d 内达到高峰，随后逐渐改善，前提是婴儿没有受到其他医疗问题的影响。在严重的病例中，通气治疗可能与间质性肺气肿、气胸、肺出血和死亡有关。严重 RDS 存活下来的婴儿很可能发展为新生儿慢性肺部疾病或 BPD。

早产儿呼吸暂停

呼吸暂停通常定义为呼吸停止超过 20 s 或更短时间，并伴有心动过缓（心率较基线值下降 30 次 / 分）或低氧血症（$SpO_2 < 90%$）、发绀或苍白 [11]。呼吸暂停在早产儿中极为常见，其发病率随胎龄的减少而增加。基本上，所有极早产儿都有早产呼吸暂停。高达 25% 的 LBW 和高达 84% 的 ELBW 表现出某种形式的呼吸暂停。大约 50% 的 VLBW 发生呼吸暂停，必须通过药物或呼吸支持进行管理。早产儿的呼吸暂停通常在妊娠后 52 周消失。呼吸暂停和胎龄之间的相关性对新生儿重症监护病房（NICU）和麻醉后护理都有意义。一般来说，所有小于 35 周胎龄的早产儿都需要在 NICU 进行监测，因为呼吸暂停事件的风险增加，这可能与心动过缓有关。同样，因为早产儿可能在压力事件（如全身麻醉）后出现呼吸暂停，大多数医院和机构均有规定，需根据胎龄对麻醉后的早产儿进行心肺监测 [11]。

呼吸暂停分为中枢性（无呼吸动作）和阻塞性（呼吸时无气流）。早产婴儿的大多数呼吸暂停事件是混合性的（中枢呼吸暂停和阻塞性呼吸暂停的组合）。

早产儿呼吸暂停可能是由脑干呼吸控制中枢和周围化学感受器的神经元不成熟引起的。在这些婴儿的心动过缓事件中，重要器官血流量明显减少。然而，早产儿呼吸暂停与长期神经发育结果的关系尚不明确。有限的研究表明，持续呼吸暂停在矫正胎龄 36 周或之后消退可能与较高的神经发育不良发生率相关；然而，很难区分这些结果是由呼吸暂停还是其他与早产相关的合并症引起的[11]。

急性呼吸暂停发作的治疗最初通过触觉刺激和简单的气道操作来缓解上呼吸道阻塞（如抬下巴或推下巴）。如果呼吸不能恢复或低氧血症持续，则需要气囊面罩正压通气。复发性窒息发作的婴儿给予由甲基黄嘌呤（即咖啡因和氨茶碱）组成的兴奋剂预防治疗。经鼻 CPAP 常与甲基黄嘌呤联合使用，可有效降低呼吸暂停发作的严重程度并减少发作次数。它的工作原理是保持气道通畅，降低阻塞的风险。尽管有药物治疗，机械通气仍是婴儿出现危及生命的窒息事件的最后手段。因贫血婴儿的携氧能力下降，故贫血被认为是导致早产儿呼吸暂停的原因。输血可以减少呼吸暂停发作的次数；然而，目前的研究只关注输血的短期影响，需要进一步研究长期影响[11, 13]。

动脉导管未闭

动脉导管未闭（PDA）常见于合并呼吸系统疾病的早产儿中。在正常新生儿中，动脉导管在出生后几天内关闭，在出生后 72 h 内功能性关闭。这一过程是由血氧张力的正常升高和循环母体前列腺素水平的降低引起的。早产儿 PDA 的发病率与出生体重和胎龄呈负相关。事实上，所有通过 PDA 的分流都是由左向右的，只有在较大的婴儿中，持续的肺动脉高压才会出现从右向左通过 PDA 分流的问题。在早产儿中，PDA 与 RDS 加重、需氧量增加或机械通气时间延长、BPD、心血管不稳定、脑室内出血、肾功能障碍和少尿、坏死性小肠结肠炎、脑瘫和死亡的风险增加有关[14]。

有症状的 PDA 可在新生儿早期经过药物治疗（如吲哚美辛）[15]、经导管封堵或手术结扎关闭。吲哚美辛的不良反应包括血小板和肾功能障碍。美国心脏协会建议使用假体材料或装置修复先天性心脏病的婴儿，应在人工关闭后 6 个月内预防手术相关的亚急性细菌性心内膜炎（SBE）[16]。

通过体格检查、超声心动图和血清生物标志物脑利尿钠肽（BNP）或 N 端 BNP 前体（pro-BNP）来评估 PDA 的血流动力学情况。PDA 患者的体格检查结果包括胸骨左缘可听到典型的、粗大的收缩期杂音，动脉搏动明显，心前冲量增加，舒张压降低伴宽脉压和（或）收缩压和舒张压降低。胸部 X 线片上可见肺充血。存在血流动力学显著改变的 PDA 患者可能难以脱离吸氧或呼吸机支持。血流动力学显著改变的 PDA 与较低的脑氧饱和度有关，但尚不清楚其长期临床后果。目前仍需要确定一个更全面的"血流动力学显著改变"PDA 的定义[17]。

有充分的证据表明，对所有早产儿进行常规、早期辅助的 PDA 闭合，无论是药物还是手术，并不一定能改善长期预后。在并发症发生高风险的婴儿中是否选择性地辅助治疗，被认为尚不明确且需要更多的研究[17]。长期的 PDA 是早产儿发病和死亡的主要原因，识别那些有持续性 PDA 和相关并发症风险的婴儿，可能有助于早期治疗和预防[14]。

早产儿贫血

早产儿贫血往往比婴儿期生理性贫血更为严重和持久。这种"早产儿贫血"是指早产儿（出生时妊娠时间常少于 32 周）伴有低网织红细胞计数和低促红细胞生成素（EPO）浓度的贫血。它通常发生在出生后第一个月[18-19]，最常见的原因是 EPO 产生减少、红细胞产生减少、红细胞寿命缩短及频繁采血，其发病率随胎龄的降低而增加。高达 75% 的体重低于 1000 g 的婴儿在住院期间接受过红细胞输注。早产儿贫血被认为是导致早产儿呼吸暂停、喂养不良、体重增加不足、持续性心动过速和不明原因的持续性代谢性酸中毒的原因。已有研究表明，贫血、输血与坏死性小肠结肠炎[20]、早产儿视网膜病变和支气管肺发育不良之间存在相关性[18]。

早产儿贫血的治疗方案包括输注红细胞、重组 EPO 和观察。营养充足且没有急性疾病的无症状婴儿，可以进行连续的血细胞比容监测。多项研究证实了早产儿在外源性给药后对重组人

EPO 的反应。然而，关于它的安全性和剂量尚无共识。此外，关于 EPO 治疗是否会完全替代输血或减少输血量的争议仍然存在 [19]。

输血是治疗早产儿贫血的主要方法。关于输血适应证的争论仍然存在。不同医疗机构认为输血的血红蛋白低限在 7~12 g /dL，这取决于婴儿的其他并发疾病。一些中心给这些婴儿注射 EPO 和铁。大多数中心都认为，在进行任何手术前，婴儿的血红蛋白水平均应大于 10 g/dL。从早产恢复的大龄婴儿中，在没有症状和网织红细胞计数表明红细胞活跃产生的情况下，可以耐受较低的血红蛋白水平（7~10 g/dL）。通常，新生儿科医生会根据婴儿的合并症严重程度来相应调整其血红蛋白水平维持标准。

脑室内出血 (IVH)

IVH 是一种严重的情况，几乎只发生在早产儿身上，涉及自发性出血进入侧脑室及其周围。出血起源于室管膜下生发基质，这是一个包围侧脑室的区域，早产儿此处的血管较为脆弱，而大多数足月婴儿的血管已有较好的弹性。

IVH 的发生率随出生体重和胎龄的降低而增加。在出生体重低于 750 g 的婴儿中，高达 70% 的婴儿可发生 IVH，大多数病例发生在出生到出生后第 3 天之间。其他易感因素包括创伤、酸中毒、贫血、RDS、缺氧缺血性损伤、癫痫发作、低碳酸血症和使用血管升压药。急性血压波动的发作伴随着脑血流量、脑血容量或脑内压的快速增加或减少，例如在气管插管期间未使用镇静剂或麻醉药时，可导致 IVH 的发展。研究表明，快速输注高渗溶液（如碳酸氢钠）也可诱导早产儿的 IVH。产前糖皮质激素的使用可降低 IVH 的发病率或严重程度 [21]。

根据对大脑的超声检查，IVH 通常根据严重性分为 4 个阶段。较高程度的出血与较差的临床状况以及神经发育结局相关。IVH 的分级见表 11.1。

IVH 的临床表现包括在生命最初几天出现突发性的神经系统改变迹象，如肌张力低下、呼吸暂停、癫痫发作、吸吮反射丧失和前囟门膨出。

表 11.1 基于超声的新生儿与婴儿脑室内出血分级 [22]

IVH 分级	超声评估的 IVH 严重程度
I	出血仅限于脑室周围生发层
II	出血进入脑室但脑室不扩张
III	大量出血进入脑室导致脑室扩张
IV	出血扩展到脑实质

更严重的病例表现为不明原因的贫血或低血容量性休克。

进入或突破侧脑室的 IVH 可导致闭塞性蛛网膜炎，引起脑脊液（CSF）吸收受阻和（或）CSF 在导管内（Sylvius）流动受阻。这种情况可导致沟通性脑积水，通常需要在早期放置脑室-腹膜分流器。

若出血进入脑实质引起出血性梗死，且可发展为脑室周围白质软化（PVL）。PVL 由脑室周围白质中的空洞囊肿组成，被认为是脑瘫的唯一最强预测因子。PVL 可发生在没有 IVH 病史或实质出血的患儿中。

早产儿视网膜病变

早产儿视网膜病变（ROP），既往被称为视网膜后纤维增生（RLF），是与未成熟视网膜的神经血管生长停止或中断有关的早产儿疾病，其特征为两个阶段。ROP 是失明的主要可预防原因之一，在全球范围内均有发生。ROP 发生时，视网膜血管的生长在其完全成熟和生长到视网膜周围之前被阻止（第 1 阶段）。在停经后 33 周左右，新的异常血管在断流区增殖（第 2 阶段），其特征是异常生长、出血和水肿倾向，所有这些都可能导致视网膜瘢痕和视力丧失 [23–24]。

ROP 的危险因素包括低胎龄、低出生体重、长时间氧暴露 [25]、机械通气、低血糖水平、外源性胰岛素给药增加、菌血症发作 [26]、其他新生儿感染（如真菌感染）[27] 及合并症。导致视网膜血管收缩的吸入氧或 PaO_2 的精确浓度尚不清楚，可能因患者而异，甚至有发绀型婴儿发展为 ROP 的报道。

人们认识到高氧是一个主要的促成因素，因此，轻度早产儿的 ROP 发病率有所下降。然而，由于极早产儿的护理改善和存活率的提高，ROP的总体发病率仍保持稳定。尽管最佳氧饱和度仍不清楚，但对高危婴儿的早期治疗或预防应包括仔细调节氧浓度。大多数研究认为，脉搏血氧计测得的血氧饱和度达到90%~95%是超出可接受范围的[24]。大多数患有轻度至中度疾病的婴儿无需治疗即可恢复正常视力；晚期疾病可通过激光消融无血管视网膜、玻璃体内注射抗VEGF抗体，以及玻璃体切除或视网膜冷冻治疗来预防视网膜脱离和视力丧失。长期随访直到成年是必要的，因为随后可能会发生并发症（如复发的ROP和视网膜脱离）。

全身麻醉时给氧是否会引起或加重ROP？虽然个案报道指出，全身麻醉时给氧是一个促成因素，但这并不支持因害怕引起或加重ROP而不给氧。极早产儿在术中的SpO_2应保持在90%~95%。在贫血的情况下应增加SpO_2。高氧也被证明是促进早产儿氧化应激的一个危险因素，从而使他们不仅面临ROP的风险，同时面临白质损伤和潜在的不可逆转的不良神经发育后果。因此，麻醉医生在围手术期应尽可能避免高氧[28]。

低血糖

葡萄糖是大脑正常生长和发育的关键物质。在子宫内，葡萄糖是母体通过胎盘转移获得的。出生后，新生儿的大脑通过外源性或糖原储存的内源性糖异生获得葡萄糖。然而，糖原主要于妊娠晚期在胎儿肝脏中积累。因此，早产儿有发生低血糖的风险，原因是肝脏中糖原储存不足、糖原合成和形成水平低，以及喂养延迟/困难（摄入不足）。新生儿的能量需求（每千克体重）比成人高3~6倍，这是新陈代谢加快的结果。他们不仅葡萄糖含量少，实际上还需要更多的葡萄糖[28]。出生体重低、宫内发育迟缓、母亲患糖尿病以及体温过低、呼吸窘迫、红细胞增多症或围产期窒息的婴儿，其低血糖的风险也会增加。美国新生儿低血糖指南建议：所有高危新生儿均应尽早进行常规血糖筛查[29]。

低血糖仍没有明确定义；然而，它可以分为严重（< 35 mg/dL）、中度（35~47 mg/dL）和轻度（47~70 mg/dL）。最近的研究表明，轻度低血糖或短暂的中度低血糖并不一定转化为未来的神经发育迟缓。然而，有足够的证据表明，未经治疗的低血糖可导致生命后期严重的、不可逆转的神经认知和神经发育障碍[28]。因此，应积极治疗低血糖。目前，新生儿学家提倡对血糖水平 < 50 mg/dL的患儿或有症状的患儿进行治疗。低血糖的症状包括震颤（或紧张不安）、易怒、发绀、新生儿惊厥（如翻白眼、四肢无力）、呼吸暂停、尖锐或微弱的哭泣或拒绝进食。对于预期无法通过肠内喂养获得葡萄糖的早产新生儿，在出生第2天应静脉给予10%的葡萄糖，目标葡萄糖输注速率为8 mg/（kg·min）。有症状的低血糖患儿应静脉滴注10%的葡萄糖（2~4 mL/kg），直至症状消失且血糖升高至正常水平以上。反跳性低血糖常发生，因此应对这些婴儿进行持续的葡萄糖输注，并频繁监测血糖水平。

如前所述，由于糖异生途径不成熟或糖原储存不足，早产儿或前早产儿在术前禁食期间容易发生低血糖[28]。因此，对于全身麻醉下接受外科手术的早产儿，将在术前给予葡萄糖溶液。由于伴随手术开始的应激反应通常会导致血糖升高（儿茶酚胺激增，导致皮质醇和胰高血糖素水平升高和胰岛素抑制）[28]，许多儿科麻醉医生在手术开始时将维持葡萄糖输注率降低50%或更多。随后的术中血糖测量通常每小时进行一次，并相应地调整葡萄糖输注[28]。在麻醉状态下，低血糖的症状不会被注意到，所以术中血糖监测至关重要。术后低血糖的症状可能被误认为是正常的术后症状，因此在恢复过程中应继续进行血糖监测。

（李欣然　译，李凤仙　审）

参考文献

[1] Glass HC, Costarino AT, Stayer SA, et al. Outcomes for extremely premature infants. Anesth Analg,2015,120(6):1337–1351. https://doi.org/10.1213/ANE.0000000000000705.

[2] Gregory ECW, Drake P, Martin JA. Lack of change in perinatal mortality in the United States, 2014–2016. NCHS Data Brief, 2018(316):1–8.

[3] Kugelman A, Colin AA. Late preterm infants: near term but still in a critical developmental time period. Pediatrics,2013,132(4):741–751. https://doi.org/10.1542/

peds.2013-1131.

[4] Patel RM, Kandefer S, Walsh MC, et al. Causes and timing of death in extremely premature infants from 2000 through 2011. N Engl J Med,2015,372(4):331–340. https://doi.org/10.1056/NEJMoa1403489.

[5] Chest radiography (2021-10-5). https://www.aafp.org/afp/2007/1001/afp20071001p987-f2.jpg.

[6] Sweet DG, Carnielli V, Greisen G, et al. European Consensus Guidelines on the Management of Respiratory Distress Syndrome–2019 Update. Neonatology,2019,115(4):432–450. https://doi.org/10.1159/000499361.

[7] Kandraju H, Murki S, Subramanian S,et al. Early routine versus late selective surfactant in preterm neonates with respiratory distress syndrome on nasal continuous positive airway pressure: a randomized controlled trial. Neonatology, 2013,103(2):148–154. https://doi.org/10.1159/000345198.

[8] Aldana-Aguirre JC, Pinto M, Featherstone RM, et al. Less invasive surfactant administration versus intubation for surfactant delivery in preterm infants with respiratory distress syndrome: a systematic review and meta-analysis. Arch Dis Child Fetal Neonatal Ed, 2017,102(1):F17–F23. https://doi.org/10.1136/archdischild-2015-310299.

[9] Soll R, Ozek E. Multiple versus single doses of exogenous surfactant for the prevention or treatment of neonatal respiratory distress syndrome. Cochrane Database Syst Rev, 2009(1):CD000141(2009-06-21). https://doi.org/10.1002/14651858. CD000141.pub2.

[10] Klingenberg C, Wheeler KI, McCallion N, et al. Volume-targeted versus pressure-limited ventilation in neonates. Cochrane Database Syst Rev, 2017,10(10):CD003666(2017-10-17). https://doi.org/10.1002/14651858. CD003666.pub4.

[11] Eichenwald EC, Committee on Fetus and Newborn, American Academy of Pediatrics. Apnea of prematurity. Pediatrics, 2016,137(1):e20153757. https://doi.org/10.1542/peds.2015-3757.

[12] Perlman JM, Volpe JJ. Episodes of apnea and bradycardia in the preterm newborn: impact on cerebral circulation. Pediatrics, 1985,76(3):333–338.

[13] Zagol K, Lake DE, Vergales B, et al. Anemia, apnea of prematurity, and blood transfusions. J Pediatr, 2012,161(3):417–421. e1. https://doi.org/10.1016/j.jpeds.2012.02.044.

[14] Mezu-Ndubuisi OJ, Agarwal G, Raghavan A, et al. Patent ductus arteriosus in premature neonates. Drugs, 2012,72(7):907–916. https://doi.org/10.2165/11632870-000000000-00000.

[15] Fowlie PW, Davis PG, McGuire W. Prophylactic intravenous indomethacin for preventing mortality and morbidity in preterm infants. Cochrane Database Syst Rev,2010,2010(7):CD000174(2010-07-07). https://doi.org/10.1002/14651858. CD000174.pub2.

[16] Wilson W, Taubert KA, Gewitz M, et al. Prevention of infective endocarditis: guidelines from the American Heart Association: a guideline from the American Heart Association Rheumatic Fever, Endocarditis, and Kawasaki Disease Committee, Council on Cardiovascular Disease in the Young, and the Council on Clinical Cardiology, Council on Cardiovascular Surgery and Anesthesia, and the Quality of Care and Outcomes Research Interdisciplinary Working Group [published correction appears in Circulation. 2007 Oct 9;116(15):e376-7]. Circulation, 2007,116(15):1736–1754. https://doi.org/10.1161/CIRCULATIONAHA.106.183095.

[17] Benitz WE, Committee on Fetus and Newborn American Academy of Pediatrics Patent ductus arteriosus in preterm infants. Pediatrics, 2016,137(1). https://doi.org/10.1542/peds.2015-3730.

[18] Colombatti R, Sainati L, Trevisanuto D. Anemia and transfusion in the neonate. Semin Fetal Neonatal Med, 2016,21(1):2–9. https://doi.org/10.1016/j.siny.2015.12.001.

[19] Juul S. Erythropoietin in anemia of prematurity. J Matern Fetal Neonatal Med, 2012,25(Suppl 5):80–84. https://doi.org/10.3109/14767058.2012.716987.

[20] Singh R, Shah BL, Frantz 3rd ID. Necrotizing enterocolitis and the role of anemia of prematurity. Semin Perinatol, 2012,36(4):277–282. https://doi.org/10.1053/j.semperi.2012.04.008.

[21] Ballabh P. Pathogenesis and prevention of intraventricular hemorrhage. Clin Perinatol, 2014,41(1):47–67. https://doi.org/10.1016/j.clp.2013.09.007.

[22] Parodi A, Govaert P, Horsch S, et al.Brain group Cranial ultrasound findings in preterm germinal matrix haemorrhage, sequelae and outcome. Pediatr Res, 2020,87(Suppl 1):13–24. https://doi.org/10.1038/s41390-020-0780-2.

[23] Hellström A, Smith LE, Dammann O. Retinopathy of prematurity. Lancet, 2013,382(9902):1445–1457. https://doi.org/10.1016/S0140-6736(13)60178-6.

[24] Cayabyab R, Ramanathan R. Retinopathy of prematurity: therapeutic strategies based on pathophysiology. Neonatology, 2016,109(4):369–376. https://doi.org/10.1159/000444901.

[25] Lloyd J, Askie L, Smith J, et al. Supplemental oxygen for the treatment of prethreshold retinopathy of prematurity. Cochrane Database Syst Rev, 2003,2003(2):CD003482. https://doi.org/10.1002/14651858.CD003482.

[26] Tolsma KW, Allred EN, Chen ML, et al. Neonatal bacteremia and retinopathy of prematurity: the ELGAN study. Arch Ophthalmol, 2011,129(12):1555–1563. https://doi.org/10.1001/archophthalmol.2011.319.

[27] Fagerholm R, Vesti E. Retinopathy of prematurity-from recognition of risk factors to treatment recommendations. Duodecim, 2017,133(4):337–344.

[28] McCann ME, Lee JK, Inder T. Beyond anesthesia toxicity: anesthetic considerations to lessen the risk of neonatal neurological injury. Anesth Analg, 2019,129(5):1354–1364. https://doi.org/10.1213/ANE.0000000000004271.

[29] Zhou W, Yu J, Wu Y, et al. Hypoglycemia incidence and risk factors assessment in hospitalized neonates. J Matern Fetal Neonatal Med, 2015,28(4):422–425. https://doi.org/10.3109/14767058.2014.918599.

III

第三部分
麻醉管理

第12章

极早产儿

Olivia Nelson, Wallis T. Muhly, Ronald S. Litman

随着产前类固醇、肺泡表面活性剂疗法的出现，以及对极早产儿护理的整体改善，因医疗问题而导致的早产儿死亡率有所下降。然而，早产儿生存率提高的同时，与其相关的慢性疾病发生率也随之升高。因此，麻醉医生要接触越来越多的早产儿，这些婴幼儿所患的各种慢性疾病可能影响其对麻醉的反应。这些患儿在镇静[1]或麻醉[2]状态下有较高的并发症风险，并且这种风险会持续到青年期。

支气管肺发育不良（BPD）

早产对肺发育和肺功能的影响将会影响极早产儿的术前评估。用于描述新生儿呼吸系统疾病的术语可能会令人困惑，因此需要解析：任何由新生儿呼吸系统疾病引起的肺部疾病都被称为婴儿期慢性肺部疾病（CLD）[3]。引起 CLDI 的病因随年龄而异。BPD 是最常见的慢性肺疾病，它被定义为出生后需要至少 28 d 的额外氧气支持，分为轻度、中度或重度[4-5]，这取决于妊娠 32 周之前出生的婴儿在矫正胎龄 36 周时需要的氧气或呼吸支持量，以及妊娠 32 周之后出生的婴儿在出生后 56 d 所需要的氧气或呼吸支持量。

"新发"和"陈旧"BPD 之间已经有了区分[6]。陈旧 BPD 是指发生在足月婴儿肺发育的囊状期和肺泡期晚期的发育不良（见第 1 章），其中有的婴儿会发生直接的肺损伤，如肺炎、败血症、误吸或先天性心肺畸形。他们接受长时间高浓度氧积极机械通气，并发展成严重的 CLDI。这类

CLDI 伴有的组织病理学改变为：弥漫性肺泡增生、广泛性炎症病变、支气管周围平滑肌肥大和肺实质纤维化。相比之下，新发 BPD 的组织病理学没有显示弥漫性炎症改变或肺泡增生，而是表现为与肺泡发育停滞一致，增大的简化肺泡引起气体交换表面积和肺泡 – 气道附着物减少，从而易导致小气道塌陷。因肺泡与肺小动脉生长一致，所以患儿可能并发肺动脉高压。BPD 相关的肺动脉高压通常具有与血管表面积减少有关的固定成分和与血管反应性增加有关的动态成分[7]。

经典的重度 BPD 的临床表现包括呼吸急促、啰音、支气管痉挛和需要持续的氧气支持。其中最突出的表现为二氧化碳潴留，这可能与无效腔通气增加有关。影像学异常包括肺气肿、气泡形成和间质密度改变（图 12.1）。患有重度 BPD 的婴儿也可能会出现突然而严重的支气管痉挛和兴奋或物理刺激后的发绀（"BPD 发作"）。这些被认为是由于气管软化引起的几乎完全的气管塌陷，气管软化是长时间机械通气的并发症。在婴儿持续性低氧血症的情况下，发作时需要镇静或安抚婴儿并应用持续气道正压通气（CPAP）或正压通气来治疗。

新发的轻度 BPD 临床表现为对呼吸支持的需求较低，但是这些患儿的肺部病理表现不应被低估（图 12.2）。早产儿继发于肺泡发育受损相关的小气道塌陷的喘息发生率仍然较高，并且在出生后第一年因呼吸道感染再入院率高于足月出生的儿童[8]。因此，对于患有 BPD 的极早产儿，医务人员应共同努力以减少其暴露在被动烟雾吸入

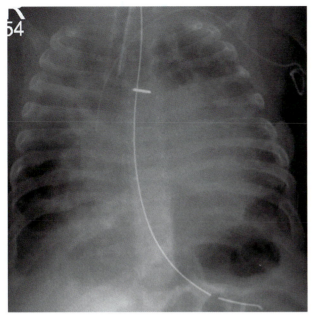

图 12.1 胸部 X 线片显示过度充气和肺气肿区，并伴有密集的肺不张，这是陈旧 BPD 的特征

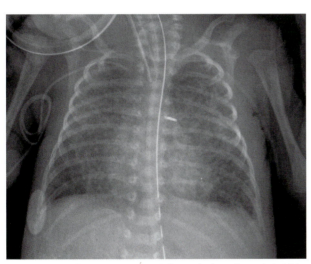

图 12.2 新生儿新发 BPD 胸部 X 线片示广泛均匀模糊的肺间质 [引自：Bancalari EH, Jain D. Bronchopulmonary Dysplasia in the Neonate//Martin RJ, Fanaroff AA, Walsh MC, eds. Fanaroff and Martin's neonatal-perinatal medicine: Diseases of the fetus and infant. 11th ed. Philadelphia: Elsevier,2020（chapter 69）：1256－1269.]

和病毒感染的环境中。BPD 患儿所表现的喘息症状常被误认为是哮喘，因此这些患儿可能接受不必要的类固醇或 β 受体激动剂治疗。如前所述，这种新发的 BPD 与哮喘那样的炎症反应不同，因此不太可能对类固醇治疗有显著的临床反应。此外，β 受体激动剂治疗仅能部分逆转 BPD 患者的气道阻塞。随着轻度 BPD 患儿的成长，与重度

BPD 患儿相比，其支气管痉挛成分相对较少。然而，对学龄儿童的研究表明，尽管症状明显缓解，但肺功能检查仍显示阻塞性疾病[9]。一项研究表明，与足月出生的成年人相比，早产出生的成年人的呼吸系统症状发生率增加[10]。

不管是何种类型的 BPD，通气管理的目的均为最大程度地降低气压伤或容积伤，并预防肺不张。尝试限制吸入氧浓度将有助于预防氧中毒。减小 BPD 患者通气肺损伤的理想通气设置（限制潮气量或限制压力)或使用呼气末正压（PEEP）来优化氧合和通气的争议仍在继续。对于新生儿重症监护病房（NICU）的通气管理，与压力限制通气相比，容量靶控通气的发病率和死亡率似乎更低[11]。虽然 PEEP 能维持功能残气量（FRC）并减少肺不张的发生率，但新生儿和早产儿的 PEEP 水平尚不清楚[12]。机械通气的理想潮气量仍有争议：一些作者认为 5~7 mL/kg 最佳，而其他人认为 4~6 mL/kg 可能是最好的。

BPD 婴儿的麻醉管理

BPD 患儿的术前评估重点是优化呼吸状态，特别是治疗潜在的支气管收缩。手术时伴有上呼吸道感染的 BPD 患儿在围手术期发生不良呼吸事件（如喉痉挛、支气管痉挛、缺氧等）的风险较高，术后可能需要长时间的氧气支持。因此，推迟择期手术可能是有必要的。

重度 BPD 患儿在受到物理刺激时可出现支气管痉挛和发绀，因此他们应接受术前抗焦虑药物的预治疗。应尽可能避免气管插管。只要可行，首选放置喉罩（LMA）。如果必须进行气管插管，则可能需要"深麻醉拔管"以避免支气管痉挛。在腹部手术中，为了充分控制术后疼痛，避免胸壁挛缩并保留患者无痛咳嗽的能力，应采用区域神经阻滞镇痛技术。目前缺乏足够的数据来预测 BPD 患儿术中或术后肺部并发症的发生率。

喉与气管的损伤

需要长时间气管插管和机械通气的早产儿容易发生喉部和气管组织损伤，导致瘢痕形成和上气道狭窄。气道纤维化狭窄通常发生在环状软骨

水平，称为声门下狭窄（SGS）（图 12.3）。历史上，在新生儿期长时间机械通气存活的婴儿中，临床上显著的 SGS 的发生率为 0.9%~8.3%[13]。然而，研究者推测随着早产儿通气管理的改善，SGS 的发生率可能会下降。一项澳大利亚的研究发现，需要气道重建的严重 SGS 的发生率接近 0.005%[14]。无论这些变化如何，麻醉医生在计划早产儿麻醉时均应准备较小直径的气管导管，并应留意在尝试通过声带或声门下区域时遇到的任何阻力。拔管后，这些儿童可能会因急性声门下水肿导致气管进一步狭窄而出现喘鸣。因此，气管内导管应允许低于 30 cmH$_2$O 的空气泄漏，以防止声门下黏膜过度肿胀。

在反复深吸引过程中发生的气管和支气管损伤可能导致下气道狭窄和肉芽肿形成。高达 50% 的极早产儿可能发生气管支气管软化。这可能与在"BPD 发作"时表现为喘息和发绀的气管塌陷有部分关联。

术后窒息

生长良好且一般状况比较好的极早产患儿，可能在择期手术（如腹股沟疝修补术）的全身麻醉后出现中枢性呼吸暂停[15-16]。这些术后呼吸暂停发作可能伴有心动过缓，需要球囊面罩辅助通气来缓解低氧血症。这种现象的原因尚不清楚，但可能与全身麻醉药物对脑干未发育成熟的呼吸

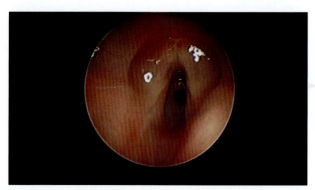

图 12.3　新生儿长时间气管插管后的医源性声门下狭窄 [引自：Otteson TD, Wang T. Upper Airway Lesions in the Neonate//Martin RJ, Fanaroff AA, Walsh MC, eds. Fanaroff and Martin's neonatal-perinatal medicine: Diseases of the fetus and infant. 11th ed. Elsevier,2020 (chapter 68): 1244－1255.]

控制中枢的影响有关[17]。

目前已有较多回顾性和前瞻性研究是为明确术后呼吸暂停高风险患者的类型而进行的。早期研究发现，早产婴儿更容易发生术后呼吸暂停[18]的特征包括：低胎龄、低受孕后年龄（PCA）、早产儿术前呼吸暂停、贫血（通常定义为血红蛋白水平 < 10 g/dL）、肺部疾病史[19]（如 BPD）。不发生术后呼吸暂停的 PCA 是未知的，但暂未见 60 周以上的 PCA 婴儿发生术后呼吸暂停的报道 [这些观点基于较早期的研究，旨在确定基于 PCA 的风险，但"受孕后年龄"一词现已被弃用[20]，取而代之的是更可靠的"末次月经龄"（即矫正胎龄）]。个体的真正风险是不确定的，可能基于婴儿的胎龄、实际年龄及共存疾病的连续影响。在近期的研究中，较低的呼吸暂停发生率可能反映了较新的、短效麻醉药的效果或呼吸暂停测量方法的差异。

预防术后呼吸暂停的策略

许多研究人员在认识到术后呼吸暂停的存在后制定了一系列麻醉策略，用于预防易感婴儿术后发生呼吸暂停。这些策略包括使用脊椎麻醉、术前输血和围手术期给予咖啡因治疗。

1984 年，佛蒙特大学（University of Vermont）的儿科麻醉医生 Chris Abajian 推广了小婴儿脊椎麻醉。自该报告发表以来[21]，许多其他研究报告了脊椎麻醉或硬膜外麻醉对这类患者进行下腹部或腹股沟手术的益处和风险[22]。大多数系列报道证实，只要避免使用额外的全身镇静剂，脊椎麻醉或硬膜外麻醉与术后呼吸暂停的发生率较低(但并非完全没有)有关[23]。然而，在区域和全身麻醉下行腹股沟疝修补术患者中进行的一项随机对照试验发现[24]，尽管区域麻醉组的早期呼吸暂停（0~30 min）较少，需要的有创干预也较少，但总的呼吸暂停率（0~12 h）相似。试验排除了存在明显神经危险因素或出生时不足妊娠 26 周的婴儿。存在术后呼吸暂停风险的婴儿在接受镇静的区域麻醉后，应接受与全身麻醉后相同的术后呼吸暂停监测。目前在儿科麻醉学界，接受区域麻醉的患儿在无额外镇静剂的情况下，关于其术后监测的适当水平存在争议。虽然一些中心通常会

在手术当天让这些患儿出院，但其他中心需要过夜监测。

历史上曾认为贫血与术后呼吸暂停风险增加之间似乎存在联系[25]，因此出现了提倡早产儿术前输血的观点。然而随后的研究表明，这种益处可能很小[26]，不足以抵消输血的潜在风险，其中可能包括BPD恶化或发生坏死性小肠结肠炎。因此，这种做法很大程度上已被放弃。

围手术期应用咖啡因可降低易感婴儿术后呼吸暂停、心动过缓和低氧血症的发生率[27]。护理存在术后呼吸暂停风险的婴儿的麻醉医生，应该主动咨询他们中心的新生儿科医生，并制定围手术期咖啡因给药的治疗计划。对于接受手术的NICU患儿，麻醉医生和新生儿科医生之间的沟通至关重要。因为患者目前可能正在接受咖啡因治疗，不需要增加围手术期剂量。其他患者可能很快出院回家。由于咖啡因的半衰期很长，围手术期剂量的咖啡因会使出院计划复杂化。对于出院后进行择期手术的早产儿，在评估风险因素并与新生儿专科医生讨论后，根据具体情况给予咖啡因。

（郭斌　侯语汇　译，李乐　审）

参考文献

[1] Havidich JE, Beach M, Dierdorf SF,et al. Preterm versus term children: Analysis of sedation/anesthesia adverse events and longitudinal risk. Pediatrics, 2016, 137(3):e20150463. DOI:10.1542/peds.2015-0463.

[2] Vlassakova BG, Sinnott SM, Askins N, et al. The Anesthesia perioperative "Call for help"–Experience at a quaternary pediatric medical center: Analysis of 67,564 anesthesia encounters. Anesth Analg,2018,127(1):126–133. DOI: 10.1213/ANE.0000000000003353.

[3] Allen J, Zwerdling R, Ehrenkranz R, et al. Statement on the care of the child with chronic lung disease of infancy and childhood. Am J Respir Crit Care Med,2003,168(3):356–396. DOI: 10.1164/rccm.168.3.356.

[4] Jobe AH, Bancalari E. Bronchopulmonary dysplasia. Am J Respir Crit Care Med,2001,163(7):1723–1729. DOI: 10.1164/ajrccm.163.7.2011060.

[5] Glass HC, Costarino AT, Stayer SA, et al. Outcomes for extremely premature infants. Anesth Analg,2015,120(6):1337–1351. DOI: 10.1213/ANE.0000000000000705.

[6] Baraldi E, Filippone M. Chronic lung disease after premature birth. N Engl J Med, 2007,357(19):1946–1955. DOI: 10.1056/ NEJMra067279.

[7] Latham GJ, Yung D. Current understanding and

[8] Lamarche-Vadel A, Blondel B, Truffer P, et al. Re-hospitalization in infants younger than 29 weeks' gestation in the EPIPAGE cohort. Acta Paediatr,2004,93(10):1340–1345. DOI:10.1080/08035250410032926.

perioperative management of pediatric pulmonary hypertension. Paediatr Anaesth,2019,29(5):441–456. DOI: 10.1111/pan.13542.

[9] Doyle LW, Faber B, Callanan C, et al. Bronchopulmonary dysplasia in very low birth weight subjects and lung function in late adolescence. Pediatrics,2006,118(1):108–113. DOI: 10.1542/peds.2005-2522.

[10] Narang I, Rosenthal M, Cremonesini D,et al. Longitudinal evaluation of airway function 21 years after preterm birth. Am J Respir Crit Care Med,2008,178(1):74–80. DOI: 10.1164/rccm.200705-701OC.

[11] Wheeler KI, Klingenberg C, Morley CJ, et al. Volumetargeted versus pressure-limited ventilation for preterm infants: a systematic review and meta-analysis. Neonatology,2011,100(3):219–227. DOI: 10.1159/000326080.

[12] Bamat N, Millar D, Suh S, et al. Positive end expiratory pressure for preterm infants requiring conventional mechanical ventilation for respiratory distress syndrome or bronchopulmonary dysplasia. Cochrane Database Syst Rev,2012,1:CD004500(2012-02-18). DOI: 10.1002/14651858.CD004500.pub2.

[13] Walner DL, Loewen MS, Kimura RE. Neonatal subglottic stenosis-incidence and trends. Laryngoscope,2001,111(1):48–51. DOI:10.1097/00005537-200101000-00009.

[14] Leung R, Berkowitz RG. Incidence of severe acquired subglottic stenosis in newborns. Int J Pediatr Otor hinolaryngol,2007,71(5):763–768. DOI: 10.1016/ j.ijporl.2007.01.014.

[15] Kurth CD, LeBard SE. Association of postoperative apnea, airway obstruction, and hypoxemia in former premature infants. Anesthesiology, 1991,75(1):22–26. DOI:10.1097/00000542-198704000-00006.

[16] Kurth CD, Spitzer AR, Broennle AM, et al. Postoperative apnea in preterm infants. Anesthesiology,1987,66(4):483–488. DOI:10.1097/00000542-199107000-00005.

[17] Zhao J, Gonzalez F, Mu D. Apnea of prematurity: from cause to treatment. Eur J Pediatr,2011,170(9):1097–1105. DOI: 10.1007/s00431-011-1409-6.

[18] Coté CJ, Zaslavsky A, Downes JJ, et al. Postoperative apnea in former preterm infants after inguinal herniorrhaphy. A combined analysis. Anesthesiology,1995,82(4):809–822. DOI:10.1097/00000542-199504000-00002.

[19] Massoud M, Kühlmann AYR, van Dijk M, et al. Does the incidence of postoperative complications after inguinal hernia repair justify hospital admission in prematurely and term born infants? Anesth Analg,2019,128(3):525–532. DOI: doi.org/10.1213/ANE.0000000000003386.

[20] Engle WA. American academy of pediatrics committee on

fetus and newborn. Age terminology during the perinatal period. Pediatrics,2004,114(5):1362–1364. DOI:doi. org/10.1542/peds.2004-1915.

[21] Abajian JC, Mellish RW, Browne AF, et al. Spinal anesthesia for surgery in the high-risk infant. Anesth Analg,1984,63(3):359–362.

[22] Krane EJ, Haberkern CM, Jacobson LE. Postoperative apnea, bradycardia, and oxygen desaturation in formerly premature infants: prospective comparison of spinal and general anesthesia. Anesth Analg,1995,80(1):7–13. DOI: 10.1097/00000539-199501000-00003.

[23] William JM, Stoddart PA, Williams SA, et al. Post-operative recovery after inguinal herniotomy in ex-premature infants: comparison between sevoflurane and spinal anaesthesia. Br J Anaesth,2001,86(3):366–371. DOI: 10.1093/bja/86.3.366.

[24] Davidson AJ, Morton NS, Arnup SJ, et al. Apnea after awake regional and general anesthesia in infants: The general anesthesia compared to spinal anesthesia (GAS) study: comparing apnea and neurodevelopmental outcomes, a randomized controlled trial. Anesthesiology,2015,123(1):38–54. DOI:0.1097/ALN.0000000000000709.

[25] Welborn LG, Hannallah RS, Luban NL, et al. Anemia and postoperative apnea in former preterm infants. Anesthesiology,1991,74(6):1003–1006. DOI:10.1097/00000542-199106000-00006.

[26] Westkamp E, Soditt V, Adrian S, et al. Blood transfusion in anemic infants with apnea of prematurity. Biol Neonate,2002,82(4):228–232. DOI: 10.1159/000065891.

[27] Welborn LG, Hannallah RS, Fink R, et al. High-dose caffeine suppresses postoperative apnea in former preterm infants. Anesthesiology, 1989, 71(3):347–349. DOI:10.1097/00000542-198909000-00005.

拓展阅读

Lauer R, Vadi M, Mason L. Anaesthetic management of the child with co-existing pulmonary disease. Br J Anaesth,2012,109(suppl1):i47–i59. DOI:doi.org/10.1093/bja/aes392.

第13章

儿科麻醉前准备

Gregory Dodson, Anastasia Dimopoulou, Theoklis Zaoutis, Ronald S. Litman

"10P"清单

清单形式的认知辅助手段是确保多步骤过程的完整性和帮助关注细节的方法。我们设计了"10P"清单,以帮助麻醉医生为患者做好准备(表13.1)。这份清单分为术前、术中和术后注意事项,它将构成本章内容的基础。

患者:病史和体格检查

术前病史应关注合并疾病及其治疗、目前用药情况、既往过敏史、既往麻醉药使用出现的问题及麻醉家族史。容易反复出现的麻醉并发症包括气道梗阻、术后恶心呕吐以及严重的术后疼痛。必须彻底查看以前可访问的麻醉记录。麻醉相关

的家族史主要集中在检测对恶性高热的易感性或假胆碱酯酶缺乏。一些同时使用的药物可能会影响麻醉效果,如抗惊厥药常常会缩短氨基甾体神经肌肉阻滞剂的作用时间。

当进行新生儿麻醉时,术前病史还应关注父母的既往史、妊娠和分娩的过程。孕产妇的健康状况(表13.2)和妊娠期服用的药物(表13.3)可能会影响新生儿的健康。

对某种药物的过敏史在接受手术的儿童中很常见。所有需要鼓膜造瘘管置入的儿童都至少接触过一种抗生素。许多儿童被报道在使用青霉素、头孢菌素或磺胺类抗生素后出现皮疹,但没有进行进一步的诊断测试以确定皮疹的原因。除了通过病史或父母的反馈,麻醉医生无法确定患儿的

表 13.1 "10P"清单:在手术开始之前要和患者的主治医生讨论什么?

患者	讨论患者的病史、体格检查、麻醉史和其他可能的并发症
术程	讨论手术过程和麻醉管理的注意事项
术前用药	讨论术前用药方案和剂量
术前禁食	讨论禁食策略 应鼓励健康儿童在预定手术时间前2 h饮用清液体
术前实验室检查	根据患者的医疗状况和手术的性质选择适当的检查
围手术期监护	根据患者的医疗状况和手术的性质选择额外的监测方式
体位	除仰卧位外,要根据体位的摆放进行相关准备以提高手术的安全性
方案	在综合上述因素的基础上,制定全身麻醉诱导、维持和苏醒的麻醉方案
镇痛	制定术中和术后镇痛需求计划,通常包括局部麻醉技术
术后考虑	考虑患者术后可能出现的顾虑、并发症及手术的性质 如有必要,制定可能入住重症监护病房(ICU)和呼吸管理的计划

表 13.2　产妇病史对新生儿的影响

母体状况对新生儿的影响	
糖尿病	发病率增加：先天性异常、低血糖症、巨大胎儿、红细胞增多症、心脏病、低钙血症、未成熟肺病、低镁血症、高胆红素血症
羊水过少	肾脏异常、胎儿窘迫、生长迟缓
羊水过多	气管食管瘘
低 α‐甲胎蛋白水平	21‐三体综合征
Rh 致敏	胎儿水肿或轻度溶血性贫血
产前出血	贫血、血容量减少
胎膜早破	新生儿感染、败血症
羊水胎粪污染	间质性肺炎
系统性红斑狼疮	先天性Ⅲ度房室传导阻滞
重症肌无力	新生儿肌无力
子痫前期	中性粒细胞减少症、血小板减少症
格雷夫斯（Graves）病	甲状腺功能减退或甲状腺功能亢进
绒毛膜羊膜炎	新生儿感染、败血症

表 13.3　产妇用药对新生儿的影响

阿司匹林和其他非甾体抗炎药	出血、肺动脉高压
阿片类药物	新生儿抑郁或新生儿戒断综合征
头孢菌素	高胆红素血症
磺胺类药物	高胆红素血症
抗痉挛药	先天畸形
华法林（香豆素）	先天畸形、发育迟缓、惊厥
抗甲状腺药物	甲状腺功能减退
β 受体阻滞剂	新生儿心动过缓、低血糖
可卡因	先天畸形、胎盘早剥
镁剂	呼吸抑制、缺氧，对神经肌肉阻滞剂敏感
利托君	低血糖
特布它林	低血糖
乙醇	胎儿酒精综合征：畸形、生长迟缓、发育迟缓
烟草	早产、IUGR、胎盘早剥和前置
锂剂	心脏畸形
异维 A 酸	小颌畸形，心脏和中枢神经系统异常
ACE 抑制剂	低血压、少尿

ACE：血管紧张素转换酶；IUGR：宫内发育迟缓。

真实过敏状态。研究一致表明，药物过敏史并不能准确预测皮肤试验是否阳性。在许多情况下，通过对父母更详细的询问反而发现这种反应本质上并非过敏。例如，吗啡所导致的嗜睡或瘙痒，父母可能会认为患儿对吗啡过敏。

术前体格检查的重点是心血管系统、呼吸系统、神经功能及其他功能正常的指标。

心血管系统的检查从测量心率和血压等生命体征开始。心率和血压的正常值因年龄、性别、体重和身高而异。活跃和激惹状态下婴儿的生命体征测量并不准确，这与健康与否无关。同样，健康儿童的心脏听诊受益太少，因此有人可能会认为这是不必要的，并且这种听诊不可避免地会导致"正常"杂音的出现，从而引发进一步讨论和可能的评估。

如果出现这种情况，应询问父母患儿既往是否检测到心脏杂音，以及既往是否进行过任何心脏评估。如果既往没有发现产妇健康状况及产妇用药对新生儿杂音的影响，麻醉医生必须迅速决定是否继续麻醉或取消手术，等待心内科会诊以确定杂音的原因。几乎所有健康儿童的杂音都可归为正常流动杂音。这些声音不会高于Ⅱ/Ⅵ级，其特点通常是具有振动性，发生在胸壁的肺或二尖瓣区域的收缩期（表 13.4）。如果杂音的特征不同，或者在病史或体检中有其他与心血管系统相关的发现，应咨询心内科。

呼吸系统的重要组成部分包括上呼吸道和下呼吸道。应检查面部结构和下颌活动性，以寻找可能存在通气困难或气管插管困难的线索。对于 5~10 岁的儿童，应考虑牙齿松动的问题。麻醉诱导后，麻醉医生应手动移除极度松动的牙齿，以防止其意外脱落并进入支气管树。对健康儿童进行肺部听诊可能没有必要；然而，有反应性气道疾病史和并发上呼吸道感染的儿童应进行呼气性喘息的评估。应进行室内空气下指脉氧测定；若值低于 96%，应检查是否有呼吸异常。一般来说，呼吸频率超过 44 次/分被认为是不正常的；但健康的新生儿和小婴儿除外，他们的正常呼吸偶尔

表 13.4　麻醉前体格检查的关键要素检查表

检查结果	意义
全身	
（肌肉）低张力或高张力	神经性或代谢性疾病
（皮肤、黏膜等）发绀	心脏病、败血症
（皮肤、黏膜、角膜等）苍白	贫血、心输出量低
心血管系统	
心脏杂音	先天性心脏病
脉搏异常或缺失	主动脉缩窄、心输出量不足
呼吸系统	
呼吸急促，异常肺音（如喘鸣、啰音、隆音），使用辅助呼吸肌，呼噜声	所有这些在呼吸或心脏疾病中都是非特异性发现
头颈部	
颅面解剖异常（如小颌畸形）；张嘴或下颌活动受限，颈部活动受限	可能提示通气或插管困难

表 13.5　发现先前未有的心脏杂音与心内科会诊理由

病史
·运动耐受性差（或婴儿喂养不耐受）
·患儿应做先前未做的心脏病评估
·直系亲属患有先天性心脏病
·发绀
体格检查
·舒张期杂音
·收缩期杂音Ⅲ级或更高
·外周脉搏缺失或异常
·发绀、苍白或毛细血管充盈不良

可以达到 70 次 / 分。体格检查的其他内容将在很大程度上取决于儿童先前的健康状况和手术性质（表 13.5）。例如，在任何神经或骨科手术之前，以及患有神经肌肉疾病的儿童，都需要进行集中的神经系统检查。

儿科麻醉风险探讨

在术前知情告知过程中，需告知家属儿童全身麻醉的风险。梅奥（Mayo）诊所的一项研究显示 [1]，麻醉后儿童（非心脏手术）的心搏骤停发生率为 2.9/10 000，当仅归因于麻醉原因时，发生率为 0.65/10 000。这些患儿在手术前通常存在健康问题。

在儿科麻醉中，一个有争议的问题是麻醉医生应该向家长透露多少麻醉风险。这种讨论会增加还是减少父母（或孩子）的焦虑？麻醉医生是否应该讨论死亡风险？哪些风险应适当透露？这些问题的答案并不能轻易找到，可能在一定程度上取决于其所在地的知情同意法。研究普遍表明，获知的信息越多，父母的焦虑越少，即使这些信息可能暗示存在更大的风险。例如，在一项问卷调查中 [2]，大多数麻醉医生提到了死亡风险，家长表示他们很满意被告知这种罕见的风险。而对于麻醉医生没有提到死亡风险的，家长们表示应该向他们提及死亡风险。

本文作者的做法是通过强调手术的整体安全性，在不增加焦虑的情况下暗示麻醉的潜在有害但罕见的风险。对于一名健康儿童的择期手术，与其父母的对话如下："我们不希望有任何风险或并发症。我们不能说完全不会发生，但发生危及生命的并发症的风险是极其罕见的。总的来说，麻醉是非常安全的，并且我们会持续监护。" 当然，合并症和既定手术的类型会增加一定的风险。例如，肥胖儿童患呼吸系统并发症的总体风险增加 [3]。因此，应根据具体情况对讨论内容进行调整。

允许家长进入手术室

麻醉诱导对患儿及家长来说都是一个"可怕"的事件。由于许多家长认为他们有权在孩子住院的任何阶段和所有时期陪伴孩子，因此许多中心推广了麻醉诱导期间父母在场的措施（PPIA）。这种做法的好处是显而易见的，因为在周围都是陌生人的陌生环境下，如果父母能够安抚患儿，患儿可能会不那么焦虑。

然而，研究明确表明，父母的存在并不能改变患儿的焦虑行为，也不能改变消极的术后行为等结果。父母陪同的效果并不比术前镇静剂好 [4]，如咪达唑仑用于术前焦虑；而当患儿平静而父母焦虑时，父母在场还可能会增加焦虑 [5]。此外，许多家长在看到孩子戴上面罩，随着意识丧失而变得软弱无力且偶尔可能发生上呼吸道梗阻时会感到恐惧。然而，当被问及诱导期间陪伴孩子在手术室的父母时，他们却普遍认为自己为孩子做了正确的事情。

如果决定允许父母在诱导期间进入手术室，麻醉医生应充分解释诱导期间将发生的事情。应注意以下3点：

1. 应该对手术的性质和可能对患儿的影响（兴奋、虚弱、气道梗阻等）做出解释。

2. 家长必须同意在手术室工作人员要求的任何时间立即离开。

3. 一旦患儿失去意识，父母必须同意立即离开。一名手术小组成员或另一名手术室工作人员应陪同家长从手术室到家长等候区（等候）。一些机构会要求家长签署一份书面协议以保证遵守这些条款，并在家长因昏厥或其他不可抗力而受伤时免除责任。

手术流程

术前讨论的一个重要方面是手术流程。有些手术需要非常规的麻醉管理。例如，甲状腺切除可能需要在术中和术后进行钙浓度检测，这就需要建立一个用于抽血的静脉通道。这些决定应该在手术前进行，最好是在早上与外科医生开会时进行。

术前用药

为什么避免"丁烷（Brutane）"诱导很重要？

儿童术前焦虑最主要的并发症是术后行为障碍。这些症状包括噩梦般的睡眠障碍、进食困难、冷漠、退缩、分离焦虑程度增加、对医务人员的攻击、对后续医疗程序和医院就诊的恐惧，以及尿床等行为。虽然这些障碍主要出现在术后前两周，但这些症状在一些儿童中可能持续更长时间。最近的文献就这个问题做了很多的讨论，但这个概念并不是新出现的。1953年[6]，Eckenhoff证明了术后人格改变与较小的年龄和不符合要求的诱导有关。然而，这项研究是在一个我们无法求证的时代进行的。

如今，试图用来减少患者和家属的恐惧和焦虑的形式有许多，例如术前信息材料，包括讨论、参观、书面文献、录像带，甚至漫画书[7]。在一些机构中，儿童生活部门在这些项目的发展中起着积极的作用，并与麻醉人员协调工作。然而，在严格对照研究中，相对于安慰剂，上述干预措施并未减少术后行为障碍的发生率。尽管在麻醉诱导过程中，分散注意力技术通常对减轻焦虑行为有效[8]（图13.1），但在麻醉前使用抗焦虑药物（如咪达唑仑）是唯一被证实可以减少这些不良后果的干预措施。

减轻父母的焦虑

儿科麻醉医生最重要的术前职责之一是减轻患儿家长和其他家庭成员的焦虑。术前访视期间，麻醉医生在与家长交谈时，应主动与患儿接触和沟通。尽管因患儿太小而不能充分理解，或者太早接受药物治疗而不能记住任何事情，但这都没有关系。家长会重点关注麻醉医生的态度以及他们与孩子的关系。询问患儿的兴趣，并做一个简单的碰拳动作有助于建立双方的信心[9]，减少父母的焦虑。

药物准备

儿童麻醉诱导前的用药可以达到几个目的，其中最主要的是缓解焦虑，从而降低术后不良行为的发生率。其他适应证包括麻醉前诱导、缓解疼痛、气道操作前减少分泌物、迷走神经松解术和降低胃内容物肺误吸的风险。术前镇静可通过任何途径给予，最常见的是口服，因为大多数儿童没有现成的静脉通道。在幼儿中，直肠用药也

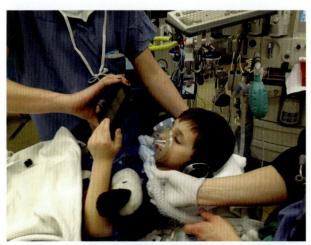

图13.1 理想的诱导过程，患儿使用降噪头戴式耳机看电影（图片来源：Ronald S. Litman）

是可以的；某些医疗中心的经鼻用药首选咪达唑仑。在美国，很少有中心在术前进行肌内注射或开放静脉通道。

目前术前抗焦虑治疗有多种方法，但还没有一个理想的方案，每种方法都存在一定的缺点。患者的药物治疗原则规定用药应针对其特定作用，而非针对不良反应。换句话说，针对焦虑应使用抗焦虑药物来治疗（而不是使用像棒棒糖一样的止痛药）；针对疼痛应使用止痛剂治疗等。苯二氮䓬类药物是治疗术前焦虑的最佳药物，备选方案包括咪达唑仑（最常用）和地西泮。

9月龄及以上的患儿将受益于术前镇静，可能原因是该年龄段是与父母分离焦虑的开始年龄。然而，一些研究报告指出，3岁以下的儿童，只有25%接受过术前焦虑治疗。

咪达唑仑

咪达唑仑（口服）是儿童术前最常用的抗焦虑药，因为它具有理想的术前用药的大多数特性（表13.6）。唯一的缺点是口服通常会有不适的味道；如果不迅速吞咽，许多患儿会试图把它吐出来。市售的咪达唑仑糖浆经口服后可迅速经胃吸收，其绝对生物利用度平均为36%（存在较大的差异：9%~71%）。这种生物利用度的较大个体差异与大多数儿童口服药物一致。在一项大型研究中，咪达唑仑及其 α - 羟基代谢物的血浆浓度/时间曲线是高度可变的，与儿童的年龄和给

表 13.6　理想的术前给药特点

·有效可靠的抗焦虑、镇静作用
·遗忘操作前事件
·促进麻醉诱导
·起效潜伏期短
·呼吸和心血管系统的影响小
·易于管理（对于患者和工作人员）
·作用持续时间短
·降低术中的麻醉用药需求
·阻断不必要的自主神经（迷走神经）反射
·防止呼吸道分泌物过多
·不引起术后恶心呕吐（PONV）

药剂量无关。口服咪达唑仑的儿童中约有14%未能表现出有效的焦虑缓解[10]。

应当注意服用红霉素（或其衍生物）的儿童，因为它可以通过抑制细胞色素 P450 而延长咪达唑仑的作用时间。对于目前正在接受红霉素治疗的儿童，咪达唑仑的剂量应减少50%以上。

口服咪达唑仑后 5~10 min 内可观察到临床镇静作用，且在 15~30 min 时达到峰值。对于大多数儿童，45 min 后咪达唑仑的镇静作用消失。药效学研究表明，镇静水平与咪达唑仑的血药浓度直接相关。然而，咪达唑仑的血浆浓度与诱导时的焦虑评分无关。

咪达唑仑的镇静作用类似醉酒状态而非嗜睡。因此，给药后儿童应被限制卧床或由父母抱坐在膝盖上，并由医务人员随时观察。在健康儿童中未观察到危重的心肺不良反应[11]，但在存在上呼吸道阻塞风险的儿童中可能观察到此不良反应[12]。一些儿童可能出现烦躁不安。在咪达唑仑口服剂量的大多数情况下，顺行性遗忘是一个有利的临床效果，其可能是减少术后行为障碍的原因。

多数麻醉医生发现，口服剂量为 0.5~0.7 mg/kg 时，临床疗效较佳。然而，一项药效学研究表明[13]，0.25 mg/kg 的低剂量便可有效缓解术前焦虑。目前尚无证据表明最合适的最大剂量，但大多数麻醉医生使用的剂量范围为 10~20 mg。

目前存在相互矛盾的研究：一些证据表明，在手术时间相对短的情况下，术前咪达唑仑用药导致术后出院时间延长。然而，它的术前优势足以抵消这个缺点。

咪达唑仑的鼻腔给药可以通过滴鼻剂或经鼻喷雾剂的形式来完成。所需剂量（0.2~0.3 mg/kg）低于口服给药，其产生的抗焦虑作用可靠性极好。然而，经鼻给药伴随着令人不适的鼻腔灼烧感。经鼻给药后咪达唑仑的血浆浓度通常高于口服给药。经鼻给药后偶尔会出现呼吸抑制。因此，儿童麻醉专家很少使用鼻腔给药途径。

如果患儿已经建立静脉通道，则应通过静脉通道来给予咪达唑仑。药代动力学研究表明，在儿童中 β - 消除的半衰期小于 2 h。在儿童期，咪达唑仑及其主要代谢物的半衰期都随着年龄的增长而增加。静脉注射咪达唑仑几乎立即起效，

镇静效果在此后不久达到峰值。作用持续时间在 2~6 h，单次给药的大多数镇静效应在 30 min 内消失。静脉注射咪达唑仑的标准剂量为 0.05 mg/kg，可根据临床情况滴定至有效剂量。

直肠给药剂量为 0.5~1.0 mg/kg 的咪达唑仑可有效地产生与经鼻或口服给药相当的术前焦虑缓解作用。没有特定的直肠配方，静脉制剂是最常用的，并可用水稀释后注射到直肠内。2 岁以下的儿童最容易接受这种给药方式。患儿应俯卧，通过润滑导管给予咪达唑仑。给药后，臀部应紧闭数分钟；也可以通过导管注入少量空气，以帮助将剩余的咪达唑仑溶液推入直肠腔。

可乐定

可乐定是一种 α-2 肾上腺素能激动剂，已被测试作为儿童口服镇静用药。在全身麻醉诱导前，口服可乐定剂量为 2~4 μg/kg，可产生足够的镇静和抗焦虑作用。可乐定的一个显著优点是它能够减少术中麻醉用药需求。然而，其起效时间大于 60 min，因此不适用于门诊手术。此外，与口服咪达唑仑相比，在接受扁桃体切除术的儿童中，可乐定在儿童与看护人分离和麻醉诱导时的焦虑缓解作用较弱。可乐定的另一个缺点是它能减弱对阿托品的心率反应。由于这些原因，可乐定不常用作儿童的术前用药。

右美托咪定

右美托咪定因其更广泛的可用性和较低的成本而备受青睐[14]，成为寻找理想术前用药的热点。右美托咪定是一种作用于中枢的选择性 α-2 肾上腺素能激动剂，具有抗焦虑和镇静作用。许多研究表明，与咪达唑仑和氯胺酮相比，其使用后患儿与父母的分离状态及面罩接受度评分方面有所改善，术后谵妄风险降低，术后镇痛效果提升。右美托咪定在口服和直肠给药时均有生物利用度，但这两种途径的起效比咪达唑仑慢；然而，已证明 2 μg/kg 的剂量通过雾化器给药是有益的[15]。

氯胺酮

氯胺酮可作为儿童的麻醉前用药，口服和肌内注射途径均可。口服剂量 5 mg/kg 时，给药后

20 min 内可产生稳定的镇静作用和解离状态。剂量增加时，焦虑缓解作用更可靠，但不良反应是术后苏醒和出院时间延长。对于已知对咪达唑仑有不良反应的儿童，它可作为一种有用的替代品；或者对于可能有疼痛或难以平静的儿童，它可以作为咪达唑仑的添加剂。其优点包括呼吸抑制发生率低、术中麻醉药需求可能减少，还具有镇痛和遗忘的特性。其缺点包括口腔和气道分泌物增加，术后呕吐发生率增加，偶尔伴有术后不良反应，如谵妄、烦躁不安、噩梦和幻觉。当氯胺酮用作麻醉前用药时，尚未观察到这些术后不良反应。迄今为止，尚无研究证明氯胺酮比咪达唑仑作为儿童术前用药具有更显著的优势。

肌内注射氯胺酮是在儿童异常活跃并拒绝其他给药方式时使用的，包括拒绝口服术前用药。它最常用于发育迟缓的青少年，因为他们无法理解自己的情况，且不能配合静脉通道的放置或吸入诱导。为了减少注射量，应使用浓缩剂型（100 mg/mL），使用剂量为 2~6 mg/kg 的剂量。剂量越大，效果越好，但从全身麻醉中恢复的时间也越长，特别是对于持续时间相对较短的手术。我们倾向于较低的剂量，以适度的量获得足够的镇静，以促进静脉通道置入或面罩诱导。一些麻醉医生会在注射剂中加入阿托品，以减少气道分泌物。

唑吡坦

唑吡坦[16]是一种催眠剂和 γ 氨基丁酸（GABA）激动剂，是安全有效的治疗成人和儿童失眠的药物。口服时，它已被证明与咪达唑仑同样有效，用于实现与父母分离的镇静。虽然没有广泛应用，但它可能适用于既往使用咪达唑仑作为麻醉前用药时发生不良反应的儿童。

抗胆碱能类药物

在过去，抗胆碱能药物，如阿托品和甘罗酸盐在术前常规应用于儿童。主要适应证是预防氟烷或琥珀胆碱引起的心动过缓。另一个指征是预防新生儿和小婴儿在气道操作期间迷走神经引起的心动过缓。由于氟烷和琥珀胆碱不再常规用于儿童，抗胆碱能药物在术前也不再常规使用。然

而，许多儿科麻醉医生在使用琥珀胆碱进行饱胃预防或麻醉新生儿时，可能会在麻醉诱导开始时静脉注射阿托品。在小婴儿中，阿托品剂量过小（＜0.1 mg）导致心动过缓的概念已被证明是错误的[17]。使用阿托品的一个缺点是它能穿过血脑屏障，引起中枢抗胆碱能作用。这些症状在术后表现为婴儿焦躁和哭闹长达数小时。阿托品的另一个理论上的缺点是它可能在给药后 2 min 内降低食管压，这可能增加胃内容物被动反流进入食管的风险。

围手术期抗菌预防

围手术期抗菌预防（PAP）对于获得最佳患者结果至关重要。不适当的剂量、时间和药物选择可增加手术部位感染（SSI）的风险。PAP 的一般原则如下：

· 术前用药的最佳时间是在手术切口前 60 min内，以最大限度地提高组织浓度。一些药物，如氟喹诺酮类药物和万古霉素，需要 1 h 或 2 h 以上的用药时间，因此应在手术切口前 120 min 内开始用药。

· 根据外科手术、特定手术中引起 SSI 的最常见病原体、安全性、患者的药物过敏情况和已发表的建议，选择适当的抗菌药物。所使用的药物必须是安全、便宜的，并且具有适当的尽可能窄的抗菌谱。

· 根据患者的体重调整剂量。肥胖与 SSI 的风险增加有关。肥胖患者药物的药代动力学可能会改变，因此在这些患者中根据体重调整剂量是有必要的。

· 如果手术持续时间超过药物的两个半衰期或手术期间失血过多，则术中应重新给予预防性抗菌药物。

· 手术完成后 24 h 内停用 PAP（心胸外科手术 48 h）。不适当地延长治疗时间可增加艰难梭菌感染的风险，并促进多重耐药菌的产生。

· 在清洁和清洁 - 污染手术中，在手术室关闭手术切口后，即使有引流管，也不要使用额外的预防性抗生素剂量[18]。

· 使用肠外抗菌剂和口服抗菌剂可以降低结直肠 SSI 的风险。对于大多数患者，除了静脉预防外，还应给予机械肠道准备联合口服硫酸新霉素加口服红霉素碱或口服硫酸新霉素加口服甲硝唑。口服抗菌药应在手术前下午和晚上以及机械肠道准备后大约 10 h 内分 3 次服用。

患者术前准备

· 在手术前一晚，给患者使用抗菌剂（如氯己定）淋浴或沐浴，可以减少皮肤上的细菌定植。

· 除非毛发干扰手术，否则不应在手术部位刮除毛发。如果必须脱毛，请在手术前立即使用电动剃刀，勿用刮刀。

术前禁食

传统的禁食时间是基于追踪不同种类食物的胃排空率的研究（表 13.7）。例如，无论年龄大小，清液都会迅速从胃中排出。在麻醉诱导前 2 h 摄入清液体的所有年龄组儿童的胃容量和 pH 值与禁食较长时间的儿童相似。这些研究奠定了以下原则的基础：在预定手术前 2 h 可以允许饮用清液体。然而，现在可以接受更短的禁食间隔（如 1 h），因为此做法并无明显危害[19]，而且实际禁食时间通常比预期要长得多。

清液体通常由任何清澈透光的液体组成。例外情况包括可乐、苏打水和黑咖啡，这是允许的。液体中脂肪的存在会延迟胃排空，果汁中果肉的

表 13.7　CHOP 术前禁食指南

· 术前 1 h 禁止摄入清液体
· 术前 3 h 禁母乳
· 配方奶粉：
– 小于 6 月龄的婴儿术前 4 h 禁食
– 大于 6 月龄的婴儿术前 6 h 禁食
– 术前 8 h 禁食非母乳和固体

计划在 13：00 后进行手术的较健康患者可以在 6：00 前进食下列食物之一：一片干吐司（不含奶油、果酱、花生酱或奶油、奶酪等）或最多一杯干的原味麦圈（不含牛奶或酸奶）。如果取消手术，在 7：00 以前进食烤面包或原味麦圈的患者可能会限制手术安排的灵活性，因为在大多数情况下，麻醉和手术要在吃完这些食物 6 h 后才能开始。为了最大限度地提高患儿在手术计划中的安全性，我们建议 24：00 后不要摄入固体物质，直到手术前 2 h 禁止摄入清液体。

存在可能会加重误吸事件。关于明胶（果冻）是否应该被认为是一种清液体的意见不统一。

我们目前的做法是，应鼓励儿童在麻醉诱导前 1 h 饮用清液体。这种做法的优点包括降低诱导后低血压的风险[20]、麻醉诱导时的低血糖风险，减少患儿的应激性和提高父母的满意度。

对于可摄入的清液体的最大量尚无共识。一些研究按体重使用一定的量，一些研究将量限制在 8 盎司（1 盎司 ≈ 0.028 kg），而其他研究则允许无限量。术前 2 h 摄入的清液体的量似乎不影响随后的胃容量。因此，在规定的期限内，允许（摄入）的液体量应不受限制。

母乳喂养的婴儿在手术前 3 h 被允许摄入母乳[21]。母乳含有大量脂肪，从胃中排空的速度比清液体慢。然而，有证据表明，母乳比一些婴儿配方奶粉的胃排空时间更快。此外，许多母乳喂养的婴儿无法从瓶子里喝其他类型的液体。由于误吸在健康婴儿中极为罕见，因此允许母乳相对较短的禁食间隔的优点可能大于缺点。

大多数儿童的婴儿配方奶粉在 4 h 内就会从胃里完全排出。与术前 2 h 摄入清液体的婴儿相比，术前 4 h 服用配方奶粉的婴儿胃容量和 pH 值相似[22]。因此，应允许婴儿在术前 4 h 服用配方奶粉。肥胖不会对剩余胃容量[23]或胃 pH 值产生不利影响。

关于嚼口香糖后最合适的禁食时间，意见不一。虽然这种活动可能会使一些青少年感到放松，并可能促进胃排空，但一些研究表明咀嚼口香糖后胃容量增加，一些麻醉医生担心如果吞下口香糖团会有严重的误吸风险。总的来说，术前咀嚼口香糖直到用药前的益处很可能大于其风险[24]。

实验室检测

血红蛋白测定可能是儿童术前最常用的血液检查。各中心对健康儿童术前血红蛋白检测的要求不同。一些儿童医院要求在一定年龄以下的婴儿（通常在 2~4 月龄左右）进行常规的术前血红蛋白检测。不幸的是，目前很少甚至没有数据来指导在这个年龄段获取术前血红蛋白值的建议。新兴技术，如无创血氧计[25]已被证明可以可靠地筛选需要术前静脉穿刺评估血红蛋白的儿童，从而在接近正常值的患者中完全排除了这项

研究。在大多数外科手术之前，健康的儿科患者不需要进行额外的血液检查、X 线检查和尿液分析。这些检查仅取决于患者的医疗状况和手术的性质。

术前是否需要收集血型筛选或血型交叉配型以准备可能的输血，将取决于手术的性质和预期的出血量。一般来说，如果由于可能预期输血而将血液样本送到血库，还应获得血红蛋白值。通常不进行凝血检查，除非儿童或其家庭有出血性疾病史。一些外科医生会在选择性扁桃体切除术前要求这些检查。最近的一项研究表明，使用血栓弹性描记可能比传统的凝血分析更可靠地评估新生儿的凝血情况[26]。

围手术期监护

术前讨论应包括是否应放置非标准监护仪（如动脉或中心静脉）。在某些情况下（如脊柱侧弯修复），这些决策是标准程序的一部分。在其他情况下，这些决策可能会受到与外科医生在早上例会讨论的影响。

体　位

术前讨论应包括非传统的（如俯卧）体位策略和额外的安全措施，以防止患者受伤，如填充物、软凝胶垫的放置等。

方　案

这部分的讨论应该集中在麻醉方案上，主要包括药物和气道的选择（见第 19 章）。

镇　痛

术前讨论的重点围绕着术后镇痛的选择。主要的决定通常为是否需要局部镇痛（见第 20 章）以及阿片类和非阿片类镇痛药的使用计划。

术后问题

最后，要强调术后应注意的问题（见第 31 章）。应考虑可能的并发症的缓解策略（例如，睡眠呼吸暂停患者接受扁桃体切除术）。

（郭斌　侯语汇　译，李乐　审）

参考文献

[1] Flick RP, Sprung J, Harrison TE, et al. Perioperative cardiac arrests in children between 1988 and 2005 at a tertiary referral center: a study of 92,881 patients. Anesthesiology,2007,106(2):226–414. https://doi.org/10.1097/00000542-200702000-00009.

[2] Litman RS, Perkins FM, Dawson SC. Parental knowledge and attitudes toward discussing the risk of death from anesthesia. Anesth Analg,1993,77(2):256–260. https://doi.org/10.1213/00000539-199308000-00008.

[3] Tait AR, Voepel-Lewis T, Burke C, et al. Incidence and risk factors for perioperative adverse respiratory events in children who are obese. Anesthesiology, 2008,108(3):375–380. https://doi.org/10.1097/ALN.0b013e318164ca9b.

[4] Kain ZN, Mayes LC, Wang SM, et al. Parental presence and a sedative premedicant for children undergoing surgery: a hierarchical study. Anesthesiology,2000,92(4):939–946. https://doi.org/10.1097/00000542-200004000-00010.

[5] Kain ZN, Caldwell-Andrews AA, Maranets I, et al. Predicting which child-parent pair will benefit from parental presence during induction of anesthesia: a decision-making approach. Anesth Analg,2006,102(1):81–84. https://doi.org/10.1213/01.ANE.0000181100.27931.A1.

[6] Eckenhoff JE. Relationship of anesthesia to postoperative personality changes in children. AMA Am J Dis Child,1953,86(5):587–591. https://doi.org/10.1001/archpedi.1953.02050080600004.

[7] Kassai B, Rabilloud M, Dantony E, et al. Introduction of a paediatric anaesthesia comic information leaflet reduced preoperative anxiety in children. Br J Anaesth, 2016,117(1):95–102. https://doi.org/10.1093/bja/aew154.

[8] Marechal C, Berthiller J, Tosetti S, et al. Children and parental anxiolysis in paediatric ambulatory surgery: a randomized controlled study comparing 0.3 mg kg−1 midazolam to tablet computer based interactive distraction. Br J Anaesth, 2017,118(2):247–253. https://doi.org/10.1093/bja/aew436.

[9] Fleur N. In The World Of Global Gestures, The Fist Bump Stands Alone. Goats and Soda (website). (2014-07-19)[2021-07-10]. https://www.npr.org/sections/goatsandsoda/2014/07/19/331809186/in-the-world-of-global-gestures-the-fist-bump-stands-alone.

[10] Kain ZN, MacLaren J, McClain BC, et al. Effects of age and emotionality on the effectiveness of midazolam administered preoperatively to children. Anesthesiology, 2007, 107(4):545–552. https://doi.org/10.1097/01.anes.0000281895.81168.c3.

[11] von Ungern-Sternberg BS, Erb TO, Habre W, et al. The impact of oral premedication with midazolam on respiratory function in children. Anesth Analg,2009,108(6):1771–1776. https://doi.org/10.1213/ane.0b013e3181a324c3.

[12] Litman RS. Airway obstruction after oral midazolam. Anesthesiology, 1996, 85(5):1217–1218. https://doi.org/10.1097/00000542-199611000-00049.

[13] Coté CJ, Cohen IT, Suresh S, et al. A comparison of three doses of a commercially prepared oral midazolam syrup in children. Anesth Analg,2002,94(1):37–43. https://doi.org/10.1097/00000539-200201000-00007.

[14] Pasin L, Febres D, Testa V, et al. Dexmedetomidine vs midazolam as preanesthetic medication in children: a meta-analysis of randomized controlled trials. Pediatr Anaesth,2015,25(5):468–476. https://doi.org/10.1111/pan.12587.

[15] Abdel-Ghaffar HS, Kamal SM, El Sherif FA, et al. Comparison of nebulised dexmedetomidine, ketamine, or midazolam for premedication in preschool children undergoing bone marrow biopsy. Br J Anaesth,2018,121(2):445–452. https://doi.org/10.1016/j.bja.2018.03.039.

[16] Hanna AH, Ramsingh D, Sullivan-Lewis W, et al. A comparison of midazolam and zolpidem as oral premedication in children, a prospective randomized double-blinded clinical trial. Paediatr Anaesth, 2018,28(12):1109–1115. https://doi.org/10.1111/pan.13501.

[17] Eisa L, Passi Y, Lerman J, et al. Do small doses of atropine (< 0.1 mg) cause bradycardia in young children? Arch Dis Child, 2015,100(7):684–688. https://doi.org/10.1136/archdischild-2014-307868.

[18] Berríos-Torres SI, Umscheid CA, Bratzler DW, et al. Centers for Disease Control and Prevention Guideline for the prevention of surgical site infection, 2017 [published correction appears in JAMA Surg. 2017 Aug 1;152(8):803]. JAMA Surg, 2017,152(8):784–791. https://doi.org/10.1001/jamasurg.2017.0904.

[19] Isserman R, Elliott E, Subramanyam R, et al. Quality improvement project to reduce pediatric clear liquid fasting times prior to anesthesia. Paediatr Anaesthesia, 2019,29(7):698–704. https://doi.org/10.1111/pan.13661.

[20] Simpao AF, Wu L, Nelson O, et al. Preoperative fluid fasting times and postinduction low blood pressure in children: a retrospective analysis. Anesthesiology, 2020,133(3):523–533. https://doi.org/10.1097/ALN.0000000000003343.

[21] Litman RS, Wu CL, Quinlivan JK. Gastric volume and pH in infants fed clear liquids and breast milk prior to surgery. Anesth Analg,1994,79(3):482–485. https://doi.org/10.1213/00000539-199409000-00013.

[22] Greeley WJ, Cook-Sather SD, Harris KA, et al. A liberalized fasting guideline for formulafed infants does not increase average gastric fluid volume before elective surgery. Anesth Analg, 2003,96(4):965–969. https://doi.org/10.1213/01.ane.0000055807.31411.8b.

[23] Cook-Sather SD, Gallagher PR, Kruge LE, et al. Overweight/obesity and gastric fluid characteristics

in pediatric day surgery: implications for fasting guidelines and pulmonary aspiration risk. Anesth Analg, 2009,109(3):727–736. https://doi.org/10.1213/ane.0b013e3181b085ff.

[24] Poulton TJ. Gum chewing during pre-anesthetic fasting. Paediatr Anaesth,2012,22(3):288–296. https://doi.org/10.1111/j.1460-9592.2011.03751.x.

[25] Zeng R, Svensen CH, Li H, et al. Can noninvasive hemoglobin measurement reduce the need for preoperative venipuncture in pediatric outpatient surgery? Paediatr Anaesth,2017,27(11):1131–1135. https://doi.org/10.1111/pan.13229.

[26] Kettner SC, Pollak A, Zimpfer M, et al. Heparinase-modified thrombelastography in term and preterm neonates. Anesth Analg,2004,98(6):1650–1652. https://doi.org/10.1213/01.ane.0000115149.25496.dd.

拓展阅读

Bratzler DW, Dellinger EP, Olsen KM, et al. Clinical practice guidelines for antimicrobial prophylaxis in surgery. Am J Health Syst Pharm, 2013,70(3):195–283. https://doi.org/10.2146/ajhp120568.

Colletti A. Observe Standard NPO Times for Pediatric Patients Receiving Post-Pyloric Feeds. SPA Newsletter Website. Fall 2019(2021-07-20). https://www2.pedsanesthesia.org/newsletters/2019fall/procon%20colletti.html.

Elliott L, Isserman RS, Fiadjoe JE. An Argument Against Fasting.SPA Newsletter. Fall 2019(2021-07-20). https://www2.ped-sanesthesia.org/newsletters/2019fall/procon%20elliott.html.

Heikal S, Stuart G. Anxiolytic premedication for children. BJA Educ,2020,20(7):220–225. https://doi.org/10.1016/j.bjae.2020.02.006.

第 14 章

液体和血液管理

Deborah Sesok-Pizzini, Grace E. Linder, Ronald S. Litman

儿童围手术期需要输注各种液体和血液制品。其适应证包括补充生理需要量，补充术前禁食和围手术期的损失量，以及治疗贫血和低血容量。本章介绍围手术期儿童患者使用这些液体和血液制品的情况。

正常液体需要量

生理需水量

基于代谢率与需水量之间的直接联系提出了儿童水维持率，即每千克体重的需水量随儿童体重的减少而增加。早产儿的皮肤更薄、渗透性更强、血管化更强，因此蒸发损失的速度更快。一般来说，每千克体重蒸发水分损失量与胎龄成反比。

在 1957 年发表的一篇非常有影响力的论文中[1]，Holliday 和 Segar 根据住院儿童（＞ 2 周龄）的体重计算出热量需求"平均值"，并依此研发了一个易于记忆的公式。他们还证明，以"mL"为单位的水需求量等于消耗的总能量（即每消耗 1000 kcal 热量需要 1 000 mL 水）。因此，热量需求公式可以很容易地使用"4-2-1 规则"来计算每日需水量（表 14.1）。

后续的儿童外科研究表明，儿童术中实际所需要的热量和液体量比 Holliday 和 Segar 计算的要少。然而，对于绝大多数接受手术的健康儿童，目前仍然应用这一公式预防围手术期液体和电解质紊乱。

电解质需要量

在 24 h 内，儿童每代谢 100 cal，平均需要钠 3 mEq、钾 2 mEq 和氯 2 mEq。这些建议基于母乳和配方奶的电解质浓度，以及饮用配方奶后产生的正常尿液渗透浓度。对于大多数身体较健康的住院儿童来说，通过以正常维持速率，每升添加 20 mEq 氯化钾的 0.2% 氯化钠溶液可以满足这些电解质需求（表 14.2）。

围手术期除了提供液体和电解质的维持量外，还需要补充手术损失量。因此，我们通常使用钠含量较高的溶液。这更接近于手术中损失的液体，避免了因输入大量低渗液体而导致的低钠血症，尤其是在手术刺激引起的抗利尿激素释放增加的情况下。乳酸林格液（LR；或类似的液体）满

表 14.2　1 L 乳酸林格液中所含电解质的量*

电解质	数量
钠	130 mEq
钾	4 mEq
钙	3 mEq
氯化物	109 mEq
乳酸盐	28 mEq

*：不包括调节 pH 值的离子。

表 14.1　儿童维持液体需要量："4-2-1 规则"

体重（kg）	维持速率
0~10	4 mL/（kg·h）
11~20	40 mL+2 mL/（kg·h）（超过 10 kg 的体重）
21~70	60 mL+1 mL/（kg·h）（超过 20 kg 的体重）

足大多数儿童外科手术的这些需要。生理盐水含154 mEq/L 钠，在替代大量等渗液时更可取，因为 LR 是低渗的。

术中液体需要量

术中需要进行液体管理以满足身体自身代谢产生的持续损失，以及医疗和（或）手术引起的水和电解质丢失。同时需补充术前禁食、术中蒸发和第三间隙分布所导致的额外液体丢失。

术前失液量的补充

通常情况下，接受择期手术的儿童在术前禁食期间会出现体液不足。虽然根据美国麻醉医师协会（ASA）禁食指南，推荐择期手术时间前 1 h 或 2 h 内摄入清液体，但许多儿童禁食时间更长。许多儿科麻醉医生认为，应用等渗溶液来补充麻醉引起的血管扩张和术中或术后额外的液体和血液丢失。术前禁食的液体损失量通过将每小时生理需要量乘以儿童禁食的时间进行计算。通常情况下，液体丢失量的 50% 需要在第一个小时内通过静脉补充，在之后的 2 h 内每小时各补充 25%。对于时间相对较短的小手术，建议使用 4 mL/kg 的等渗溶液作为适当的补充量，以满足术前丢失量和术中生理需要量。

急诊手术的儿童可能继发于发热、呕吐、水肿和失血而导致液体丢失量增加。因此，这些儿童应该更早、更积极地接受补液，直到尿量恢复正常的 1~2 mL/（kg·h）。要牢记，积极补充失液量与核心体温的降低有关。

血糖管理

手术后常见血糖升高，这是对手术正常的应激反应，因此 1 月龄以上的健康婴儿通常不需要在术中维持正常血糖。有术中低血糖风险的儿童包括[2]：年龄 < 1 月龄、体重 < 同龄儿童第 5 百分位数、ASA 分级 > III 级、有胃管或空肠管、喂养不良和腹部手术。针对这类患儿应在麻醉期间监测血糖。2% 的葡萄糖溶液可能降低低血糖和高血糖的风险，但有导致渗透性利尿的可能[3]。

> **深入探讨**
>
> 细心的读者会注意到，本文推荐应用 2% 的葡萄糖溶液预防高危患儿的低血糖，但可能很难在市场上买到现成的 2% 的葡萄糖溶液。在手术室中，通过向 100 mL 的 LR 或生理盐水（NS）中加入 2 g 葡萄糖很容易配制出这种溶液。此外，当你看到静脉注射溶液上的 "D5" 时，它的意思是水中含有 5% 的葡萄糖，也就是说每分升（100 mL）液体含有 5 g 葡萄糖，也就是 50 mg/mL。所以，假设你想为一名小婴儿制作 2% 的葡萄糖溶液，并且你的麻醉车上有一瓶 50 mL 的 D50。因为每 50 mL D50 含有 25 g 葡萄糖，所以你应该把 4 mL（2 g）D50 加到 96 mL 的 LR（或 NS）试管中，这样你就能得到 D2。一般来说，我们给 9 岁以下的儿童使用静脉输液管控制装置就是为了防止一次性静脉输液过多的意外发生。

住院的新生儿，尤其是早产儿，通常需要补充葡萄糖以增加糖原储备。但由于大多数患者会表现出对手术刺激的高血糖反应，本文作者的做法是，将相同溶液的初始剂量减半，至少每小时监测血糖一次，必要时重新调整液体葡萄糖含量。然后使用 NS 或 LR 替代容量损失或术中等渗液体的损失。

术前接受可乐定或神经阻滞治疗的患儿可能不会出现术中高血糖应激反应。这些患者应接受含有葡萄糖的维持液，或术中定期进行血糖监测。

术中失液量的补充

除了非显性的液体丢失和持续的自身代谢需要外，术中液体丢失的原因还包括暴露组织的水分蒸发，"第三间隙"的丢失和手术失血。第三间隙是指等渗的液体从细胞外液转移到无功能的组织间隙，它由外科创伤、感染、烧伤及其他组织损伤机制所致。第三间隙丢失的液体可以经验性地根据特定手术类型、对手术野的观察和容量补充的临床反应性来估计。

在小型外科手术过程中，不显性的液体损失量平均值小于 3 mL/（kg·h）。该值将根据手术损伤部位和损伤程度的增加而增加。例如，一个因坏死性小肠结肠炎伴有肠坏疽而进行剖腹探查的新生儿可能需要 50~100 mL/（kg·h）的液体补充来维持体液平衡。大多数胸外科和神经外科手术需要 5~10 mL/（kg·h）的液体补充来维持体液平衡。

术中丢失的液体由等渗无糖溶液（如 LR、NS 或勃脉力）补充。当使用晶体液补充手术失血量时，晶体液的用量应是估计失血量的 3 倍。术中容量补充的终点包括正常的血压与心率和充足的组织灌注，以尿量接近或高于 1 mL/（kg·h）为依据。

大量输注任意一种液体都具有局限性。由于 LR 为轻度低渗液体，大量输注可能导致血浆渗透压降低，甚至水肿。大量输注 NS 可能会引起稀释性低钠血症或高氯血症性酸中毒。

术后静脉输液

20 世纪 80 年代有研究发现，较健康儿童在接受非大型手术后出现了危及生命的低钠血症。近年来有多篇类似报道，一些情况下使用低渗溶液有足够多的相关警示案例。除非特别原因，手术后儿童不应使用低渗溶液作为维持性液体。

血液制品

围手术期最常用的血液制品有浓缩红细胞（RBC）、新鲜冰冻血浆（FFP）、血小板和冷沉淀。新鲜全血（FWB）也可用于特殊情况[4]，例如接受复杂心胸外科手术的 2 岁以下的儿童或接受颅面外科手术的儿童。对于每种血液制品，均需要使用一个标准的 150~260 μm 的血液过滤器进行输注。

输血前检验

在进行预计有失血的外科手术之前，需行血液交叉配型以确保患者有足够的血液补给。确定 ABO（Rh）血型后，通过筛查相关抗体可减少输血相关的溶血，这具有重大临床意义。如果筛查患者携带相关抗体，如 Rh、Duffy、Kell、Kidd，则需准备不具有该抗原的红细胞。输注红细胞和血小板时需要特定的 ABO 和 Rh 血型均相容（表 14.3）。输注 FFP 时需要 ABO 血型相容（表 14.4）。在患者当前或既往没有红细胞抗体的情况下，可以使用电子或计算机交叉配型来检测 ABO 血型的相容性。

虽然冷沉淀和血小板可以不按照血型进行输

表 14.3 ABO 血型抗原和抗体

血型	红细胞上的 ABO 抗原	血浆 ABO 抗体
A	A	抗 B
B	B	抗 A
O	全无	抗 A，抗 B，抗 AB
AB	A，B	全无

表 14.4 ABO 血型选择 FFP 和血小板

接受者 ABO	第一选择	第二选择
A	A	AB
B	B	AB
AB	AB	全无
O	O	A，B，AB

血，但是输注血小板时，需要特别注意对于体重较小的患者更有可能会因为不相容的抗 A 或抗 B 抗体发生溶血。当在无法获得特定 ABO 血型或 ABO 血型相容的血小板的情况下，血库可能会减少血小板含量或洗涤血小板，而当必须使用少量 ABO 血型不相容的血小板时，血库可能选择低效价抗 A 和抗 B 抗体的供体。此外，对于 Rh 阴性的育龄期女性，血小板应该是 Rh 血型相容的，以防止抗 D 抗体的形成。红细胞的万能供体血型是 O 型，血浆的万能供体血型是 AB 型。血小板被认为是一种血浆产物。

新鲜全血（FWB）

FWB 在某些血液中心可有限地获得。目前无明确的"新鲜度"的定义，但一项研究显示[4]，与分离的血液成分相比，儿童心胸外科患者输注分离时间小于 48 h 的全血时，可以有效止血并可放宽对供体的限制。最近一项研究探讨了对失血性休克患儿输注未进行抗 A 和抗 B 抗体配型的 O 型 FWB，与其他血液制品类似，FWB 在输注前必须经过标准的传染病检验[5]。FWB 可以制成去白细胞的血液制品，但如果不是，巨细胞病毒（CMV）血清阴性的 FWB 可用于低出生体重的早产儿。

红细胞

由于全血只在特殊情况下输注，浓缩红细胞

几乎是纠正儿童外科患者贫血的唯一选择。一般来说，无论是成人还是儿童，围手术期 RBC 的适应证是一样的（表 14.5）。

表 14.5　儿童围手术期红细胞输注指南

- 术前贫血（血红蛋白 < 7 g/dL），需行急诊手术的患儿
- 血红蛋白 < 8 g/dL 的儿童伴有贫血症状和体征，或者正在进行化学治疗或放射治疗的患儿
- 急性失血伴有低血容量症状的患儿
- 血红蛋白 < 10 g/dL 并伴有肺部疾病的患儿

引自 Roseff SD, Luban NL, Manno CS.Guidelines for assessing appropriateness of pediatric transfusion.Transfusion,2002,42:1398-1413.

红细胞输注的主要目的是增加外周循环中的氧输送。次要目标是维持循环血容量。择期手术术前很少输注红细胞，除非患者贫血并伴有症状。虽然当血红蛋白水平 > 10 g/dL 时，早产儿术后呼吸暂停的发生率有所降低，但是红细胞输注并不适用于轻度贫血（7~10 g/dL），因此在重症监护病房（ICU）提供适当的术后监测是有必要的。

术前无贫血的患儿中，术中输注红细胞的量要基于最大允许失血量（MABL）（表 14.6）：

MABL ＝体重（kg）× 估计血容量（EBV）×（H_0-H_1）/HAV

其中 H_0 为患儿的术前血细胞比容，H_1 为可接受的最低血细胞比容，HAV 为平均血细胞比容，即（H_0+H_1）/26。

最低血细胞比容 H_1 是在手术开始前确定的，根据儿童的健康状况和临床情况而定。估计血容量是根据患者的年龄和体型来计算的（表 14.6）。

红细胞输注终点的依据是临床症状是否改善。大多数浓缩红细胞的血细胞比容为 55%~75%，血细胞比容取决于储存方案。洗涤或去血浆后血细胞比容小于 80%。平均而言，输注 10 mL/kg 的红细胞可使血红蛋白增加 2~3 g/dL。大多数儿童输

表 14.6　儿童估计血容量（EBV）

年龄	EBV（mL/kg）
早产儿	90~100
足月新生儿	80~90
3 月龄至 1 岁的婴儿	70~80
> 1 岁的儿童	70

血量应为 10~15 mL/kg。在低血容量休克期间，或急性失血量大于总血容量 15% 时，可能需要更大的输血量。

有几种类型的储存液可以将红细胞的保质期延长到 42 d。每一种储存液都含有不同数量的腺嘌呤、柠檬酸、葡萄糖和磷酸盐，有些还含有甘露醇。随着血液储存时间的延长，细胞外钾含量增加[7]，pH 值降低，红细胞 2,3 - 二磷酸甘油酸水平降低。关于腺嘌呤引起的肝毒性和甘露醇相关肾毒性的担忧基于动物研究。关于人类大容量输血后血液添加剂的不良影响在现有文献尚无定论，但许多医院报道大容量输注包含添加剂的血制品是安全的，即使是应用体外膜肺氧合（ECMO）治疗的患者。对于大多数需要单纯少量输血（< 15 mL/kg）的儿童，多数医院常规使用添加剂溶液，无需额外洗涤。在需要大量输血或通过中心静脉快速输血的情况下，通常使用新鲜红细胞浓缩物来减轻高钾血症反应的风险。机构对"新鲜度"的规定从 5 d 到 21 d 不等。由于各机构血库的操作规程不同，麻醉医生应熟悉所属医院的儿童血库具体操作规程（表 14.7）。

大量输血

大量输血被定义为急性输注一个或多个血容量的血液。儿童大量输血的并发症包括稀释性血小板减少症[8]、弥散性血管内凝血（DIC）、低体温、代谢性酸中毒、高钾血症、高血糖、低钙血症和容量超负荷。

在紧急输血情况下，O 型红细胞可在交叉配型之前输注。由于 O 型红细胞是一种稀缺资源，只要没有证据证明患者的血浆或红细胞中没有供体抗体，患者就可以安全地转换回自己的血型。

表 14.7　血液成分的储存和保质期

成分	储存温度（℃）	保质期
全血	1~6	35 d
RBC	1~6	35~42 d
血小板	20~24	5 d
FFP	< −18	1 年
冷沉淀	< −18	1 年

FFP：新鲜冰冻血浆；RBC：红细胞。

直接抗球蛋白试验（DAT）将有助于确定抗体是否存在于患者的血细胞。

虽然相同血型的血液制品是首选，但是由于 ABO 型血的短缺，更倾向于兼容型而非特定类型献血者的直接捐献，可以使用 O 型红细胞。此外，O 型红细胞也可用于有溶血倾向的新生儿，或具有母体来源抗 A、抗 B 或抗 A，B 抗体存在的新生儿。在输注 O 型红细胞时，很少经过洗涤处理，即使其中含有抗凝剂，特别是在紧急情况下。这是因为当红细胞储存时，血浆中抗 A 和抗 B 抗体的效价都非常低。

新鲜冰冻血浆（FFP）

FFP 被用于治疗已确诊或可疑的凝血因子缺乏而引起的继发性出血。凝血酶原试验（PT）或活化部分凝血活酶时间（APTT）可能提示对输注 FFP 的需要，但是在手术过程中不能依靠它们做出决定。一些医院已经开展了血栓弹力图（TEG）测试[9]，它作为一种更快速的即时检测方法，可以明确手术患者的凝血功能情况。TEG 可有效地预测心胸手术或肝移植患者的出血倾向。在没有 TEG 的情况下，麻醉医生可通过评估目前的出血量来预测可能的失血量，推测患者出现凝血功能异常的可能性。围手术期凝血因子缺乏最常见的原因是稀释，由于大量输注晶体液或 RBC，在新生儿中更为常见。如果没有凝血功能异常，FFP 不适用于扩容。目前已有儿童的 TEG 参考值[10]。

FFP 的需要量取决于是否纠正凝血因子的活性。一般来说，生理性止血需要最低凝血因子活性为正常活性水平的 25%。通过计算，将凝血因子活性水平提高到正常水平的 25%，来预估所需的 FFP 水平：

血浆容积（mL/kg）= 总血容量（mL/kg）×（1−血细胞比容）

因此，对于一个血细胞比容为 43% 的普通儿童：

血浆容积（mL/kg）=70 mL/kg ×（1−0.43）= 40 mL/kg

如果我们假定输注的 FFP 含有 100% 的凝血因子，那么为了达到 25% 的凝血因子水平所需输注 FFP 的容量是 25%×40 mL/kg=10 mL/kg。一个单位的 FFP 容积为 200~250 mL，所以一个体重为 20 kg 的儿童需要 200 mL（1 个单位）的 FFP。或者，一个常规的经验法则是输注 10~15 mL/kg 的 FFP 将会使凝血因子血液活性水平升高 15%~20%。

FFP 含有较多的柠檬酸盐，因此如果快速输注 [＞1 mL/（kg·min）]，可能会导致离子钙的一过性降低和动脉血压的降低[11]。在大多数儿童中，低钙血症是暂时性的，因为柠檬酸盐被迅速代谢。然而，钙代偿能力异常的儿童（如新生儿）或代谢柠檬酸盐能力下降的儿童（如肝衰竭）可能需要外源性补充钙剂。FFP 未经传染性病原体灭活处理，因此可能传播传染性疾病。目前，一种经过溶剂洗涤处理的血浆产品—— Octaplas，已被批准用于替代获得性凝血因子缺陷患者的多种凝血因子，这些患者可能患有肝病，或者正在接受心脏或肝移植。Octaplas 采用混合血浆制备，其生产过程可以灭活包膜病毒。目前美国食品药品监督管理局（FDA）尚未批准其用于儿科，只有临床研究正在进行。

血小板

术中血小板减少症通常因大量输血而稀释，但也可能由以下疾病导致：坏死性肠炎、恶性肿瘤或 DIC。儿童血小板输注的一般适应证包括接受有创手术或小手术的患者血小板计数 ＜50×10⁹/L，或接受大手术的患者血小板计数 ＜100×10⁹/L。有颅内出血危险的危重早产儿，即使没有活动性出血，当血小板计数 ＜100×10⁹/L 时，也应接受血小板治疗。无论是随机供体或单采单位的 5~10 mL/kg 的血小板，均应使血小板计数上升（30~50）×10⁹/L。体重接近 50 kg 的成年患者可能只需要一个单位的单采血小板就能达到治疗性血小板升高。在存在败血症或消耗性凝血功能障碍的情况下，或对于之前已经形成人类白细胞抗原（HLA）抗体的患者血小板表面存在 HLA Ⅰ类抗原，输注血小板后，其血小板计数的增加较一般患者少。如果怀疑免疫耐受，则需要与血库沟通以确认 HLA 抗体，并评估是否需要 HLA 匹配或交叉匹配的血小板供体。

冷沉淀

有时也被称为冷沉淀抗血友病因子，冷沉淀包含纤维蛋白原、因子Ⅷ、因子ⅩⅢ和血管性血友病因子（vWF）。当不能耐受大量液体的患者（如肝衰竭患者）需要浓缩纤维蛋白原时，冷沉淀是首选产品。1~2单位/10千克的剂量将使儿童纤维蛋白原水平提高到60~100 mg/dL。对于婴儿，一单位的剂量足以止血。剂量也可以通过纤维蛋白原的当前浓度和期望浓度之间的差来计算，计算方法如下：

血浆容量 =（1−血细胞比容）×0.7（dL/kg）×体重（kg）

用量（单位）= 所需纤维蛋白原增量（mg/dL）×血浆容量

凝血因子Ⅷ缺乏症和血管性血友病可以用冷沉淀治疗，但重组和病毒灭活产物是首选。冷沉淀也可以作为纤维蛋白胶和牛凝血酶的来源，以实现快速局部止血。然而，由病毒灭活纤维蛋白原组成的纤维蛋白黏合剂可能是首选的市场来源，因为它具有更强的黏合性、更少的制备时间和更安全的病毒灭活特性。

去白细胞

在美国，几乎所有的血液中心在储存含有血液细胞成分前均去白细胞。去白细胞的目的是去除白细胞（WBC）相关的感染因子（如CMV）和防止HLA致敏。它还可以减少发热性非溶血性输血反应的发生率，并改变细胞血液成分输血后发生的免疫调节。去白细胞是去除约99%的白细胞；血液制品中的白细胞应少于$5×10^6$/L。去白细胞的红细胞和血小板被认为是"CMV安全"，在一些医院可作为CMV阴性产品的替代品。

辐　照

伽马辐照处理血液成分后破坏了白细胞的增殖能力，并用于预防输血相关的移植物抗宿主病（TAGVHD）。当输入的淋巴细胞在受者骨髓中植入和增殖时，就会发生宿主病，对于95%以上的患者是致死性的。

辐照后的血液可应用于免疫功能低下的儿童，以及与供体具有相同HLA型的免疫正常儿童（即一级或二级亲属），这将使供体淋巴细胞在移植过程中免受受体的破坏。辐照程度的确定通常是根据患者免疫功能低下的程度而定的（表14.8）。

表14.8　辐照后的血液制品使用标准

·细胞免疫降低的患者
·早产儿
·宫内输血的胎儿
·骨髓移植受者
·危重患儿
·接受化疗导致严重免疫抑制的患者
·一级或二级亲属捐献的血液

辐照后红细胞的有效期从大于28 d降至28 d。这是因为人们担心辐照对红细胞膜的影响会加速储存异常。浓缩红细胞经辐照后，贮藏3 d即出现钾含量迅速上升，贮藏2周后钾浓度可达7 mEq/L。因此，在快速和（或）大量输入辐照血液时，给早产儿或肾衰竭儿童输血时，可能发生高钾血症。有些医院甚至会在一定天数后清洗辐照过的血液，以减少高钾血症反应的发生。

光化学灭活作用

目前已有减少和灭活血小板病原体的方法（Intercept），Mirasol正在研究用于红细胞的方法。光化学处理血小板是用amotosalen（一种补骨脂衍生物）和紫外线，灭活细菌、病毒和寄生虫。上市后研究正在评估amotosalen处理的血小板在儿科患者中的安全性，特别是血液肿瘤患者输血后发生严重肺部并发症而导致需要机械通气的发生率（PIPER监测的研究）。

使用血液制品的并发症

使用血液制品的并发症很多，从常见的轻度过敏和发热反应到罕见的致死性溶血反应。虽然大众通常最关心输血引起病毒感染的风险，但输血相关死亡的主要原因是人为错误造成的ABO不相容而引起的急性溶血、细菌污染和输血相关性急性肺损伤（TRALI）。

输血反应

输血反应的症状各不相同，可能包括荨麻疹、发热、寒战、高血压、低血压、心动过速、头痛、疼痛、咳嗽、肾衰竭、DIC、休克或呼吸窘迫。一般来说，血库标准建议立即停止输血，除非只有荨麻疹的轻微输血过敏反应。一旦发生输血反应，应将患者的血液送到血库进行文书核查，并评估患者血浆中的溶血或黄疸情况。血库还将通过直接抗球蛋白试验（DAT）寻找红细胞抗体的存在。如果这些结果是阳性的，则需建议患者在未来输血前进行进一步的检测。

ABO 血型不相容

尽管有各种保障措施，但美国人为错误导致的ABO血型不相容输血发生率仍高达1/1.2万~1/3.8万，每年的死亡人数为60万~150万。事实上，ABO血型错误造成的与输血有关的死亡比通过血液制品传播人类免疫缺陷病毒（HIV）造成的死亡更多。在婴儿和儿童中特别容易出现这类错误，原因包括一些特殊情境可能导致样本标签混淆，例如混淆母婴（或胎盘）样本、多胞胎，以及未能给年龄太小、还不能自己表明身份的婴幼儿戴上腕带或腕带掉落的情况。现在，许多医疗中心要求提供两份独立样本，或采用条形码等方法，才可发放血型匹配的血液。目前正在研究各种预防这些人为错误的方法，包括通过改变红细胞的分子结构将A型或B型献血者的血液转化为O型血的策略。然而，目前还没有通用型转换血或人造血，我们必须依靠血库安全核查和正确的患者身份识别，以防止ABO血型输血错误。出现急性溶血反应的患者有发生DIC、休克和急性肾衰竭的危险。

细菌污染

由于对血液供应中病毒的检测能力的提高[12]，细菌污染感染的风险现在可能超过病毒污染的风险。由于室温储存，输血小板后相较于红细胞或FFP，更常见的是细菌污染。接受了被革兰氏阴性菌污染的血液制品的患者，发生输血相关死亡的风险最高。目前，所有血小板产品都使用培养法或FDA批准的灵敏的细菌检测方法进行细菌检测。这一规定有助于减少因血小板污染而导致的脓毒血症和死亡的发生率。最近的FDA指南要求输血服务在血小板储存期的第4天和第5天进行FDA批准的病原体减少技术（Intercept）处理血小板，或快速细菌测试（PGD测试），或进行二次培养。

病原菌灭活技术

近年来，由于献血者筛选、传染病检测和血液制品处理的改进，血液制品的安全性有了显著提高。虽然病毒传播的剩余风险很低，但输血传播的细菌感染仍然是一个持续存在的问题[13]。血小板产品特别容易受到细菌污染，因为它们储存在22℃的环境中。每5 000个血小板单位中就有一个被细菌污染，目前的筛查方法无法检测到，在美国大约10%的输血相关死亡是由于细菌污染的血小板[14-15]。

人们已经在开发减少病原体的技术，以进一步降低因输血传播的细菌性败血症的发生率，并减轻新发传染病的风险。目前的病原体减少技术使用溶剂/洗涤剂或光化学方法来广泛灭活细菌、病毒和原生生物。溶剂/洗涤剂方法破坏脂质膜，并被批准用于处理无细胞血液制品，包括血浆（如Octaplas）和凝血因子。光化学技术与溶剂/洗涤剂方法不同，它可抑制核酸复制，不具有细胞杀伤作用，因此可用于细胞血液制品。

2014年，FDA批准了第一个抑制病原体（PR）的光化学处理方法，可用于血小板（INTERCEPT，Cerus）的处理。INTERCEPT血液系统使用一种合成补骨脂素，它与RNA和DNA结合，在紫外线照射下形成不可逆交联，阻止蛋白质合成和细胞复制（图14.1）。INTERCEPT血小板在欧洲已经使用了十多年，在采用PR血小板的国家清单中，已经有>600 000个INTERCEPT血小板被应用，但目前没有相关感染病例的报道[15]。Mirasol系统TerumoBCT使用核黄素结合紫外线B光诱导核酸损伤和病原体减少。Mirasol系统目前正在美国进行Ⅲ期临床试验，尽管它在欧洲已被批准用于血小板和全血制品。

针对成人的临床试验数据和meta分析证实，PR处理的血小板与常规血小板相比具有相同的止血功效。然而，输注PR血小板与输血后血小板

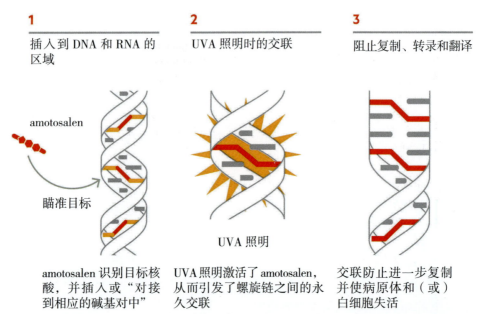

1	2	3
插入到 DNA 和 RNA 的区域	UVA 照明时的交联	阻止复制、转录和翻译

amotosalen 识别目标核酸，并插入或"对接到相应的碱基对中"

UVA 照明激活了 amotosalen，从而引发了螺旋链之间的永久交联

交联防止进一步复制并使病原体和（或）白细胞失活

图 14.1 INTERCEPT 系统使用 amotosala（一种特性良好的光活性化合物，专门针对 DNA 和 RNA）和 UVA 照明来不可逆交联核酸。在这样做的过程中，阻断治疗阻止了病毒、细菌和寄生虫的复制，使它们失去活性

恢复和存活减少相关，导致血小板利用率增加和血小板输注间隔时间缩短[16]。PR 血小板应用于儿童患者的数据有限。当新生儿患者在使用峰值能量波长小于 425 nm 的设备进行光照治疗时，禁用 PR 血小板，因紫外线可能激活残留的补骨脂素，从而导致继发性红斑。几项针对儿科患者的观察性研究显示，PR 和传统血小板相比，输血反应的发生率相似，在儿童患者中具有可靠的安全性[17-18]。最近的一项研究证实，接受 PR 血小板的儿科患者中接受血小板输注有小幅但有统计学意义的增加，与常规血小板相比，PR 血小板在红细胞利用或输血反应方面没有差异[19]。尽管 PR 技术在减少输血传播感染方面显示出巨大的优势，但 PR 血小板在新生儿和儿科患者中的应用需要进一步的研究。

输血相关性急性肺损伤（TRALI）

TRALI 的特点是呼吸困难、发绀、低血压、发热和寒战，并伴有双侧肺水肿的影像学表现。这些症状通常在输血后 1~6 h 内出现，并常发展为低氧性呼吸衰竭，死亡率约为 6%。目前的治疗方案大多是支持性的，严重的病例可能需要体外心肺支持[20]。

TRALI 与全血、红细胞和 FFP 输注有关，

发生率为每 5000~440 000 单位输注发生 1 例。TRALI 被认为是由于肺微血管中白细胞的激活导致血管通透性增加和肺水肿，它更倾向于发生在患有败血症或其他潜在危重疾病的儿童。潜在的病因可能与供体血液中存在针对粒细胞或 HLA 抗原的抗体有关。在美国，为了降低这些反应的风险，实行了全男性供者供应血浆和（或）对女性供者进行 HLA 抗体检测。

循环超负荷

TRALI 与高血容量（循环负荷过重）难以区分，其体征和症状包括呼吸短促、头痛、肺水肿、充血性心力衰竭和高血压。一旦停止输血，症状通常会消失，但患者可能需要吸氧和利尿剂。为了避免这种情况，在非紧急情况下，输血量不应超过 2~4 mL/（kg·h）。患有肺病或心脏病的患者可能需要较慢的输血速度，但所有输血均应在 4 h 内完成。

输血传播感染

输血传播感染仍然是一个严重的问题，尽管输血并发症的发生率较低（表 14.9）。最近核酸检测（NAT）的改进提高了检测供体血液中感染因子（如 HIV、丙型肝炎病毒、西尼罗病毒）

的敏感性，将传播风险降至历史最低点。这是因为核酸检测的是病毒，而不是以前检测供体对病毒感染的抗体反应的方法。对献血者的血液进行HIV、丙型肝炎病毒、乙型肝炎病毒、人类嗜T细胞病毒（HTLV）、梅毒、西尼罗病毒、美洲锥虫病、寨卡病毒及巴贝斯虫病（流行地区）的常规筛查。在登革热流行区域进行新发传染病检测。

表14.9　来自选定的已知感染因子的相似输血传播风险

因子	每单位血液输注传播风险
HIV	1/1 467 000
丙型肝炎病毒	1/1 149 000
乙型肝炎病毒	1/765 000~1/1 006 000
HTLV–Ⅰ和HTLV–Ⅱ	1/4 364 000
西尼罗病毒	12例输血传播病例
美洲锥虫病（伊氏锥虫）	全球非流行地区报告了20例输血传播病例
巴贝斯虫病	1/18 000
细菌，单采血小板	1/107 000

HIV：人类免疫缺陷病毒；HTLV：人类嗜T细胞病毒。

　　考虑到新生儿和婴儿最常见的输血相关感染是CMV，它存在于许多献血者的白细胞中，并通过输入含有白细胞的血液成分传播。在年龄较大、免疫功能正常的儿童中，CMV感染的临床症状较轻。然而，新生儿或免疫功能低下儿童的CMV感染常表现出严重的全身性疾病，甚至可能致死。因此，CMV阴性的血液制品对这些患者至关重要。预先储存去白细胞的血液，是CMV阴性血液的替代方法，可有效减少CMV的传播。美国病理学家学会最近的一项调查显示，去白细胞是降低输血传播CMV风险的主要策略。

（代春霞　译，李乐　审）

参考文献

[1] Chesney CR. The maintenance need for water in parenteral fluid therapy, by Malcolm A. Holliday, MD, and William E. Segar, MD. Pediatrics, 1957,19:823–832. Pediatrics,1998,102(1 Pt 2):229–230.

[2] Riegger LQ, Leis AM, Golmirzaie KH, et al. Risk factors for intraoperative hypoglycemia in children: A multicenter retrospective cohort study. Anesth Analg,2021,132(4):1075–1083. https://doi.org/10.1213/ANE.0000000000004979.

[3] Nishina K, Mikawa K, Maekawa N, et al. Effects of exogenous intravenous glucose on plasma glucose and lipid homeostasis in anesthetized infants. Anesthesiology,1995,83(2):258–263. https://doi.org/10.1097/00000542-199508000-00004.

[4] Manno CS, Hedberg KW, Kim HC, et al. Comparison of the hemostatic effects of fresh whole blood, stored whole blood, and components after open heart surgery in children. Blood,1991,77(5):930–936.

[5] Leeper CM, Yazer MH, Cladis FP, et al. Use of uncrossmatched cold-stored whole blood in injured children with hemorrhagic shock. JAMA Pediatr,2018,175(5):491–492. https://doi.org/10.1001/jamapediatrics.2017.5238.

[6] Gross JB. Estimating allowable blood loss: corrected for dilution. Anesthesiology, 1983,58(3):277–280. https://doi.org/10.1097/00000542-198303000-00016.

[7] Strauss RG. Red blood cell storage and avoiding hyperkalemia from transfusions to neonates and infants. Transfusion,2010,50(9):1862–1865. https://doi.org/10.1111/j.1537-2995.2010.02789.x.

[8] Coté CJ, Liu LM, Szyfelbein SK, et al. Changes in serial platelet counts following massive blood transfusion in pediatric patients.Anesthesiology,1985,62(2):197–201. https://doi.org/10.1097/00000542-198502000-00024.

[9] Chitlur M, Sorensen B, Rivard GE, et al. Standardization of thromboelastography: a report from the TEG-ROTEM working group.Haemophilia,2011,17(3):532–537. https://doi.org/10.1111/j.1365-2516.2010.02451.x.

[10] Chan KL, Summerhayes RG, Ignjatovic V, et al. Reference values for kaolin-activated thromboelastography in healthy children. Anesth Analg,2007,105(6). https://doi.org/10.1213/01.ane.0000287645.26763.be.1610-1603.

[11] Coté CJ, Drop LJ, Hoaglin DC, et al. Ionized hypocalcemia after fresh frozen plasma administration to thermally injured children: effects of infusion rate, duration, and treatment with calcium chloride. Anesth Analg,1988,67(2):152–160.

[12] Busch MP, Kleinman SH, Nemo GJ. Current and emerging infectious risks of blood transfusions. JAMA,2003,289(8):959–962. https://doi.org/10.1001/jama.289.8.959.

[13] Bihl F, Castelli D, Marincola F, et al. Transfusiontransmitted infections. J Transl Med,2007,5:25(2007-06-06). https://doi.org/10.1186/1479-5876-5-25.

[14] Slonim AD, Joseph JG, Turenne WM, et al. Blood transfusions in children: a multi-institutional analysis of practices and complications. Transfusion,2008,48(1):73–80. https://doi.org/10.1111/j.1537-2995.2007.01484.x.

[15] Lu W, Fung M. Platelets treated with pathogen reduction technology: current status and future direction. F1000Res,2020,9:F1000(2020-02-23). https://doi.org/10.12688/f1000research.20816.1. Faculty Rev-40.

[16] Estcourt LJ, Malouf R, Hopewell S, et al. Pathogen-reduced platelets for the prevention of bleeding. Cochrane Database Syst Rev, 2017,7(7):CD009072(2017-07-30). https://doi.org/10.1002/14651858.CD009072.pub3.

[17] Knutson F, Osselaer J, Pierelli L, et al. A prospective, active haemovigilance study with combined cohort analysis of 19, 175 transfusions of platelet components prepared with amotosalen UVA photochemical treatment. Vox Sang,2015,109:343–352. https://doi.org/10.1111/vox.12287.

[18] Snyder E, McCullough J, Slichter SJ, et al. Clinical safety of platelets photochemically treated with amotosalen HCl and ultraviolet A light for pathogen inactivation: the SPRINT trial. Transfusion,2005,45:1864–1875. https://doi.org/10.1111/j.1537-2995.2005.00639.x.

[19] Schulz WL, McPadden J, Gehrie EA, et al. Blood utilization and transfusion reactions in pediatric patients transfused with conventional or pathogen reduced platelets. J Pediatr,2019,209:220–225. https://doi.org/10.1016/j.jpeds.2019.01.046.

[20] Nouraei SM, Wallis JP, Bolton D, et al. Management of transfusion-related acute lung injury with extracorporeal cardiopulmonary support in a four-year-old child. Br J Anaesth,2003,91(2):292–294. https://doi.org/10.1093/bja/aeg143.

拓展阅读

Bailey AG, McNaull PP, Jooste E, et al. Perioperative crystalloid and colloid fluid management in children: where are we and how did we get here? Anesth Analg,2010,110(2):375–390. https://doi.org/10.1213/ANE.0b013e3181b6b3b5.

Gibson BE, Todd A, Roberts I, et al. Transfusion guidelines for neonates and older children. Br J Haematol,2004,124(4):433–453. https://doi.org/10.1111/j.1365-2141.2004.04815.xMoritz.Ayus

ML JC. Prevention of hospital-acquired hyponatremia: do we have the answers? Pediatrics,2011,128(5):980–983. https://doi. org/10.1542/peds.2011-2015.

Vlaar AP, Juffermans NP. Transfusion-related acute lung injury: a clinical review. Lancet,2013,382(9896):984–994. https://doi. org/10.1016/S0140-6736(12)62197-7.

第15章

监 测

Allan F. Simpao, Ronald S. Litman

美国麻醉医师协会（ASA）提出的基础监测标准是每个儿科麻醉病例都使用 4 种监测项目：经皮动脉血氧饱和度（SpO_2）、呼气末二氧化碳（$ETCO_2$）、心电图（ECG）和血压[1]。除了短小手术（即持续时间 < 30 min），体温监测也是必需的，因短小手术不太可能发生低体温或高热，液体和血液丢失最少（如鼓膜切开术和插管）。当使用神经肌肉阻滞监测时，应使用 4 个成串刺激（TOF）进行神经电生理监测。本章我们将更详细地回顾在儿科患者中使用监护仪的情况。

脉搏血氧饱和度（SpO_2）监测

脉搏血氧饱和度仪通过测量两种不同波长的光的吸收来估计氧合血红蛋白的饱和度，这取决于组织中的血液量以及氧合血红蛋白和脱氧血红蛋白的相对量。通过志愿者试验确定动脉血氧饱和度（SaO_2）的标准曲线，然后将光吸收在标准曲线中进行计算，从而得出氧饱和度。

临床上，SpO_2 的作用是在患者出现明显的发绀之前，提醒麻醉医生即将发生或实际发生的低氧血症。然而，在血氧饱和度（SO_2）快速下降时，SpO_2 测定值通常滞后于真实的血红蛋白氧饱和度，从而可能延迟对低氧血症的识别。脉搏血氧饱和度仪探头的位置会影响这些变化的速度。探头在核心位置（如颊部）比上肢延迟得少，上肢将比下肢具有更少的延迟。相反，正常血氧的恢复时长，可能与 SpO_2 持续降低 30 s 或更长时间有关。

由于运动伪影、组织灌注不良、低体温、血红蛋白异常、组织色素沉着、探测位置和人工光源等因素，很难保证儿童 SpO_2 测量的精度和准确性。当真实 SO_2 大于 90% 时，大多数血氧仪的精确度为 ±2%。在 SO_2 低于 80% 的范围内，SpO_2 测定往往高于动脉采样获得的数值。在较低氧饱和度值的情况下，不同制造厂家的仪器测得的 SpO_2 与真实值相比，下降值不同。在新生儿和婴儿体内的胎儿血红蛋白不影响脉搏血氧饱和度仪的准确性。

目前还没有研究结果证明脉搏血氧饱和度仪的使用确实有益[2]。然而，一项单盲研究[2]（研究者监测的脉搏血氧饱和度仪的值，麻醉医生不知情）表明，与获得脉搏血氧饱和度仪值相比，麻醉医生缺乏 SpO_2 监测导致的低氧血症（定义为 SO_2 低于 85%）发生率增高 3 倍，并且对低氧血症的识别有延迟。在此项研究中，大多数低氧血症发作发生在 2 岁以下的儿童。

虽然 SpO_2 会造成假阳性警报的发生（低 SO_2 读数不准确），但所有警报都必须被认真对待，直到证明是假警报。当脉搏血氧仪器显示低氧饱和度时，麻醉医生应立即将注意力转向通气是否充足，同时评估气体管道通畅度、呼气末二氧化碳波形（见下文）和脉搏血氧饱和度仪信号质量。由于术者可能会在不知情的情况下靠在患者的脚上导致压迫血氧饱和度仪探头，因此我们更倾向于将血氧饱和度仪探头放置在远离术野的上肢。脉搏血氧饱和度仪的声音不应该被关掉或被嘈杂的音乐淹没，因为许多麻醉工作者需要持续监听这个设备，并对音调的降低做出反应。

脉搏血氧饱和度仪的另一个用途是测定脉率值。脉搏血氧饱和度仪得出的脉率对于辨别某些情况下（如电凝止血）造成的心电图伪影是有帮助的。此外，心电图上的心率和脉搏血氧饱和度仪上的脉率的一致性是验证设备是否提供了准确的 SO_2 信息的一种方法。

氧储备指数（ORi）是一项新技术，可用于低氧血症发生前检测。ORi 是一种基于脉搏血氧饱和度仪的无量纲指数，其范围从 0 到 1，表示动脉氧分压（PaO_2）从 80 mmHg 增加到 200 mmHg。一项纳入了 25 名健康儿童的试验表明，ORi 检测到低氧饱和度的时间早于 SpO_2 约 31.5 s（中位数）[3]。

二氧化碳监测仪

自 20 世纪 70 年代以来，人们就开始使用红外设备来探测呼出的二氧化碳。他们不仅测量呼气末二氧化碳分压（$P_{ET}CO_2$）浓度（二氧化碳计量），也显示图形（二氧化碳波形图）。1998 年以前，二氧化碳监测被美国麻醉医师协会（ASA）指南推荐用于确认气管内导管正确放置及持续存在的标准监测。修订后的指南要求，在不插管的全身麻醉时，应使用二氧化碳监测来确认充分的通气（例如，在喉罩、面罩或自然气道麻醉期间）。最新版指南[1]规定：

"应持续监测呼气末二氧化碳。除非由于患者原因、程序或设备条件不足等原因，从气管内插管 / 喉罩放置开始，应持续监测呼气末二氧化碳，直到拔管 / 拔除或开始转移到术后监护位置。应使用定量方法，如二氧化碳测定法、二氧化碳计量法或质谱法。"

与成人一样，二氧化碳监测在儿科患者中用于确认气管内导管的正确放置，并持续评估肺泡通气的充分性。二氧化碳监测还可提供有关呼吸频率、呼吸方式、气道通畅度、心肺复苏效果、右至左心内分流量、肺血流变化以及间接神经肌肉阻滞程度的信息。

呼出气体中的 CO_2 含量可用于评估由组织产生的量、肺泡通气量和肺血流量。在儿科患者中，$P_{ET}CO_2$ 异常升高最常见的原因是通气不足，但也可能由于输注了碳酸氢钠、释放止血带、CO_2 气腹开始、体温升高引起 CO_2 产生增加或作为恶性高热早期征兆的产物。相反，$P_{ET}CO_2$ 异常降低可能预示着过度通气、体温过低、无效腔增加、低血压、静脉空气栓塞或全身到肺动脉分流失败引起的低肺灌注状态。$P_{ET}CO_2$ 浓度突然下降可由胸内手术或放置经食管超声心动图探头时压迫气管和气管内导管引起。二氧化碳波形图的突然消失可能表明呼吸回路断开、气体采样线闭塞、气管内意外置入胃管或心输出量完全丧失；而吸入 CO_2 异常可能存在单向阀故障、CO_2 吸收剂失效，或者应用半开路时由于新鲜气体流量不足而导致的 CO_2 重复吸入。二氧化碳波形图和二氧化碳量测定可以用来评估心肺复苏的效果（即胸部按压产生的心输出量）。

因为无效腔相对其潮气量而言比例相对较大，在婴儿和幼儿（体重 < 12 kg）进行二氧化碳监测时往往低估了真实的 $P_{ET}CO_2$ 值[4-5]。采样口离气管导管越近，$P_{ET}CO_2$ 越准确。

虽然主流式二氧化碳监测可以提供最准确的 $P_{ET}CO_2$ 监测，但它增加了回路的体积和无效腔，可能与小婴儿的血气值相关性很差[5]。因此，旁流式二氧化碳监测最常用于儿科患者。儿科患者应用旁流式二氧化碳监测的缺点包括采样线扭曲、反应时间慢，以及某些设备的采样量相对较大。启用创新的二氧化碳监测技术（MICROSTREAM 技术[6]，Covidien，Minneapolis，MN）不仅可以减少采样量，降低至 50 mL/min（而不是传统的 150~250 mL/min），同时还不影响 $P_{ET}CO_2$ 波形的完整性及准确性。

一次性 CO_2 比色分析连接器通常用于紧急情况，以验证气管内导管的正确放置[7]。比色连接器的颜色从紫色变为棕褐色再变为黄色，提示 CO_2 的存在。在一项儿童复苏的研究中，心肺复苏时应用比色检测器，只有黄色读数的患者提示自主循环恢复并可转至重症监护病房（ICU）[8]。

小婴儿的检测仪上通常不显示气道压平台期（图 15.1），这可能是由于呼吸频率较高，二氧化碳采样流量过高，呼吸回路中存在过多的无效腔，或气管导管周围有泄漏。大多数情况下，将二氧化碳监测仪更换至更接近患者气道侧会显示出更准确的结果（图 15.2，图 15.3）。

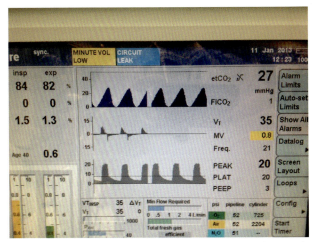

图 15.1　典型的小婴儿二氧化碳描记图。注意：没有平台期

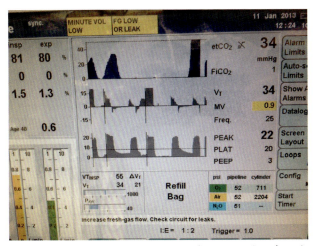

图 15.2　旁流式二氧化碳监测导管被切换到更靠近患者的更远端位置

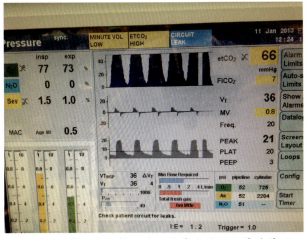

图 15.3　当旁流式二氧化碳记录管更接近气管导管时，出现了更高水平的 $P_{ET}CO_2$，二氧化碳检测仪似乎有一个更明显的平台期

心电图监测

正常心电图根据年龄的不同而存在差异，例如在新生儿、婴儿和儿童中都有差异。在儿童麻醉中，心电图对于诊断术中与心率相关的心律失常（如心动过缓和室上性心动过速）最可靠。心电图较脉搏血氧饱和度仪更不容易受到体动的干扰。在小婴儿中，低氧相关的心动过缓可能出现在 SpO_2 读数降低之前。由心动过缓过渡到正常窦性心律（通常在脉搏血氧饱和度仪值恢复之前）是低氧血症被纠正的标志。儿科患者的心电图改变可能是典型的特定病理状态的典型表现，如 QT 延长、心肌缺血（ST 段改变）和高钾血症（T 波高值）。

血压监测

麻醉状态的儿童的正常血压范围因年龄和身高的不同而不同[9]。血压监测是监测和获得足够心输出量的替代方法，常可用无创、自动化、振荡血压仪进行。收缩压和心率的示波测量通常与 Riva-Rocci 水银柱法测出的结果一致[10]，但与测量儿童舒张压的结果一致性较差。大多数常规病例中，在全身麻醉过程中每 3~5 min 测量 1 次血压。在儿童中，血压袖带最常放置在上臂，但也可交替放置在前臂、大腿或小腿。

血压袖带的宽度应等于上臂或其他测量肢体部位的周长的 40%[11]。袖口太小会导致血压偏高，而袖口太大则会导致血压偏低。

虽然儿童动脉血压监测的许多特征（如适应证和禁忌证、换能器设置）与成人相似，但也存在一些差异。儿科常用的动脉插管部位包括桡动脉[12]、股动脉和胫骨后动脉[13]。

肌松监测

发育过程中的生理学变化影响着神经肌肉阻滞剂（NMB）在儿童中的应用效果。这些影响包括分布体积的变化、肝脏和肾脏代谢过程的发育、肌肉量的积累以及神经肌肉接头的成熟，均可导致 NMB 的年龄依赖性药代动力学和药效学反应。

NMB 的监测应考虑影响 NMB 反应的生理性

和外源性因素，如刺激的部位和模式、温度、联合麻醉和药物的应用。学龄前儿童的神经监测结果必须谨慎解读，因为神经肌肉阻断参数（如TOF 比值）和呼吸功能之间的关系是可变化的，具体尚不明确。在解释其他部位的监测结果（如胫后神经或面神经）时也应注意，因为这些部位可能对 NMB 有不同的敏感性。低温可能会干扰 NMB 的监测：相对于 35℃，体温每降低 1℃，拇内收肌的抽搐高度峰值降低 15%。

年龄可影响对不同刺激模式的反应（如强直刺激、双短强直刺激、TOF）[14]。由于存在衰减和强直刺激后不应期，12 周以下的婴儿可能难以实现强直刺激。双短强直刺激比强直刺激更敏感，且与 TOF 比值有较好的相关性。TOF 是最常用的模式，可以从出生开始使用，因此它仍然是 NMB 效应恢复的标准方法。

吸入麻醉影响儿童 NMB 的药效学反应，且与年龄有关。例如，与年龄较大的儿童相比，2 岁以下的婴儿中插管所应用的 NMB 在吸入麻醉期间作用持续时间更长。相比之下，全凭静脉麻醉（如同时输注异丙酚和瑞芬太尼）不会干扰儿童 NMB 的药效学效应。

阐明 NMB 在儿童中的药理学作用仍然是一个伦理和技术上的挑战。研究表明：部分阻断对有意识或镇静儿童的呼吸功能的影响是不可接受的。因各种研究存在麻醉方式的差别、NMB 监测仪校准的差异和信号稳定性的不同，因此难以进行跨研究间比较。

虽然神经肌肉传导的恢复并不一定意味着肌肉功能的完全恢复，但当考虑到年龄依赖性差异时，在儿童中使用 TOF 监测有助于检测残余阻滞作用。

心前区或食管听诊器

虽然不是 ASA 标准要求的必要监测，但许多儿科麻醉医生发现，心前区听诊器（或经食管听诊器）在儿科麻醉的所有阶段，特别是在不同医院之间的转运过程中，提供了有价值的信息。连续听诊可以立即检测到心搏和呼吸音的频率和特征的变化，它通常是潜在问题发生前的第一个警告信号，如右主支气管插管或哮喘。心音的细微变化通常与麻醉深度的变化有关。在结扎动脉导管未闭（PDA）时，心前区听诊可以帮助外科医生识别正确的结构，因为夹闭导管会使杂音消失。便携式数字式食管听诊器系统已被开发并在文献中报道[15]。

心前区听诊器位于胸骨左侧的第三或第四肋间隙。食管听诊器放置在患儿的食管中，有气管内导管或喉罩。放置深度显著影响听诊声音的质量[16]。准确放置食管听诊器的正确方法是一边听，一边将听诊器推进，并将听诊器放置在心肺音最大的位置。在小婴儿中，很容易意外地将食管听诊器放入胃中。

运输过程监测

虽然关于危重患者在不同医院之间转运的安全已经有诸多研究，但目前还没有标准或指南指导如何在不同医院之间进行已行麻醉患者的转运[17]。然而，我们认为，对于围手术期的患者，无论其意识水平或气道设备的类型，也无论其移动的距离（如从手术室到麻醉恢复室），都应该有相同的监测标准。随着便携式监护仪的广泛使用，在运输过程中应使用脉搏血氧饱和度仪和（或）血氧仪 / 血氧饱和度仪连续评估心肺状态。

（代春霞　译，李乐　审）

参考文献

[1] Committee on Standards and Practice Parameters (CSPP). Standards for Basic Anesthetic Monitoring. American Society of Anesthesiologists(2021-07-20). https://www.asahq.org/standards-and-guidelines/standards-for-basic-anesthetic-monitoring;12.13.2020.

[2] Coté CJ, Goldstein EA, Coté MA, et al. A single-blind study of pulse oximetry in children. Anesthesiology,1988,68(2):184–188.

[3] Szmuk P, Steiner JW, Olomu PN, et al. Oxygen reserve index: A novel noninvasive measure of oxygen reserve-A pilot study. Anesthesiology,2016,124(4):779–784.

[4] Eipe N, Doherty DR. A review of pediatric capnography. J Clin Monit Comput,2010,24(4):261–268.

[5] Badgwell JM, McLeod ME, Lerman J, et al. End-tidal Pco2 measurements sampled at the distal and proximal ends of the endotracheal tube in infants and children. Anesth Analg,1987,66(10):959–964.

[6] Capnography Monitoring. Medtronic(2021-07-20). https://www.medtronic.com/covidien/en-us/products/capnography.html.

[7] Bhende MS, Thompson AE, Cook R, et al. Validity of a disposable end-tidal CO2 detector in verifying endotracheal tube placement in infants and children. Ann Emerg Med,1992,21(2):142–145.

[8] Bhende MS, Thompdon AE. Evaluation of an end-tidal CO2 detector during pediatric cardiopulmonary resuscitation. Pediatrics,1995,95(3):395–399.

[9] de Graaff JC, Pasma W, van Buuren S., et al. Reference values for noninvasive blood pressure in children during anesthesia: A multicentered retrospective observational cohort study. Anesthesiology,2016,125:904–913.

[10] Friesen RH, Lichtor JL. Indirect measurement of blood pressure in neonates and infants utilizing an automatic noninvasive oscillometric monitor. Anesth Analg,1981,60(10):742–745.

[11] Clark JA, Lieh-Lai MW, Sarnaik A, et al. Discrepancies between direct and indirect blood pressure measurements using various recommendations for arm cuff selection. Pediatrics,2002,110(5):920–923.

[12] Selldén H, Nilsson K, Larsson LE, et al. Radial arterial catheters in children and neonates. Crit Care Med,1987,15(12):1106–1109.

[13] Kim EH, Lee JH, Song IK, et al. Posterior tibial artery as an alternative to the radial artery for arterial cannulation site in small children: A randomized controlled study. Anesthesiology,2017,127(3):423–431.

[14] Saldien V, Vermeyen KM. Neuromuscular transmission monitoring in children. Pediatr Anaesth,2004,14(4):289–292.

[15] Shin JY, Lim SW, Kim YC, et al. Portable digital esophageal stethoscope system. Annu Int Conf IEEE Eng Med Biol Soc,2010:1844–1847.

[16] Manecke Jr GR, Poppers PJ. Esophageal stethoscope placement depth: its effect on heart and lung sound monitoring during general anesthesia. Anesth Analg,1998,86(6):1276–1279.

[17] Fanara B, Manzon C, Barbot O, et al. Recommendations for the intra-hospital transport of critically ill patients. Crit Care,2010,14(3):R87.

第16章

体温调节

Jeremy Jones, Ronald S. Litman

本章对儿童麻醉中的体温调节与监测的重要性进行了阐述。一方面强调了维持正常体温对儿童的意义，另一方面讲述了预防和治疗小婴儿低体温所存在的挑战。本次修订的更新主要包括：新生儿体温控制相关的最新报道和参考文献，并指出通过严密监测体温实现早期发现恶性高热，以降低其发病率和死亡率。

儿童的正常体温生理

体温是人体主要器官的产热与向环境散热之间的平衡结果。正常体温没有标准，个体温度不尽相同，一天中的不同时间、活动等因素都会对体温产生影响。与成人类似，儿童不同身体部位的温度也有所不同。其中，核心部位主要由主要器官和深部组织组成，而外周则指四肢。正常情况下，人体的核心部位与外周部位存在温度梯度，这个温度梯度主要靠外周血管收缩来维持。当全身麻醉（简称"全麻"）或区域阻滞使血管舒张时，核心部位与外周部位的热量混合增加，这是导致全麻后核心温度整体下降的原因。

人是恒温动物，当婴儿处于相对低温的环境中时，会通过增加耗氧、耗能来维持体温。中性温度（NTE）[1]，是指机体代谢产热最低（以氧耗计算）时的环境温度范围。与此相关的临床现象是，患有肺部疾病的小婴儿，其肺泡与循环间存在氧气和二氧化碳的交换缺陷。在低体温时，小婴儿增加氧耗和代谢率以维持正常体温，这很有可能会导致小婴儿发生低氧血症。事实上，研究

已经证实了婴儿存活率的差异受温箱温度的影响。在一项研究中，温箱的温度从 85°F 升高到 89°F（29.4℃升高到 31.6℃），存活率增加了 15%。

一般来说，婴儿体重越小、年龄越小，其所在的环境温度就越需要接近 NTE。已经发表的图表显示了如何依据小婴儿的体重和妊娠周设置温度，以使小婴儿处于 NTE 的环境[2]。例如，对于体重在 1~3 kg 的新生儿，NTE 可能超过 85 °F（29.4℃）。当需要对小婴儿进行麻醉时，则需要快速在手术室内为小婴儿提供同样的温度。对于一个仰卧在开放平台上的全裸新生儿，估计其腹部皮肤温度应在 36.5℃~37℃，以达到更加接近 NTE 的条件。

当处于 NTE 时，婴儿的氧耗量是最低的，这意味着消耗最少的能量就可以维持体温。如果环境温度稍微下降，婴儿可以通过代偿机制（血管收缩、棕色脂肪氧化）来维持正常体温。然而，当婴儿的体温保护机制失代偿时，其核心温度就会下降。最终，由于体温调节中枢受损，耗氧量也会降低。不能因为婴儿的体温相对正常，就认为他所处的环境温度是 NTE。事实上，其体温代偿机制可能正处于非常活跃甚至濒临无法维持正常体温的状态。当婴儿的体温开始下降时，这表明热应激已经非常严重，体温调节机制已经开始失代偿。此外，低氧血症或低血糖不利于机体应对低体温时的代谢反应，会进一步使体温下降。

婴儿的体温调节系统在出生时就已经发育比较完善。然而，由于小婴儿的体表面积／体积比相对较大，所以在寒冷环境中小婴儿容易出现体

温降低，而在过热环境中则容易出现体温升高。早产儿的体表面积 / 体积比是成人的 3~5 倍，单位体重的热量损失是成人的 4 倍。由于婴儿的皮下脂肪较少（即隔热能力差），所以能够使婴儿体温保持正常的环境温度范围比成年人更小。例如，对于未采取保温措施的麻醉医生来说，环境温度范围的低限约为 0℃（32℉），而对于足月妊娠的小婴儿来说是 20℃~23℃（68℉~73.4℉）。因此，在手术室中，婴儿周围的环境温度不应低于 75℉（23.9℃）。由于胎儿的皮下脂肪主要在妊娠晚期形成，因此早产儿发生体温改变的风险更高。

低体温的正常代偿

当体温略微偏离调定点时（ ±0.2℃），机体的代偿机制即开始工作。机体有很多这样的代偿机制，这里主要讲述的是在儿童中最重要的以及不同于成人的代偿机制。

大多数人在感到寒冷的时候，通常会本能地寻找温暖的地方、增加衣物、增加肌肉活动或与爱人相拥等来产热。婴儿却无法做到这些 [尽管新生儿重症监护病房（NICU）的护士经常提到，婴儿会在他们独立的空间内找到一个最温暖的角落]。

大龄儿童和成人有寒战的能力（一种高强度自发的节律性肌肉运动），这是成年人产热的最重要的方式之一，而年龄较小的儿童没有。麻醉状态下即使没有应用肌松剂，其有效寒战能力在苏醒前也会大大减弱。

非寒战产热是指由寒冷引起的氧耗和产热增加，这种增加无法被肌松剂所抑制。在小婴儿中，非寒战产热可能是其在寒冷环境中最重要的产热方式，其最重要的部分为棕色脂肪（产热效应器官）。棕色脂肪占人类小婴儿体重的 2%~6%，分布于肾脏、肾上腺周围、纵隔，以及两侧肩胛骨之间。与较丰富的白色脂肪相反，棕色脂肪细胞富含线粒体，包含致密的毛细血管网，被丰富的交感神经末梢支配。当交感神经兴奋刺激去甲肾上腺素释放时，甘油三酯水解为游离脂肪酸和甘油，并通过氧耗增加和解偶联蛋白介导的电子传递链解偶联产生热量。当婴儿暴露于寒冷刺激后，新陈代谢率立即开始增加，甚至在核心温度开始

下降之前就已经开始，即使是轻微的冷刺激（如未经加热的预给氧），也可触发代谢产热增加。在寒冷环境中的婴儿，非寒战产热能使代谢率加倍。然而，启动非寒战产热所需的温度降低范围尚不清楚。在一项使用丙泊酚和芬太尼进行麻醉的婴儿的研究中，当婴儿体温下降 2℃ 时，并没有出现非寒战产热 [3]。

皮肤上的寒冷感受器受刺激时，外周皮肤血管会收缩，从而减少热量向周围环境的流失。在异氟烷麻醉下进行腹部手术的儿童中，体温调节性血管收缩的触发温度较非麻醉状态平均降低约 2.5℃，这与成人相似。

婴儿低体温的并发症

低体温时，机体多种生理代偿机制启动，氧耗增加，这可能对正常生理产生不利影响 [4]。冷刺激可使去甲肾上腺素释放，再加上低温的直接作用，可导致广泛的血管收缩。外周血管收缩可限制氧气向组织的输送，引起细胞缺氧，表现为代谢性酸中毒。肺血管收缩会使肺动脉压升高 [5]，对于卵圆孔未闭和动脉导管未闭的患者，其发生右向左分流的易感性增加，这额外加重了外周组织缺氧。NICU 内的低体温患儿往往需要更多的呼吸和循环干预 [6]。

健康的婴幼儿围手术期发生轻微低体温（34℃~36℃）可能不会引起不良反应，也不会影响术后恢复。术后寒战在儿童中也不常见 [7]。在一项对 1507 名儿童的调查中 [8]，3.5% 出现了寒战，危险因素包括：使用静脉诱导药、年龄 > 6 岁，手术持续时间较长等。可乐定已经被证实可以减少术后寒战的发生。

麻醉期间热量的丢失

全麻诱导后，热量由中心向外周重新分布，核心温度下降。这主要是两方面因素共同作用的结果：一是麻醉药的直接扩血管作用；二是低于体温调定点后，血管收缩的体温代偿机制被麻醉药物抑制。在非麻醉状态下，儿童体温下降 0.2℃ 便可触发中枢神经系统的代偿性血管收缩机制；而麻醉状态下，体温下降需达 2.5℃ 才可触发，这

与成年人相似。由于婴幼儿的躯干重量占体重的比例较多，而四肢占比较少，所以（至少在最初）其核心的热量重新分布到外周的比例可能更少。与成年人相比，婴幼儿相对较短小的四肢可能不会从核心吸收过多的热量。

经过热量的重新分布，婴儿的体温初步下降，之后婴儿可能会继续以较成人和大龄儿童更快的速度向环境散热。这主要是由于婴儿的体表面相对较大、皮下脂肪较少、皮肤屏障不成熟，以及代谢产热能力有限。此外，未经加热的静脉输注液体和无菌灌洗液也可使患儿的体温进一步降低。

热量向环境丢失的机制

辐射（radiation）是指热量通过光子的传递从儿童体内流失到周围任何较冷的结构（如手术室的墙壁）的一个过程，且不受周围空气温度的影响。在麻醉过程中，辐射散热占热量损失的比重最大。在新生儿转运的过程中，可以通过使用双层保温箱或可以阻隔婴儿与保温箱箱壁的设备（如毛毯）以减少热量损失。

传导（conduction）是指热量在相接触的结构之间直接传递。例如，从儿童传递到手术台面的热量损失，或静脉输注低温液体所致的低体温效应。由于婴儿的体表面积相对较大，传导散热对婴儿的影响可能比成人和大龄儿童更大。可以通过在婴儿身下铺设温毯、提高手术室的环境温度、在非手术区域覆盖热风毯，以及对静脉输液和无菌灌洗液进行加温等方法来减少传导散热。

对流（convection）是指流动的空气经过皮肤表面时带走的热量。减少对流散热最好的方法是用被单或毯子盖住儿童所有暴露的部分。

蒸发（evaporation）是指当水消耗能量从暴露的身体表面（如皮肤、内脏器官和呼吸道上皮）消散时所导致的热量损失。通过对吸入气体进行湿化、覆盖暴露的皮肤表面以及使用加热过的灌洗液等，可以最大限度地减少蒸发散热。

围手术期低体温的预防与治疗

术前对四肢保温，可有效地预防因热量重新分布所导致的初始体温下降。然而，这对大多数

儿童来说并不实际。因此，必须采用更加有效的手段来防止体温的大幅下降。尽量用被单或毯子覆盖所有暴露的区域来保温，这将显著减少辐射、对流和蒸发散热。许多医疗机构在麻醉诱导时，在婴儿身上使用辐射加热器（图 16.1），这可以阻断蒸发和传导散热，从而减少热量损失。

气道湿化可以防止蒸发散热。有两种方法可以湿化气道：最简单的方法是使用湿热过滤器（HME），可以将患者自身所产生的热量和水分留在气道内（图 16.2）；第二种是在麻醉呼吸回路内放置加湿装置（图 16.3），这个装置既可以防止热量流失，又可以通过呼吸道给儿童增加热量。然而，由于其使用的复杂性，并且对体温结局没有显著影响，所以对于持续时间相对较短的外周手术可能不需要使用，即使在重大手术中，也已基本不再应用。

使用热水垫不但可以防止婴儿向手术台传导散热，还可以为婴儿提供热量。但是，热水垫的

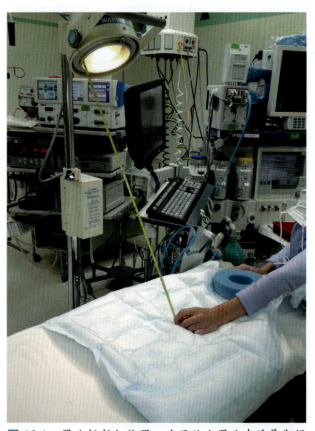

图 16.1　婴儿辐射加热器。为了让小婴儿在诱导期间保持温暖，我们使用辐射加热器（又名"炸薯条灯"）。尺子指示光线和婴儿之间防止烫伤的最小安全距离（图片来源：Ronald S. Litman）

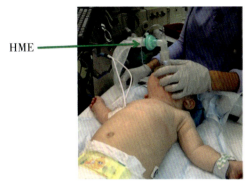

HME

图 16.2 湿热过滤器（HME）。我们所有的回路都包含一个湿热过滤器，以保存来自气道和肺部的水分和热（图片来源：Ronald S. Litman）

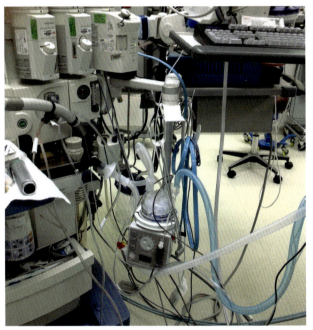

图 16.3 麻醉呼吸回路内的主动湿化装置（图片来源：Ronald S. Litman）

安全温度范围很窄：如果温度设定在 35℃ 以下，婴儿可能会向床垫散热；而温度超过 38℃ 时则有过热和烫伤的可能性，它可能对体重低于 10 kg 的婴儿效果最好。此外，应对所有输液、灌洗液及配制液体进行加温，以防止儿童向体内及环境传导散热。

充气式加温毯（如 Bair-Hugger，3M，St. Paul，MN）可以防止热量流失到环境中，甚至可以通过辐射和对流有效地为患者保暖。没有证据表明充气加温装置会导致手术部位感染，在所有设备中，这是最有效的设备之一，应在所有可能出现低体温的情况下使用。

由于婴儿的输液速度相对较慢，因此很难确定输液加温是否能够有效地预防或纠正低体温。然而，在一项对麻醉恢复室（PACU）内低体温婴儿（< 1 岁）的研究中，除使用保温毯外，联合使用加温输液，对其复温效果最佳[9]。

最后，最有效的预防儿童低体温的方法之一是提高手术室环境的温度。手术室墙壁变暖，可以减少患者的辐射散热。但必须考虑外科医生和护士在炽热的灯光下工作的舒适度[10]。因此，在儿童被毯子和充气式加温毯覆盖之前，手术室应尽量保持温暖，而在毯子和充气式加温毯覆盖之后，在确保儿童的核心温度达到满意范围的情况下，可以调低空调温度。

2020 年，一项针对 NICU 患者围手术期体温管理的多中心流程改进方案[11]指出：

维持术前正常体温（36.5℃~37.5℃）的措施包括：预先提高手术室的温度，在转运到手术室的过程中使用加热隔离箱，以及尽量减少在术前等待区停留的时间。术中处理措施包括：持续体温监测，使用预加温的静脉输液及灌洗液，使用充气加温装置、化学加热床垫、加温灯等，并对所有暴露的皮肤进行覆盖。术后措施主要包括：将患儿置于化学加热床垫上并对皮肤进行遮盖，同时使用加热隔离箱转回 NICU。近两年在大家共同的努力下使术后低体温的发生率平均降低近 50%。

测量体温的部位

对于低危患儿进行择期全麻时，可监测其腋窝部位的温度，这与监测鼓室、鼻咽或食管等部位的温度有同样的效果。然而，在高风险人群中，或者在可能出现低体温的情况下，应首选真实反映核心温度的部位，如食管中段或鼻咽等。监测鼓膜温度也是可靠的，但由于担心损伤鼓膜，大多数麻醉医生并没有选择这种方法。在新生儿和小婴儿剖腹术中使用远端食管温度监测时，必须确保温度探头的尖端没有进入胃内，因为当胃直接暴露在无影灯的热量或温暖的灌洗液中时，可能会导致体温读数错误地升高。由于围手术期体温监测的重要性，一次性的皮肤温度装置意义不大，但新的无创测温技术被证明可能是可靠的[12]。

区域麻醉对术中体温调节的影响

区域阻滞可导致体温下降，因为四肢血管的舒张会加剧核心部位的热量再分配作用。此外，外周交感神经被抑制可能会进一步阻碍体温调节性血管收缩，并且抑制棕色脂肪产热。然而，关于区域阻滞对儿童术中体温调节影响的研究很少。

围手术期体温过高

在进行外周手术时，热量或液体流失较少；若联合使用保温措施时，常可观察到术中高体温现象。例如，耳鼻喉外科手术、口腔手术和远端肢体的手术。对于这类手术，通常只需要使用覆盖儿童身体的薄被或薄毯，或者在手术台上放置一个保暖毯即可。在这些情况下强制性使用保暖毯反而会导致高体温。

尽管儿童术后发热（通常认为核心体温大于38℃）相对常见，但仍应引起关注。外科医生可能会考虑是伤口感染，麻醉医生可能考虑术后出现恶性高热。然而，事实上儿童术后发热极为常见，很少是因为伤口感染或恶性高热[13]。术后发热的确切原因尚不清楚，但有观点认为是对手术应激的一种暂时性的体温调节，即调整体温的"设定点"[14]。对150例泌尿外科患儿进行连续调查显示，74%年龄小于1岁、28%年龄大于4岁的患儿均出现术后发热，并且没有其他临床症状。类似的发生率在儿童骨科、整形和扁桃体切除术中也有报道。在任何外科专业中，都没有研究表明仅术后发热是严重临床疾病的可靠标志。

评估术后发热的儿童时，麻醉医生应回顾麻醉和手术过程，以确定发热原因。同时，检查患儿是否在术前合并上呼吸道疾病或中耳感染，是否有与下呼吸道感染相关的异常肺部听诊音。如果患儿有合并的其他疾病，应继续补液，并评估患儿是否需住院治疗。

（陈紫君　译，李乐　审）

参考文献

[1] Ringer SA. Core concepts: Thermoregulation in the newborn part I: Basic mechanisms. NeoReviews,2013,14(4):e161–e167. doi.org/10.1542/neo.14-4-e161.

[2] Sauer PJ, Dane HJ, Visser HK. New standards for neutral thermal environment of healthy very low birthweight infants in week one of life. Arch Dis Child,1984,59(1):18–22. doi. org/10.1136/ adc.59.1.18.

[3] Plattner O, Semsroth M, Sessler DI, et al. Lack of nonshivering thermogenesis in infants anesthetized with fentanyl and propofol. Anesthesiology, 1997,86(4):772–777. doi.org/10.1097/00000542-199704000-00006.

[4] Perlman J, Kjaer K. Neonatal and maternal temperature regulation during and after delivery. Anesth Analg,2016,123(1):168–172. doi.org/10.1213/ ANE.0000000000001256.

[5] Lumb AB, Slinger P. Hypoxic pulmonary vasoconstriction: physiology and anesthetic implications. Anesthesiology, 2015,122(4):932– 946. doi.org/10.1097/ALN. 0000000000000569.

[6] Morehouse D, Williams L, Lloyd C, et al. Perioperative hypothermia in NICU infants: its occurrence and impact on infant outcomes. Adv Neonatal Care,2014,14(3):154–164. doi.org/10.1097/ ANC.0000000000000045.

[7] Kranke P, Eberhart LH, Roewer N, et al. Postoperative shivering in children: a review on pharmacologic prevention and treatment. Paediatr Drugs,2003,5(6):373–383. doi. org/10.2165/00128072-200305060-00003.

[8] Akin A, Esmaoglu A, Boyaci A. Postoperative shivering in children and causative factors. Paediatr Anaesth,2005,15(12):1089–1093. doi.org/10.1111/j.1460-9592.2005.01646.x.

[9] Shen J,Wang Q,Zhang Y,et al.Combination of warming blanket and prewarmed intravenous infusion is effective for rewarming in infants with postoperative hypothermia in China. Paediatr Anaesth,2015,25(11):1139–1143. doi. org/10.1111/pan.12733.

[10] Sultan P, Habib AS, Carvalho B. Ambient operating room temperature: mother, baby or surgeon? Br J Anaesth,2017,119(4):839. doi.org/10.1093/bja/aex307.

[11] Brozanski BS, Piazza AJ, Chuo J, et al. STEPP IN: Working together to keep infants warm in the perioperative period. Pediatrics,2020,145(4):e20191121. doi.org/10.1542/peds.2019-1121.

[12] Carvalho H, Najafi N, Poelaert J. Intra-operative temperature monitoring with cutaneous zero-heat-flux-thermometry in comparison with oesophageal temperature: A prospective study in the paediatric population. Paediatr Anaesth, 2019,29(8):865–871. doi. org/10.1111/pan.13653.

[13] Litman RS, Flood CD, Kaplan RF, et al. Postoperative malignant hyperthermia: an analysis of cases from the North American Malignant Hyperthermia Registry. Anesthesiology,2008,109(5):825–829. doi.org/10.1097/ ALN.0b013e31818958e5.

[14] Frank SM, Kluger MJ, Kunkel SL. Elevated thermostatic setpoint in postoperative patients. Anesthesiology,2000,93(6):1426–1431. doi.org/10.1097/00000542-200012000-00014.

第 **17** 章

常规气道管理

Ronald S. Litman, Michael R. King

麻醉医生应对儿童上呼吸道的解剖结构非常熟悉。本章详细地介绍了儿童气道的相关特点以及正确管理方法，并对几种常见气道严重并发症进行了阐述，包括喉痉挛、误吸及负压性（去梗阻后）肺水肿等。

儿童上呼吸道的解剖

对儿童气道管理有影响的气道解剖特点如下：

· 枕骨相对较大，当婴儿处于仰卧位时，颈部自然弯曲，使婴儿呈现"嗅"的姿势。

· 喉部比成年人更加靠前和靠向头端[1]，使用直喉镜比弯喉镜更容易暴露（与具体的椎体水平无关）。

· 会厌窄而短，与气管的管腔呈一定角度，用喉镜"上提"困难。

· 气道管径较成年人窄。鼻腔更容易被血液或分泌物阻塞，气管水肿更容易使气道阻力增加。年长的麻醉医生视力可能有所下降，Miller 0 号喉镜片会使观察空间更小，观察新生儿喉部时可能会遇到麻烦。

牙齿发育

人总共有 20 颗乳牙，从右上臼齿至右下臼齿，依次用字母命名[2]。大约 1 岁前后，乳牙萌出，并在 6~12 岁期间脱落。松动或缺失的牙齿应在麻醉记录单中进行记录。对于特别松动的牙齿，应在麻醉诱导后、气管插管前拔除：用纱布紧紧抓住牙齿，摇动、转动直至拔除。牙槽可能会有少量出血，加压后可止血，除此之外不会造成额外的损伤。对于进行正畸的青少年，松动或损坏的正畸硬件、橡皮筋等均需要拆除。

儿童气道评估

与成人不同的是，目前在儿童中没有与面罩通气困难或气管插管困难明确相关的生理特征，如马兰帕蒂（Mallampati）分级等。儿童面罩通气困难可能与多种因素有关，包括新生儿体型小、21- 三体综合征患儿的舌体肥大，以及幼儿的扁桃体和腺样体肥大等。另一方面，在青春期前的儿童中，除了面部或气道解剖发生改变的儿童，其他儿童很少有插管失败的情况。

儿童气道管理技术

面罩通气

在 4 岁及以上面部解剖正常的儿童中，面罩通气通常较为容易。对所有儿童来说，正确的面罩通气方法是用拇指和食指将面罩扣住患儿口鼻，而中指放在下颌骨的骨性部分，抬起下颌使头后仰，颈前部打开。面罩的上部应放在鼻梁上（图 17.1），缺乏经验的医生通常会把面罩放得很低，这样会阻塞鼻腔通道。为避免胃胀气，吸气峰压不应超过 15 cmH_2O，婴儿的吸气压力可能需要更低[3]。

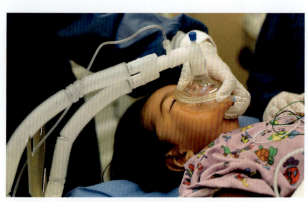

图 17.1 面罩通气的正确位置（图片来源：Douglas Preuss）

面罩通气时气道梗阻

　　全身麻醉（简称"全麻"）诱导时发生面罩通气困难几乎都是由某种形式的内在气道梗阻导致的。在新生儿和小婴儿中，梗阻多由会厌周围软组织塌陷所致。在年长儿童中，扁桃体或腺样体肥大通常是梗阻的主要原因。发生上呼吸道梗阻时，在采用更先进的技术之前，医生应考虑一系列的措施来解除梗阻。第一种措施是提颏法：沿上呼吸道的长轴拉伸和收紧软组织结构，使上呼吸道的前后径增加（图 17.2）。如果提颏法无效，则可使用第二种方法——推颌法，可减轻会厌向后突出引起的气道梗阻。第三种方法通常与前两种同时进行，即持续气道正压通气（CPAP），使咽喉部的所有软组织处于扩张的状态。当上呼吸道塌陷严重时（可能发生于新生儿），也可将充气峰压提高至超过 15 cmH_2O，以使塌陷的气道扩张。但这样做有胃内进气的风险，可能进一步影响气体进入肺部。如果上述所有操作（总计时间不应超过 30~45 s）均未能使上呼吸道通畅，则接下来应置入口咽或鼻咽通气道及声门上气道工具

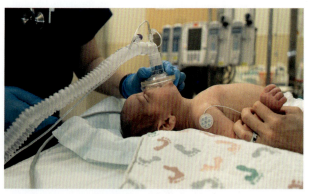

图 17.2 婴儿面罩通气。麻醉医生用左手中指保持婴儿下巴伸展（图片来源：Douglas Preuss）

（SGA），或进行气管插管。

口咽通气道的置入

　　置入口咽通气道通过绕过阻塞的软组织来建立气流，常应用于扁桃体或腺样体肥大的学龄前儿童。儿童最常用的口咽通气道是 Guedel 型，它包含一个气体流通的中央腔和一个吸引管。置入时，可在压舌板的帮助下直接置入，也可先远端指向头侧置入，在上腭的后部时旋转 180°，再进一步置入。

　　口咽通气道依据其长度或制造商指定的尺寸区分型号（50~80 mm 适合大多数儿童）。可将口咽通气道靠近儿童面部以推测其在口腔中的位置来确定合适的型号（图 17.3）。当位置合适时，口咽通气道沿舌后段自然弯曲，近端不向口外突出，远端也不挤压会厌。如果尺寸过小，舌头会被推向咽后壁；而如果尺寸过大，气道入口可能会被堵塞。

鼻咽通气道的置入

　　鼻咽通气道是一种柔软的管道，可用于缓解上呼吸道梗阻，输送氧气和麻醉气体。鼻咽通气道的型号通常有 12~36 F（F= 外径 /3 mm）。通过对气管导管进行适当修剪可"自制"鼻咽通气道，但这比市售鼻咽通气道成品可塑性差，可能对鼻黏膜造成更大的损伤。在置入鼻咽通气道之前应检查鼻腔，以确保无明显的鼻中隔偏曲，以及其他可能影响通气道置入的因素等（如息肉）。但是，外部的可视化检查并不能很好地预测鼻腔的通畅性。为避免对纤弱的鼻黏膜造成创伤和出血，鼻咽通气道应充分润滑，置入时应沿鼻腔底部向后方插入。在置入之前，可使用血管收缩剂（如 0.05% 羟甲唑啉）喷鼻。鼻咽通气道管径的选择可通过鼻孔的直径来确定，长度的选择可参考鼻孔至耳屏的距离。如果放置合适，其远端应该位于舌后部和会厌顶端之间的下颌角水平。部分红色橡胶鼻咽通气道的近端设有可动环，可以调节合适的长度。

　　置入鼻咽通气道最常见的并发症是鼻黏膜出血或损伤。腺样体损伤可能导致出血流至口咽部。偶尔也会损伤鼻黏膜中的脆弱血管，出

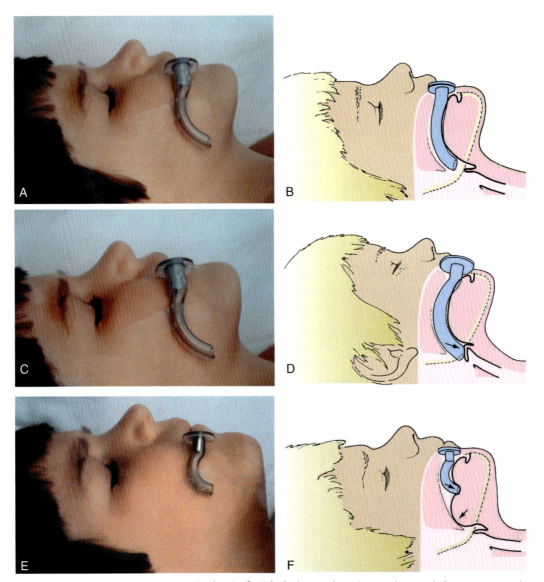

图 17.3　口咽通气道。口咽通气道应绕舌弯到下颌骨的角度（A，B）。大小不合适可能会侵犯喉入口（C，D）或引起气道梗阻（E，F）（引自：Fiadjoe JE, Litman RS, Serber JF. The pediatric airway//Coté CJ, Lerman J, Anderson BJ, eds. A practice of anesthesia for infants and children. 6th ed. Philadelphia: Elsevier,2019: 297－339.e21. ）

血迅速。一种鲜为人知但并不罕见的并发症，是将鼻咽通气道置入鼻咽和口咽后壁黏膜后的假通道中。这种情况通常不伴有出血，可能是由于 Thornwaldt 囊所致[4]。有凝血障碍、中性粒细胞减少症或怀疑有创伤性颅底骨折的儿童不应置入鼻咽通气道[1]。

声门上气道工具（SGA）

20 世纪 90 年代，喉罩（LMA）的面世使气道管理及维持患者气道安全有了翻天覆地的变化。LMA 虽然有缺点，但也在不断改善。有关 LMA 的文章有很多，本节我们以最早的 LMA 为例，讨论在儿童中使用 SGA 的基础知识（表 17.1）。如果想了解更详细的内容，请查看最新版本的 Smith 或 Cot 儿科麻醉百科全书的相关章节。在该书中，我们讨论了较新的声门上气道工具类型，如 Cobra（Engineered Medical Systems，Indianapolis，IN）、喉管和 iGel（Intersurgical，East Syracuse，NY）。近年来，每位麻醉医生都有自己偏爱的儿童 SGA，这些 SGA 之间其实没有显著的临床差异。在费城儿童医院（CHOP），我们主要使用 Ambu 一次性气道（Ambu Inc，Columbia，MD），因其可塑形可以很好地适应儿童上呼吸道，不会有太多的移位或错位。

表 17.1　儿童 LMA 型号

喉罩型号	适合的体重（kg）	套囊容量（mL）
1	< 5	2~5
1.5	5~10	3~8
2	10~20	5~10
2.5	20~30	10~15
3	30~50	15~20
4	50~70	25~30

经典 LMA 首次问世时，主要用作面罩的替代品。近年来，在某些手术中 LMA 作为气管导管的替代品，如眼科手术和扁桃体切除术等（使用可弯曲 LMA）。LMA 在气道解剖正常的儿童中很容易实现正压通气，但吸气峰压不应超过 15 cmH$_2$O，以防止气体进入胃内。LMA 无法完全封闭气管，所以不适用于反流误吸风险高的儿童。

LMA 最初的模型并不完全适用于幼儿。由于儿童喉部的位置相对靠向头端，LMA 很难固定（尤其是 1、1.5 和 2 号），经常会在手术过程中发生移位，这就需要重新固定位置或改为气管插管。纤维支气管镜检查和磁共振成像（MRI）显示，尽管使用 LMA 通气良好，但会厌进入 LMA 通气孔的发生率很高。在置入 LMA 的过程中提下颌可以防止会厌被向下折叠。

给儿童放置 LMA 有多种方法，其中，Brain法（以 LMA 的创始人 Archie Brain 命名）是指将充气的 LMA 沿着硬腭向下滑动到位。或者，也可以在 LMA 的套囊完全放气或半放气的情况下进行置入。也可以将 LMA 的有孔面朝向头端向下前进，在到达舌根处时旋转 180° 继续置入。没有一种方法是完美的。可在 LMA 后表面涂适量水基润滑剂，以减少 LMA 置入时的阻力。采用 Brain 法时，可同时握住患者的下切牙后方，

向前提拉下颌。对于 LMA 置入困难的儿童，可能会引起咽部出血。部分患儿在置入 LMA 后可能会出现咽喉痛，但不如气管插管常见。

全麻苏醒期，在口咽部吸痰后，LMA 可随时拔除（对于儿童，无需像气管导管那样为了防治喉痉挛而在深麻醉拔除）。在套囊充气的情况下移除 LMA 也有助于清除套囊上方的血液或分泌物。有些医护人员在拔除 LMA 的同时会常规放置口咽通气道。

气管插管

喉镜检查

2 岁以上的儿童中，大多数喉镜检查都相对容易。对于气道解剖正常的儿童，很少出现声门暴露困难。新生儿和小婴儿的喉镜检查可能比较具有挑战性，因为他们喉部较小且更靠向头侧，并且视野更窄。在费城儿童医院，2 月龄以下的婴儿必须使用可视喉镜（详见"深入探讨"）。其最佳的检查体位与成人有所不同。小婴儿的枕部相对较大，平卧位时头部呈自然弯曲的状态（图 17.4）。麻醉医生的视线应接近患儿气道的正上方，喉镜片几乎垂直于手术台插入，以便更好地观察声门（图 17.5）。而在成人中，喉镜片几乎需与手术台平行才能最好地暴露声门。

儿童镜片有各种型号，通常直镜片显露声门的效果最好。将直镜片插入婴幼儿的会厌谷，使会厌向前倾斜，以便于查看声门开口。婴儿的喉部较小且位置靠前，麻醉医生在插管时可使用左手第五指向后方压迫喉部，以便更好地暴露声门（图 17.6）。

深入探讨

小婴儿的视频喉镜检查试验

小婴儿视频喉镜[14]（VLSI）试验是一项比较小婴儿视频喉镜（VL）和直接喉镜（DL）的多中心随机试验。主要结局指标是首次插管成功率，次要结局包括尝试插管的次数、经口气管插管成功的时间、插管失败的发生率，以及轻度和重度并发症的发生率。500 多名婴儿 [平均 5.5 月龄，标准差（SD）为 3.3] 被随机分配（VL 组 274 名，DL 组 278 名）。在 VL 组中，254 例（93%）首次尝试成功，DL 组中有 244 例（88%）首次尝试成功（$P=0.024$）。VL 组有 4 例（2%）婴儿发生严重并发症，而 DL 组有 15 例（5%）（$P=0.009$）。VL 组有 1 例插入食管，而 DL 组有 7 例（$P=0.028$）。

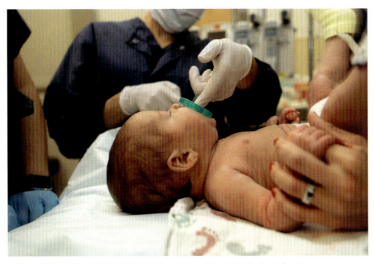

图 17.4 较大的枕骨和颈部屈曲。婴儿的枕骨较大使颈部自然屈曲（图片来源：Douglas Preuss）

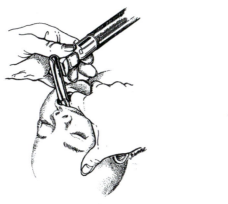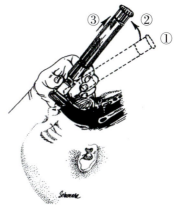

图 17.5 喉镜片沿舌体中部向下插入，提起会厌，使之不阻挡视线。与成年人相比，儿童喉镜片的角度更垂直于手术台（引自：Lukish JR, Eichelberger MR. Infants and children as accident victims and their emergency management //Coran AG, ed. Pediatric surgery. 7th ed. Vol 1. Philadelphia, PA: Saunders, 2012: 261-270.）

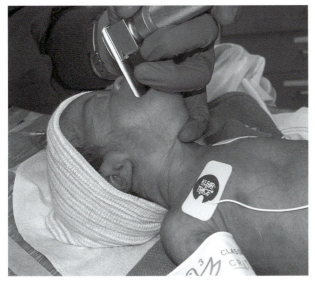

图 17.6 婴儿喉镜检查。在婴儿喉镜检查过程中，麻醉医生左手第五指可施加压力，以更好地显露声门

气管导管

很多公式都可以根据儿童的年龄、体重或身高来预测其气管导管的最适型号。这些公式各有其合理性。预测无套囊经口气管导管尺寸的应用最广的公式是 Cole 公式：

$$\frac{16+年龄}{4}$$

改良的 Cole 公式可用于预测最适带套囊的气管导管型号：

$$\frac{16+年龄}{5}$$

一旦麻醉医生有了足够的经验，公式就会被"经验"所取代（表 17.2）。对于使用带套囊的气管导管（见下文），其型号的选择不

表 17.2　儿童喉镜片的类型和型号

年龄	Miller	Wis-Hippel	Macintosh
早产儿	0	—	—
足月新生儿	0~1	—	—
1~12 月龄	1	—	—
1~2 岁	1	1.5	2
2~6 岁	2	—	2
6~12 岁	2	—	3

那么重要，因为套囊可以对型号偏小的导管进行补偿。另一方面，不同制造商生产的气管导管的内外径比值及套囊的位置可能都存在差异[6]。

RAE（Ring-Adair-Elwyn）气管导管是预成型的气管导管，近端向下颌部弯曲，适用于口腔或面部手术，外科医生坐在患者头部上方。经鼻 RAE 气管导管的近端向额部弯曲，适用于口腔或颈部手术。因为 RAE 导管是预成型的，一旦正确放置，其长度就很难调整。

有套囊与无套囊的导管

在 21 世纪初之前，儿科麻醉医生更喜欢对青春期前的儿童使用不带套囊的气管导管。这主要是考虑到气管软骨环是上气道最狭窄的部位，可起到密封作用，并防止误吸风险。通常认为，6~10 岁喉部的形状从圆锥形变为圆柱形，声门成为最窄的部分，气管导管与环状软骨不再紧贴，这便需要套囊来密封气管。这些结论是基于尸检结果及临床经验（气管导管通过声门很容易，但在环状软骨水平遇到阻力）获得的[7]。此外，与相同内径的带套囊的导管相比，不带套囊的导管的外径相对较小。因此，同等外径的情况下，气管内可以插入更大内径的不带套囊的导管，使气流阻力降低，并有利于分泌物的吸引。

然而，目前使用带套囊的气管导管对所有儿童甚至是新生儿已经是一种标准。这主要是由于人们逐渐意识到使用带套囊的导管与并发症发生率的增加无关[8]。事实上，儿童喉部的大小在发育过程中并不会改变其直径关系[9]。此外，由于插管的儿童很少有自主呼吸，内径稍小的导管并不增加呼吸做功。如果型号选择不合适，使用带套囊的导管可以避免重新插管。在麻醉期间更换气管导管会增加儿童喉部损伤的风险，并增加手

术室环境中吸入麻醉药的浓度。减少漏气也将提高呼气末二氧化碳值和波形的准确性。

带套囊的气管导管的其他优点包括：必要时可允许更高的吸气压力进行通气，以及理论上降低了误吸的风险。上述优点使不带套囊的导管被淘汰[10]。

带套囊的导管会增加术后喉咙痛的发生率[11]。套囊压力相对较低（< 20 cmH_2O）时喉咙痛发生率低于 4%，不带套囊的导管和套囊压力超过 20 cmH_2O 的导管会显著增加喉咙痛的发生率。

一种新研发的气管导管（Microcuff，Kimberly-Clark）[12]，通过预防黏膜损伤及其所导致的炎症、瘢痕和狭窄来最大限度地减少对婴儿气管的损伤。它通过一个薄的、低压力的、高容量的套囊来实现这一点，这种套囊比普通套囊更靠向远端，因此避开了声门下方的薄弱区域。这种类型的气管导管使用得越来越多，但没有证据表明比现有的气管导管更有益处。这种新设计的气管导管也可用于预成型的气管导管（如 RAE）[13]。

确认导管位置

确认导管位置的方法包括有胸廓起伏、没有胃部的气过水声、左侧腋下可闻及呼吸音、上腹部没有呼吸音以及有呼气末二氧化碳波形，这些都是在插管后的几秒钟内同时确认的。如果导管确定在气管内，呼气时会在导管的近端观察到薄雾。小婴儿的呼吸音很容易通过上腹部和胸壁传播，因此靠听诊确定导管的位置可能不太可靠。

确认合适的气管导管型号
直　径

成功放置带套囊的气管导管后，应将套囊充气至刚好不漏气的程度。这是通过比较麻醉机上显示的吸气和呼气潮气量之间的差异来确定的。套囊压力应保持在 10~25 cmH_2O，以避免对声门下黏膜造成损伤。当漏气压力低于 10 cmH_2O 时，可以缓慢地对套囊充气以便使套囊压力略高于漏气压力。而当套囊在没有充气的情况下压力就已高于 30 cmH_2O，则应考虑更换较小型号的导管，

但是对于短小手术来说，这种压力是否会损伤气管尚不清楚。

长 度

有几种无需借助特定公式就可以确定儿童气管导管插入深度的办法。

1. 在使用喉镜插管时，当导管超过声门 2~3cm 时应注意，有些气管导管的远端会有平声带水平的黑色标记。

2. 在气管导管型号选择合适的情况下，对于气道解剖结构正常的儿童，气管导管远端距中切牙（或婴儿的牙龈）的距离（cm）是所用导管内径（mm）的3倍。

3. 在胸骨上切迹处用手抵住气管，感受气管导管的套囊。如果位置放置正确，则可以在胸骨上切迹处摸到充气的套囊。

颈部活动的效果

关于儿童颈部活动对气管导管位置的影响有许多研究，这些研究一致证明了以下几点[15]：

·颈部弯曲使气管导管尖端滑向气管隆嵴。

·颈部过伸使导管尖端远离气管隆嵴。

·颈部横向转动使导管尖端远离气管隆嵴，但是其程度比颈部过伸时要小。

·这些发现在经口气管导管与经鼻气管导管中相似。

经鼻气管插管

经鼻气管插管对所有年龄段的儿童来说都是安全的。通常可以选择比经口气管导管小半个型号的带套囊的导管。经口插管会影响口腔内的手术，此时应首选经鼻插管。经鼻插管最常见的急性并发症是损伤鼻腔或腺样体脆性组织引起的出血。这可以通过预先将导管置于热水中软化来预防，但红色橡胶导管技术更受欢迎[16]。这个方法是：预先插入一根润滑的、尺寸合适的红色橡胶导管，穿过鼻腔并进入口咽（这种方法最开始是用来确定哪侧鼻腔更通畅的）。橡胶导管的非前导法兰端与气管导管的斜面端连接，可以在通过鼻咽部时提供保护，然后在气管进入口咽部时将两者分离。在插管之前，将 0.05% 羟甲唑啉滴入

每个鼻腔以进一步减少出血。

在技术上，儿童经鼻气管插管与成人并无不同，只是儿童口咽部的独特角度通常需要 Magill 插管钳的辅助，使气管导管可以朝向声门入口的方向移动。由于经鼻气管插管可能导致一过性菌血症，一些中心可能会对某些高危易感儿童采取预防心内膜炎的措施，特别是美国心脏学会（AHA）感染性心内膜炎预防指南（2007年版）[17]中所提及的儿童（表 17.3）。

表 17.3　足月儿和儿童的带套囊气管导管型号

年龄	型号（内径 mm）
0~4 月龄	3.0
4~12 月龄	3.5~4.0
10 月龄至 2 岁	4.0
2~3 岁	4.5
3~5 岁	5.0
6~10 岁	5.5
10~14 岁	6.0
15~18 岁	6.5~7.0

快速顺序诱导

全身麻醉快速顺序诱导（RSI）的关键组成部分包括：预给氧、给予镇静和肌松药物进行诱导后的辅助给氧，以及压迫环状软骨以防止胃内容物反流。近年来，儿童麻醉的标准一直是应用传统的 RSI 加轻度通气[18]。这已经成为主流的做法，因为越来越多的人认识到，儿童的血氧饱和度下降很快，甚至不能耐受短暂的缺氧。此外，反流误吸的发生率很低，可能仅见于儿童麻醉和某些特殊情况（见下文）。因此，环状软骨按压的使用也越来越少[19]。下面将对儿童 RSI 的每一个组成部分进行详述，其实用性与儿童患者息息相关。

预给氧

在 RSI 前进行预给氧的目的是将氮气从肺内清除，从而延长插管前缺氧耐受的时间。对于成年人，预给氧的方法是吸入几分钟纯氧或进行几次深呼吸。这些方法对于不能配合面罩吸氧的儿童来说是无法实现的。另一方面，与

成年人相比，儿童相对较小的功能残气量（FRC）与潮气量的比值使其去氮速度更快。然而，儿童最佳的给氧去氮时间目前尚未确定，但在 2 岁以上的儿童中，较长的预给氧时间与较长的缺氧耐受时间相关。较合理的做法是在快速顺序诱导前给予至少 1 min 的纯氧或者更长时间，直至氧饱和度增加并稳定。

呼吸暂停氧合

呼吸暂停氧合是指在没有自主呼吸或控制呼吸的情况下，肺部继续氧合的过程。它是由大量氧气流经上气道和气管完成的（麻醉呼吸回路）。外部氧气会在肺泡内的氧气被流经肺血管床的血液吸收后持续流入肺内。

呼吸暂停氧合发生在给予镇静剂和肌松剂诱导后。这个阶段等待肌松起效的时间。在健康、非肥胖的儿童中，氧饱和度降低可能在呼吸暂停的数分钟内都不会发生。对于婴儿和幼儿来说，尽管给氧去氮看似充分，但在呼吸暂停期间，氧饱和度通常在数秒内下降迅速。这主要是由于麻醉时婴儿的 FRC 较少以及单位体重耗氧量较大的原因。正因如此，婴幼儿的 RSI 在气管插管前通常需要正压通气。在按压环状软骨的情况下进行这一操作时，称为"改良"或"控制"快速顺序诱导。

按压环状软骨

虽然按压环状软骨在试验条件下可以可靠地封闭婴幼儿和儿童的食管[20]，但其临床可靠性从未得到过明确证实。对于小婴儿，按压环状软骨的同时可能会压迫气管[21]，从而影响通气。早在 2009 年的一篇社论中就已阐述了按压环状软骨的利弊[22]，由于其益处并没有得到证实，所以作者对常规进行这一操作的行为持质疑态度。

气道并发症

喉痉挛

喉痉挛是声门和声门上喉内收肌的一种强大的自我保护反射，在吸气时引起部分或完全性气道梗阻。喉痉挛可由许多解剖部位的刺激引起，包括鼻黏膜、软腭、咽、会厌、喉、气管支气管、肺组织、膈肌和腹部内脏等。麻醉后儿童的喉痉挛主要由分泌物或血液直接接触声门口或周围的黏膜引起。对于意识尚未完全恢复的儿童，拔管对喉部的刺激也可引起喉痉挛。喉痉挛的危险因素包括活动性或近期上呼吸道感染[23]，以及长期暴露于二手烟[23]。

喉痉挛表现为部分或完全性上呼吸道梗阻，通过手控通气或放置口咽通气道不容易缓解。区分部分性和完全性梗阻很重要，因为这两种情况下喉痉挛的治疗方法有所不同。对于部分性上呼吸道梗阻（通过高调的吸气性喘鸣诊断），使用正压通气可使少量气体进入气道。在许多情况下，这可以治疗低氧血症，并使麻醉气体进入肺内，加深意识水平，从而减轻喉痉挛。前推下颌，喉部结构向前拉伸，使部分阻塞的气道增宽，也可在一定程度上缓解部分性喉痉挛。在无低氧血症的情况下，对以上保守治疗措施无效的部分性上呼吸道梗阻可通过静脉给予非去极化类肌松剂或 2~4 mg/kg 的丙泊酚来缓解。低氧血症是缓解喉痉挛的一种有效刺激，但不应依赖它来替代药物治疗，因为低氧血症与负压性肺水肿（见下文）和（或）心搏骤停的发生相关[24]。

引起上呼吸道完全阻塞的喉痉挛通常会迅速发生低氧血症，且不适合应用正压通气。当出现低氧血症时，应立即静脉给予琥珀胆碱（0.1~0.2 mg/kg 通常起效很快）。如果静脉通道尚未

深入探讨

推荐 4 mg/kg 琥珀胆碱的剂量肌内注射（IM）以缓解喉痉挛的依据是什么？数据显示，在肌肉抽搐监测下，与 2 mg/kg 或 3 mg/kg 的剂量相比，4 mg/kg 可以使肌肉更快、更好地放松[25]。然而，在临床实践中，没有证据表明琥珀胆碱 IM 的剂量影响临床结局。我们对 17

年内在我们医院接受琥珀胆碱 IM 治疗的 248 例患者进行了一项质量评价。在 0.5~7.2 mg/kg 的剂量范围，未观察到剂量与最低氧饱和度或需要心肺复苏相关（图 17.7）。

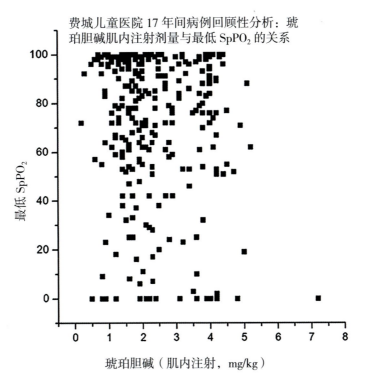

费城儿童医院 17 年间病例回顾性分析：琥珀胆碱肌内注射剂量与最低 SpPO$_2$ 的关系

（纵轴）最低 SpPO$_2$

（横轴）琥珀胆碱（肌内注射，mg/kg）

图 17.7 一项单中心研究回顾了 17 年内需要肌内注射琥珀胆碱的气道事件，分析了最低氧饱和度与琥珀胆碱用量的关系，没有获得二者显著的相关性。SpO$_2$：脉搏血氧饱和度

建立，则应肌内注射琥珀胆碱 4 mg/kg。

反流误吸

当患儿出现低氧血症和呼吸道症状，并伴有直接观察到咽喉部有胃内容物或胸部 X 线检查的特征性表现时，可诊断为误吸。这在儿童中是一种罕见的围手术期并发症，回顾性研究中报道其发生率 ≤ 0.1%。儿童围手术期肺误吸大多发生在插管时，严重时一般会在 2 h 内出现症状。其危险因素包括肠梗阻或肠绞窄的急诊手术，以及麻醉过浅时置入喉镜。

在 1998 年[26] 和 1999 年[27] 的两项大型回顾性研究中，直接观察到反流误吸的大多数儿童都是无症状的。有症状的患儿会出现咳嗽、喘息或不明原因的低氧血症并伴有影像学改变，部分患儿术后需要机械通气，但最终均恢复正常。

对于怀疑有反流误吸风险的儿童，目前没有数据表明有合适的预防性用药方案。从理论上讲，多种药物可以降低这种风险。甲氧氯普胺是一种促胃肠动力药，但在儿童中进行的大多数研究并未显示出令人满意的疗效，因为它会减少全麻诱导时的胃容量或增加胃液的 pH 值。甲氧氯普胺

不应用于有肠梗阻或肠绞窄的儿童。H$_2$ 受体拮抗剂（如雷尼替丁）可使儿童胃容积缩小、胃液 pH 值升高，然而为了达到最佳疗效，至少应在术前 2 h 给药。由于没有明确的获益，很少有儿科麻醉医生会对有误吸风险的儿童进行预防性用药。

对于可疑反流误吸的儿童，治疗包括吸氧和机械通气，纠正低氧血症、呼吸窘迫或呼吸衰竭。有咳嗽或喘息等轻微症状的儿童应继续住院并进行适当监护。

术中发生误吸但不需要吸氧的无症状儿童可以接受术后常规护理，包括出院回家（合适的情况下）等。胸部 X 线检查仅适用于有呼吸窘迫或不明原因的持续性低氧血症的患者。

负压（阻塞后）性肺水肿

短暂的严重上呼吸道阻塞后发生的急性肺水肿被称为负压性（或阻塞后）肺水肿。最常发生在严重喉痉挛缓解后不久，但也可发生于任何原因的上呼吸道梗阻后。咬住气管导管或其他 SGA 也可引起负压性肺水肿，因此应在患者苏醒前置入牙垫，否则应在患者意识恢复前将导管拔除。

上呼吸道梗阻后发生肺水肿的机制尚不清楚，

但其伴随的短暂性缺氧可能是一个重要的促成因素。大多数学者认为，当儿童对抗梗阻的上呼吸道用力做吸气动作时，会导致显著的胸腔内负压，从而使回心血量急剧增加。同时低氧血症又引起交感神经兴奋，使全身血管收缩。这两个过程导致液体和淋巴液迅速渗出到肺泡内。

负压性肺水肿的临床表现包括迅速出现的啰音、气管导管内出现粉红色泡沫痰和不同程度的低氧血症。治疗包括吸氧、持续正压通气或呼气末正压通气（如果是机械通气）以及应用呋塞米。超声心动图可用于排除心源性肺水肿。健康儿童的症状通常会在 12~24 h 内消退。

（陈紫君　译，李乐　审）

参考文献

[1] Schwartz DS, Keller MS. Maturational descent of the epiglottis. Arch Otolaryngol Head Neck Surg,1997,123(6):627–628. DOI:10.1001/archotol.1997.01900060069012.

[2] Eruption Charts. American Dental Association. www.mouth-healthy.org/en/az-topics/e/eruption-charts.

[3] Lagarde S, Semjen F, Nouette-Gaulain K, et al. Facemask pressure-controlled ventilation in children: what is the pressure limit? Anesth Analg,2010,110(6):1676–1679. DOI:10.1213/ ANE.0b013e3181d8a14c.

[4] Ghorayeb BY. Tornwaldt's (Thornwaldt's) Bursa / Cyst. Otolaryngology Houston(2014-10-04)[2021-07-21]. http://www.ghorayeb.com/thornwaldtbursa.html.

[5] Pandey AK, Sharma AK, Diyora BD, et al. Inadvertent insertion of nasogastric tube into the brain. J Assoc Physicians India,2004,52:322–323.

[6] Weiss M, Dullenkopf A, Gysin C, et al. Shortcomings of cuffed paediatric tracheal tubes. Br J Anaesth, 2004,92(1):78–88. DOI:10.1093/bja/aeh023.

[7] Eckenhoff JE. Some anatomic considerations of the infant larynx influencing endotracheal anesthesia. Anesthesiology,1951,12(4): 401–410. DOI:10.1097/00000542-195107000-00001.

[8] Khine HH, Corddry DH, Kettrick RG, et al. Comparison of cuffed and uncuffed endotracheal tubes in young children during general anesthesia. Anesthesiology,1997,86(3):627–631. DOI:10.1097/00000542-199703000-00015. discussion 27A.

[9] Litman RS, Weissend EE, Shibata D, et al. Developmental changes of laryngeal dimensions in unparalyzed, sedated children. Anesthesiology, 2003,98(1):41–45. DOI:10.1097/00000542-200301000-00010.

[10] Litman RS, Maxwell LG. Cuffed versus uncuffed endotracheal tubes in pediatric anesthesia: the debate should finally end. Anesthesiology, 2013,118(3):500–501. DOI:10.1097/ ALN.0b013e318282cc8f.

[11] Calder A, Hegarty M, ErbTO, et al. Predictors of postoperative sore throat in intubated children. Paediatr Anaesth, 2012,22(3):239–243. DOI:10.1111/j.1460-9592.2011. 03727.x.

[12] Dullenkopf A, Gerber AC, Weiss M. Fit and seal characteristics of a new paediatric tracheal tube with high volume-low pressure polyurethane cuff. Acta Anaesthesiol Scand,2005,49(2):232–237. DOI:10.1111/ j.1399-576.2005.00599.x.

[13] Weiss M, Dullenkopf A, Böttcher S, et al. Clinical evaluation of cuff and tube tip position in a newly designed paediatric preformed oral cuffed tracheal tube. Br J Anaesth,2006,97(5):695–700. DOI:10.1093/bja/ ael247.

[14] Garcia-Marcinkiewicz AG, Kovatsis PG, Hunyady AI, et al. First-attempt success rate of video laryngoscopy in small infants (VISI): a multicentre, randomised controlled trial. Lancet,2020,396(10266):1905–1913. DOI:10.1016/S0140-6736(20)32532-0.

[15] Weiss M, Knirsch W, Kretschmar O, et al. Tracheal tube-tip displacement in children during head-neck movement–a radiological assessment. Br J Anaesth,2006,96(4):486–491. DOI:10.1093/ bja/ael014.

[16] Watt S, Pickhardt D, Lerman J, et al. Telescoping tracheal tubes into catheters minimizes epistaxis during nasotracheal intubation in children. Anesthesiology,2007,106(2):238–242. DOI:10.1097/00000542-200702000-00010.

[17] Wilson W, Taubert K, Gewitz M, et al. Prevention of infective endocarditis: Guidelines from the American Heart Association: A guideline from the American Heart Association Rheumatic Fever, Endocarditis, and Kawasaki Disease Committee, Council on Cardiovascular Disease in the Young, and the Council on Clinical Cardiology, Council on Cardiovascular Surgery and Anesthesia, and the Quality of Care and Outcomes Research Interdisciplinary Working Group [published correction appears in Circulation. 2007 Oct 9;116(15):e376-7]. Circulation,2007,116(15):1736–1754. DOI:10.1161/ CIRCULATIONAHA. 106.183095.

[18] Weiss M, Gerber AC. Rapid sequence induction in children–it's not a matter of time! Paediatr Anaesth,2008,18(2):97–99. DOI:10.1111/j.1460-9592.2007.02324.x.

[19] Kojima T, Harwayne-Gidansky I, Shenoi AN, et al. Cricoid pressure during induction for tracheal intubation in critically ill children: A report from National Emergency Airway Registry for Children. Pediatr Crit Care Med, 2018,19(6):528– 537. DOI:10.1097/ PCC.0000000000001531.

[20] Trethewy CE, Burrows JM, Clausen D, et al. Effectiveness of cricoid pressure in preventing gastric aspiration during rapid sequence intubation in the emergency department: study protocol for a randomised controlled trial. Trials, 2012,13:17(2012-02-16). DOI:10.1186/1745-6215-13-17.

[21] Walker RW, Ravi R, Haylett K. Effect of cricoid force on airway calibre in children: a bronchoscopic assessment. Br J Anaesth,2010,104(1):71−74. DOI:10.1093/bja/aep337.

[22] Lerman J. On cricoid pressure: "may the force be with you.". Anesth Analg,2009,109(5):1363−1366. DOI:10.1213/ ANE.0b013e3181bbc6cf.

[23] Schreiner MS, O'Hara I, Markakis DA, et al. Do children who experience laryngospasm have an increased risk of upper respiratory tract infection? Anesthesiology,1996,85(3):475−480. DOI:10.1097/00000542-199609000-00005.

[24] Bhananker SM, Ramamoorthy C, Geiduschek JM, et al. Anesthesia-related cardiac arrest in children: update from the Pediatric Perioperative Cardiac Arrest Registry. Anesth Analg,2007,105(2):344−350. DOI:10.1213/01.ane.0000268712.00756.dd.

[25] Liu LM, DeCook TH, Goudsouzian NG, et al. Dose response to intramuscular succinylcholine in children. Anesthesiology,1981,55(5):599−602. DOI:10.1097/00000542- 198111000-00027.

[26] Borland LM, Sereika SM, Woelfel SK, et al. Pulmonary aspiration in pediatric patients during general anesthesia: incidence and outcome. J Clin Anesth, 1998,10(2):95−102. DOI:10.1016/ s0952-8180(97)00250-x

[27] Warner MA, Warner ME, Warner DO, et al. Perioperative pulmonary aspiration in infants and children. Anesthesiology, 1999,90(1):66−71. DOI:10.1097/00000542-199901000-00011.

拓展阅读

Engelhardt T, Virag K, Veyckemans F, et al. APRICOT Group of the European Society of Anaesthesiology Clinical Trial Network. Airway management in paediatric anaesthesia in Europe-insights from APRICOT (Anaesthesia Practice in Children Observational Trial): a prospective multicentre observational study in 261 hospitals in Europe. Br J Anaesth,2018,121(1):66−75. DOI:10.1016/j.bja.2018.04.013.

Cheon EC, Palac HL, Paik KH, et al. Unplanned, postoperative intubation in pediatric surgical patients: Development and validation of a multivariable prediction model. Anesthesiology,2016,125(5):914−928. DOI:10.1097/ALN.0000000000001343.

Habre W, Disma N, Virag K, et al. Incidence of severe critical events in paediatric anaesthesia (APRICOT): a prospective multicentre observational study in 261 hospitals in Europe [published correction appears in Lancet Respir Med. 2017 May;5(5):e19] [published correction appears in Lancet Respir Med. 2017 Jun;5(6):e22]. Lancet Respir Med,2017,5(5):412−425. DOI:10.1016/S2213-2600(17)30116-9.

Kayashima K, Doi T, Yamasaki R, et al. Long-axis ultrasonic images of the pediatric larynx and trachea with a cuffed endotracheal tube. Anesthesiology,2017,127(6):1016. DOI:10.1097/ ALN.0000000000001772.

Lakshmipathy N, Bokesch PM, Cowan DE, et al. Environmental tobacco smoke: a risk factor for pediatric laryngospasm. Anesth Analg,1996,82(4):724−727. DOI:10.1097/00000539-199604000-00008.

Lorenz LG, Kleine-Brueggeney M, Luepold B, et al. Performance of the pediatric-sized i-gel compared with the Ambu AuraOnce laryngeal mask in anesthetized and ventilated children. Anesthesiology,2011,115(1):102−110. DOI:10.1097/ ALN.0b013e318219d619.

Mathis MR, Haydar B, Taylor EL, et al. Failure of the Laryngeal Mask Airway Unique[TM] and Classic[TM] in the pediatric surgical patient: a study of clinical predictors and outcomes. Anesthesiology,2013,119(6):1284−1295. DOI:10.1097/ALN.0000000000000015.

Oberer C, von Ungern-Sternberg BS, Frei FJ, et al. Respiratory reflex responses of the larynx differ between sevoflurane and propofol in pediatric patients. Anesthesiology,2005,103(6):1142−1148. DOI:10.1097/00000542-200512000-00007.

Reber A, Wetzel SG, Schnabel K, et al. Effect of combined mouth closure and chin lift on upper airway dimensions during routine magnetic resonance imaging in pediatric patients sedated with propofol. Anesthesiology,1999,90(6):1617−1623. DOI:10.1097/00000542-199906000-00018.

Shibasaki M, Nakajima Y, Ishii S, et al. Prediction of pediatric endotracheal tube size by ultrasonography. Anesthesiology,2010,113(4):819−824. DOI:10.1097/ ALN.0b013e3181ef6757.

Inomata S, Watanabe S, Taguchi M, et al. End-tidal sevoflurane concentration for tracheal intubation and minimum alveolar concentration in pediatric patients. Anesthesiology,1994,80(1): 93−96. DOI:10.1097/00000542-199401000-00016.

Windpassinger M, Plattner O, Gemeiner J, et al. Pharyngeal oxygen insufflation during AirTraq laryngoscopy slows arterial desaturation in infants and small children. Anesth Analg,2016,122(4):1153−1157. DOI:10.1213/ ANE.0000000000001189.

第 18 章

儿童困难气道

Annery G. Garcia-Marcinkiewicz, John E. Fiadjoe, Ronald S. Litman

本章回顾儿童困难气道处理的原则，重点关注声门以上的解剖性或功能性气道梗阻。我们将讨论预期性困难气管插管、非预期性困难气管插管和面罩困难通气的病因和治疗。最后，我们将探讨关于困难气道管理的新设备和技术。

困难气道的麻醉管理最重要的方面在于有一个清晰的麻醉计划和多个备选方案。仅有一个或两个备选方案是不够的，而应该是 3~4 个备选方案和一个正确的方案来应对可能发生的更糟情况——危及生命的低氧血症的进展。每个麻醉医生都必须精准地掌握缓解低氧血症的方法并挽救患儿生命，这可能需要用到环甲膜穿刺术和气管切开术，这些操作技术的难度在儿童高于成人。

适当的准备是必要的，并且制定方案取决于预期性困难气道的病因。应将麻醉的风险与益处详细告知患儿家属。麻醉前首先考虑留置静脉导管，除非麻醉医生认为留置导管引起的疼痛刺激会加重上呼吸道梗阻的风险，此情况可能发生在急性会厌炎的患者中。儿童困难气道管理的另一个重要方面是应有足够的帮手，可以是另一位有经验的麻醉医生或外科医生或在场的其他临床医生。

困难气道是儿科麻醉期间心搏骤停的一个重要病因。儿童围手术期心搏骤停（POCA）登记处的第一例报道中[1]，呼吸系统并发症占 150 例报告的心脏中的 30 例，其中许多病例与通气或插管困难有关（表 18.1）。

与成人不同，外表正常的儿童极少出现未预料的困难插管，因此本章我们仅讨论预期性困难插管。

麻醉前准备

患者的病史是预测困难插管最可靠的指标。如果有患者之前的麻醉记录，则需在一系列的麻醉操作前查阅麻醉记录。体格检查时应该关注患者的解剖异常，包括头、面、颈等部位，特别是如果儿童被诊断为先天性气道综合征时（表 18.2）。

麻醉医生应评估儿童下颌的大小和活动性。检查应该侧重于可造成儿童气道扭曲或者在仰卧时气道梗阻的任何解剖学特征（如打鼾）。小下颌、下颌畸形和下颌移动困难是预测儿科患者困

表 18.1　POCA[a] 登记处中导致心搏骤停的呼吸系统病因

呼吸系统病因	心搏骤停发生次数
喉痉挛	9
气道梗阻	8
困难插管	4
氧合不足	3
意外拔管	2
不明病因，推断为呼吸系统	2
通气不足	1
支气管痉挛	1
总数	30

a：围手术期心搏骤停（经许可，引自 Morray JP, Geiduschek JM, Ramamoorthy C,et al. Anesthesia-related cardiac arrest in children: initial findings of the Pediatric Perioperative Cardiac Arrest Registry. Anesthesiology, 2000,93:6.）。

表 18.2　先天性气道综合征

症状	临床表现
贝-维（Beckwith-Wiedemann）综合征	巨舌、器官肿大、脐膨出、低血糖
唐氏（21-三体）	巨舌
皮埃尔·罗班（Pierre Robin）序列征	小颌畸形、腭裂、舌萎缩
特雷彻·柯林斯（Treacher Collins）综合征	上下颌发育不全、眼多变畸形和耳畸形
单侧或双侧下颌骨半侧面部肢体发育不良 [如戈尔登哈尔（Goldenhar）综合征]	发育不全、小眼多变畸形症、小眼症、大口症
阿佩尔（Apert）综合征	颅缝早闭、并指
弗里曼-谢尔顿（Freeman-Sheldon）综合征	吹口哨面容
黏多糖贮积症	面部和咽部软组织冗余
克利佩尔-费尔（Klippel-Feil）综合征	颈椎融合
克鲁宗（Crouzon）综合征	颅缝早闭
斯蒂克勒（Stickler）综合征	下颌发育不全、近视、视网膜脱离、关节僵硬
Pfeiffer 综合征	颅缝早闭、多指（趾）

难插管最可能的因素。对儿童而言，不存在预测气管插管困难可能性的评分系统。

在手术开始之前应深思熟虑，采取一系列的操作以确保气管插管顺利进行（图 18.1）。手术开始前应准备所有必要的气道设备，包括在初始尝试插管失败之后需要用到的第 2 次、第 3 次甚至第 4 次插管的必要装备。在儿科麻醉中，应准备不同型号的喉镜片和气管导管。

对于有已知困难插管的儿童，最好在患儿仍然清醒的时候确保静脉通路。然而，如果患儿不配合或无法进行肢体检查，并且如果认为患儿不会发生难以通气（基于病史或体格检查），则可以在没有静脉（IV）通路的情况下进行全身麻醉（简称"全麻"）诱导。

如果存在已知的困难插管，优先在患儿清醒时建立静脉通道。然而，如果患儿不配合或在检查四肢静脉后提示无法建立静脉通道，此时若麻醉医生基于患儿病史或体格检查判断该患儿不存在通气困难，那么可以采用无需事先建立静脉通道的麻醉方式。

预期性困难插管大概可以看作是麻醉医生无法使用标准设备可视化气道。换言之，预期性困难插管的本质正是使用专业的间接方式实现气管插管，在一开始不应尝试直视喉镜检查。每一次尝试使用直视喉镜检查之后，气道水肿和出血的严重程度均会增加，最终将减少更专业的插管操

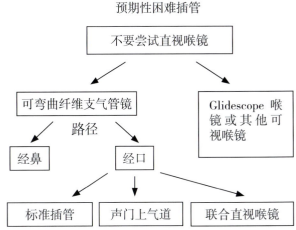

图 18.1　儿童预期性困难插管的初始方法

深入探讨

来自儿童困难气管插管（PeDI）登记处的一项关于婴幼儿和儿童的多中心研究显示，气道并发症的发生率与气管插管尝试的次数相关，每尝试一次，并发症的发生率增加 1.5 倍（图 18.2）。相比于间接插管技术 [纤维支气管镜 54%（153/284）和可视喉镜 55%（101/183）]，直视喉镜检查的首次插管成功率仅有 3%（16/461）。20% 的儿童至少有一项并发症，其中心搏骤停的发生率为 2%（15/1018）。暂时性低氧血症是最常见的非严重并发症，在患者中的发生率为 9%（94/1018）。总之，并发症与插管尝试次数（> 2 次）、体重小于 10 kg、甲

颏距离短、异常气道体格检查、固定式直视喉镜下尝试气管插管有关。尽管低氧血症一般是可逆的并发症，但儿童的氧耗率高于成人，当窒息发生时，其动脉血氧饱和度降低速度更快。多次尝试插管更容易发生低氧血症，因为尝试插管会打断患者通气。像低氧血症这些非严重并发症更容易引发严重的并发症，如心搏骤停。PeDI 登记处的经验包括限制气管插管尝试次数，一开始就采用间接插管技术，以及在尝试插管时提供被动氧合。被动氧合在儿童中是延迟低氧血症发生和为气管插管提供更多时间的有效措施。

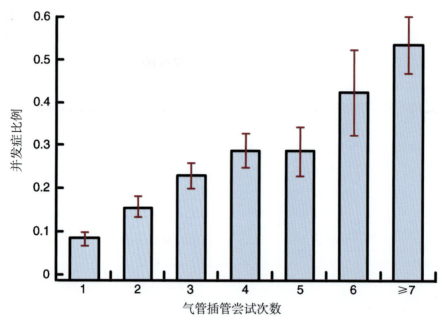

图 18.2 按所需插管尝试次数划分的并发症病例的平均比例。每尝试一次，出现并发症的概率增加 1.5 倍。每个误差线代表平均标准差（SD）[引自：Fiadjoe JE, Nishisaki A, Jagannathan N, et al. Airway management complications in children with difficult tracheal intubation from the Pediatric Difficult Intubation (PeDI) Registry: a prospective cohort analysis. Lancet Respir Med, 2016,4(1):37−48.]

作成功的机会。

插管技术

临床一线使用的间接插管技术包括可视喉镜检查，声门上气道（SGA）插管和纤维支气管镜检查。根据患者气道解剖结构和麻醉医生的经验及个人偏好来选择最终的插管方式。在此不再详细介绍以上设备的使用方法，但我们将简洁描述每种技术的优缺点。

纤维支气管镜

在成人和儿童中，纤维支气管镜检查都被视为困难气管管理的金标准。近些年来，麻醉医生对超细支气管镜检查技术的掌握越来越熟练，可以用于内径 2.5~3.0 mm 的气管导管插管（依赖于操作者的熟练程度）。此外，可视装备的分辨率大大提高。在处理困难气道之前，这些操作必须在模型和正常儿童中多加练习（图 18.3）。

相对于成人，在儿童中更难进行支气管镜检查，原因有以下几点：

1. 因为儿童生理性的小气道，所以需要更小型号的支气管镜。儿科支气管镜型号的直径为 2.2~4.1 mm。最小的支气管镜没有操作腔，因此没有通道吸引分泌物或血液。在开始操作前应该考虑使用抑制腺体分泌的药物（无循证医学支持），并且应将口咽分泌物吸引干净。不应使用支气管镜管道供氧，因为这可能会造成支气管内压力增高，发展为张力性气胸[2]。

2. 儿童血氧储备时间有限，这是由于儿童麻醉后功能残气量（FRC）显著减少和氧耗相对性

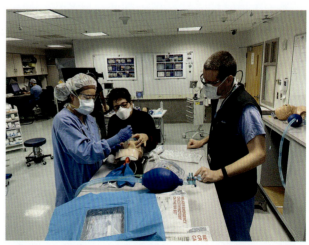

图 18.3 高职称儿科麻醉医生应每年（至少）练习困难气道相关技术（图片来源：Annery Garcia-Marcinkiewicz）

增加，因此要求在儿童气管插管期间有备用的给氧方式，详见窒息氧合部分。

3. 相对于成人来说，儿童的年龄越小，通过声门上完成纤维支气管镜插管操作越困难，因为在儿童中 SGA 有更高的错位发生率，这会导致声门开口处的视线不佳。Air-Q 气管插管喉罩通气道（Salter Labs，Lake Forest，IL，USA）似乎成为插管导管的最佳选择，因其管腔大于其他类型的 SGA，并允许带指示球囊的气管导管通过。

4. 婴儿和儿童的不同解剖变异可能影响纤维支气管镜的插管成功率。如果选择经鼻插管途径，肥大的腺样体和扁桃体可能会阻挡视线，并且触碰后有出血的可能。在纤维支气管镜进入鼻腔前可以使用羟甲唑啉减少出血。婴儿的声门位置更靠前，因此声门口视野的充分暴露要求支气管镜具有更大的前屈幅度。

可视喉镜

从基本概念上来说，可视或间接喉镜检查都是利用喉镜片前端的摄像头查看喉部。过去，儿科可视喉镜只是尺寸更小的成人喉镜，现在有更多为儿科专门设计的可视喉镜类型。分类可视喉镜最简单的方法之一是根据其是标准喉镜片还是非标准喉镜片。标准喉镜片（Miller and MacIntosh）可以作为直视喉镜检查，间接喉镜（完全使用电子屏幕）检查，或者可视辅助的直视喉镜检查。在直视喉镜中，喉镜片的使用遵循相同的原则。可视喉镜的非标准喉镜片包括超角度喉镜片，例如传统的 GlideScope (Verathon Inc., Parkway Bothell, WA, USA) 和 Storz C-MAC D-blade（Karl Storz, Tuttlingen, Germany）。使用这些喉镜片的直视喉镜不能可靠地暴露声门，它们需要不同的使用技巧。更大曲度（超角度）喉镜片的设备可以提供更好的前喉视野，然而这也要求气管插管路径更加弯曲，增加了插管难度。超角度喉镜片，如 GlideScope，相对于直视喉镜来说在管理困难气道上具有优势。与 GlideScope 喉镜片弯曲度匹配的塑形气管导管便于视野操控和进入声门开口。

在小颌畸形和巨舌的患儿中使用任何可视喉镜完成气管插管都是具有挑战性的，因为通常很难在一个小喉腔中同时操作喉镜和气管导管。另一种选择是使用联合技术（如联合使用纤维支气管镜和可视喉镜），每个设备的显示屏幕并排放置且至少需要两名操作者。该技术的优点包括通过可视喉镜实现咽喉入口处的可视化，以及通过视觉控制气管导管（ETT）通过纤维支气管镜进入气管。

声门上气道（SGA）插管

SGA 可以是挽救生命的装备，特别是遇到通气困难的情况下。恰当的安置 SGA 能让患者在气管插管和尝试插管的间隙暂时保持呼吸。然而，SGA 对带套囊的导管插管提出了特别的挑战，例如指示球囊可能大于 SGA 的近端开口。air-Q 喉罩（Salter Labs，Park Forest，IL，USA）这样的新设计使气管插管更容易。Air-Q 喉罩的气道比经典的喉罩气道短，但开口处更宽，因此允许带套囊的气管导管在更小的阻力下通过。然而，使用纤维支气管镜可以发挥经 air-Q 喉罩插管的优势，表 18.3 总结了喉罩型号与合适的气管导管和纤维支气管镜的型号之间的关系。

除了纤维支气管镜和可视喉镜之外，还有几种其他的直视或间接可视化声门并完成气管插管的方法，包括光学样式 Bonfils 喉镜（硬性）、Shikani 喉镜（延展性、坚固性）及照明样式（也称光棒）。以上设备的使用细节超出本书的探讨范围，但可在高级儿科气道管理相关的书中查阅。

表 18.3 儿童喉罩气道和兼容的气管插管 [a]

LMA 内径（mm）	无套囊 ETT 的最大内径（mm）	纤维支气管镜最大型号（mm）[b]	带套囊 ETT 的最大内径（mm）
1.0	3.5	2.7	3.0
1.5	4.0	3.0	4.0
2.0	5.0	3.5	4.5
2.5	6.0[c]	4.0	5.0
3.0	—	5.0	6.0
4.0	—	5.0	6.0

a：源于作者进行的试验。b：根据北美 LMA 型号标准。ETT：气管导管；FOB：光纤支气管镜；c：费城儿童医院提供的儿童无套囊气管导管的最大内径。

窒息氧合

维持氧合在任何患者气道管理中都是最重要的原则。婴幼儿由于本身相对较高的氧耗量和麻醉后减少的 FRC，可能在窒息期间迅速发展为低氧血症。特别是在儿科困难气道中，如果没有及时纠正，低氧血症可以快速导致心搏骤停。因此窒息时间最小化势在必行。一些研究发现在长期气管插管操作时为儿童提供补充氧合的益处，例如保留正常的血氧饱和度和降低整体血氧去饱和度。

经鼻湿化快速充气交换通气（THRIVE）是一项在插管期间经鼻提供高流量湿化氧气和维持氧气交换的技术。THRIVE 在成年人群中被证明是有益的，可以延长窒息氧合时间，为存在困难气道的成年人提供足够的插管时间。一项随机试验表明，THRIVE 对婴幼儿和儿童也是有益的[3]。THRIVE 组儿童的经皮血氧饱和度是同一年龄范围对照组的至少两倍，两组经皮 CO_2 的增加程度相似。在固定气管期间使用简易鼻导管[固定导管期间经鼻氧合（NO DEAT）]提供插管所需的低流量氧气。在成人和儿童中，插管时窒息氧合都可以延迟血氧饱和度下降的时间。有多种在气管插管期间提供氧合支持的创新性方式（图 18.4）。

困难插管的病因

皮埃尔·罗班序列征

皮埃尔·罗班（Pierre Robin）序列征（图 18.5）包括小颌畸形、舌萎缩和腭裂。这些婴幼儿可能由于小颌骨造成的解剖气道狭小而存在上呼吸道阻塞，此症状在患儿出生时最严重，随着年龄的增长逐渐改善。通常在患儿出生前几周行下颌前移手术，但是如果气道阻塞严重至威胁生命，则需立即行气管切开术。伴随的先天性异常

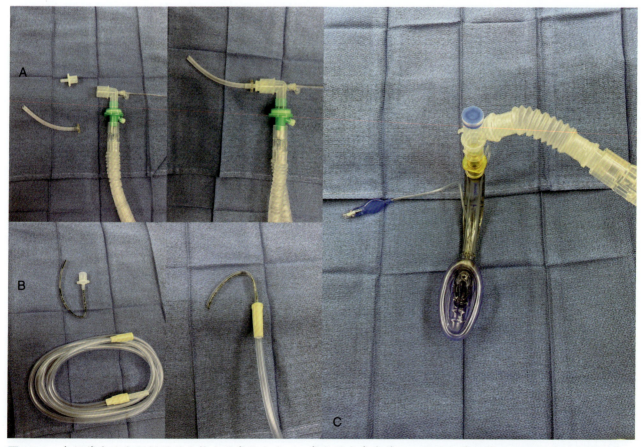

图 18.4　在插管尝试期间提供补充氧合的常见方法。A. 鼻气道或鼻套管可以通过气管插管适配器连接到麻醉回路，以产生经鼻湿化快速充气交换通气（THRIVE）。B. 口腔 RAE 管连接氧源并放置在口腔一侧。C. air-Q 喉罩连接氧源，通过弯形适配器引导可弯曲支气管镜检查

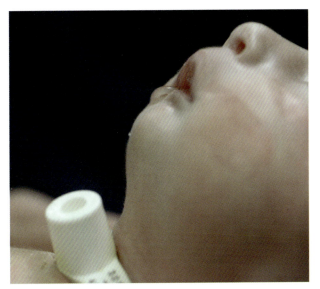

图 18.5 皮埃尔·罗班综合征患儿的下颌发育不全，患儿在出生后不久需要进行气管切开术以获得最佳的氧合和通气，避免因下颌发育不全而发生气道梗阻（引自 Stricker PA, Fiadjoe JE, Lerman J. Plastic and reconstructive surgery//Coté CJ, Lerman J, Anderson BJ, eds. Coté and Lerman's a practice of anesthesia for infants and children. 6th ed. Elsevier,2019: 804-819.e6. ）

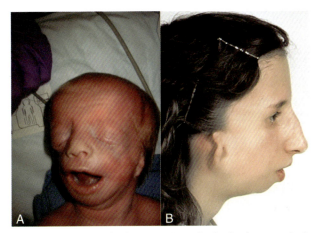

图 18.6 新生儿（A）和大龄儿童（B）中 TCS 的典型面孔 [引自 Posnick JC. Treacher Collins syndrome: perspectives in evaluation and treatment. J Oral Maxillofac Surg,1997,55(10):1120-1133. DOI:10.1016/s0278-2391(97)90294-9.]

可能导致其他必要的手术干预，例如腭裂修补术或鼓膜造瘘置管术。在这些患儿中实施气管插管可能会极其困难或者无法成功。此类婴幼儿可以完成面罩通气，特别是放置口腔气道辅助通气的条件下。SGA 在建立通气时是必需的，或者可指导气管插管。

特雷彻·柯林斯综合征

特雷彻·柯林斯（Treacher Collins）综合征（TCS）表现为上颌骨、颌骨发育不全和不同的眼耳畸形（图 18.6）。这是由于在妊娠第 3 天至第 5 周第一鳃弓发育失败导致的。如果未做修复，这些特征不会随着年龄增长而改善，并且会造成通气或经直视喉镜插管困难或失败。与其他气道严重畸形相似，SGA 在气道管理中是不可替代的。然而，TCS 可以伴随下颌移动受限，因此经口插管或放置 SGA 可能会失败，张口受限的 TCS 患儿可行清醒插管或者镇静下经鼻纤维支气管镜插管。

半侧面部肢体发育不良

半侧面部肢体发育不良最显著的异常是由于下颌骨发育不全导致的患儿插管困难，除此之外

其临床特征包括小眼症、小眼畸形和大口症（图18.7），这些可能是源于第一和第二鳃弓畸形。这些儿童通常易进行面罩通气，并且可能经常通过直视喉镜顺利插管。当单侧或者双侧下颌骨发

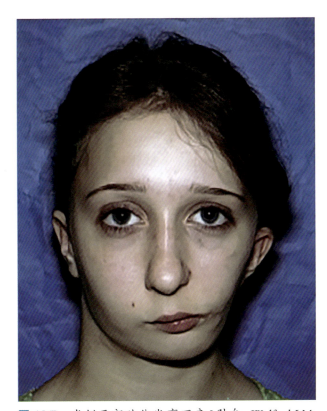

图 18.7 半侧面部肢体发育不良 [引自：Wolford LM, Bourland TC, Rodrigues D, et al. Successful reconstruction of nongrowing hemifacial microsomia patients with unilateral temporomandibular joint total joint prosthesis and orthognathic surgery. J Oral Maxillofac Surg, 2012,70(12):2835-2853.]

育严重不全时，可能出现插管困难。出现上述先天性面部解剖异常时，SGA 可以为该人群提供有效的通气和便利的插管手段。

上呼吸道梗阻导致的预期性通气困难

预期性通气困难是儿童麻醉中最令人焦虑的情形之一，最主要的原因是暂时或轻微的上呼吸道梗阻可迅速导致患儿发生低氧血症。如何判断儿童是否存在通气困难？通过病史和体格检查，以及一些可能的影像学检查结果可以回答这个问题。以往麻醉期间的通气困难史是最可靠的指标之一，前提是那时患者尚未发生临床上的改变。相反，如果一个儿童在既往麻醉期间容易通气，那么麻醉医生可以合理地认为这个儿童依然可以顺利通气，但是我们也遇到过通气失败的案例。因此务必获取之前的麻醉记录或者直接与当时在场的麻醉医生讨论患儿的气道情况。如果患儿既往未使用过麻醉药物，其他方面的病史也可以预判是否容易通气。例如，患儿既往是否在镇静状态下进行过影像学检查？如果是，当时是否发生了任何通气困难？患儿夜晚的睡眠情况如何？是否有梗阻发作，梗阻是否与患儿体位相关？

体格检查时，临床上最重要的上呼吸道梗阻特征包括颈部和胸部凹陷，以及吸气相喘鸣音。胸腔内气道梗阻的特征是呼气相喘鸣音或喘息音。氧合血红蛋白饱和度是气道通畅的另一个指标，吸气（空气）时氧合血红蛋白饱和度低于 94% 提示存在上呼吸道梗阻。

既往影像学检查也可以帮助确定通气困难的可能性。重要的示例如下：

· 颈部侧位 X 线片提示出现会厌炎的"拇指征"。

· 颈部 X 线检查或计算机体层扫描（CT）评估咽后脓肿的严重程度。

· 颈部 CT 评估肿块对外部不可见的上气道侵犯情况（如囊性瘤）。

· 颈部和胸部 CT 评估前纵隔肿块压迫气管导致气管直径减少 50%，可能表明严重压迫气管和全麻诱导后无法充分通气。

· 胸腔磁共振成像（MRI）用于诊断血管环，

并评估气管压迫。

· 误吸异物的儿童胸部 X 线片（这可能无法表示是否易于通气，但可能会提示影响麻醉管理的其他情况，例如肺炎程度或单侧恶性通气膨胀）。

当遇到可疑困难通气的儿童时，首要是确定在儿童轻度镇静还是在完全麻醉的状态下进行气管插管（图 18.8）。清醒气管插管很少在儿童中使用，因为他们在此过程中不能配合。然而，如果在放置 SGA 之后，麻醉医生认为患儿仍存在低氧血症的可能性，则需进行清醒或轻度镇静下插管。幸运的是，这种状况在儿科中很少发生，因为很少出现麻醉医生置入 SGA 失败的情景。

如果计划清醒插管，使用局部麻醉（简称"局麻"）药进行上呼吸道麻醉有助于插管进行。局麻药溶液可以通过雾化给药，但是由于患儿不能很好配合，麻醉效果难以确定。大多数麻醉医生倾向于使用苯二氮䓬类和阿片类药物为儿童进行联合镇静，因为这两种药物的药效可以快速被逆转。一部分人喜欢小剂量滴定氯胺酮（剂量 0.25 mg/kg），因为它倾向于在确切能够影响意识的药物浓度下保留上气道的通畅性。联合使用氯胺酮和右美托咪定，或者联合右美托咪定和苯二氮䓬类（如咪达唑仑）也能维持自主呼吸。应明智地使用丙泊酚，当麻醉医生认为使用正压能顺利进行通气时，也可以有效使用丙泊酚。也可以吸入全麻药，七氟烷能使意识短暂丧失，但是也有造成儿童窒息的可能性。一种经典且历史悠久的插管技术是保留自主呼吸，同时缓慢加深麻醉深度（图 18.9）。当保留自主呼吸时，缓慢进行喉镜检查，同时将局麻药应用于咽喉部的更远端。如果在此过程中发生中枢性或阻塞性呼吸暂停，麻醉医生必须准备快速尝试气管插管或插入喉罩，以防止患者发生低氧血症。

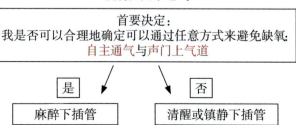

图 18.8 儿童预期性困难通气气道管理的初步思考过程

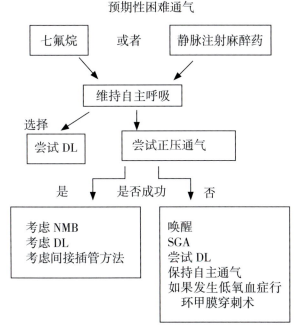

预期性困难通气

七氟烷 或者 静脉注射麻醉药

↓ ↓

维持自主呼吸

选择 ↓

尝试 DL ← 尝试正压通气

是 是否成功 否

考虑 NMB
考虑 DL
考虑间接插管方法

唤醒
SGA
尝试 DL
保持自主通气
如果发生低氧血症行
环甲膜穿刺术

图 18.9 用于管理儿童预期性通气困难的策略。DL：直视喉镜检查；NMB：肌松剂；SGA：声门上气道

困难通气的感染性原因

3 种重要的感染可能造成威胁生命的气道梗阻：咽后脓肿、喉气管-支气管炎（哮吼）和会厌炎。每种感染都有独特的临床表现（表 18.4）。

咽后脓肿是一种细菌性感染，发生在椎前筋膜前方的口腔咽后壁，其特征是咽痛、发热、颈部僵硬和吞咽痛。通过颈部侧位 X 线片（图 18.10）或颈部 CT 的特征性表现可以进行诊断。如果感染严重的话，应在全麻下进行切开引流，

并预防可能的通气困难。喉气管-支气管炎（哮吼）是一种病毒介导的上呼吸道下部炎症，会导致声门以下的气道水肿，可以通过颈部后位 X 线检查诊断（图 18.11）。治疗包括冷雾、类固醇药物和雾化吸入外消旋肾上腺素（严重病例）。很少需要用到气管插管，除非应用肾上腺素和氧疗对改善低氧血症无效。

会厌炎是一种涉及声门上所有结构的细菌感染（图 18.12）。由于针对 B 型流感嗜血杆菌（引起儿童会厌炎的微生物）的疫苗的出现，会厌炎仅偶尔在儿童中散发，例如疫苗接种不完全的儿童。然而，当它发生时可以造成危及生命的上呼吸道阻塞。治疗包括全麻快速诱导后行气管插管或气管切开术，然后是抗生素疗程。会厌炎的治疗始于患儿在急诊科出现喘鸣时，每家医院都应有一份治疗会厌炎的方案，包括一旦怀疑任何儿童出现会厌炎后应立即请耳鼻喉科和麻醉科会诊。

会厌炎患儿的气管插管应在手术室进行，且在吸入深麻醉状态下进行，以保证在确认可行正压通气之前保持自主呼吸。如果可行，应选择经鼻气管插管，因为患儿将会保留气管插管数天，但插管路径很大程度取决于儿科重症监护室的偏好。虽然直视喉镜可能看起来很容易操作，但是可能存在困难，因为所有的声门上结构严重肿胀导致声门开口闭合。维持自主呼吸有助于麻醉医生通过观察声门处的气泡来识别微小的声门开口。如果患儿发生窒息，助手可以按压患儿胸腔，这

表 18.4 上呼吸道梗阻的感染性病因对比

	咽后脓肿	喉气管-支气管炎	会厌炎
年龄	2~8 岁	6 月龄至 3 岁	2~5 岁
病理学	淋巴引流或咽部/口腔感染的连续扩散	影响声门下气管黏膜和整个气管支气管树的炎症	声门上炎：会厌、杓状软骨和周围组织的重度肿胀
主要临床特征	咽痛、发烧、颈部僵硬、吞咽困难、颈部脓肿、扁桃体炎、咽炎、颈部淋巴结肿大	病毒性前驱症状（上呼吸道感染）、低热、犬吠样咳嗽、不同程度的吸气喘鸣、声音嘶哑；很少进展为疲劳和呼吸衰竭	高热、中毒表现、流涎、咽痛、吞咽困难；坐姿和身体前倾者较先出现症状
颈部侧位 X 线片	咽后软组织扩大；也可在 CT 中发现	颈前后位 X 线片："尖顶"征提示气管黏膜水肿	颈侧位 X 线片：会厌肿胀的"拇指"征、椎前侧位增厚、下咽肿大
治疗	气管插管、切开引流、抗生素	冷雾、类固醇、2.25% 外消旋肾上腺素雾化	气管插管至症状好转（通常 2~4 d）、抗生素

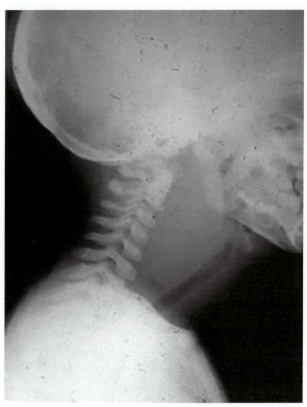

图 18.10　颈部侧位 X 线片上咽后脓肿的特征性表现（图片来源：Ronald S. Litman）

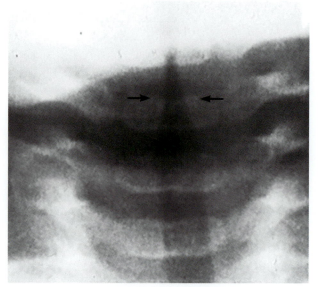

图 18.11　喉气管－支气管炎（哮吼）颈前后位 X 线检查的特征性表现（图片来源：Ronald S. Litman）

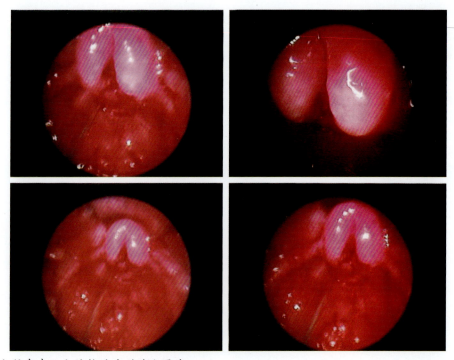

图 18.12　会厌和所有声门上结构的典型肿胀图片

样可帮助在声门开口处产生气泡。应确保手边备有与患者年龄匹配的和较小型号的带有光棒的气管导管。此种情况下使用 SGA 是无效的，因为气道梗阻位置在声门口之上。如果在气管插管前发生了危及生命的低氧血症，应立即行气管切开术或环甲膜穿刺术。患儿应在深度镇静或麻醉状态下转送至 ICU，妥善固定气管导管以防意外拔管。

有几种方法可以确定术后儿童安全拔管的时机。一些医生会等声门处出现漏气的声音，这表示声门肿胀程度减轻。其他人会使用直视喉镜或纤维支气管镜直接观察声门水肿的残余度。患儿此刻应退热，表明细菌感染得到充分治疗。

非预期性困难通气

未预见的呼吸道梗阻会让医生措手不及，特别是发生在小婴儿中，因为其会迅速出现低氧血症。常见原因包括气道被动塌陷或扁桃体肿大和喉痉挛。

无论原因是什么，处理问题的顺序在所有情况下都是相似的（图 18.13）。麻醉医生应首先调整头颈部的位置以寻找最佳通气姿势，同时检查面罩是否放置恰当并寻求帮助。在儿童中，放置面罩的一个常见错误是将面罩放的位置太低以至于压迫一部分鼻腔。抬下巴（伴或不伴下颌前

推）也可以缓解梗阻。可应用持续气道正压通气（CPAP）通过部分关闭 pop-off 阀向上气道加压通气。高吸气压力下提供快速通气可看到患儿胸廓起伏，并且可以通过呼气末二氧化碳波形和血氧饱和度升高确认充气通气。该技术可有效缓解由咽部被动气道塌陷或腺样体/扁桃体肥大引起的上气道阻塞，但不会缓解完全性喉痉挛，接下来应采取的措施是放置口咽通气道。扁桃体或腺样体肿大引起的气道阻塞几乎是可以治愈的，除非有造成梗阻的其他原因。

如果以上操作无效，且血氧饱和度仍在下降，麻醉医生将面临紧急情况，必须立即采取行动。此时可以采取以下三种措施中合适的一种（或者

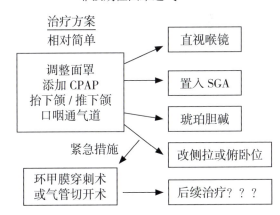

图 18.13　非预期性困难通气的临床路径

在这个时间点更早之前采取）：

1. 立即置入 SGA 以建立足够的通气，由喉痉挛引起的气道梗阻除外。在严重缺氧期间，如需放置 SGA 之前必须确认梗阻不是由喉痉挛引起的。每个麻醉地点都应提供大小合适的 SGA。

2. 当对插管技能有信心并对梗阻原因存在疑问时，可以立即行气管插管。此选项通常在新生儿中考虑。如果发生喉痉挛，有时可以将气管导管引入声门开口。

3. 给予琥珀胆碱。因为喉痉挛是儿童上呼吸道梗阻的常见原因，如果常规方法无法逆转低氧血症时应给予琥珀胆碱。应尽可能通过静脉给药，但也可以肌内注射（4 mg/kg），可在 1 min 内缓解喉痉挛。低氧血症期间，麻醉医生不应因为担心引起心动过缓而不使用琥珀胆碱。如果儿童由于低氧血症诱发心动过缓，心率会随着血氧的恢复而增加，而不会因为给予琥珀胆碱而恶化。如果喉痉挛时未发生低氧血症，可以选择其他方式缓解喉痉挛，包括静脉注射丙泊酚（2~3 mg/kg）或给予非去极化神经肌肉阻滞剂，如罗库溴铵（1.6 mg/kg）。如果患儿存在琥珀胆碱应用的绝对禁忌证时 [例如肌病，恶性高热（MH）易感性]，这些也是可行的选择。

紧急措施

在极少数的情况下，上述措施均不成功，患儿发展为危及生命的低氧血症，必须抓住机会立即采取"孤注一掷"的措施，包括以下内容。

改变患儿体位

如果怀疑前纵隔肿块，且常规措施（如硬镜）未能重新建立通气和恢复正常的血氧水平（见第 8 章），应将患儿体位改变为侧卧或俯卧位。这种体位可以缓解气管下段或心脏周围大血管的梗阻。

环甲膜穿刺术

临床上有几种技术可用于建立外科气道，其中气管切开术是首选，但即使有合适的操作人员，有时也可能不够迅速。此时最可行的操作通常是经皮行环甲膜穿刺术，在环状软骨和甲状腺之间的环甲膜上做一开口。虽然临床上有几种商业化的操作箱可用，但最有效的方法是通过环甲膜放

置 14 或 16 号血管导管。一旦将其正确地放入患儿气管中，就有不同的方法来提供氧合。每个麻醉医生都应该每天为每一个病例定制经环甲膜穿刺术进行氧合的方案。一种方法是将 3.0 型号的气管插管适配器连接到血管导管的枢纽，然后将其连接到麻醉机的呼吸回路上。另一种方法是将 10 mL 注射器的筒体连接到血管导管上，并将带套囊的气管插管置于筒体内。许多其他成功案例已经描述了氧合方法。值得注意的是，对婴儿和儿童行环甲膜穿刺术存在一些挑战。尤其在婴儿中，环甲膜穿刺术的失败率和并发症发生率很高。该技术在儿童中的已知并发症包括气胸、纵隔气肿、气道出血和血管导管在气管中错位或进入气管壁内的假腔。一般来说，环甲膜穿刺术不宜在幼儿中操作，因为其环甲膜非常柔软，并且存在较小的喉部骨折和严重气道损伤风险。

气管切开术

如果有符合资质的医生在场，并且确保可以快速完成气管切开术，那么此选择可能优于环甲膜穿刺术。然而，此技术在儿童中的操作难度不应被忽视。

困难气道拔管

困难气道患者拔除气管导管本身就存在挑战。除已知的因素外（如困难气道解剖、肿块或创伤），气管插管的患儿有可能出现气道水肿，导致拔管后并发症。减轻水肿的预防措施包括给予类固醇药物，并在术后抬高床头数小时。这个等待期也为麻醉药物完全代谢提供了足够的时间。

（刘芳　译，李凤仙　审）

参考文献

[1] Bhananker SM, Ramamoorthy C, Geiduschek JM, et al. Anesthesia-related cardiac arrest in children: update from the Pediatric Perioperative Cardiac Arrest Registry. Anesth Analg,2007,105(2):344-350. https://doi.org/10.1213/01.ane.0000268712.00756.dd.

[2] Iannoli ED, Litman RS. Tension pneumothorax during flexible fiberoptic bronchoscopy in a newborn. Anesth Analg,2002,94(3):512–513. https://doi.org/10.1097/00000539-200203000-00007.

[3] Humphreys S, Lee-Archer P, Reyne G, et al. Transnasal humidified rapid-insufflation ventilatory exchange

(THRIVE) in children: a randomized controlled trial. Br J Anaesth,2017,118(2):232–238. https://doi.org/10.1093/bja/aew401
拓展阅读

Cook TM, Woodall N, Frerk C. Fourth National Audit P. major complications of airway management in the UK: results of the Fourth National Audit Project of the Royal College of Anaesthetists and the Difficult Airway Society. Br J Anaesth,2011,106(5):617–631. [Part 1: Anaesthesia] https://doi.org/10.1093/bja/aer058.

Fiadjoe JE, Gurnaney H, Dalesio N, et al. A prospective randomized equivalence trial of the GlideScope Cobalt(R) video laryngoscope to traditional direct laryngoscopy in neonates and infants. Anesthesiology,2012,116(3):622–628. https://doi.org/10.1097/ALN.0b013e318246ea4d.

Fiadjoe JE, Nishisaki A, Jagannathan N, et al. Airway management complications in children with difficult tracheal intubation from the Pediatric Difficult Intubation (PeDI) Registry: a prospective cohort analysis. Lancet Respir Med, 2016,4(1):37–48. https://doi.org/10.1016/S2213-2600(15)00508-1.

Garcia-Marcinkiewicz AG, Stricker PA. Craniofacial surgery and specific airway problems. Paediatr Anaesth,2020,30(3):296–303. https://doi.org/10.1111/pan.13790.

Greib N, Stojeba N, Dow WA, et al. A combined rigid videolaryngoscopy-flexible fibrescopy intubation technique under general anesthesia. Can J Anaesth,2007,54(6):492–493. https://doi.org/10.1007/BF03022046.

Isono S, Ishikawa T. Oxygenation, not intubation, does matter. Anesthesiology,2011,114(1):7–9.

Jagannathan N, Kho MF, Kozlowski RJ, et al. Retrospective audit of the air-Q intubating laryngeal airway as a conduit for tracheal intubation in pediatric patients with a difficult airway. Paediatr Anaesth,2011,21(4):422–427. https://doi.org/10.4097/kjae.2016.69.4.390.

Park R, Peyton JM, Fiadjoe JE, et al. The efficacy of GlideScope(R) videolaryngoscopy compared with direct laryngoscopy in children who are difficult to intubate: an analysis from the paediatric difficult intubation registry. Br J Anaesth,2017,119(5):984–992. https://doi.org/10.1093/bja/aex344.

Peyton J, Park R, Staffa SJ, et al. A comparison of videolaryngoscopy using standard blades or non-standard blades in children in the Paediatric Difficult Intubation Registry. Br J Anaesth, 2020 https://doi.org/10.1016/j.bja.2020.08.010.

Steiner JW, Sessler DI, Makarova N, et al. Use of deep laryngeal oxygen insufflation during laryngoscopy in children: a randomized clinical trial. Br J Anaesth, 2016,117(3):350–357. https://doi.org/10.1093/bja/aew186.

Weiss M, Gerber AC, Schmitz A. Continuous ventilation technique for laryngeal mask airway (LMA) removal after fiberoptic intubation in children. Paediatr Anaesth, 2004,14(11):936–940. https://doi.org/10.1111/j.1460-9592.2004.01354.x.

Windpassinger M, Plattner O, Gemeiner J, et al. Pharyngeal oxygen insufflation during Airtraq laryngoscopy slows arterial desaturation in infants and small children. Anesth Analg,2016,122(4):1153–1157. https://doi.org/10.1213/ANE.0000000000001189.

第19章

全身麻醉管理

Vanessa A. Olbrecht, Ji Yeon Jemma Kang, Anastasia Dimopoullou, Jeff Feldman,

Julia Rosenbloom, Theoklis Zaoutis, Ronald S. Litman

儿童和成人的全身麻醉（简称"全麻"）管理有许多不同的特点。本章重点讨论两者之间麻醉药物和通气策略的差异。我们还回顾了种族差异在儿科麻醉、手术部位感染预防的重要性，以及麻醉药对发育中的大脑产生神经毒性的可能性。

在美国，大多数儿童通过面罩吸入诱导使其失去意识并进行静脉注射（IV）给药来实现全麻（图19.1）。因父母希望自己的孩子不要在清醒时经历注射的疼痛，所以多数医院以"无痛"为亮点。这种方式完全可行，因为有些儿童更能接受在清醒状态下静脉给药，而非戴令人不适的面罩。

并非所有接受七氟烷治疗的儿童在全麻期间都需要IV（前提是健康）。其中时长短的耳膜切开术和计算机体层扫描（CT）仅吸入麻醉就可完成。

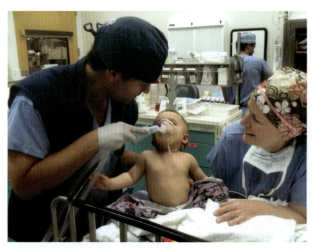

图 19.1 婴儿面罩吸入诱导

对于IV困难的儿童，在麻醉状态下使用超声引导已成为标准做法。因为与不使用超声相比，使用超声下静脉穿刺具有更高的首次成功率[1]和总体置管成功率。通过短轴平面外技术结合动态针位，即随着超声探头的近端移动而跟踪针尖，可以进一步提高幼儿外周IV的成功率。

七氟烷

七氟烷是儿童进行吸入诱导全麻的首选麻醉药，因其具有相对较低的刺激性和血气溶解度系数（0.63），这可加速意识消失。

在新生儿和6月龄以下的婴儿中，七氟烷的最低肺泡浓度（MAC）为3.2%，其中七氟烷的MAC在3月龄时达到峰值。此外，学龄儿童的MAC为2.5%，95%的儿童在手术刺激时无体动的浓度（ED_{95}）是2.9%。当七氟烷中加入60%的氧化亚氮（N_2O）时，可使MAC降至2.0%。按年龄划分的MAC汇总图已发表[2]。

用七氟烷进行全麻诱导可以通过几种不同方式完成。在某些情况下，蒸发器从一开始就设置为最高值8%。此时无论是否联合使用N_2O，大多数儿童都会在5~10次呼吸内失去意识。

大多数儿童在用七氟烷吸入诱导时会出现心动过速。20%的儿童会出现窦性心律失常，6月龄以下的婴儿可能会出现QT间期延长并可持续到术后。然而，这些变化不会导致不良的临床表现。但七氟烷可能导致一些儿童出现剂量依赖性心动过缓和低血压，尤其是21–三体综合征的儿童。

对于该人群，可以考虑 IV 格隆溴铵或口服 / 肌内注射（IM）阿托品进行预处理。

在七氟烷诱导的早期阶段，可能会观察到一种特殊类型的躁动。这种躁动主要发生在青少年，表现为肌肉僵硬和全身强直—阵挛或肌阵挛运动。这可能会让一些医护人员担心是恶性高热（MH）的早期（事实并非如此），实际上可能由电痉挛活动所引起[3]（特别是当七氟烷浓度超过 4.5% 时）。此外，过度换气会加剧这种表现，而 N_2O 和阿片类药物则会起到抑制作用。中枢神经系统的这些刺激反应与术后后遗症无关。

肺活量呼吸诱导法

肺活量呼吸诱导法将大大加速老年患者以及可配合儿童患者的意识丧失。肺活量呼吸诱导法通过用 70% N_2O 和 8% 七氟烷预充麻醉回路和通气袋，密封呼吸回路的远端以防止七氟烷泄漏到手术室（OR）环境中。首先指导儿童将肺中的空气全部吹出（可在进入 OR 前与儿童练习），在儿童呼气末，将面罩放在其口鼻处，并指导儿童进行"人生中最大的一次呼吸"。这种技术会使患儿在用力肺活量呼吸后很快失去知觉。

"偷偷"诱导

当儿童进入手术室时已入睡，可以进行"偷偷"诱导。其方式与肺活量呼吸诱导法相似，先在麻醉呼吸回路中注入 N_2O 和七氟烷。开始时不触碰或移动儿童，也不会应用任何监护仪。在不接触儿童面部的情况下，逐渐将面罩靠近儿童面部。一旦失去意识，儿童就被转移到手术室，并使用监护仪。喜欢这种诱导方法的人认为具有无创伤性和患儿对手术室环境不知晓的优势。反对这项技术的人担心，如果患儿在没有充分心理准备的情况下从痛苦的手术中醒来，他们可能会受到心理伤害。

氧化亚氮（N_2O）

N_2O 可以作为吸入诱导的辅助药，因为它能够降低吸入麻醉药的 MAC，并通过第二气体效应加速意识消失[4]，并当静脉导管置入时停止吸入 N_2O。

在一些罕见病例中，N_2O 与肌阵挛性运动甚至全身性癫痫发作有关。由于 N_2O 降低两种维生素 B_{12} 酶（蛋氨酸合成酶和胸苷酸合成酶）的活性，它的使用可能会加剧易感患者的维生素 B_{12} 缺乏症并出现神经系统症状。因此，维生素 B_{12} 缺乏或已知纯合 *MTHFR*（亚甲基四氢叶酸还原酶基因）突变的儿童应避免使用 N_2O。此外，它还可能导致血浆同型半胱氨酸浓度升高[5]，其临床意义尚不清楚。

由于 N_2O 与氧气一样易燃，因此在存在气道火灾风险的手术中禁用，例如扁桃体切除术（特别是在使用无套囊气管导管时应当禁用；见第 22 章）或激光支气管镜检查，我们尽可能安全地降低氧气浓度。由于上述缺点，N_2O 在临床上中应用明显减少，取而代之的是较高浓度的七氟烷。另外，N_2O 会扩散到气管插管套囊中，如果不进行监测，可能会因套囊压力过高而导致气管水肿[6]。

丙泊酚

静脉全麻诱导适用于已建立静脉通路的儿童、易发生 MH 的儿童，以及需要快速序贯诱导（RSI）技术的儿童。

丙泊酚 3~6 mg/kg 可使患儿意识立即丧失，但由于其分布体积较大，儿童比成人需要更大的诱导剂量。然而，肥胖患儿所需的丙泊酚比体重相同的正常体型患儿要少，因此应给予理想体重的丙泊酚剂量[7]。由于儿童的消除和清除率更高，其维持剂量也更大。丙泊酚特别适合用于哮喘患者，因为它在临床剂量范围内会减弱气道反应。当静脉给予丙泊酚来诱导全麻时，通常会导致中枢性呼吸暂停。然而，如果按滴定剂量给药，则可以避免呼吸暂停。丙泊酚导致呼吸抑制剂量通常小于手术刺激下防止体动的剂量。对于低血容量儿童或患有心肌病的儿童，使用丙泊酚可能会抑制心血管系统，因此应避免或谨慎使用。

丙泊酚可引起注射痛。尽管已经研究了不同的方法来消除这种疼痛，但最可靠的方法是静脉近端保持压力的同时给予少量 1% 或 2% 利多卡因（即用手进行 Bier 阻滞技术）。压力保持 5~10 s 以确保静脉壁被麻醉，随后再推注丙泊酚，这种方法可有效减轻大多数儿童的疼痛。

在需要避免体动的无痛临床手术中（如介入手术），丙泊酚可以使用中等输注剂量 [150~250 μg/（kg·min）] 进行给药，以保持自主换气。对于疼痛的临床操作（如骨髓活检、腰椎穿刺、烧伤换药）和需要全凭静脉麻醉（TIVA）技术的外科手术（如硬质支气管镜检查、MH 易感患者），需要更大剂量的丙泊酚以确保患者不动，但这些较大剂量的使用与中枢性或阻塞性呼吸暂停有关。或者可以结合使用阿片类药物来减少所需的丙泊酚总剂量，但是几乎都需要辅助通气。

丙泊酚是由鸡蛋和大豆中的脂肪成分制成的。虽然这些成分可能含有微量的残留蛋白质，但记录中未发现有过敏反应。因此，我们一直认为可以给对大豆或鸡蛋蛋白过敏的儿童使用异丙酚。但对于既往有鸡蛋或大豆过敏反应的患儿，给药的时候应该更谨慎。在多年的研究过程中，我们没有发现任何过敏反应。

氯胺酮

在某些情况下，氯胺酮可以代替丙泊酚作为诱导和维持的全麻药。氯胺酮的临床有效剂量（1~2 mg/kg，IV）下，通常能使患者保持自主通气、上呼吸道通畅和正常心血管功能，同时在疼痛过程中提供镇痛和遗忘。氯胺酮可激活交感神经系统，可能导致血压、颅内压和眼压的升高。因而，这适合对于需要稳定心血管的患者（如创伤或心肌病患者）的麻醉诱导。氯胺酮有精神不良反应（如幻觉、噩梦），可以导致气道分泌物增加、术后恶心呕吐和延迟苏醒。由于这些原因，除了用于疼痛时的短暂镇静以及不合作或发育迟缓儿童肌内注射（2~4 mg/kg），氯胺酮已在很大程度上被丙泊酚所取代。

依托咪酯

依托咪酯主要用于有心血管疾病和心血管储备较差的成人。在这些患者中，它可以提供平稳的诱导和防止心血管波动。与氯胺酮一样，依托咪酯可能有利于受创伤后低血容量患儿或有心肌病和心血管功能下降的患儿。使用剂量范围（0.2~0.3 mg/kg）[9] 和不良反应（如注射时疼痛、肌阵挛、呕吐）似乎与成人相似，包括迟发性肾上腺抑制的风险。正因为其肾上腺抑制的风险，依托咪酯很少用于儿科。

阿片类药物

阿片类药物是复合麻醉技术的一个组成部分，有助于术后镇痛，减轻及防止术后出现谵妄或躁动。阿片类药物的选择取决于手术的种类和时长，以及术后疼痛的预期持续时间和强度。例如，对于接受鼓膜切开术和置管的儿童，经常给予鼻内或肌内注射（1~2 μg/kg）芬太尼。

在神经外科手术中，切开头皮和放置颅骨钳时需要强烈的镇痛，而在手术过程中和术后的镇痛需求相对较少，我们可以在操作前静脉给予芬太尼。吗啡或氢吗啡酮可以用于泌尿外科和腹部手术，因为术后镇痛需要相对较长的时间和强度。

阿片类药物通常作为 TIVA 技术的一个组成部分，主要用于疼痛的外科手术。芬太尼及其同类药物（如阿芬太尼、舒芬太尼和瑞芬太尼）有着相对较低的时量相关半衰期，因此非常适合用于 TIVA。这种技术尤其适合瑞芬太尼，因为其药效消失与组织和非特异性血浆酯酶的代谢直接相关，所以无论输注持续时间如何，其影响通常在停止输注后 5~10 min 内代谢完。

瑞芬太尼用于婴幼儿中有着更大的分布体积和更高的消除清除率，因此 IV 和泵注剂量高于成人。通常情况下，几分钟内 IV 剂量为 1~2 μg/kg，泵注剂量为 0.2~1 μg/（kg·min），然后根据镇痛效果以及血流动力学情况将泵注剂量调高或调低。术中使用瑞芬太尼与疼痛耐受性的发展和术后疼痛的增加有关 [8]。

既往儿科麻醉医生一直担心阿片类药物在新生儿群体中的毒性增加，因为阿片类药物（尤其是脂溶性较差的药物吗啡）可能在新生儿中更容易通过血脑屏障，并导致大脑的水平增高。此外，与老年受试者相比，新生儿对阿片类药物的药效学敏感性增加、清除率降低、CO_2 反应曲线相对较低。与芬太尼及其类似物相比，吗啡的这些变化似乎最为明显。阿片类药物与运用在新生儿所有类型的药物一样，在其药代动力学和药效学特性方面具有显著的个体差异，因此在仔细观察疗效和不良反应的同时，应将其滴定至有效浓度。

右美托咪啶

右美托咪定[9]是一种 α_2 肾上腺素受体激动剂，且比可乐定更具受体特异性。它主要用于儿科麻醉，以实现医疗操作或术后通气的镇静。术前准备时，经鼻给予右美托咪定用于麻醉诱导前的焦虑和镇静。与口服 0.5 mg/kg 咪达唑仑相比，2 μg/kg 鼻内剂量可产生更快的镇静作用，而诱导、苏醒和术后恢复方面没有显著差异。右美托咪定已被用作气道手术、睡眠内镜检查和气道成像等术中的辅助药物。在神经外科中，右美托咪定可以单独运用于肿瘤和癫痫发作灶的切除和定位。安慰剂与围手术期给予 0.5~1 μg/kg 剂量的右美托咪定相比，安慰剂组的谵妄发生率是右美托咪定组的 10 倍。右美托咪定给药也与术中和术后阿片类药物使用的减少有关。

右美托咪定的使用与低血压和心动过缓有关（比基线下降 30%）。因此，右美托咪定应避免运用于接受地高辛、受体阻滞剂或易导致心动过缓 / 低血压药物的儿童，且给予右美托咪定后加用抗胆碱能药物与严重高血压相关[10]。

神经肌肉阻滞剂

神经肌肉阻滞剂通常用于气管插管，并可在术中继续使用以优化手术条件和正压通气。

发育生理差异影响神经肌肉阻滞剂的药理学（表 19.1）。在儿童早期的成长过程中，肌肉体积的增大可增加神经肌肉受体的数量。此外，在发育过程中，神经传导速度和髓鞘形成加快以及乙酰胆碱释放速度逐渐增加。综上所述，这些在临床上表现为婴幼儿对神经肌肉阻滞剂具有更大的药效学敏感性（即神经肌肉阻滞剂在这些年龄组中更有效）。事实上，未被麻醉的新生儿在予以 50 Hz 的强直刺激时，肌肉反应表现出明显的衰退，这表明乙酰胆碱供应很容易耗尽。

在临床实践中，3 倍（或更多）ED_{95} 的神经肌肉阻滞剂用于确保肌肉快速松弛，也要考虑到患者个体之间的药代动力学和药效学差异。非去

表 19.1　神经肌肉阻滞剂 ED_{95}（mg/kg）的年龄差异

	婴儿	儿童	成人
阿曲库铵	0.24	0.33	0.21
顺阿曲库铵	0.06	0.06	0.05
泮库溴铵	0.065	0.10	0.07
罗库溴铵	0.25	0.40	0.35
维库溴铵	0.05	0.08	0.04
琥珀胆碱	0.61	0.35	0.29

极化神经肌肉阻滞剂在婴儿最有效，其次是儿童，最后是成人。非去极化神经肌肉阻滞剂在婴儿中的效价高于儿童（即在相同剂量下持续时间更长），而在儿童中的效价低于成年人。

因为所有的神经肌肉阻滞剂都是水溶性的，而且已知年幼的儿童体内的水分含量相对较大，所以这些药物在年幼儿童中的分布量比年长的儿童和成人要大。在临床上，这意味着需要更高的剂量来达到给定的血浆水平。

由于新生儿和小婴儿对神经肌肉阻滞剂表现出更强的敏感性，维持肌肉松弛需要较低的血浆浓度，因此以 "mg/kg" 为单位的维持剂量与成人相同。新生儿和小婴儿也会表现出较长的持续时间，因为在新生儿时期分布的体积更大，肝功能下降。由于后面这种特性，依赖肝脏代谢终止作用的维库溴铵和罗库溴铵等氨基甾体松弛剂会成为长效药物，通常在新生儿体内超过 60 min 或更长时间。

琥珀胆碱

琥珀胆碱是起效最快、作用时间最短的药物。尽管运用于儿童中有许多缺点，但仍然是快速序贯诱导和危及生命的上气道阻塞（如喉痉挛）的首选药物。在后一种情况下，可在吸入诱导期间建立静脉通路之前给予肌内注射。

琥珀胆碱是水溶性的，婴幼儿所需的 IV 剂量（2 mg/kg）大于大龄儿童和成人的剂量（1 mg/kg）。IV 剂量为 4 mg/kg，1 min 内起效，3~4 min 达到高峰，作用持续时间约为 20 min。在儿童中，因清除速度更快，其作用持续时间比在成人中短。

琥珀胆碱有许多重要的不良反应和并发症，包括迷走神经介导的心动过缓、交界性心律失常或

窦性停搏，尤其是在短时间内第二次给药后更容易出现。一些儿科麻醉医生在使用琥珀胆碱之前给予抗胆碱能药物来预防心动过缓，且 IV 阿托品（0.02 mg/kg）和格隆溴胺（0.01 mg/kg）在减轻琥珀胆碱诱导的心动过缓方面同样有效。

幼儿全身肌肉含量低，使用琥珀胆碱后出现肌束痉挛和术后肌肉疼痛的情况并不常见。然而，当重复给药时，可观察到肌肉疼痛、横纹肌溶解和肌红蛋白尿。如果这些症状仅在一次琥珀胆碱治疗后出现时，应检查患儿是否有隐匿性肌病。

由于琥珀胆碱诱导的肌松作用是通过模拟乙酰胆碱的作用引起肌肉收缩，期间钾离子从细胞内释放出来，导致血钾水平通常出现短暂的、不显著的升高。然而，在肌肉萎缩或与突触外乙酰胆碱受体上调相关的疾病（如烧伤）患者中，可发生过度的钾离子释放，由此产生的高钾血症可导致心律失常、心搏骤停和死亡。

Larach 等人在 1997 年发表了一篇重要的论文 [11]，提醒麻醉学界注意琥珀胆碱引起危及生命的高钾血症，这些病例发生在患有未确诊的进行性假肥大性肌营养不良的年轻男孩身上。因此，麻醉医生一般避免常规使用琥珀胆碱来选择性神经肌肉阻断。但琥珀胆碱在某些情况仍有使用，所有麻醉医生都应注意高钾血症表现为心电图（ECG）上的 T 波高尖，可能发展为广泛的复杂心动过速、心室颤动和心搏骤停。如果发生这种情况，不应等待患者的血钾水平结果，而应立即开始氯化钙（5~10 mg/kg）或葡萄糖酸钙（50~100 mg/kg）治疗，随后使用 β 受体激动剂，如沙丁胺醇、胰岛素和葡萄糖、聚苯乙烯钠（通过胃管）、呋塞米，如有临床透析指征则进行透析。

琥珀胆碱诱导的高钾血症可发生于任何类型的与肌肉萎缩相关的疾病患者，特别是进行性（如进行性假肥大性肌营养不良）或急性肌肉损伤或烧伤后。但脑瘫或脑膜脊髓膨出的患儿在使用琥珀胆碱后钾离子释放正常。因此，在这些患者群体中可以使用琥珀胆碱。

琥珀胆碱与吸入麻醉药联合使用可能会在易感患者中引发 MH。当常规使用琥珀胆碱时，儿童 MH 的发病率估计为 1/15 000。回顾这些病例，可能更多是因为横纹肌溶解引起的高钾血症，而不是 MH。但可能引发 MH 是琥珀胆碱不再选择性用于儿童的另一个原因。

琥珀胆碱可引起咬肌强直（MMR）（在一些研究中发生率为 1% 或以上），表现为从轻微的张嘴困难到完全无法张嘴（"钢铁般的腭"）。这可能是琥珀胆碱的正常反应，尤其是在剂量不足的情况下。严重时甚至伴有全身强直，可代表 MH 的早期症状。

如果发生严重的 MMR，应停用所有挥发性麻醉药，并使用 TIVA 技术。肌酸激酶水平应与电解质和血气分析一同检测，并应密切观察患者是否有提示急性 MH 危象的体征和症状。除非有明确的 MH 症状，否则不建议使用丹曲林治疗。

深入探讨

在 Larach 的重要描述中，25 名儿童在接受麻醉后 24 h 内出现心搏骤停，其中 20 名先前是健康的。出现的心脏症状包括宽 QRS 心动过缓、室性心动过速伴低血压、心室颤动及心脏停搏。在 18 例患者中，有 13 例患者在心搏骤停期间测出高钾血症（平均峰值血清 K^+ 为 7.4 ± 2.8 mmol/L，中位数 7.5 mmol/L，范围 3.5~14.8 mmol/L）。其中 8 例患者既接受了琥珀胆碱又使用了强效吸入麻醉药，1 例患者仅接受了琥珀胆碱，4 例患者在没有用琥珀胆碱的情况下使用了吸入麻醉药。15 例患者幸存，大多数最终恢复了神经功能基线水平。在 13 例高钾血症患者中，有 8 例最终被发现有隐匿性肌病，而这对家庭或麻醉团队来说之前是未知的。麻醉医生应该在术前排除儿童的潜在肌无力情况，可以询问有无肌肉无力、运动发育迟缓（或丧失）等异常。儿童在 15 月龄时不能自行行走就应该进一步评估。进行性假肥大性肌营养不良的临床特征包括小腿肌肉肥大、脚尖行走和摇摆步态。高肌酸激酶水平的升高可能表明潜在肌无力。

根据报道内容，美国食品药品监督管理局（FDA）要求制造商在琥珀胆碱的包装说明中添加黑框警告。该报告和黑框警告导致儿童使用琥珀胆碱的选择性使用急剧下降。

琥珀胆碱黑框警告的内容如下：

"建议琥珀胆碱在儿童中的使用仅限于紧急插管或需要立即保护气道的情况，例如声门痉挛、气道困难、饱胃，或者在无法找到合适静脉的情况下进行肌内注射。"

非去极化神经肌肉阻滞剂

非去极化神经肌肉阻滞剂根据结构和消除方式分为两大类。苄异喹啉类化合物（如阿曲库铵、顺阿曲库铵）依赖于霍夫曼降解代谢和非特异性血浆酯酶水解来终止作用。氨基甾类（如维库溴铵、罗库溴铵）在肝脏中代谢为非活性产物，并被肾脏清除。氨基甾类化合物的一个主要优点是肌内注射有效。

应用阿曲库铵 0.5 mg/kg 后，通常在 90 s 内可达到良好的插管条件。其作用持续时间为 30~40 min，但通常在给药后 20 min 内可逆。因阿曲库铵的代谢不依赖于肝功能，所以作用时间是可以预测的，即使在新生儿中也是如此。大剂量阿曲库铵可导致组胺释放，表现为黄斑疹，但很少出现支气管痉挛和低血压。

顺阿曲库铵是阿曲库铵的顺式异构体，除了其效力增加和不引起组胺释放外，临床和药代动力学特征相似，但其发挥至最大阻滞效果比阿曲库铵慢。通常顺阿曲库铵 0.15~0.2 mg/kg 的剂量可在 2 min 内提供满意的插管条件。对儿童的临床研究表明，与阿曲库铵相比，顺式阿曲库铵作用时间稍长且难以预测。与其他药物相比，顺阿曲库铵通过霍夫曼消除代谢仍然是相对可预测的。

维库溴铵 0.1 mg/kg 通常可在 2 min 内提供良好的插管条件，作用持续时间为 40~75 min，但通常在给药 30 min 内可逆。学龄儿童需要相对较多的维库溴铵才能达到预期效果，且较婴儿和成人恢复得更快。由于其依赖于肝脏代谢，在新生儿和小婴儿或肝功能障碍患者中的作用时间可延长。维库溴铵与芬太尼或其类似物合用时与心动过缓有关。然而，维库溴铵与组胺释放或支气管痉挛无关。

维库溴铵可以用于快速序贯诱导，0.4 mg/kg 的剂量（常规插管剂量的 4 倍）可在 1 min 内提供可靠的插管条件，但缺点是持续时间长：舒更葡糖在 90 min 或更短的时间内可能无法逆转其阻滞作用。阿片类药物可降低维库溴铵的剂量需求。

罗库溴铵与维库溴铵和阿曲库铵具有相似的临床特征，其主要优点是能够以较高剂量（1.2~1.6 mg/kg）在 1 min 内提供可靠的插管条件。这些较高的剂量与维库溴铵的作用时间延长无关；使用新斯的明通常可在 45 min 内实现逆转，而舒更葡糖则要短得多。因此，罗库溴铵用于儿童快速序贯诱导通常优于琥珀胆碱。

当肌内注射给药（婴儿 1.0 mg/kg，儿童 1.8 mg/kg）时，罗库溴铵在 3 min 内提供可靠的插管条件，缺点是作用时间延长，可能超过 1 h。三角肌注射比股四头肌注射能提供更可靠的血浆水平。

全麻下儿童通气

患儿接受手术时通常需要机械通气，尤其是在插管的情况下。儿科护理许多方面对错误的容忍度比成人小，因为即使微小的变化也可能在预期治疗中引起很大的影响。关于机械通气最重要的考虑因素是，潮气量的微小变化可能占预期潮气量的很大比例。潮气量意外变化的后果可能是低通气伴高碳酸血症和肺不张，或潮气量过大伴低碳酸血症和气压损伤或容积损伤。

手术室里的大多数呼吸机有容量控制和压力控制两种通气方式。使用压力控制通气时，选择一个吸气压力峰值（肺健康的儿童通常在 15~18 cmH_2O），并设置速率以达到所需的二氧化碳浓度。此外，人们应该认识到在压力控制模式下，容量并不能得到充分保证，因为它会随着肺顺应性的变化而变化。尽管潮气量监测很重要，但当肺顺应性不太可能发生变化时，压力模式是最有用的。我们可以设置一个接近所需值的低潮气量或每分通气量警报，当肺顺应性发生变化时，我们可以调节潮气量。

由于早期的麻醉呼吸机无法在容量控模式下准确地输送小的潮气量，因此一直以来儿童中首选压力模式。目前的机械通气技术强调将潮气量限制在理想体重的 5~7 mL/kg，以减少呼吸机引起肺损伤的可能性。为了保证潮气量，容量控制（目标）通气模式更容易实施肺保护性通气策略。为了补偿呼吸回路的顺应性而设计的现代麻醉呼吸机能够准确地输送小的潮气量。因此，即使对于年幼的儿童来说，在使用这些麻醉呼吸机时，容量控制通气也是一个非常合理的选择。使用容量控制通气模式时，选择设定的潮气量（通常为 5~7 mL/kg），并设定速率以达到所需的二氧化碳浓度。压力会随着肺顺应性的变化而变化，因此设置吸气压力限制是有用的，以防止因有效肺顺应性的短暂性降低（如咳嗽或手术牵拉）而导致压力过高。无论使用压力控制通气还是容量控制通气，都可以对整体通气进行改变，包括改变吸气与呼气时间（I/E）比和增加呼气末正压。在健康儿童中，我们通常使用至少 4~5 cmH₂O 的呼气末正压（PEEP）来防止功能残气量（FRC）的损失，以确保足够的气体交换。

监测呼吸压力、潮气量和呼气末 CO_2 对评估呼吸机与患者的相互作用很重要。由于临床上并非常规抽取动脉血气，因此在吸入氧浓度为 25% 或更低时使用经皮动脉血氧饱和度（SpO_2）评估氧合将有助于指导调整 PEEP、潮气量以及肺复张的需要。潮气量 7 mL/kg 对大多数患者来说是足够的，并将保证呼气末 CO_2 测量接近动脉 CO_2 值。

关于全麻期间使用神经肌肉阻滞剂对通气功能的影响，目前有不同的看法。一项研究表明，肌肉松弛后 FRC 和通气量均匀性下降[7]。在另一项对自主呼吸儿童的研究中，与仅接受 5 cmH₂O 持续气道正压通气（CPAP）的对照组儿童相比，使用 15 cmH₂O 肺复张操作时出现肺不张的情况更少（通过 MRI 测量）。

儿科患者使用机械通气设备的注意事项

最佳的机械通气策略需要周密选择通气参数（通气方式、潮气量、呼吸频率、I/E 比、PEEP）、呼吸机和呼吸回路。然而，并不是所有的呼吸机都相同，选择用来连接患者与呼吸机的不同设备也会影响结果。在本次"深入探讨"中，我们将认真探讨现代麻醉呼吸机的特点，从而改善患儿通气以及认识管理无效腔的重要性。此外，我们还将讨论在手术室使用重症监护病房（ICU）呼吸机的利弊。如果你想更深入地了解，可以查看 Feldman 的参考资料，题为"儿科患者麻醉时的最佳通气"（*Optimal Ventilation of the Anesthetized Pediatric Patient*）。

麻醉呼吸机

传统的麻醉呼吸机不适用于潮气量的精准输送，因此儿科麻醉医生通常选择压力控制通气模式。呼吸回路的顺应性和新鲜气体流与潮气量的相互作用是输送所需潮气量的主要障碍。由于这些因素，呼吸机输送到回路的容量与输送到患者气道的容量之间存在显著且不可预测的差异。现代麻醉呼吸机有着良好的顺应性和新鲜气体流量补偿，从而克服这些障碍进行精确的容量输送。

如果所使用的麻醉呼吸机需要在呼吸回路末端堵塞的情况下进行自检程序，那么可能有一台具有顺应性补偿的呼吸机。在这个检查过程中，呼吸机向回路输送气体容量以达到目标压力。由于回路末端被堵塞，实际上没有气体流动，而输送的体积与达到的压力之比决定了呼吸回路顺应系数（mL/cmH₂O）（图 19.2）。一旦知道了这个顺应因子，呼吸机就会调整输送到回路中的容积，以确保将设定的潮气量输送到气道。例如，如果回路顺应度为 5 mL/cmH₂O，且呼吸机在吸气压力为 20 cmH₂O 的情况下，需要在设定的潮气量基础上增加 100 mL 才能

将所需的容积输送到气道。所以，我们必须对手术过程中使用的呼吸回路进行使用前检查。在麻醉呼吸机检查后增大回路或增加设备将改变回路的顺应性，从而改变输送的潮气量。

新鲜气体流量补偿旨在消除新鲜气体流量对输送潮气量的影响。麻醉机采用不同新鲜气体的补偿方式，但都达到了相似的结果，即与新鲜气体流量变化无关的相同的潮气量输送。随着顺应性和新鲜气体流量补偿的增加，不仅潮气量的输送得到了改善，而且潮气量测量也得到了改善。要了解细节，请阅读前面提到的 Feldman 的参考文献。

无效腔：隐藏在视野中的通气障碍

当只有通气而没有气体交换时，呼吸回路和肺部就会出现无效腔。由于通气需要双向流动，麻醉回路中的无效腔只存在于"Y"形管的患者侧。在患者和"Y"形管之间的呼吸回路中添加设备可导致无效腔增多。典型的设备包括弯头、热交换器和湿气交换器以及塑形连接器。较小的患者对无效腔的增加特别敏感，在设定的每分通气量下会出现高碳酸血症，我们需要增加每分通气量以接近动脉 CO_2 的正常水平。随着无效腔的增加，动脉 CO_2 呈指数级增加，因此调节动脉 CO_2 变得越来越困难（图 19.3）。一个好的经验法则是将仪器无效腔限制在所需潮气量的 1/3 以下。对于体重不足 5 kg 的患者尤其具有挑战性，但仍然需要气体采样和连接呼吸回路的设备。在这种情况下，所需的潮气量约为 30 mL，理想情况下机械无效腔不超 10 mL。随着无效腔的增加，通过呼气末 CO_2 值来观察动脉 CO_2 变得更不准确，这掩盖了无效腔对通气的影响。想要更深入地了解，可以浏览 Pearsall 和 King 的参考文献。

手术室需要 ICU 呼吸机吗?

简单来说,如果你使用的是如前所述的现代麻醉呼吸机,那么相比之下 ICU 呼吸机性能并不强大。事实上,对于手术室中的大多数儿科患者来说,麻醉呼吸机和 ICU 呼吸机之间性能上的差异在临床上并不显著(图 19.4)。此外,麻醉呼吸机优于 ICU 呼吸机最重要的原因是,能够在不需要断开电路的情况下在机械和手动通气之间转换。一些外科手术通常需要手动通气以进行肺复张和解决氧合问题。ICU 呼吸机不提供手动通气功能。从 ICU 呼吸机回路切换到手动通气选项会加重氧合问题,并有气管导管脱落的风险——这是不可取的。麻醉呼吸机还利于输送吸入麻醉药,对麻醉深度提供了一定程度的控制,这是 IV 药物无法实现的。

什么是成功的机械通气?

成功的策略应达到 3 个目标:

· 最低氧气浓度下的最佳氧合。

· 以最小吸气压力获得所需潮气量。

· 可接受的 CO_2 消除量。

· 目前的床旁监护仪可随时监测这些目标的实现情况。

· 通过将吸入氧浓度降低至接近 21%。通过 SpO_2 观察氧合血红蛋白饱和度,可以轻松监测氧合情况。由于 V/Q 不匹配,高氧浓度会隐藏氧合作用问题,并提供错误的成就感。

· 肺顺应性也是机械通气有效性的良好指标。保持"肺开放"(即预防肺不张)的策略将改善肺顺应性。监测压力和潮气量之间的关系可直接或通过压力容积环来以评估肺顺应性。

· CO_2 消除可以通过二氧化碳图来评估。呼气末 CO_2 和动脉 CO_2 之间的差值估计为 5~10 mmHg,如果氧合和肺顺应性的其他指标相对正常,则该数值应该是可靠的。

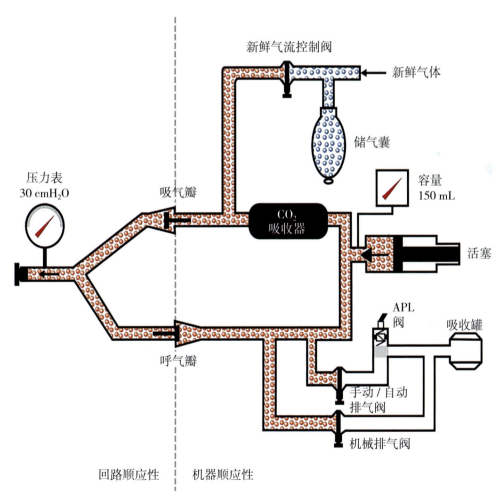

系统顺应性 =150 mL/30 cmH_2O=5 mL/cmH_2O

图 19.2 麻醉呼吸机(活塞式)使用前检测以确定呼吸回路顺应性的示例。呼吸机压缩 150 mL 容量以达到 30 cmH_2O 的目标压力

143

图 2：$PaCO_2$ 与设备无效腔之间的比较

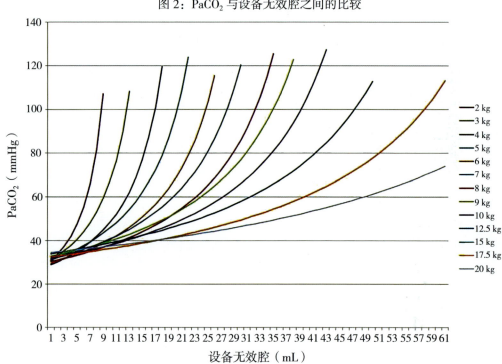

图 19.3 体重在 2~20 kg 的患者的肺泡二氧化碳浓度与机械无效腔的关系。预料之中的是：无效腔的影响随着患者体重降低而变大（引自：Pearsall MF, Feldman JM. When does apparatus dead space matter for the pediatric patient? Anesth Analg,2014,118(4):776–780. DOI:10.1213/ANE.0000000000000148.)

设备	Type 类型	Pmax	RR Max	PEEP	Vt min
Babylog	P - ICU	80	150	25	2
Aisys/ Avance	P - Bellows	100	100	30	20
Flow-i	P - Reflectr	80	100	50	20
Apollo	M - Piston	70	100	20	5-20
Perseus	M - Blower	80	100	35	20

图 19.4 Draeger Medical Babylog ICU 呼吸机与 4 种不同麻醉机呼吸机的性能比较。请注意，要达到 Babylog 的最小潮气量，需要在气道上安装额外的传感器。P：手动通气；M：机械通气

全身麻醉后苏醒

现代吸入麻醉药的作用时间短，因此在手术结束时基本上没有必要进行滴定式下降。当外科医生即将完成手术时，麻醉医生可以关闭蒸发器，几乎所有的儿童在 5 min 内即可苏醒。

全麻后苏醒有一个小问题，需要避免拔管后气道阻塞和喉痉挛（这经常会破坏儿科手术室顺利的一天）。要避免这种闹心而且危险的并发症（因为会引起心搏骤停[13]），最可靠的方法是在患儿充分清醒或充分麻醉时拔管，而不是在两者之间。

清醒拔管需要良好的肌肉力量，没有呼吸暂停或屏气的规则呼吸模式，以及具有足够高的意识水平，以确保呼吸道保护机制的存在，

这不会促进喉部痉挛。接下来让我们更详细地讨论这些标准。

在拔管前，每名儿童均须有足够的肌肉力量来保证上呼吸道通畅。如果使用了神经肌肉阻滞剂，应该使用拮抗剂，除非最后一次添加肌松药已经过去许久，并且你确信患者有良好的肌肉力量。许多研究表明，与成人相比，儿童在神经肌肉阻断中恢复得更快，但服用拮抗药物后的恢复时间可能与年龄无关。

新斯的明是一种乙酰胆碱酯酶抑制剂，用于逆转神经肌肉阻滞引起的肌肉松弛。但新斯的明可导致心动过缓，因此通常与格隆溴铵联合运用（一种抗胆碱能药）。除了在苏醒时表现出明显的力量（例如，大力尝试拔除气管插管）外，婴儿或儿童能够屈曲髋关节也表明其有足够的力量在拔除气管导管后独立维持气道通畅（图19.5）。

舒更葡糖是一种非竞争性拮抗剂，与罗库溴铵和维库溴铵形成一对一的复合物。在血浆中它将罗库溴铵包裹住，降低其浓度并逆转神经肌肉阻滞。与新斯的明相比[14]，舒更葡糖的逆转时间更快，因此它在儿科中的应用不断增加[15]。

当4组成串测试（肌松监测）中出现2次以上抽搐时，舒更葡糖的常用剂量为2 mg/kg；当强直后抽搐为1~2次时，舒更葡糖的常用剂量为4 mg/kg。当给予患者罗库溴铵后出现"无法插管、无法通气的情况"时，舒更葡糖最大剂量16 mg/kg可立即逆转。轻度不良反应包括恶心、呕吐、疼痛、低血压和头痛[16]。临床前试验期间观察到的严重

不良反应包括心动过缓和过敏反应。与新斯的明相比[17]，舒更葡糖应用后报道的心动过缓发生率较低，且再发的可能性也很小。因此与新斯的明不同的是，舒更葡糖不需要与抗胆碱能药物同时服用。

停用麻醉药并逆转神经肌肉阻滞剂后[18]，儿童将开始尝试自主呼吸。这些最初的呼吸可能看起来很规律，并且是由呼吸机触发的。但随着意识的增强，这些自发呼吸将变得更加不规律，交替出现屏气和咳嗽的情况。这个短暂的阶段不应该与清醒相混淆。事实上，在屏气和咳嗽的这个阶段，小婴儿（尤其是有肺部疾病史的早产儿）常常会表现出血氧饱和度的大幅下降，这会让整个手术室的工作人员感到担心，可能会考虑"立即麻醉"。但只要气管内导管保持在适当的位置，就可以通过强有力的正压通气来维持气体交换，这将很快提高氧饱和度。当这种情况发生时，麻醉医生应保持自信、冷静，并继续以一种坚定的、掌握全局的方式处理突发情况。事实上，手术室工作人员的情绪通常是基于麻醉医生对危急情况的反应。在屏气、咳嗽和氧饱和下降等情况发生时，应以相对较快的呼吸频率（> 30次 / 分）和足够高的吸气压力对患儿的肺部进行手控通气，以引起胸部起伏。通过听诊肺部和二氧化碳记录仪来证实空气进入。如果二氧化碳记录仪显示空气交换，就可以确信血氧饱和度将很快开始上升（脉搏血氧仪的读数可能会滞后）。反之，如果二氧化碳记录仪没有显示足够的空气交换，则必须调整手动通气技术以确保胸部起伏（并通过听诊确认导管在气管内的正确位置）。对于肌肉力量良好的小婴儿，这可能需要异常高的吸气压力。当儿童开始有规律地呼吸并在没有辅助的情况下维持正常的氧饱和度时，如果出现清醒的迹象时医生就可以开始考虑气管拔管了[19]。

除非患儿对药物不耐受，否则最后拔管的标准就是清醒。因为清醒总是能确保患儿有规律的呼吸模式和适当的气道保护反应。大多数儿童在痛苦的情况下不会对"睁开眼睛"或"握紧拳头"的命令做出回应。因此，医生只能通过观察患儿自发睁眼、皱眉或试图哭泣来间接地推断患儿是否清醒，例如患儿伸手去抓气管导管等不自主反

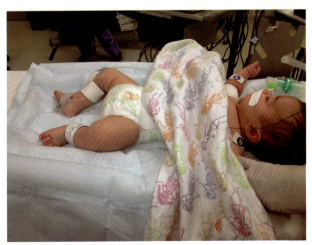

图19.5 在全麻苏醒期间，婴儿的髋关节屈曲可预测上呼吸道具有足够的肌肉力量

射可能并不表示清醒。总的来说，不能将气管导管滞留过久，但过早取出气管导管也会带来很多麻烦。

儿科麻醉医生经常指导学员在患者气管拔管前的最后一次呼吸进行短暂的吸气屏气，压力最高可达 30 cmH$_2$O。这种操作的目的是改善在全麻期间发生的任何现有的肺不张，并恢复 FRC。然而，还没有对这种操作的疗效进行对照研究。

有时候在看似清醒的婴儿中，因在取出气管内导管时喉部受到刺激，可能在拔管后不久出现屏气。如果婴儿没有出现低氧血症，我们倾向于不用正压通气，而选择继续通过提下颌进行开放气道来维持上呼吸道通畅。在大多数情况下，患儿会在 1 min 内恢复自主通气，并不会出现低氧血症。对于出现低氧血症的患儿，应采用正压通气，若出现喉痉挛时应立即静脉给予小剂量琥珀胆碱（0.2~0.3 mg/kg）。

深麻醉下拔管

有时会出现这样的情况：你认为气管导管可能会对患儿恢复意识和气道反射造成伤害。例如，哮喘患者可能有支气管痉挛的危险，或者如果外科医生担心呛咳可能会破坏伤口上精细的缝合线，他们可能会要求深麻醉下拔管，例如在眼科手术中。此时应在麻醉深度足够的情况下，在患儿表现出咳嗽的能力或对气管导管移动产生反应之前，将气管内导管从气管中取出。"深麻醉下拔管"的禁忌证包括存在胃内容物吸入肺部的风险，或预测有任何类型的面罩通气 / 气管插管困难。

深麻醉下拔管技术包括以下内容：

·首先通过逐渐降低吸入麻醉药物的浓度来建立规律自主通气的模式。如果可以，给予拮抗神经肌肉阻滞剂以确保足够的肌力。此外，用胃管排空所有残留的胃内容物。

·建立自主、规律的呼吸模式后，当患者的生命体征稳定且有自主呼吸时，缓慢增加吸入麻醉药剂的浓度 2~3 MAC。

·吸引口咽部并轻轻拔除气管导管，同时仔细观察是否出现喉痉挛。一些麻醉医生更喜欢在深麻醉下拔管前的几分钟给予利多卡因（剂量高达 1.5 mg/kg），以进一步防止气道反射。也可以考虑给予格隆溴铵来减少过量分泌，但这种作用的潜伏期尚不清楚。

·确认气道反射减弱后，恢复面罩通气并停止吸入药物。在这一阶段，开放气道通常有助于维持上呼吸道的通畅。

实施深麻醉下拔管时，一个主要的考虑因素是儿童将在没有气道保护下度过浅麻醉阶段，并且通常是在没有手术室那样严密监督的环境中[即麻醉恢复室（PACU）]。分泌物或血液可能与喉部结构接触后引起喉部痉挛。因此，只有当操作者有能力守在患儿身边直到意识恢复，或者 PACU 护理人员有经验和进行了麻醉苏醒后儿童管理的培训并能及时识别上呼吸道阻塞时，方可进行深麻醉下拔管。

麻醉药对发育中的大脑有神经毒性吗？

现代儿科麻醉中最重要且未解决的争议之一是，幼儿时期暴露于麻醉药是否会导致以后生活中的智力下降或认知缺陷？自 21 世纪初以来，如何解开这个谜团一直是儿科麻醉医生关注的焦点。

这个话题自 2003 年开始就备受关注，当时弗吉尼亚大学的研究人员描述了 7 日龄的大鼠在暴露于咪达唑仑、氧化亚氮和异氟烷的不同组合 6 h后，大脑中出现了广泛的细胞凋亡性神经变性。更令人担忧的是这些损伤与持续记忆和学习障碍相关。从那时起，许多其他动物研究，包括一些灵长类动物的研究，也证明了类似的发现，但其中大多数研究中使用的麻醉药剂量比人类使用的剂量多。

由于这些令人担忧的临床前研究，世界各地的学术医疗中心花费了大量的时间和金钱，试图从各个方面来澄清和阐明这个潜在的灾难性问题。2009年，FDA 和国际麻醉研究协会（IARS）成立了一个公私合作组织——SmartTots（SmartTos.org），其任务是组织和资助研究来回答以下问题：

1. 这些影响是否会发生在人类身上，还是仅限于动物？

2. 在什么年龄范围内，大脑容易因接触麻醉药而受到损害？

3. 哪些麻醉药物会导致脑损伤？是否与剂量有关？这些药物中哪一种与其他药物相比相对安全？

4. 暴露多长时间会增加脑损伤的风险？

5. 多次暴露比一次暴露风险更大吗？

6. 手术干预的种类有影响吗？

7. 还有哪些其他诱发因素？例如，最初需要儿童进行外科干预的合并症起什么作用，或患者的社会经济地位起什么作用？

8. 与麻醉相关的生理变化（如血压、体温、血糖、二氧化碳、早产、体温，甚至头部位置的改变）在其中的作用是什么？

9. 与麻醉暴露有关的特定神经认知缺陷是什么？

10. 在围手术期中，是否有药物可以使用或替代来减轻这些不良反应？

将近20年过去了，这些问题仍然缺乏明确的答案。在撰写本文时，已经有许多单中心数据库研究报告了不同的结果。尽管一些研究显示麻醉药物的暴露与以后生活中的学习障碍之间存在相关性，但其他研究显示了更令人放心的结果。事实上，瑞典的一项大型长期研究表明，幼儿的性别、入学年龄和母亲的教育水平对大脑的影响比4岁前接受全麻的影响更大。但另一方面，对来自得克萨斯州和纽约的医疗补充数据库的分析表明，5岁以下接受过一次外科手术的儿童在几年后服用注意缺陷多动症（ADHD）药物的可能性比未接受过该手术的儿童高37%。

深入探讨

有两项大型多中心研究试图为其中一些问题提供答案，让我们更详细地了解一下：

2007—2013年进行的"全身麻醉与脊椎麻醉比较"（GAS）研究，在全球范围内随机选择了722名不到60周的婴儿，其中一组接受七氟烷全麻，另一组接受丁哌卡因（无全身镇静）的脊椎麻醉或硬膜外麻醉，用于腹股沟疝修复术。作者使用了多种测试方法评估这些婴儿到5岁时的神经认知功能，结果显示两组之间没有差异。这项研究于2019年发表在 Lancet 上，是目前唯一一项前瞻性和随机化的研究。这项研究得出以下结论：在1 h内单次接触七氟烷的情况下，不会导致5年后的神经认知异常。这项研究为麻醉药物是否影响神经认知的问题提供了证据。

儿科麻醉与神经发育评估（PANDA）的多中心研究于2009—2015年进行。研究人员对105对健康的兄弟姐妹进行了神经认知测试，年龄在8~15岁，两者年龄相差不超过36个月，并且只有一名在36个月之前接受过全麻下腹股沟疝修复术，而另一个在36个月之前没有接受过全麻。这项研究于2016年发表在 JAMA，结果显示这些兄弟姐妹在11岁左右时的智商评分没有明显差异。

尽管有这些研究结果的保证，但在2016年12月，由于临床前证据的信服性和可变的回顾性数据结果，FDA发布了一个"黑框警告"标签，警告所有吸入麻醉药和几种麻醉药和镇静剂（如依托咪酯、氯胺酮、劳拉西泮、美索比妥、咪达唑仑、戊巴比妥和异丙酚），认为在3岁以下儿童或孕妇妊娠晚期反复或长时间使用这些药物可能会影响幼儿的大脑发育。该机构进一步强调，无论年龄或发育程度如何，儿童在必要时应接受全麻手术或疼痛治疗，因为未经治疗的疼痛和压力对发育中的大脑同样有害。该标签督促医疗保健专业人员在年幼儿童和孕妇中权衡适当麻醉的益处与潜在风险，特别是对于手术时长超过3 h或需要多次手术的3岁以下儿童。

面对当前的不确定性，麻醉医生应遵循以下共识性建议：

1. 请勿对任何年龄的儿童进行单纯的择期手术或需要使用镇静剂或全麻药的医疗活动。

严格地说，我们不会对青少年以下的儿童进行单纯的择期手术。但有一些放射学检查，尤其是MRI，表面上看似乎没有证据支持的适应证。需要在镇静或全麻下进行MRI检查的幼儿，应根据儿科医生或神经科医生的意见进行仔细筛查，以明确在婴儿期或儿童期进行扫描的真正重要性。

2. 在任何一个手术中，尽量减少全麻的时间。

我们都知道，当手术医生在另一个手术间完成一个手术时，或者在教导学员如何缝合伤口时，或者当没有经验的麻醉住院医师多次尝试气管插管或静脉置管时，麻醉药物的暴露时间不可避免地延长了。这并不是说初学者不应该在患儿身上学习操作，而是应该密切监测麻醉暴露时间，并进行适当的延长时间和尝试操作。手术等待时间应通过不同外科医生对多个手术的精心规划和组织来达到最快。等待外科医生来附近的手术室（或大楼）完成另一个儿童的手术是不合适的。

然而，这里的问题是，在长效麻醉药和多种

短效麻醉药之间必须有一个平衡，这两种都与动物的神经认知延迟有关。目前看来，最好的折中办法是将麻醉暴露时间限制在3 h以内。预期持续时间较长的手术应在儿童的内科、外科和麻醉小组之间进行积极讨论，以制定一个缩短麻醉暴露时间的计划。

3. 尽可能使用局麻。

在婴幼儿中，很少有无法使用局麻来减少术中麻醉需求的手术。在可行的情况下，应从手术开始就使用局麻，而不仅仅是为了减少术后疼痛。在GAS研究的一个分支中，Mary Ellen McCann博士证明了脊椎麻醉在疝气修复手术中与全麻相比，可以减少低血压的发生。

4. 将所有生理参数保持在"正常"范围内。

当然，我们每个人所定义的正常可能有所不同。总的来说，对可接受的术中最低血压、血红蛋白、葡萄糖水平、温度和潮气末等指标，应在保守预期范围内。

5. 让患儿的头保持在正中位置。

有证据表明，侧头旋转可减少颈静脉或颈动脉的血流量。因此在不涉及一侧头部或颈部的手术过程中，应尽量让头部保持正中位置。

一些研究人员已经开始寻找更安全的麻醉药，或者那些可能减轻已知神经毒性损害的麻醉药。长期暴露于吸入性药物最终会造成细胞损伤，因此在临床上使用有利有弊，所以一些临床前研究将右美托咪定纳入麻醉方案。时间会证明儿科麻醉医生在麻醉方案中常规使用右美托咪定，是否可以降低吸入性药物的暴露。

目前我们只能得出这样的结论：假如麻醉药物的神经毒性确实存在，在年幼儿童中降低麻醉神经毒性风险的最佳选择是否存在将永远不会有明确的答案。引用2017年Efron等人的一篇社论："病情较重的儿童需要接受麻醉，这类儿童本身就存在许多的发育问题。"因此在这个群体中，区分儿童本身就存在发育问题还是麻醉后导致的神经毒性几乎是不可能完成的任务。

预防手术部位感染

尽管手术操作、器械灭菌方法有所改进，感染预防工作人员也会尽最大努力，但手术部位感染（SSI）仍然是出现在成人和儿童中第二常见的医疗相关感染（HAI），占美国疾病控制和预防中心（CDC）国家医疗监测安全网络（NHSN）报告的所有感染人数的16%。SSI会增加患者的发病率、死亡率及医疗费用。具体而言，SSI与7~11 d的术后住院天数有关，而SSI患者与没有SSI的手术患者相比，死亡风险增加2~11倍。据估计，通过使用循证指南可以预防高达60%的SSI。

为了降低院内SSI的风险，必须采用全面且实际的方法，并意识到这种风险受患者、手术本身、医护人员及医院特征的影响。从理论上讲，与感染本身导致的成本相比，降低SSI风险相对简单且成本低；但在实践中，它需要医疗系统各个层面的保证。预防SSI的基本措施遵循以下原则：当某项建议对降低HAI风险的作用明显超过其潜在不良影响时，即予以推荐。具体包括以下内容。

· 皮肤准备：手术切口部位的术前皮肤准备可使用多种抗菌药。碘伏（如聚维酮碘）、含酒精产品和葡萄糖酸氯己定是最常用的药物。酒精具有高度杀菌作用，对术前皮肤消毒非常有效，但单独使用时没有持久的活性。将酒精与葡萄糖酸氯己定或碘伏结合使用可以实现快速、持久和叠加的消毒作用。

· 手术服：进入手术区域的所有人员必须穿戴手术服（洗手衣）。所有头部和面部毛发，包括鬓角和领口，都必须遮盖（尽管不建议留面部毛发）。所有进入手术室的人员都必须戴手术口罩，完全覆盖口鼻区域。所有直接参与手术的人员必须穿戴无菌手术衣。对于高污染风险的手术，应穿戴防水手术衣或围裙。

· 无菌手术室和特点：遵守手卫生，包括手术团队中的非外科医生成员，减少手术室内不必要的人员流动，并按照手术区域空气处理的建议进行手术室通风是必要的。

· 血糖控制：控制所有手术患者的血糖水平（包括非糖尿病患者）可降低SSI的发生率。对于糖尿病患者，在手术前尽量将糖化血红蛋白（HbA1c）水平降至7%以下。术后应立即继续控制血糖水平，术后血糖水平应保持在180 mg/dL

或更低水平。

·围手术期的正常体温：即使轻度低体温（＜35.5℃），也会增加 SSI 的发生率。低体温可能直接损害中性粒细胞功能，或通过引发皮下血管收缩和随后的组织缺氧间接损害中性粒细胞功能。此外，低体温可能增加出血量，导致创伤血肿或需要输血，这两者都会增加 SSI 的发生率。

·组织氧合：在机械通气的手术过程中和手术后立即给予补充氧气，以达到最佳的组织氧合。

补充氧气与其他改善组织氧合的策略相结合的效果较好，包括保持正常体温和适当的容量补充。

·手术特点：输血会降低巨噬细胞功能，增加 SSI 的风险。因此，尽量减少输血需求。应尽量缩短手术时间，但不能妨碍手术操作和无菌操作。

·抗生素预防（见第 13 章）：手术完成后 24 h 内应停止使用抗生素，因为长时间使用抗生素会增加艰难梭菌感染的风险，并会促进多药耐药菌的产生。

深入探讨：儿童麻醉中的种族差异

麻醉医生应该了解与此主题相关的研究，以提供公平的照护，这样儿童就不会因为他们的种族和族裔而面临更大的不良后果风险。在进行儿科麻醉学相关研究之前，我们必须了解与卫生服务研究中的种族和族裔差异相关的语言和定义。根据美国卫生服务研究和卫生政策学院的定义，卫生服务研究考察了"社会因素、融资系统、组织结构和流程、卫生技术和个人行为如何影响卫生保健的获得、卫生保健的质量和成本，并最终影响我们的健康和福祉"。种族和族裔的定义因研究人员或组织机构而异。例如，美国人口普查将种族定义为"个人对一个或多个社会群体的自我认同"，将族裔定义为"一个人是不是西班牙裔"。相比之下，美国社会学协会将种族定义为"群体和文化认为具有社会意义的身体差异"，而"族裔"则指的是共同的文化，如语言、祖先、习俗和信仰。事实上，差异研究可能会选择将非西班牙裔白种人患者与"少数族裔"儿童或个体化的种族和族裔群体（"美国黑种人""拉丁裔""亚裔"）进行比较。在健康差异研究领域，自我认同被认为是种族和族裔分类的"金标准"。这是因为存在显著的观察者误差，使非白种人通常被归类为白种人。例如，在一项口腔科研究中，5% 自认为是黑种人的人以及 13.5% 自认为是亚洲人或太平洋岛民的人被面试官归类为白种人。了解哪些群体在研究中以及谁定义了他们，将有助于我们解释这些研究的结果。

差异的定义同样是多变的。美国医疗保健研究与质量局（美国卫生与公众服务部下属的 12 个机构之一）

指出："医疗差异是指不同人群在医疗获取、体验和接受医疗保健方式的差异。"国际移民组织（IOM）的定义有所不同："指不因临床需求、偏好和干预的适当性而产生的种族和族裔差异。"理解和选择差异的操作定义对于评估文献和结果至关重要。

迄今为止，已经发表了 11 项关于美国儿科麻醉领域种族和族裔卫生服务不平等的研究。这 11 项研究都是队列研究，并且有 10 项是基于单个三级医疗机构的。在这些研究中，种族和族裔是由患者或父母自我报告的。这 11 项研究是不同的：不同的临床环境（术前、术中、术后）、人群（种族和族裔的定义以及年龄和手术队列）和结果（临床服务）。其中 7 项研究关注药物给予方面的不平等，2 项还研究了术中护理的管理，这些研究的结果并不一致。一项研究表明，5 岁以下的黑种人儿童在日常择期手术中接受咪达唑仑的可能性可能低于白种人儿童。而另一项研究则显示，在扁桃体切除术和腺样体切除术前，拉丁裔和白种人儿童接受咪达唑仑的比例没有显著差异。术中，黑种人儿童在腹腔镜阑尾切除术术中接受药物治疗的可能性并不低；亚洲人、拉丁裔和太平洋岛民患者接受非阿片类药物的概率可能明显较低；黑种人儿童在脊柱手术中更有可能接受输血，而少数族裔患者在癌症手术中接受输血的概率可能没有增加或减少。拉丁裔儿童在扁桃体切除术和腺样体切除术后可能接受较少的镇痛药物，而黑种人和少数族裔患者在扁桃体切除术或门诊手术后可能接受更多的镇痛药物。

（蓝惠霞　译，李凤仙　审）

参考文献

[1] Egan G, Healy D, O'Neill H, et al. Ultrasound guidance for difficult peripheral venous access: systematic review and meta-analysis. Emerg Med J,2013,30(7):521–526. DOI: 10.1136/emermed-2012-201652.

[2] Nickalls RW, Mapleson WW. Age-related iso-MAC charts for isoflurane, sevoflurane and desflurane in man. Br J Anaesth,2003,91(2):170–174. DOI: 10.1093/bja/aeg132.

[3] Gilbert S, Sabourdin N., Louvet N, et al. Epileptogenic effect of sevoflurane: determination of the minimal

alveolar concentration of sevoflurane associated with major epileptoid signs in children. Anesthesiology,2012,117(6):1253–1261. DOI: 10.1097/ALN.0b013e318273e272.

[4] Goldman LJ. Anesthetic uptake of sevoflurane and nitrous oxide during an inhaled induction in children. Anesth Analg,2003,96(2):400–406. DOI:10.1097/00000539-200302000-00019.

[5] Nagele P, Tallchief D, Blood J, et al. Nitrous oxide anesthesia and plasma homocysteine in adolescents. Anesth Analg,2011,113(4):843–848. DOI: 10.1213/ANE.0b013e31822402f5.

[6] Felten ML, Schmautz E, Delaporte-Cerceau S,et al. Endotracheal tube cuff pressure is unpredictable in children. Anesth Analg,2003,97(6):1612–1616. DOI: 10.1213/01.ANE.0000087882.04234.11.

[7] von Ungern-Sternberg BS, Hammer J, Schibler A, et al. Decrease of functional residual capacity and ventilation homogeneity after neuromuscular blockade in anesthetized young infants and preschool children. Anesthesiology,2006,105(4):670–675. DOI:10.1097/00000542-200610000-00010.

[8] Yu EH, Tran DH, Lam SW, et al. Remifentanil tolerance and hyperalgesia: short-term gain, long-term pain? Anaesthesia,2016,71(11):1347–1362. DOI:doi.org/10.1111/anae.13602. PMID: 27734470.

[9] Mason KP, Lerman J. Review article: Dexmedetomidine in Children: current knowledge and future applications. Anesth Analg,2011,113(5):1129–1142. DOI:10.1213/ANE.0b013e31822b8629.

[10] Subramanyam R, Cudilo EM, Hossain MM, et al. To Pretreat or not to pretreat: prophylactic anticholinergic administration before dexmedetomidine in pediatric imaging. Anesth Analg,2015,121(2):479–485. DOI:10.1213/ANE.0000000000000765.

[11] Larach MG, Rosenberg H, Gronert GA, et al. Hyperkalemic cardiac arrest during anesthesia in infants and children with occult myopathies. Clin Pediatr (Phila), 1997,36(1):9–16. DOI:10.1177/000992289703600102.

[12] Quelicin. (2010). Succinylcholine Chloride Injection. https://www.accessdata.fda.gov/drugsatfda_docs/label/2010/008845s065lbl.pdf

[13] Bhananker SM, Ramamoorthy C, Geiduschek JM, et al. Anesthesia-related cardiac arrest in children: update from the Pediatric Perioperative Cardiac Arrest Registry. Anesth Analg,2007,105(2):344–350. DOI:10.1213/01.ane.0000268712.00756.dd.

[14] Franz AM, Chiem J, Martin LD, et al. Case series of 331 cases of sugammadex compared to neostigmine in patients under 2 years of age. Paediatr Anaesth,2019,29(6):591–596. DOI: 10.1111/pan.13643.

[15] Nathan N. Emerging kids, emerging questions: sugammadex versus neostigmine in the pediatric population. Anesth Analg,2019,129(4):909. DOI:10.1213/ANE.0000000000004394.

[16] Gaver RS, Brenn BR, Gartley A, et al. Retrospective analysis of the safety and efficacy of sugammadex versus neostigmine for the reversal of neuromuscular blockade in children. Anesth Analg,2019,129(4):1124–1129. DOI:10.1213/ANE.0000000000004207.

[17] Carollo D, White WM. Postoperative recurarization in a pediatric Patient after sugammadex reversal of rocuronium-induced neuromuscular blockade: A case report. A Pract,2019,13(6):204–205. DOI: 10.1213/XAA.0000000000001023.

[18] Murray DJ. Adding science to the decision to extubate children. Anesthesiology, 2019,131(4):769–770. DOI: 10.1097/ALN.0000000000002921.

[19] Templeton TW, Goenaga-Díaz EJ, Downard MG, et al. Assessment of common criteria for awake extubation in infants and young children. Anesthesiology,2019,131(4):801–808. DOI: 10.1097/ALN.0000000000002870.

拓展阅读

Efron D, Vutskits L, Davidson AJ. Can we really suggest that anesthesia might cause attention-deficit/hyperactivity disorder? Anesthesiology,2017,127(2):209–211. DOI: 10.1097/ALN.0000000000001736.

Feldman JM. MSE vptimal Ventilation of the anesthetized pediatric patient. Anesth Analg,2015,120(1):165–175. DOI: 10.1213/ANE.0000000000000472.

Jevtovic-Todorovic V, Hartman RE, Izumi Y, et al. Early exposure to common anesthetic agents causes widespread neurodegeneration in the developing rat brain and persistent learning deficits. J Neurosci,2003,23(3):876–882. DOI:10.1523/JNEUROSCI.23-03-00876.2003.

McCann ME, de Graaff JC, Dorris L, et al. Neurodevelopmental outcome at 5 years of age after general anaesthesia or awakeregional anaesthesia in infancy (GAS): an international, multicentre, randomised, controlled equivalence trial [published correction appears in Lancet. 2019 Aug 24;394(10199):638]. Lancet,2019,393(10172):664–677. DOI: 10.1016/S0140-6736(18)32485-1.

McCann ME, Lee JK, Inder T. Beyond anesthesia toxicity: anesthetic considerations to lessen the risk of neonatal neurological Injury. Anesth Analg, 2019,129(5):1354–1364. DOI: 10.1213/ANE.0000000000004271.

McCann ME, Withington DE, Arnup SJ, et al. Differences in blood pressure in anfants After general anesthesia compared to awake regional anesthesia (GAS Study–A Prospective Randomized Trial). Anesth Analg,2017,125(3):837–845.

DOI: 10.1213/ANE.0000000000001870.

Nafiu OO, Chimbira WT, Stewart M, ET AL. Racial differences in the pain management of children recovering from anesthesia. Paediatr Anaesth,2017,27:760–767. DOI: 10.1111/pan.13163.

Olutoye OA, Yu X, Govindan K, et al. The effect of obesity on the ED(95) of propofol for loss of consciousness in children and adolescents. Anesth Analg,2012,115(1):147–153. DOI: 10.1213/ANE.0b013e318256858f.

Rosenbloom JM, Mekonnen J, Tron LE, et al. Racial and ethnic health services disparities in pediatric anesthesia practice: A scoping review. J Racial Ethn Health Disparities,2021,8(2):384–393. DOI: 10.1007/s40615-020-00792-w.

Rosenbloom JM, Senthil K, Long AS, et al. A limited evaluation of the association of race and anesthetic medication administration: A single-center experience with appendectomies. Paediatr Anaesth,2017,27(11):1142–1147. DOI:10.1111/pan.13217.

Tobias JD. Current evidence for the use of sugammadex in children [published correction appears in Paediatr Anaesth. 2017 Jul;27(7):781]. Paediatr Anaesth,2017,27(2):118–125. DOI: 10.1111/pan.13050.

Zimlichman E, Henderson D, Tamir O, et al. Health care associated infections: a meta-analysis of costs and financial impact on the USA health care system. JAMA Intern Med,2013,173(22):2039–2046. DOI:10.1001/jamainternmed.2013.9763.

第20章

区域麻醉

Asha Nookala, Tarun Bhalla, Andrew Costandi, Ronald S. Litman, Harshad Gurnaney

几乎所有儿童的区域麻醉都是在麻醉状态下进行的，因为清醒或镇静的儿童均无法确保他们在安全的前提下充分配合。这种方法的主要缺点是理论上的神经损伤，因为在意识清醒的患儿中可以通过对极度疼痛的即时表现或运动反应来发现神经损伤。然而，在全球范围内对数千名儿童进行区域麻醉的经验表明，神经损伤的发生极为罕见[1]。这种情况倾向于应用区域麻醉对麻醉状态且不能活动的儿童的益处[2]。在全身麻醉（简称"全麻"）期间进行区域麻醉的另一个可能的缺点是麻醉阻滞确切位置的不可靠。然而，麻醉状态儿童的外周神经阻滞现在应只能在神经刺激仪或超声引导下进行，因此，由于阻滞部位不准确而导致的并发症很少见。

深入探讨

2010 年，Ecoffrey 等人[1]根据儿科麻醉医师法语协会（ADARPEF）的临床经验，发表了题为"儿童区域麻醉的流行病学和发病率（*Epidemiology and Morbidity of Regional Anesthesia in Children*）"的文章。该小组收集了 47 家机构共 31 132 个区域麻醉案例的数据，其中大部分案例为联合区域麻醉和全麻。共发现了 41 种并发症，所有这些并发症都很轻微，没有长期后遗症；然而，中枢（椎管内）神经阻滞的并发症发生率比外周神经阻滞高 6 倍。

儿科区域麻醉网络（PRAN）于 2006 年组建，作为多个机构的数据存储库，旨在确定儿科区域麻醉技术的有效性和安全性。他们于 2012 年发表的第一篇标题为"儿科区域麻醉的使用和并发症发生率的多机构研究（*A multi-institutional study of the use and incidence of complication of pediatric regional anesthesia*）"的文章，报道了 2007—2010 年进行的 14 917 例区域麻醉，均没有发生与麻醉相关的死亡或持续 3 个月以上的严重后遗症[3]。与单次注射阻滞方式相比，多数并发症的发生与连续置管阻滞有关；而其中多数与导管相关，例如导管扭结/移位，而非神经系统并发症。

PRAN 在 2018 年发布的后续文章中报道了对美国 20 家儿童医院超过 10 万名儿童的类似结果[4]。在这项前瞻性观察研究中，短暂性神经功能缺损的发生风险为 2.4/10 000[95% CI（1.6/10 000，3.6/10 000）]，并且外周神经阻滞和椎管内阻滞之间没有差异；严重局部麻醉药全身毒性的发生风险为 0.76/10 000[95% CI（0.3/10 000，1.6/10 000）]。这些并发症多数发生在婴儿中。另外，最常见的不良事件是导管相关良性故障（4%）。

这些相对较大的前瞻性观察研究证实，与儿科区域麻醉相关的并发症发生率较低，且没有长期后遗症。然而，所有医生都应该意识到与儿童椎管阻滞相关的极其罕见的严重并发症（参见"拓展阅读"）。

椎管内阻滞

蛛网膜下腔阻滞

蛛网膜下腔阻滞可作为儿童下腹部、泌尿系统和下肢手术行全麻的替代方法[5]。因儿童在全麻后存在术后呼吸暂停的风险，以及考虑到近期有关全麻对大脑发育存在神经毒性影响的报道。蛛网膜下腔阻滞最常应用于早产儿的腹股沟部手术[6]。当手术时间少于 90 min 时，可选择蛛网膜下腔阻滞；若手术时间较长，则可考虑腰硬联合麻醉或持续骶管麻醉技术（表20.1）。蛛网膜下腔阻滞的禁忌证包括目标部位感染、颅内压增高及临床上显著的血容量不足。

蛛网膜下腔阻滞前的术前注意事项包括标准的禁食指引和稳定的血红蛋白水平。在目标腰段区域涂抹局部麻醉（简称"局麻"）乳膏可减轻蛛网膜下腔注射引起的疼痛。部分儿科麻醉医生更倾向于在蛛网膜下腔阻滞前建立静脉通路。

虽然婴儿在蛛网膜下腔阻滞后的心肺效应较罕见，但其并发症仍有报道。术中和术后可能出现的呼吸暂停、心动过缓和缺氧，需要立即进行辅助通气，并且必要时给予阿托品。高节段的蛛网膜下腔阻滞会引起呼吸和神经功能抑制，导致低氧血症迅速发生。因此，蛛网膜下腔阻滞的过程中及之后需要保持警惕。蛛网膜下腔阻滞后的交感神经阻滞诱发的低血压在5岁以下的儿童中极少出现。这可能是因为与成年人相比，儿童拥有相对不成熟的交感神经系统，或是其下肢相对较小的血管容量，即较弱的血管扩张效应，从而避免前负荷的显著降低。儿童可能会出现硬膜外穿刺后头痛，通常在3~5 d内消退，但在某些儿童可能持续较久。

如何选择硬膜外麻醉药物取决于手术预计时长。由于新生儿的脑脊液（CSF）体积与体重的比值相较于成年人（2 mL/kg）更大，可达6~ 10 mL/kg，从而导致药物稀释，因此新生儿所需的麻醉药物剂量比成年人更大。多数文献中报道使用0.3~1 mg/kg的1%丁哌卡因或0.5%~0.75%丁哌卡因，可提供胸椎（T）$_5$~T$_6$节段以下的有效麻醉作用时间为45~90 min。为了延长蛛网膜下腔阻滞的持续时间，可使用"肾上腺素冲洗"方法添加肾上腺素，即用注射器抽取1‰的肾上腺素，然后将其全部排出，使其在注射器和针尖中留下少量肾上腺素，然后再抽入局麻药物进行注射。

蛛网膜下腔阻滞可依据麻醉医生的个人偏好，采用坐位或侧卧位进行。由于婴儿的脊髓结束位置[腰椎（L）$_3$]较儿童（L$_1$）更低，因而腰椎穿刺通常选择L$_4$~L$_5$间隙进行，此标志与髂嵴最高点平行。在遵守无菌原则的前提下，通常选

用1.5英寸（1英寸约为2.54 cm）、22号针头，插入1~2 cm直至出现轻微"啪"的感觉，此时针尖已穿透硬脊膜和蛛网膜。当拔出针芯时，可看到CSF流出，随后将注射器牢固地接到插入针尖的尾端（注射期间的局麻药物泄漏是蛛网膜下腔阻滞失败的常见原因）。将局麻药物在5~10 s内注射完毕。完成阻滞后，迅速让患儿仰卧在手术台，同时注意避免手术室人员将患儿的双腿抬起，以免引起高位脊髓阻滞。当需要将电凝垫贴在患儿的背部时，应水平抬起患儿。为了减少对清醒患儿的刺激，应将血压袖带固定在麻木的下肢。蛛网膜下腔阻滞完成后数分钟，麻醉医生可评估患儿的腿是否变松弛，以判断蛛网膜下腔阻滞的成功情况（图20.1）。若阻滞失败，则需要更改为全麻。

成功脊髓阻滞后，麻醉医生将面对清醒的患儿，并且必须在手术过程中保持患儿的镇静状态，因为哭闹或烦躁将增加腹内压力，从而增大腹股沟区手术的难度。大多数婴儿在手术过程中会入睡，或在给予含葡萄糖水的奶嘴后安静休息[7]（图20.2）。

当婴儿在手术过程中无法安抚时应该怎么做？首先，麻醉医生和外科医生应确定手术区域是否已得到恰当的麻醉。在一些局部区域麻醉不完全的情况下，外科医生可以在创口处进行局麻，以获得令人满意的效果。然而，若仍存在疑问，全麻将是最明智的选择。

表20.1 清醒患儿蛛网膜下腔阻滞与硬膜外阻滞的比较

	优势	劣势
蛛网膜下腔阻滞	·较低的局麻药物剂量（1 mg/kg vs. 3~4 mg/kg）与明确的标志（抽出CSF）； ·快速起效； ·有效的感觉和运动阻滞	·作用持续时间有限（60~90 min）； ·小婴儿操作困难； ·体位改变可能导致高位阻滞
硬膜外麻醉	·成功率高； ·置入导管可延长麻醉时间； ·体位改变对麻醉平面影响较小	·需要大剂量局麻药物； ·起效缓慢，且运动阻滞不完全

CSF：脑脊液。

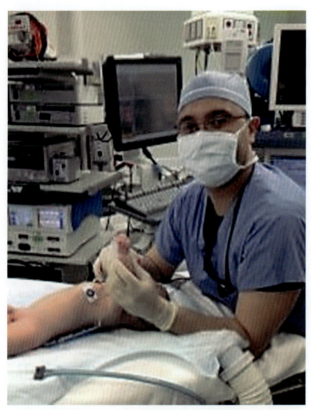

图 20.1　在蛛网膜下腔阻滞后，下肢应迅速麻木。Andrew 对他的麻醉效果非常自豪（图片来源：Ronald S. Litman）

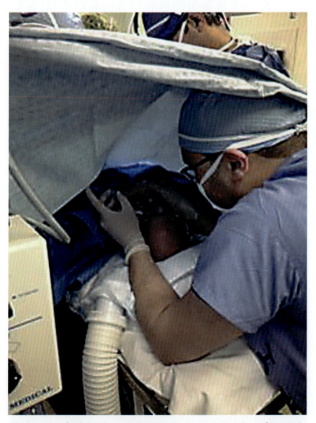

图 20.2　在进行蛛网膜下腔阻滞时，必须让意识清醒的患儿保持镇静，因此 Andrew 在患儿进行疝气修复手术时向患儿的口腔中滴入葡萄糖水（图片来源：Ronald S. Litman）

硬膜外麻醉

　　硬膜外麻醉可通过多种方式应用于婴儿和儿童。具体选择将取决于手术操作的性质和时间。对于门诊患儿，通常通过骶管给予单次硬膜外麻醉。对于预计其术后疼痛会持续一天以上的住院患儿，需要置入硬膜外导管进行持续术后镇痛。理想情况下，硬膜外注射或导管尖端应位于手术切口水平。对于婴儿，可通过骶管向头侧放置胸段硬膜外导管。在导管向头侧逐渐前进的过程中，可以使用超声或 X 线透视的方法来观察导管的位置[8]，以便检查导管是否卷曲。

　　用于硬膜外镇痛的药物包括局麻药物、阿片类药物、可乐定，或其任意组合。对于 1 岁以上且预计有严重疼痛的住院儿童通常会选择阿片类药物。关于药物的具体剂量方案将在本章的后续部分以及第 34 章中进行讨论。

　　硬膜外镇痛的不良反应和并发症对于儿童与成人是相同的。常见的不良反应包括下肢运动功能障碍和尿潴留。由于误入血管造成的局麻药物中毒是罕见的：在未麻醉的儿童可表现为癫痫发作；而在麻醉儿童则可出现心搏骤停。处理方案包括标准的复苏方法，并给予 1.5 mL/kg 的 20% 脂肪乳注射液。可根据需要重复此剂量以控制心律失常，且理论上应继续以 0.25 mL/（kg·min）的速率持续输注以维持血流动力学稳定。其他罕见并发症包括硬膜外血肿、硬膜外脓肿形成、神经损伤引起的后遗神经功能缺失，以及意外的蛛网膜刺破导致的脊髓阻滞。在 8 岁以下的儿童中很少出现硬膜刺破后头痛，这是由于其脑脊液较多且拥有更快的脑脊液循环。有报道称，在儿童中看似没有失误的硬膜外置管操作，也可发生严重的神经系统并发症[9]。

骶管麻醉

　　新生儿和婴儿最常见的椎管内麻醉是骶管阻滞，因正确的解剖标志确定后，这种技术相对容易完成。它可以在手术前与全麻联合使用，或在手术后用于术后镇痛，也可代替全麻用于下腹部和下肢手术。骶管阻滞可在俯卧位下进行，将双腿蜷缩在身体下方；也可在侧卧位下进行，将髋部屈曲（图 20.3），甚至可在仰卧位下，将双

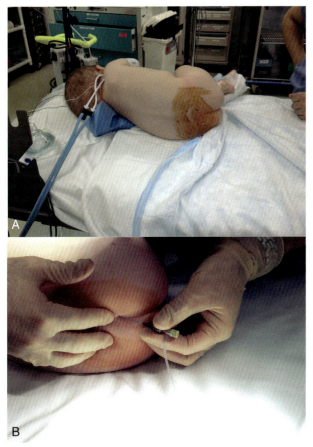

图 20.3 A. 婴儿准备好并摆好体位以进行骶管阻滞。B. 麻醉医生用右手确认解剖标志，同时左手通过骶尾韧带注射药物

腿抬高超过头部。重要的解剖标志是尾骨和位于两个骶骨角之间的骶管裂孔。将 22 号短针插入两个骶骨角连线中点下方 1~2 mm 处，针尖以 30°~45° 刺入皮肤，并穿过骶尾韧带。当针尖穿过韧带进入硬膜外间隙时，可感到特有的落空感。一旦进入硬膜外间隙，需注意避免针尖过深，因为在小婴儿中，硬膜囊可能延伸至骶椎（S）$_3$ 或 S$_4$ 水平（不同于成人中的 S$_1$~S$_2$ 水平），针尖过深可能导致蛛网膜意外穿破。由于骶骨至成年才完全骨化，硬膜外针尖易因阻力较小而无意间插入骶骨，因此部分麻醉医生倾向于使用 18 号针在皮肤上穿一个小口来作为阻滞针的入口，并防止组织进入针芯。

在向硬膜外间隙注射局麻药物之前，麻醉医生应排除导管或针尖无意间置入血管或硬膜下间隙。最初，可通过轻柔地回抽观察是否有血液或 CSF 来进行判断；但这项测试并不完全可靠，由于儿童的硬膜外静脉和硬膜下间隙的高顺应性，

即使轻微的负压也会导致其塌陷。建议给予试验剂量以辅助检测硬膜外阻滞时血管的插入情况。在儿童中，0.5 μg/kg 的肾上腺素可致血流动力学或心电图（ECG）变化，即含有 1 : 200 000（5 μg/mL）肾上腺素的局麻药，其试验剂量为 0.1 mL/kg。需等待 60 s 以评估是否意外注射至静脉或骨髓腔内。尽管试验剂量的有效性存在争议，特别是在给予吸入麻醉药后给药，但通过观察 T 波振幅、心率和血压的变化可提高其可靠性——当 T 波振幅升高超过 25% 或心率增快超过 10 次 / 分时，表明肾上腺素被注射至静脉内。据报道，此时收缩压可升高 15 mmHg，但其较心率或 T 波改变的可靠性差。以上任意参数的变化均表明发生了静脉注射，需调整针尖位置。在儿童中使用试验剂量的一个注意事项是，当使用丙泊酚和瑞芬太尼进行全麻期间，预期的 T 波振幅增加可能不会出现，因此麻醉医生应依赖于血压的反应 [10]。若未观察到试验剂量的反应，余下的计算剂量应在 1~2 min 内缓慢给予，同时持续监测生命体征以判断是否注射至血管中。ECG 导联的选择似乎不会影响试验剂量反应的准确性 [11]。

骶管阻滞可以使用任意局麻药物，其浓度和体积常由所需阻滞平面和密度决定。局麻药物的体积决定了阻滞的高度，而阻滞高度则由手术切口所在的平面决定 [12]。1.2~1.5 mL/kg 可提供 T$_4$~T$_6$ 平面的镇痛作用；1 mL/kg 可提供腹股沟部手术的术后镇痛作用；而 0.5~0.75 mL/kg 则足够用于下肢或泌尿生殖器官手术。无论使用的体积如何，均需调整丁哌卡因浓度不超过 2.5 mg/kg 或罗哌卡因浓度不超过 3 mg/kg。对于丁哌卡因，使用浓度常为 0.25%；但 0.125% 的浓度即可达到有效的术后镇痛，从而减少给药剂量并降低运动阻滞程度。

骶管注射罗哌卡因的镇痛作用较丁哌卡因起效快，且运动阻滞作用更轻微。0.2% 的罗哌卡因在提供最佳阻滞作用的同时 [13]，运动阻滞作用最弱。虽然丁哌卡因和罗哌卡因在硬膜外注射后 20~40 min 内达到血浆峰值浓度 [14]，但罗哌卡因进入全身循环的速度较等效剂量的丁哌卡因慢。此外，在等效血浆浓度下，罗哌卡因的心脏毒性较丁哌卡因弱，因此越来越多的儿科麻醉医生选

择罗哌卡因进行区域阻滞。术中可间隔 1~2 h 重复给药，或进行持续输注（见第 35 章表 35.3）。

通过将肾上腺素加入局麻药物中，可轻度延长感觉阻滞的持续时间，减少潜在的硬膜外血管的快速吸收。在许多儿科中心使用的硬膜外麻醉药物中，常添加 1 μg/kg 的可乐定或右美托咪定[15]，以加强术后镇痛的效果并延长持续时间。静脉注射地塞米松也已被证明可延长硬膜外麻醉的持续时间[16]。添加阿片类药物同样被认为是有帮助的，但必须谨慎使用，并监测患儿术后的呼吸状态。

经骶管途径实施胸段硬膜外镇痛

当硬膜外导管尖端靠近手术切口所在的脊髓节段时，只需相当少的局麻药物即可实现节段性麻醉。对于麻醉状态的婴儿，直接进行胸段置管可能会导致脊髓损伤，因而只有对该技术具备丰富经验的麻醉医生才可进行。另外，在新生儿和婴儿中，若需要进行胸段水平麻醉，可根据近似测量、影像学或超声引导的方式，通过骶管置管至目标硬膜外区域[17]。虽然置管过程可能遇到少许阻力，但导管应可较容易地置入。若难以置入导管，则表明位置错误。但即便顺利置入，由于导管可在硬膜外间隙内盘绕，仍有较大可能发生导管错位；使用带管芯的导管可以减少盘绕的发生率，但可能增加静脉或蛛网膜下腔意外穿刺的风险。导管送至预期位置时，可注射少量非离子型放射造影剂（如 Iohexol-Omnipaque 180），并在胸腹部进行 X 线成像或透射检查，以明确硬膜外导管和导管尖端的高度，及其是否正确放置在硬膜外间隙。超声检查可用于 4~6 月龄以下的婴儿。神经刺激引导（Tsui 测试[18]）则是识别导管尖端高度的第 3 种方法。

直接腰段或胸段硬膜外镇痛

在直接腰段或胸段置管方面，儿童与成人存在差异。首要的差异是儿童的皮肤到硬膜外间隙的距离较短。在 6 月龄至 10 岁的儿童中，腰段硬膜外间隙的深度随每千克体重增大 1 mm。

第二个重要差异是儿童较成人拥有更柔软的黄韧带，因此在穿刺时更难确定黄韧带的位置。这两个差异的一个重要后果是，儿童的硬脊膜较成人更容易被刺破。因此，在刚刺入皮肤出现突破感后，即已接近硬膜外间隙，应缓慢进针直至确定进入硬膜外间隙。在进行穿刺前，在目标部位做一个小的皮肤刺口，可避免进针时穿过皮肤所需的压力不会使针尖前进过多从而刺破硬脊膜。进入硬膜外间隙后，置入导管，使其在硬膜外间隙中留下 2~4 cm。在给予局麻药物前轻微回抽，检查是否有血液或 CSF 流出。通过导管给予试验剂量，并参考骶管阻滞部分中的判断标准判断导管位置。局麻药物的首次剂量取决于导管所在节段。当作为全麻的辅助镇痛方案时，可使用 0.25% 的丁哌卡因或 0.2% 的罗哌卡因。建议的局麻药物首次给药剂量为 0.3 mL/kg（最大 10 mL），再进行硬膜外持续输注。

硬膜外置管和镇痛的并发症包括硬脊膜穿孔、神经根刺激、感染、硬膜外血肿和脓肿形成。该操作在患有凝血功能障碍[3][血小板计数 ≤ 100 000/mm、凝血酶原时间（PT）升高或部分凝血酶原时间（PTT）升高] 或出血性凝血功能障碍（如血友病或血管性血友病）的儿童中是禁忌的。新发的神经功能缺陷和背痛是硬膜外血肿的征象。硬膜外置管位置低于髂嵴连线（连接髂嵴顶部的线）可避免对脊髓的直接损伤[19]。

椎管内应用阿片类药物

椎管内单次给予局麻药物可提供达 8 h 的术后镇痛效果，但在某些情况下，需要在不置管的情况下提供更长效的镇痛效果。此外，局麻药物会导致一过性的运动阻滞，这在部分患儿中是不希望出现的。以上都是在椎管内应用阿片类药物的适应证。不同于局麻药物，阿片类药物只影响感觉神经元，而不影响运动或交感神经。当与局麻药物联用时，可产生协同效应，延长区域麻醉的持续时间、改善镇痛效果，且可使用浓度更低的局麻药物。因此，与阿片类药物联用可减轻局麻药物潜在的毒性及包括运动阻滞在内的不良反应。

鞘内注射吗啡[20]（单次剂量 3~5 μg/kg）可提供长时的术后镇痛（多长达 12 h）。与其他阿片类药物相比，吗啡的亲水性特性使其在 CSF 中停留更久，并向头侧逐渐上行。因此，骶管或腰段给予吗啡即可为胸部手术提供镇痛作用。因其起效时间为 20~60 min，故建议于手术开始前给药。

阿片类药物也可注射至硬膜外间隙。由于芬太尼为亲脂性药物，将快速吸收至全身循环，因而与静脉内应用相比没有明显优势。因此，吗啡最常应用于硬膜外隙。对儿童的剂量研究表明，硬膜外隙注射 30~50 μg/kg 的吗啡可最好地平衡充分镇痛和无呼吸抑制特性。

椎管内应用阿片类药物最重要的不良反应是呼吸抑制，吗啡尤其如此，因为在给药后，吗啡的有效浓度可在 CSF 中维持长达 24 h。延迟的呼吸抑制与吗啡首次硬膜外给药后约 16 h 内的静脉再次给药相关。当需要向已进行椎管内注射阿片类药物的儿童进行静脉再次注射时，使用阿片受体激动－拮抗剂（如酒石酸布托啡诺或纳布啡）与纯激动剂（如吗啡）相比，可能减小对呼吸功能的影响。建议在椎管内给予吗啡后进行血氧监测以持续观察呼吸功能改变。

椎管内应用阿片类药物相关的其他不良反应包括瘙痒、恶心、呕吐和尿潴留。硬膜外注射吗啡引起的瘙痒更为常见。尽管患儿没有疼痛，瘙痒仍可引起严重的不适感，需要使用苯海拉明、纳布啡或纳洛酮持续输注 [0.5~2 μg/（kg·h）] 进行治疗。后者可用于治疗瘙痒而不影响镇痛效果。与单纯使用吗啡相比，硬膜外联合注射吗啡 30~50 μg/kg 和酒石酸布托啡诺 20~30 μg/kg 可能降低以上不良反应的发生率。

所有椎管内应用阿片类药物的患儿均需监测术后呼吸情况，并不适合术后当天出院。以往接受椎管内注射阿片类药物的儿童均被送往重症监护病房（ICU），但是通过对术后护理病房的护理人员进行适当培训，这类儿童不再需要进入 ICU。监测手段包括儿童入睡时的脉氧饱和度，同时每 2 h 评估呼吸频率、每 6 h 评估镇静指数。借助这些参数，可及早发现患儿呼吸、镇静状态的改变并进行干预。由于可能存在的迟发呼吸抑制现象，应在椎管内注射吗啡后持续监测 16 h。

外周神经阻滞

使用外周神经阻滞是减少中枢神经阻滞的不良反应和并发症的有效方法。周围神经置管可用于儿科门诊[21]。通过神经刺激可实现正确的神经定位，但现在已经被超声引导技术所取代（或联合使用）。超声引导技术可直观地显示神经血管结构、相邻解剖结构、针尖位置，以及局麻药物的扩散情况[22]。在实际操作中，对于大多数神经阻滞，我们可同时使用这两种方法。若使用神经刺激仪，需避免使用神经肌肉阻滞药物。负极连接穿刺针，正极使用心电图电极片贴附在患儿身上。将神经刺激仪设置为低输出模式（0.5~1 mA），然后将穿刺针推进，直至观察到目标肢体肌群的收缩反应；随后将电流调至 0.3~0.5 mA，持续的收缩反应可确认针尖已靠近待麻醉的神经，即可注射局麻药物。然而，低于 0.3 mA 时出现的持续收缩反应提示针尖位于神经内的可能。借助超声引导进行外周神经阻滞可直观地确认针尖相对于神经的位置，从而降低神经束内注射的风险。

上肢区域麻醉

针对上肢的区域麻醉有多种方法，这根据待阻滞的神经和操作者的水平来决定。适用于肘部或远端上肢手术的是腋神经阻滞。要进行这一阻滞，超声探头需放置在腋窝，与腋动脉的走行垂直，并位于胸大肌和肱二头肌形成的褶皱水平上，以显示短轴切面中的腋动脉和静脉。正中神经、尺神经和桡神经很大可能环绕该动脉呈三角形。使用平面内的方法进针，围绕腋动脉环形注射 0.2~0.5 mL/kg（至多 10~20 mL）的局麻药物，呈现出特征性的"甜甜圈"形状。经腋窝阻滞的方法不可避免地会遗漏肌皮神经，因此可在同一穿刺点进行单独阻滞，将部分局麻药物注射至喙肱肌肌腹内。

锁骨上神经阻滞适用于几乎所有的上肢手

术。将超声探头平行于锁骨放置，并从平面内进针，将局麻药物注射至臂丛神经干周围。臂丛神经干常显示为"葡萄串状"，位于锁骨下动脉外侧。锁骨下臂丛神经阻滞适用于肱骨干、肘部和远端上肢的手术。将超声探头垂直放置于锁骨下方，并辨认腋动脉位置。使用平面内技术进针，将局麻药物注射至腋动脉后方，可观察到药物向臂丛后束、外侧束和内侧束扩散。

下肢区域麻醉

股神经阻滞

股神经阻滞可为大腿前部、股骨干和膝部手术提供镇痛作用。股神经穿过腹股沟韧带下方后，分为前支和后支，向大腿前侧和下内侧、股骨和膝部提供感觉，并通过隐神经（股神经后支的终末分支）向膝以下的腿部内侧提供感觉。

为进行股神经阻滞，需将穿刺针从股动脉外侧 1~2 cm、腹股沟韧带下方 1~2 cm 处进针，随后呈 45° 向头侧进针，直至感受到两次突破感，表示针尖已穿过阔筋膜和髂筋膜。

使用超声引导可改善股神经阻滞的镇痛质量，并延长持续时间，同时降低意外刺入动脉的风险（图 20.4）。沿腹股沟褶皱在腹股沟韧带下方放置线阵探头，可首先通过多普勒超声确定股动脉的位置。股神经位于动脉外侧，髂筋膜深层，髂腰肌浅层，呈三角形、高回声结构。股神经阻滞可使用平面内或平面外技术。使用平面内技术时，针尖从外侧向内侧进针，直到穿过髂筋膜。回抽无血后，注射 0.2~0.3 mL/kg 的局麻药物，直至股神经周围出现甜甜圈样扩散。

股神经阻滞在过去常用 1 mL/kg 的 0.2% 罗哌卡因或 0.25% 丁哌卡因，但在使用超声引导进行准确定位后，较少的注射剂量（0.2 mL/kg）即足够。加入附加药物（如可乐定），已被证明可延长镇痛时长[23]。神经内或血管内注射是该阻滞最常见的并发症，可借助超声持续观察针尖位置来避免。

坐骨神经阻滞

坐骨神经阻滞适用于膝部以下或大腿后侧

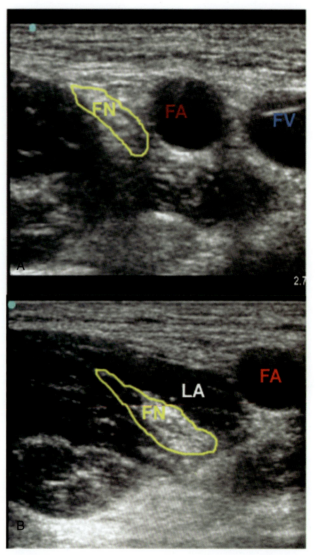

图 20.4 A. 在局麻药物注射前，超声下显示出黄色圆圈的股神经（FN）。股动脉（FA）和股静脉（FV）作为解剖参考在图中显（图片来源：Harshad Gurnaney）。B. 局麻药物（LA）在注射后包绕股神经

的手术。为提供内踝的镇痛作用，需要额外阻滞隐神经。该技术可在俯卧位或仰卧位进行。对于俯卧位的儿童，超声探头横置于腘窝。坐骨神经常走行于股二头肌肌腱和半膜肌肌腱之间，位于腘动脉和腘静脉的后外侧。在神经分岔前定位到坐骨神经后，进针直至针尖与神经平行。回抽无血后，注射 0.2~0.3 mL/kg 的局麻药物，直至在神经周围可见。对于仰卧位的患儿，可将其脚放置在桌子或小堆毛巾上以提供支撑。探头放置在大腿后侧，将穿刺针从外侧朝向神经插入。

躯干镇痛

髂腹股沟神经 / 髂腹下神经（疝）阻滞

膈下神经（T_{12}）、髂腹下神经（L_1）和髂腹股沟神经（L_1）穿行于腹内斜肌和腹横肌之间，靠近髂骨嵴。这些神经支配覆盖腹股沟韧带和近端阴囊的浅部组织。注射点位于髂前上棘（ASIS）内侧 2 cm、上端 2 cm 处。我们使用超声引导进行此阻滞[24]，大大提高了成功率，减少了局麻药物的用量[25]，并降低了意外损伤肠壁或腹壁下血管的风险（图 20.5）。线阵探头放置在髂前上棘与脐的连线上，辨认出三层肌肉后，将穿刺针由平面内或平面外方式进入。即使在超声下观察到药液在肌肉间隙中扩散，仍需向腹内斜肌和腹横肌之间注射共 5~10 mL 的 0.2~0.5 mL/kg 局麻药物（图 20.6）。除了偶尔出现的由于局麻药物扩散至股神经区域而导致的下肢无力外，髂腹股沟阻滞非常安全。

阴茎阻滞

阴茎阻滞可为包括包皮环切或尿道下裂修复在内的阴茎远端手术提供可靠的麻醉。阴茎远端由阴茎背神经支配，这些神经在阴茎根部由阴部神经（S_2~S_4）分支出，在阴茎深筋膜（Buck筋膜）深面沿阴茎背部走行。可通过在阴茎根

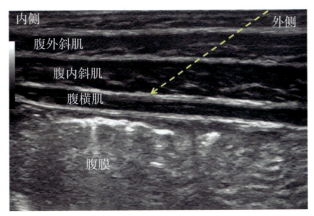

图 20.6　进行髂腹下神经 / 髂腹股沟神经阻滞时的腹部肌肉层超声图像。黄色虚线箭头标识出局麻药物的注射位置（图片来源：Tarun Bhalla）

部的 2 点钟和 10 点钟方向在阴茎深筋膜内注射局麻药物阻滞该神经，或通过在中线处向耻骨下方进行单次注射以实现阴茎神经阻滞（图 20.7）。这常被称为阴茎背神经阻滞（DPNB）。首先，当针尖穿透浅筋膜层时，可感到"突破感"；随后继续进针，当针尖穿过 Buck 筋膜进入耻骨下方时，可出现更明显的"突破感"。回抽无血后，注射 3~5 mL 浓度为 0.25%~0.5% 的丁哌卡因。由于该处属于末梢动脉系统，故不可将肾上腺素加入局麻药物中。DPNB 的并发症包括注射部位的皮下血肿（相对常见），以及极少数的动脉内注射。

阴茎的局部浸润与特定的神经阻滞方式不同，传统上被称为环形阻滞。在阴茎根部的深筋膜深部环形注射 2~3 mL 局麻药物。偏好环形注射而非 DPNB 的麻醉医生指出，阴茎背神经的解剖位置并不一致，且存在对阴茎腹侧阻滞的情况。

儿童局麻药物的药理学

儿童和成人之间存在不少临床相关的局麻药物药理学差异。年龄可影响局麻药物代谢，尤其在早产儿和新生儿中，其肝脏微粒体酶系统尚未完全发育。由于早期婴儿的肝脏产生的白蛋白和 α-1-酸性糖蛋白数量较少，局麻药物的蛋白结合减少，使药物的血浆游离分数增加，从而增大了局麻药物中毒的风险。药物

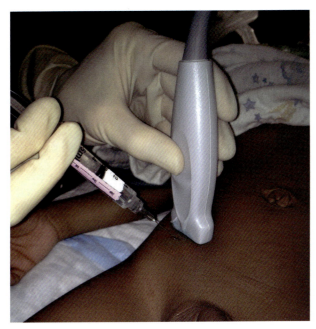

图 20.5　超声引导下髂腹下神经 / 髂腹股沟神经阻滞（图片来源：Tarun Bhalla）

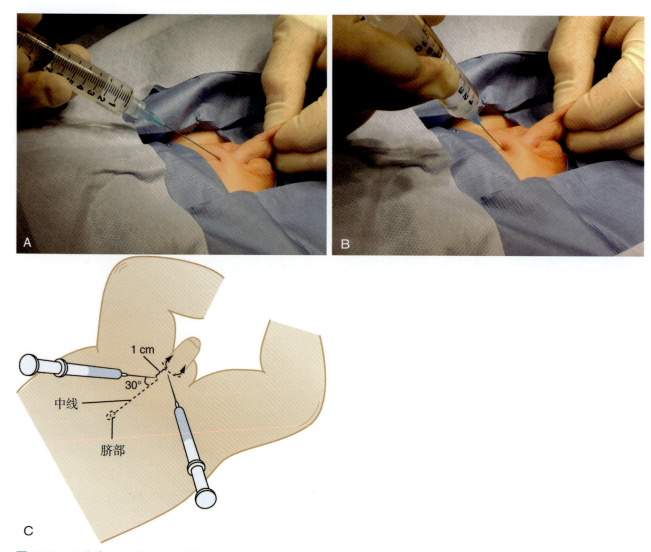

图 20.7 阴茎神经阻滞。A. 阴茎背神经阻滞（DPNB）：用 27 号或 25 号针以 30° 角从耻骨联合上方 1 cm 处的中线位置朝骶尾方向进针。B. 穿透阴茎筋膜（0.5~1.0 cm）且回抽无血后，注射 1.0~4.0 mL 不含肾上腺素的局麻药物。C. 环形阻滞：使用 25 号针以 45° 角从阴茎根部进针，呈环形注射局麻药物（弧形箭头）。通过调整针尖方向，可单次进针完成该阻滞。对于存在进行骶管阻滞禁忌的儿童，可采用该阻滞方法（引自：Suresh S, Polaner DM, Cote CJ. Regional anesthesia//Coté CJ, Lerman J, Anderson BJ, eds. A practice of anesthesia for infants and children. 6th ed. Elsevier,2019:941‐987.e9. ）

的吸收时间同样是考虑因素，因为药物血清浓度的迅速上升更容易产生毒性。婴儿的心输出量和局部血液流量相对于成人而言较大。因此，儿童对局麻药物的全身吸收相对较快，血浆峰值浓度同样较高。添加血管收缩剂，如肾上腺素或去氧肾上腺素，可减缓吸收速率，使血清峰值浓度降低 10%~20%。

儿童和成人之间的解剖差异可能会影响局麻药物药理学。婴儿硬膜外间隙内的脂肪较少且松散。此外，围绕神经根和束的神经鞘在儿童中与下层结构的连接相对成人更松散。因此，在儿童

注射局麻药物更容易扩散，并覆盖更广泛的神经区域。此外，幼儿的神经内膜更疏松，可使局麻药物迅速接触到神经。因此，在儿童中麻醉起效相对于成人更快。

使用任何局麻药物时，无论药物浓度如何，麻醉医生都必须根据体重计算总剂量，以低于最大推荐剂量（表 20.2）的剂量给药，避免血药浓度过高产生毒性。这在新生儿和小婴儿中尤为重要。例如，给体重为 3 kg 的婴儿使用丁哌卡因进行骶管阻滞，应使用的最大剂量为 1.75 mg/kg 或总剂量为 5.25 mg（2.5 mg/kg 的 70%）。0.25%

的丁哌卡因溶液浓度为 2.5 mg/mL，因此最多使用 2.0 mL。在常规实践中，使用 1.2 mL/kg 的 0.25% 丁哌卡因或 1.5 mL/kg 的 0.2% 罗哌卡因可实现 3 mg/kg 的局麻药物剂量。即便极度谨慎和仔细地计算剂量，局麻药物中毒仍可能发生。因此，麻醉医生必须熟悉基本的抢救措施并使用脂肪乳治疗局麻药物中毒（表 20.3）。

总之，以上区域麻醉技术可作为全麻的替代、辅助技术，或提供术后镇痛。任何在成人中使用的区域麻醉技术理论上均可用于儿童。鉴于潜在的毒性反应，必须仔细计算局麻药物剂量（包括首次负荷剂量和持续输注剂量）。

表 20.2 局麻药物的最大推荐剂量 [a,b]

最大推荐剂量（mg/kg）	
2- 氯普鲁卡因	20
丁卡因	1.5
利多卡因	7
甲哌卡因	7
丁哌卡因	2.5
罗哌卡因	3.5[c]

a：在 3 月龄以下的婴儿中，剂量应至少减少 30%。b：最大剂量适用于已麻醉儿童；在清醒儿童中，剂量应减少。c：目前对罗哌卡因的最大剂量尚缺乏确凿的数据。

[引自 Weinberg GL. Lipid emulsion infusion: resuscitation for local anesthetic and other drug overdose. Anesthesiology, 2012, 117(1):180−187. DOI:10.1097/ALN.0b013e31825ad8de. PMID: 22627464; PMCID:PMC4609208.]

表 20.3 静脉注射 20% 脂肪乳剂量

·负荷剂量为 1.5 mL/kg，持续 1 min
·以 0.25 mL/（g·min）的速率开始输注
·对于多次的心搏骤停，重复进行负荷量注射
·对于持续的低血压，注射速率加倍
·心血管指标稳定后继续输注 10 min

资源：www.lipidrescue.org，访问日期为 2022 年 4 月 29 日。

（唐子元 译，李凤仙 审）

参考文献

[1] Ecoffey C, Lacroix F, Giaufré E, et al. Association des Anesthésistes Réanimateurs Pédiatriques d'Expression Française (ADARPEF) Epidemiology and morbidity of regional anesthesia in children: a follow-up one-year prospective survey of the French-Language Society of Paediatric Anaesthesiologists (ADARPEF). Paediatr Anaesth,2010,20(12):1061–1069. https://doi.org/10.1111/j.1460-9592.2010.03448.x.

[2] Bernards CM, Hadzic A, Suresh S,et al. Regional anesthesia in anesthetized or heavily sedated patients. Reg Anesth Pain Med,2008,33(5):449–460. https://doi.org/10.1016/j.rapm.2008.07.529.

[3] Polaner DM, Taenzer AH, Walker BJ, et al. Pediatric Regional Anesthesia Network (PRAN): a multi-institutional study of the use and incidence of complications of pediatric regional anesthesia. Anesth Analg,2012,115(6):1353–1364. https://doi.org/10.1213/ANE.0b013e31825d9f4b.

[4] Walker BJ, Long JB, Sathyamoorthy M, et al. Complications in Pediatric Regional Anesthesia: An Analysis of More than 100,000 Blocks from the Pediatric Regional Anesthesia Network. Anesthesiology, 2018, 129(4):721–732. https://doi.org/10.1097/ALN.0000000000002372.

[5] Craven PD, Badawi N, Henderson-Smart DJ, et al. Regional (spinal, epidural, caudal) versus general anaesthesia in preterm infants undergoing inguinal herniorrhaphy in early infancy. Cochrane Database Syst Rev,2003(3):CD003669. https://doi.org/10.1002/14651858.CD003669.

[6] Williams RK, Adams DC, Aladjem EV, et al. The safety and efficacy of spinal anesthesia for surgery in infants: The Vermont Infant Spinal Registry. Anesth Anal,2006,102(1):67–71. https://doi.org/10.1213/01.ANE.0000159162.86033.21.

[7] Hermanns H, Stevens MF, Werdehausen R,et al. Sedation during spinal anaesthesia in infants. Br J Anaesth,2006,97(3):380–384. https://doi.org/10.1093/bja/ael156.

[8] Simpao AF, Gálvez JA, Wartman EC, et al. The migration of caudally threaded thoracic epidural catheters in neonates and infants. Anesth Analg, 2019,129(2):477–481. https://doi.org/10.1213/ANE.0000000000003311.

[9] Meyer MJ, Krane EJ, Goldschneider KR, et al. Case report: neurological complications associated with epidural analgesia in children: a report of 4 cases of ambiguous etiologies. Anesth Analg,2012,115(6):1365–1370. https://doi.org/10.1213/ANE.0b013e31826918b6.

[10] Polaner DM, Zuk J, Luong K, et al. Positive intravascular test dose criteria in children during total intravenous anesthesia with propofol and remifentanil are different than during inhaled anesthesia. Anesth Analg,2010,110(1):41–45. https://doi.org/10.1213/ANE.0b013e3181c5f2dc.

[11] Ogasawara K, Tanaka M, Nishikawa T. Choice of electrocardiography lead does not affect the usefulness of the T-wave criterion for detecting intravascular injection of an epinephrine test dose in anesthetized children. Anesth Analg,2003,97(2):372–376. https://doi.org/10.1213/01.ANE.0000070230.10328.08.

[12] Hong JY, Han SW, Kim WO, et al. A comparison of high volume/low concentration and low volume/high concentration ropivacaine in caudal analgesia for pediatric orchiopexy. Anesth Analg,2009,109(4):1073–1078. https://doi.org/10.1213/ane.0b013e3181b20c52.

[13] Khalil S, Lingadevaru H, Bolos M, et al. Caudal regional anesthesia, ropivacaine concentration, postoperative analgesia, and infants. Anesth Analg,2006,102(2):395–399. https://doi.org/10.1213/01.ane.0000194590.82645.4c.

[14] Karmakar MK, Aun CS, Wong EL, et al. Ropivacaine undergoes slower systemic absorption from the caudal epidural space in children than bupivacaine. Anesth Analg,2002,94(2):259–265. https://doi.org/10.1097/00000539-200202000-00006.

[15] Tong Y, Ren H, Ding X, et al. Analgesic effect and adverse events of dexmedetomidine as additive for pediatric caudal anesthesia: a meta-analysis. Paediatr Anaesth,2014,24(12):1224–1230. https://doi.org/10.1111/pan.12519.

[16] Chong MA, Szoke DJ, Berbenetz NM,et al. Dexamethasone as an adjuvant for caudal blockade in pediatric surgical patients: A systematic review and meta-analysis. Anesth Analg,2018,127(2):520–528. https://doi.org/10.1213/ANE.0000000000003346.

[17] Bösenberg AT, Bland BA, Schulte-Steinberg O, et al. Thoracic epidural anesthesia via caudal route in infants. Anesthesiology,1988,69(2):265–269. https://doi.org/10.1097/00000542-198808000-00020.

[18] Tsui BC, Wagner A, Cave D, et al. Thoracic and lumbar epidural analgesia via the caudal approach using electrical stimulation guidance in pediatric patients: a review of 289 patients. Anesthesiology,2004,100(3):683–689. https://doi.org/10.1097/00000542-200403000-00032.

[19] Davandra P. Epidural analgesia for children. Continuing Education in Anaesthesia Critical Care & Pain, 2006, 6(2):63–66. https://doi.org/10.1093/bjaceaccp/mkl001.

[20] Ganesh A, Kim A, Casale P, et al. Low-dose intrathecal morphine for postoperative analgesia in children. Anesth Analg,2007,104(2):271–276. https://doi.org/10.1213/01.ane.0000252418.05394.28.

[21] Ganesh A, Rose JB, Wells L, et al. Continuous peripheral nerve blockade for inpatient and outpatient postoperative analgesia in children. Anesth Analg,2007,105(5):1234–1242. https://doi.org/10.1213/01.ane.0000284670.17412.b6.

[22] Roberts S. Ultrasonographic guidance in pediatric regional anesthesia. Part 2: techniques [published correction appears in Paediatr Anaesth. 2006 Dec;16(12):1305-6]. Paediatr Anaesth,2006,16(11):1112–1124. https://doi.org/10.1111/j.1460-9592.2006.02021.x.

[23] Cucchiaro G, Ganesh A. The effects of clonidine on postoperative analgesia after peripheral nerve blockade in children. Anesth Analg,2007,104(3):532–537. https://doi.org/10.1213/01.ane.0000253548.97479.b8.

[24] Willschke H, Bösenberg A, Marhofer P, et al. Ultrasonographic-guided ilioinguinal/iliohypogastric nerve block in pediatric anesthesia: what is the optimal volume? Anesth Analg,2006,102(6):1680–1684. https://doi.org/10.1213/01.ane.0000217196.34354.5a.

[25] Weintraud M, Lundblad M, Kettner SC, et al. Ultrasound versus landmark-based technique for ilioinguinal-iliohypogastric nerve blockade in children: the implications on plasma levels of ropivacaine. Anesth Analg,2009,108(5):1488–1492. https://doi.org/10.1213/ane.0b013e31819cb1f3.

拓展阅读

Heydinger G, Tobias J, Veneziano G. Fundamentals and innovations in regional anaesthesia for infants and children. Anaesthesia,2021,76(Suppl 1):74–88. https://doi.org/10.1111/anae.15283.

Kasai T, Yaegashi K, Hirose M, et al. Spinal cord injury in a child caused by an accidental dural puncture with a single-shot thoracic epidural needle. Anesth Analg,2003,96(1):65–67. https://doi.org/10.1097/00000539-200301000-00014.

Neal JM, Kopp SL, Pasternak JJ, et al. Anatomy and pathophysiology of spinal cord injury associated with regional anesthesia and pain medicine: 2015 Update. Reg Anesth Pain Med,2015,40(5):506–525. https://doi.org/10.1097/AAP.0000000000000297.

Tsui BC. Innovative approaches to neuraxial blockade in children: the introduction of epidural nerve root stimulation and ultrasound guidance for epidural catheter placement. Pain Res Manag,2006,11(3):173–180. https://doi.org/10.1155/2006/478197.

Walker SM, Yaksh TL. Neuraxial analgesia in neonates and infants: a review of clinical and preclinical strategies for the development of safety and efficacy data. Anesth Analg,2012,115(3):638–662. https://doi.org/10.1213/ANE.0b013e31826253f2.

第 21 章

恶性高热

Teeda Pinyavat, Thierry Girard, Ronald S. Litman*

恶性高热（MH）是一种严重且可能致死的骨骼肌高代谢和钙调节异常综合征，多发生于遗传易感性个体暴露于特定的麻醉"触发"药物（如强效的卤代挥发性麻醉药和去极化类肌松药琥珀胆碱）。

MH 易感性是由遗传或非遗传（新获得的）的染色体上编码骨骼肌兴奋 – 收缩（EC）复合物必需蛋白质的基因位点发生突变所致。其中包括 *RYR1*（编码兰尼碱受体的基因）、*CACNA1S*（编码二氢吡啶受体 α –1 亚基的基因）和 *STAC3*（在复合物中具有未知功能的基因）。这些 MH 致病突变的列表可在欧洲恶性高热小组（EMHG）网站上找到[1]。

目前有两种方法可确定 MH 易感性：已知 MH 致病突变的分子遗传学检测和离体肌肉收缩试验。分子遗传学检测使用个体的 DNA 样本，例如血液或口腔拭子。该方法是无创的，并且样本可在全球范围内寄送。阳性结果（发现诊断性突变的存在）可确认 MH 易感性。然而，由于收缩试验和分子遗传学结果之间已知的不一致性，阴性结果无法排除 MH 易感性；且在许多家族中，虽未检测到致病突变，但有个体通过令人信服的临床事件或阳性收缩试验结果被证实为 MH 易感。因此，只有通过阴性的收缩试验结果才可排除 MH 易感性。

进行活检收缩试验需要开放式切口 [通常选择股四头肌，使用区域麻醉或无触发剂的全身麻醉（全麻）]，以便立即检测肌肉在暴露于氟烷和咖啡因时的收缩特性（图 21.1）。它最重要的优点是高灵敏度（至少 99%），出现阴性结果即可排除 MH 易感性；而其主要缺点是其为有创手术，且仅在全球的个别中心应用。北美该检测被称为咖啡因 – 氟烷收缩试验（CHCT），而在欧洲则被称为体外收缩试验（IVCT）。这两种操作流程略有不同，但灵敏度均接近 100%，并具有相当高的特异度（可能产生一些假阳性结果）。由于分析所需的肌肉组织尺寸，通常将体重不足 40 kg 的儿童排除在外，但这取决于活检中心。

若有人或其家族成员在暴露于麻醉触发药物时发生了临床可疑的 MH 事件，则应对其进行 MH 易感性检测。然而，在没有床旁诊断检测的情况下，评估术中 MH 诊断的准确性将非常困难。当仔细检查这些临床事件时，很少有明确归因于 MH 的。对于在非极端热暴露或运动时出现明显且意外的肌肉溶解（即横纹肌溶解）的个体，也是进行 MH 易感性检测的不常见原因。

EMHG 已经发布了一条用于 MH 易感性检测的建议诊断途径（图 21.2）。经历了临床有说服力的 MH 事件的个体应首先进行无创分子遗传学检测。然而，只有当分析显示已知诊断的 MH 突变时，该检测才有作用，从而确认 MH 易感性。若有家族成员经历了可疑的 MH 事件时，则最好让他们成为家族中首先接受检测的人员。在没有找到 MH 的诊断性突变时，则需要进行肌活检收

---

* 本章根据同一作者撰写的更大型的版本进行改编，并将发表于《史密斯婴儿与儿童麻醉学（第 10 版）》（*Smith's Anesthesia for Infants and Children, 10th Edition*）（2021 年）。感谢 Mary Theroux 对原版的贡献，她是世界上对恶性高热最为博学的专家之一。

缩试验以排除或确认 MH 易感性。

肌活检收缩试验结果为阳性的患儿若未事先完成分子遗传学检测，后续应补充进行分子遗传学分析。若检测发现 MH 的致病性突变，则可以较低的费用对其他家庭成员进行该突变的检测。

检测个体 MH 易感性的最常见原因是怀疑有血缘的亲属存在 MH 易感性，这可来源于有说服力的临床事件或诊断性检测。那么，"先证者"与该个体的亲缘关系有多接近才需进行检测或避免使用 MH 触发药物？尽管经典的孟德尔遗传规律对 MH 发生进行了简化，但常染色体显性遗传模式有助于评估发生 MH 易感性的风险。MH 易感的父母的每个后代均有 50% 的风险出现 MH 易感；随着每一代的传递，MH 易感的风险可降低 50%。因此，下一代（孙辈）的风险为 25%，依此类推。根据保守估计，一般人群中大约每 1500 人中存在 1 例 MH 突变，则大约 10 代人才能使理论计算的家族风险降低至一般人群的水平。正如该例所示，10 代内（基本上所有人）的任何家族史都应引起对个体 MH 易感性的怀疑，并应促使使用无触发药物的全麻并进行易感性检测。若有可能，应对有 MH 易感性风险最高的家族成员进行检测，以排除或确认随后几代人 MH 易感的风险。

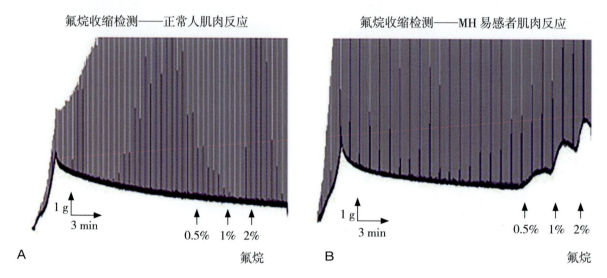

图 21.1 氟烷收缩检测。在整个测试过程中，肌肉接受持续电刺激。电诱发的肌肉抽搐（细竖线）表示肌肉的活力。粗蓝线表示肌肉的基线张力。肌肉最初被拉伸到其生理长度（基线张力增加），并保持在此长度（基线张力下降）。随后，任何基线张力的升高都被定义为收缩。A. 在正常个体中，随着肌肉暴露于 0.5%~2.0% 的氟烷，基线张力趋于进一步下降。B. 而对于 MH 易感患儿，在氟烷存在时会出现浓度依赖性的收缩 [引自：Gupta PK, Hopkins PM. Diagnosis and management of malignant hyperthermia. BJA Educ,2017,17(7):249 - 254.]

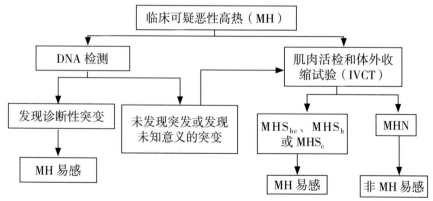

图 21.2 EMHG 建议的 MH 易感性诊断途径 [引自：Hopkins PM, Rüffert H, Snoeck MM, et al.European Malignant Hyperthermia Group guidelines for investigation of malignant hyperthermia susceptibility. Br J Anaesth, 2015,115(4):531－539.]

流行率、发病率和外显率

MH 易感性的流行率是指拥有 MH 致病突变的人群所占总人群的百分比，该突变几乎总是在 *RYR1* 基因上。它根据全球不同地理区域而有所不同，当前估计在某些地区 MH 流行率高达 1/1500。

MH 的发病率是指在所有使用麻醉触发药物的麻醉事件中发生 MH 的百分比。一些作者估计发病率在 1/50 000~1/100 000，但由于种种原因，这些估计是不可靠的。首先，很难获知使用 MH 触发药物时进行的全麻总数（即分母）。其次，很难获知真正的 MH 病例总数。少数 MH 的急性表现会有明确的典型征兆；其余的则是混杂有 MH 事件与其他生理性扰动，而其表现与 MH 相似。由于明确诊断需要在发病后进行检测，因此样品可能难以获得。此外，向美国国家登记处报告的 MH 事件并不全面。

MH 外显率是指已知有 MH 易感性的人群在使用 MH 触发药物时发生 MH 的百分比。据报道，该外显率受到不同个体和环境条件影响，范围从 5%~40% 以上不等。大约一半的急性 MH 患儿曾有一或两次暴露于触发药物时未发生任何事件。北美恶性高热登记处（NAMHR）曾报道了一个案例，是一例经过基因检测确认的 MH 易感患儿，在第 31 次接触 MH 触发药物时发生了致死性 MH。

触发因素

几乎所有的 MH 反应都与使用任意一种强效吸入麻醉药（如氟烷、异氟烷、七氟烷或地氟烷）有关，并呈剂量依赖性（最低剂量未知）。这在使用或不使用琥珀胆碱的情况下均可发生，但同时使用琥珀胆碱与更严重的 MH 临床表现有关。在 20 世纪 90 年代，氟烷和琥珀胆碱应用的减少被认为是患者在麻醉过程中发生 MH 的临床表现明显推迟的原因。

虽然罕见，但似乎也有个别 MH 病例仅由琥珀胆碱引起。这些 MH 事件的临床表现往往在琥珀胆碱给药后 10 min 内出现，且更可能与咬肌强直相关，而非强效吸入麻醉药引发的反应。除吸入性麻醉气体和琥珀胆碱外，没有任何其他药物或物质与 MH 的发生有因果关系。

临床表现

MH 最常见的临床表现是在使用全麻触发药物期间出现的一系列生理征象，表明不可控制的高代谢现象出现（表 21.1）。这包括无法解释的高碳酸血症（对每分通气量的增加无反应）、窦性心动过速和代谢性酸中毒。自主呼吸状态的患儿会出现呼吸加快以抵消呼吸性和代谢性酸中毒。然而，MH 的发作可能表现为多种临床症状。例如，在某些患儿中，使用琥珀胆碱后发生 MH 的首个症状，是异常且持久的骨骼肌强直，包括全身肌肉或仅局限于咬肌。在其他患儿中，MH 的首个症状是由于急性横纹肌溶解所致高血钾引起的心律失常。这类心律失常有多种形式，被认为取决于血清中钾的绝对水平和上升速率，以及酸中毒和交感神经兴奋的程度。它们可从看似良性的室性早搏（PVC）或心电图改变（如高尖 T 波、P 波增宽和振幅下降、QRS 波增宽）到突然的心脏传导阻滞、室性心动过速、室颤或心脏停搏。高热可能在 MH 临床过程中的任何时候出现，即从最初发作到晚期。体温可能缓慢升高而不太引起注意；或者快速地，在初期每过数分钟就可升高超过 1℃。缺少体温监测和未能发现高热与发病率和死亡率增高呈正相关[3]。因此，在预计持续时间超过 30 min 的所有全麻中应监测核心体温（如远端食管、鼻咽、鼓膜、肺动脉、膀胱），或当预计因患儿的独特特征或手术特点而导致体温扰动时，即便麻醉时间较短也应进行监测。

当 MH 导致横纹肌溶解时，血清肌酸激酶可能在最初几个小时内迅速上升（> 10 000 U/L），同时出现肌红蛋白尿，使尿液呈现茶色。尽管经过足够剂量的丹曲林治疗，部分患儿的肌酸激酶仍会在数天内持续升高（> 100 000 U/L）。骨骼肌破坏的速度和程度将决定高钾血症的水平及其对心脏的不良影响。

MH 的临床表现可在使用麻醉触发药物的任何时候发生，即从诱导到复苏过程。

关于 MH 的临床表现存在一种常见的误解，

即其可能会延迟出现，甚至在术后数小时出现。然而，这似乎并不正确。在对上报给 NAMHR 的 528 例疑似 MH 病例的已发表分析中，有 10 例发生在停用挥发性麻醉药后。在这 10 个病例中，没有任何一例出现首个症状的时间是在停用挥发性麻醉药 40 min 后。许多临床医生担心急性 MH 可能在手术后期以高热为首发症状。根据我们在 MHAUS 热线的经验，仅有术后高热（即体温 > 39℃）而没有其他 MH 症状的表现相对常见，但这并不意味着最终诊断为 MH。

MH 的表现可能在成人和不同年龄的儿童中有所不同。一篇关于来源于 NAMHR 的儿科 MH 病例的综述中显示，2 岁以下的儿童不容易表现出 MH 的典型症状，如窦性心动过速、高碳酸血症、体温快速上升和肌强直，且具有较低的血清钾和肌酸激酶峰值水平。然而，婴儿更易出现皮肤花斑和更高的乳酸水平。

表 21.1　急性 MH 的临床特征

高碳酸血症
- 呼气末二氧化碳分压（$P_{ET}CO_2$）突然且无法解释的升高，且增加每分通气量不能改善。
- 通常是急性 MH 的首发症状之一。
- 呈自主呼吸状态的患者出现呼吸急促。
- 出现呼吸性酸中毒。
- 成功使用丹曲林治疗后，MH 的首发症状之一开始减轻。
- 根据临床分级评分（CGS）的情况，诊断急性 MH 符合以下标准[2]：
  - 在恰当的机控呼吸下 $P_{ET}CO_2$ > 55 mmHg。
  - 在恰当的机控呼吸下动脉血二氧化碳分压（$PaCO_2$）> 60 mmHg。
  - 在自主呼吸时 $P_{ET}CO_2$ > 60 mmHg。
  - 在自主呼吸时 $PaCO_2$ > 65 mmHg。
- 在将其归因于 MH 之前，排除通气不足的原因。

窦性心动过速
- 通常在急性 MH 事件的早期出现，并且是临床症状之一。
- 可能代表骨骼肌代谢增加、酸中毒、交感神经兴奋或全部合并发生。
- 对 MH 来说并不具有特异性，但可结合其余支持性证据使用。

代谢性酸中毒
- 静脉或动脉血样本均可接受。
- 动脉碱剩余（BE）< -8 mEq/L 或 pH < 7.25，与急性 MH 的发生呈一致性[1]。

肌强直
- 在部分急性 MH 病例中，伴随高碳酸血症和心动过速共同出现。
- 在给予琥珀胆碱后，咬肌强直（MMR）异常持久且严重（呈"夹钳状态"），这与 MH 的发作有关。
- 部分 MH 患者早期可能出现全身肌肉的持续性强直，但很难与七氟烷或丙泊酚导致的严重肌阵挛区分。
- 在使用肌松药后，骨骼肌强直应被视为 MH 的特征性表现。
- 在 MH 发生后，血清肌酸激酶（CK）会很快开始上升，且在恰当的治疗后，仍可能在数天后达到峰值。
- 尿液可能因肌红蛋白的存在而呈现茶色。

高钾血症
- 可能在 MH 事件的任何时间点发生。
- 可能引起威胁生命或致死性的心律失常，如室性心动过速、室颤或心脏停搏。

高热
- 在急性 MH 事件的早期或晚期发生。
- 每隔数分钟可能升高 1℃。
- 严重高热（> 41℃）与弥散性血管内凝血（DIC）的发展有关。
- 在术后单独出现而无其余 MH 症状时，不能表明为 MH 发生。

横纹肌溶解
- MH 与使用琥珀胆碱麻醉后的 CK 升高（> 20 000 U/L）呈一致性。
- 未使用琥珀胆碱麻醉，但 CK 升高（> 10 000 U/L）。

周期性 *RYR1* 相关危机（ERRC）

在个别情况下，MH 易感的个体可能在缺乏已知的麻醉触发药物的情况下，突发危及生命且有时致死的病情，如肌强直、横纹肌溶解和严重的体温升高。我们将这类事件称为周期性 *RYR1* 相关危机（ERRC）。部分曾多次发作的个体在开始出现肌无力或强直、体温升高等症状时，可通过口服丹曲林中断该进展；而另一些个体则在突然出现严重的肌强直合并体温快速升高和高钾血症后死亡。

MH 的临床诊断

目前尚无床旁诊断测试可用于确定患者是否正在发生 MH 事件。因此，对急性 MH 危机的诊断依赖于基于识别关键临床特征的临床怀疑。在排除其他可能的原因后，这些临床特征的出现或多或少按时间顺序发生。怀疑 MH 的两个最常见的原因是无法解释的高碳酸血症和体温升高。高碳酸血症几乎总是与多种原因的通气不足有关；但当确认通气充足并排除了相关原因时，应考虑 MH 发生，尤其是当高碳酸血症对每分通气量的增加缺乏反应时。当高碳酸血症持续存在，并伴随全身肌强直（尤其是患儿已注射去极化类肌松药后），应强烈怀疑 MH 发生，并即刻应用丹曲林进行治疗。术中突发体温升高常与医源性过热有关；但当伴随高碳酸血症、肌强直或其他 MH 迹象时，应迅速启动治疗流程并采取措施使核心体温降至 38.5℃ 以下。当对高碳酸血症或高热的原因不确定时，血气分析（动脉或静脉）可能有助于确定代谢性酸中毒的程度。通常，正常的血气分析足以排除 MH。在多数情况下，最终的确诊依赖于对患儿发病时临床特征的回顾性分析，并结合在临床事件得到解决后获得的肌活检收缩试验和（或）基因检测结果。

治 疗

改善 MH 的生存率在很大程度上取决于早期识别和及早治疗。一旦诊断被认为是合理的，即患儿有超过一个在其他诊断下无法解释的体征（表 21.1），应立即停用触发药物并宣布"MH 紧急状态"。针对 MH 紧急状态有多个治疗要素（表 21.2）。首要步骤是停用并清除触发药物，召集所有可用人员提供帮助，给予患者丹曲林，并治疗高钾血症、酸中毒和高热。

应将静脉注射（IV）丹曲林 2.5 mg/kg 作为首次剂量，并且每 5~10 min 追加一次，直至 MH 症状逆转（如肌强直减轻、$P_{ET}CO_2$ 降低、体温下降等）。

目前有两种丹曲林制剂可供临床使用。最初的制剂丹曲林钠是一种冻干粉末，使用甘露醇和氢氧化钠作为添加剂以增加溶解性。每瓶含有 20 mg 丹曲林和 3 mg 甘露醇，需要加入 60 mL 无菌水溶解。这种制剂在 IV 给药前相对难以溶解，常需加热并充分混合。

新的制剂是丹曲林钠悬浮液（DSS；商品名 Ryanodex），在纳米结晶颗粒中包含有丹曲林。这些非常小的颗粒无需溶解，而是在仅 5 mL 无菌水中形成"纳米悬浮液"，可提供更高的丹曲林浓度（250 mg/mL），且无需长时间混合或加热。最重要的是，它可由单人混合和给药，这在门诊环境中尤其有利。DSS 含有较少的甘露醇（每瓶 125 mg）。虽然从直觉上认为 DSS 制剂可更快地治疗 MH，从而取得更好的疗效，但在临床试验中无法证明这一点。与旧版的普通制剂相比，DSS 制剂更昂贵，且 DSS 制剂的保质期（30 个月）相比于旧版的普通制剂的保质期（36 个月）稍短。

丹曲林降低 $P_{ET}CO_2$ 和改善 MH 过程中其他症状的效果，应在给药几分钟内显现出来。若多次给药（> 10 mg/kg）无明显效果，则应对 MH 的诊断提出质疑，并考虑其他可能的诊断。

丹曲林给药的并发症与剂量有关，包括在给药部位的静脉炎和血栓形成，以及可能导致无法脱离机械通气的骨骼肌无力。由于丹曲林的 pH 为 9.5，呈碱性，若渗漏可导致皮肤坏死。因此，丹曲林应始终通过最大的静脉通道给予（或最好是中心静脉通道），并在给药前确保畅通。DSS 比常规丹曲林的碱性更强（pH 为 10.3），因此在给药过程中需更加警惕。

在 MH 危机期间，主动降温有时是必要的。及时接受丹曲林治疗的急性 MH 患儿多数不会出现危险的高热，也不需要主动降温。若核心体温超过 39℃，应首先考虑使用冰毯和冰袋进行体表降温，然后进行 20 mL/kg 冷藏 IV 液的输注。很少需要有创降温操作（如腹腔或膀胱冲洗）。为了避免过度降温和随后的低体温，当核心体温降至 38℃时，应停止主动降温措施。

在急性 MH 事件经过初步治疗并稳定后，应每 6 h 给予患者 1 mg/kg 的丹曲林，并持续至少 24 h。当缺乏代谢性酸中毒、高热、肌强直或 CK 升高的证据时，可停止使用丹曲林。

表 21.2　急性 MH 事件的紧急治疗措施

- 停止使用挥发性药物和琥珀胆碱；根据需要使用静脉麻醉药物；高流量下使用纯氧进行过度通气；气管插管尚未进行时立即进行；若有条件，将活性炭过滤器接入麻醉环路的吸气和呼气管路。
- 寻求帮助并准备 MH 车 [必要时咨询 MHAUS 热线（美国为 1-800-644-9737，美国以外为 1-209-417-3722）] 以得到治疗建议；若为独立的门诊手术中心，拨打 911 以便转运至最近的全科医疗中心。
- 告知外科医生尽快完成手术。
- 通过最大的静脉快速 IV 丹曲林 2.5 mg/kg；根据需要重复注射，直至患者出现 $P_{ET}CO_2$ 下降和肌强直缓解。肌肉发达的患者出现肌肉持续收缩或强直时，可能需要大剂量（> 10 mg/kg）注射。
    - 丹曲林（DANTRIUM）/ 丹曲林钠（REVONTO）：向 20 mg 的小瓶内加入 60 mL 无菌温水并摇晃至液体澄清。
    - 丹曲林钠悬浮液（RYANODEX）：向 250 mg 的小瓶内加入 5 mL 无菌水并摇晃以形成呈橙色、不透明的悬浊液。
- 大剂量（> 10 mg/kg）注射未能缓解症状时，应考虑重新诊断。
- 进行血气分析（静脉血或动脉血）以确定代谢性酸中毒的程度。当剩余碱低于 −8 mEq/L（最大剂量为 50 mEq）时，考虑给予碳酸氢钠，剂量为 1~2 mEq/kg。
- 若核心体温 > 39℃或 ≤ 39℃但快速上升时，应给患者降温。当体温 < 38℃时停止降温。
- 使用以下方法治疗高钾血症（K^+ > 5.9 mmol/L 或 ≤ 5.9 mmol/L 但伴有心电图改变）：
    - 氯化钾 IV 10~20 mg/kg（即 0.1~0.2 mL/kg 10% 氯化钾溶液），最大剂量为 2 g（即 20 mL）或葡萄糖酸钙 60~100 mg/kg（即 0.6~1mL/kg 10% 葡萄糖酸钙溶液），最大剂量为 3 g（即 30 mL）。
    - 碳酸氢钠 IV 1~2 mEq/kg（最大剂量为 50 mEq）。
- 胰岛素 / 葡萄糖治疗：
    - 对于儿科患者：IV 胰岛素 0.1 U/kg 及葡萄糖 0.5 g/kg。
    - 对于成年患者：IV 胰岛素 10 U 及 50 mL 50% 葡萄糖。
- 对于难治性高钾血症，考虑使用沙丁胺醇（或其他 β 受体激动剂）、阳离子交换树脂、血液透析或在心搏骤停时使用体外膜肺氧合（ECMO）。
- 使用标准治疗方案治疗心律失常，但需避免在使用丹曲林时联用钙通道阻滞剂。
- 利尿以维持 > 1 mL/（kg·h）的尿量。
- 若肌酸激酶或 K^+ 升高，考虑为肌红蛋白尿，输注碳酸氢盐 1 mEq/（kg·h）以碱化尿液。
- 监测核心体温、带导尿管的尿量，并根据病情严重程度来判断是否需要行动脉和（或）中心静脉监测。
- 根据病情严重程度，随访心率、核心体温、$P_{ET}CO_2$、每分通气量、血气、K^+、CK、尿肌红蛋白和凝血检查结果。
- 病情稳定后，转至麻醉恢复室（PACU）或 ICU 观察至少 24 h。体现病情稳定的关键指标包括：
    - $P_{ET}CO_2$ 下降或正常。
    - 心率稳定或降低，且无明显的恶性心律失常迹象。
    - 高热症状缓解。
    - 肌强直症状缓解。

a：引自 Malignant Hyperthermia Association of the U.S. https://www.mhaus.org/healthcare-professionals/managing-a-crisis/。

对已知或疑似 MH 易感患儿的麻醉

已知或疑似（即在进行确定试验之前）MH 易感患儿可安全接受无触发麻醉药物的全麻。该技术使用除已知触发药物外的任何类型的局麻、全麻（或镇静）药物。这需要在全麻给药之前留置静脉导管。对于儿童，可通过预先给予口服镇静药物（如咪达唑仑）、涂抹局麻药膏，以及在静脉穿刺期间吸入氧化亚氮。

由于现代麻醉机在最小化残留麻醉药物水平花费的时间（可能长达 100 min[4]）方面存在差异，因此建议在回路的吸气侧和呼气侧放置活性炭过滤器（图 21.3；Vapor-Clean, Dynasthetics, Salt

Lake City, UT, USA），以将冲洗时间减少至约 90 s。此外，建议完全拆除麻醉机上的蒸发罐，或在其上方放置一块宽大的胶带，作为不该使用的提醒（图 21.4）。

尽管在易感 MH 个体中使用非触发性麻醉药物被认为是安全的，但在缺乏可立即使用的充足的丹曲林供应时不应进行麻醉，并应对 MH 的迹象持续保持警惕。在这些患儿接受平稳的非触发性麻醉后，可根据出院标准将其转至家中或医院病房中。

肌病患儿中的非 MH 横纹肌溶解症

虽然与 MH 没有直接关系，但挥发性麻醉药和琥珀胆碱可引起一种重要的并发症，这在过去被认为代表 MH 易感性。根据 MH 热线的报告，1997 年一个 MH 专家小组发表了关于 25 名被认为是健康的儿童在被注射琥珀胆碱后不久发生心搏骤停的详细情况。18 名进行了血钾检测的儿童中有 13 名被检测出患有高钾血症；10 名儿童因心搏骤停而死亡。在进一步分析中发现，其中 12 名儿童被诊断为之前被忽略的肌病（多数为进行性假肥大性肌营养不良症）。根据这份报告和其他报告得出的结果，美国食品药品监督管理局（FDA）对琥珀胆碱发布了黑框警告，并且麻醉医生减少了琥珀胆碱在儿童选择性肌松药中的应用。此外，也曾有进行性假肥大性肌营养不良症或贝克（Becker）肌营养不良的患儿在暴露于挥发性麻醉药而非琥珀胆碱后，发生危及生命的高钾血症和横纹肌溶解症的报道。这些暴露于 MH 触发药物所引起的严重并发症显然是由于它们对乙酰胆碱受体表达上调的萎缩肌肉的直接作用。治疗应着重于快速逆转高钾血症（如钙、碳酸氢盐等）。尽管其中一些症状与急性 MH 一致，但与急性 MH 期间出现的高代谢反应无关。

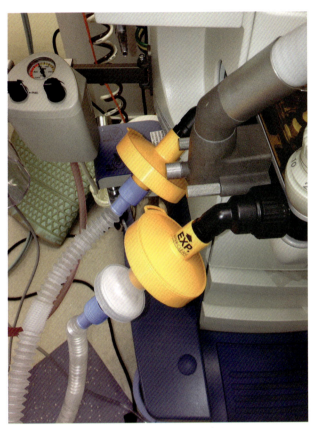

图 21.3 活性炭过滤器连接在麻醉呼吸回路的吸气侧近端和呼气侧

美国恶性高热协会

成立于 1981 年的美国恶性高热协会（MHAUS）是一个由医生、科学家、MH 易感患者及其家属组成的非营利性患者倡导组织，其使命是促进 MH 及其相关疾病的最佳护理和科学理解。MHAUS 提供的最重要服务之一，是持续配有一名在 MH 患者管理方面具有丰富专业知识的医生的电话热线（800–MH-HYPER）。

（唐子元 译，李凤仙 审）

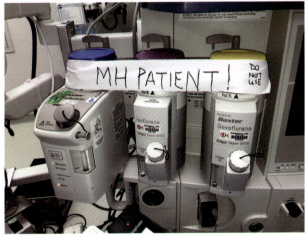

图 21.4 在蒸发罐上贴有提醒标识的胶带，提醒患者为 MH 易感

参考文献

[1] The European Malignant Hyperthermia (MH) Group (2019)(2021-07-30). http://www.emhg.org.

[2] Larach MG, Localio AR, Allen GC, et al. A clinical grading scale to predict malignant hyperthermia susceptibility. Anesthesiology,1994,80(4):771–779. https://doi:10.1097/00000542-199404000-00008.

[3] Larach MG, Brandom BW, Allen GC, et al. Malignant hyperthermia deaths related to inadequate temperature monitoring, 2007-2012: a report from the North American malignant hyperthermia registry of the malignant hyperthermia association of the United States. Anesth Analg,2014,119(6):1359–1366. https://doi:10.1213/ANE.0000000000000421.

[4] Kim TW, Nemergut ME. Preparation of modern anesthesia workstations for malignant hyperthermia-susceptible patients: a review of past and present practice. Anesthesiology,2011,114(1):205–212. https://doi:10.1097/ALN.0b013e3181ee2cb7.

[5] Larach MG, Rosenberg H, Gronert GA, et al. Hyperkalemic cardiac arrest during anesthesia in infants and children with occult myopathies. Clin Pediatr (Phila),1997,36(1):9–16. https://doi:10.1177/000992289703600102.

拓展阅读

Davis P, Cladis F, eds. Smith's anesthesia for infants and children. 10th ed. Philadelphia: Elsevier,2021.

Dowling JJ, Riazi S, Litman RS. Episodic RYR1-related crisis: part of the evolving spectrum of RYR1-related myopathies and malignant hyperthermia-like illnesses. A Pract,2021,19;15(1):e01377(2021-01-19). https://doi:10.1213/XAA.0000000000001377.

Gupta PK, Hopkins PM. Diagnosis and management of malignant hyperthermia. BJA Educ,2017,17(7):249–254. https://doi:10.1093/bjaed/mkw079.

Shafer SL, Dexter F, Brull SJ. Deadly heat: economics of continuous temperature monitoring during general anesthesia. Anesth Analg,2014,119(6):1235–1237. https://doi:10.1213/ANE.0000000000000487.

IV

第四部分
儿科手术

第 22 章

耳鼻咽喉科手术

William Ryan, Ronald S. Litman, Karen B. Zur

耳鼻喉科（ENT）手术的麻醉是最具挑战性的操作之一，因为婴儿和儿童气道阻塞的发生率高，麻醉医生和外科医生必须共用气道，且麻醉医生与患者气道距离较远。医生必须学习适合各种手术类型的气道管理技术，同时需要了解耳鼻喉科医生使用的不同种类的气道操作器械。

耳科手术

鼓膜切开术及置管术

中耳炎是一种病毒或细菌感染性疾病，导致在中耳腔内有渗出液。渗出液积聚是由咽鼓管功能障碍或腺样体肥大和炎症引起的。这些儿童表现为发烧和上呼吸道感染，直到耳液排出后才会减轻。鼓膜切开术和置管术是指通过鼓膜置入微小导管，使耳液从中耳排出，预防耳液再次积聚。这是儿童中最常见的需要全身麻醉（简称"全麻"）的外科手术。

术前评估的重点是确定儿童没有下呼吸道症状，因其可能提示患儿存在急性反应性气道疾病或肺炎。同时，需确定儿童的健康状态不低于其正常基线水平。

鼓膜切开术和置管术的标准麻醉技术是：吸入七氟烷诱导，可复合使用氧化亚氮（N_2O），也可单独使用七氟烷。术前用药是否使用短效抗焦虑药（如口服咪达唑仑）由医疗机构自行决定。一旦患儿达到足够的全麻深度足以对抗疼痛刺激时，麻醉医生便将患儿的头部转向一侧，同时保持面罩吸入麻醉，由外科医生使用显微镜放置引

流导管（图 22.1）。静脉注射（IV）不是必要的，除非儿童有需要 IV 输液或药物治疗的合并症。每次鼓膜插管通常不超过 5 min。许多儿童在转过头时会出现上呼吸道梗阻，通常可采用持续气道正压通气（CPAP）或放置口咽通气道来解决（图22.2）。如果麻醉深度不够，可能会出现喉痉挛，发生中枢性或阻塞性呼吸暂停，可采用正压通气治疗。在复苏阶段，口咽通气道也有助于防止上呼吸道梗阻。

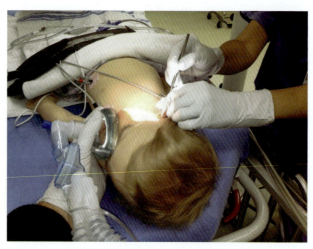

图 22.1　鼓膜切开及置管。在鼓膜切开和置管时，保持面罩麻醉，患儿头部向对侧旋转。需要熟练地保持术野稳定，同时保持上呼吸道通畅（图片来源：Ronald S. Litman）

一些患儿可能立即出现明显的术后疼痛，有的持续数小时。因此，预防性镇痛是非常必要的。可选择对乙酰氨基酚、布洛芬或羟考酮（较少使用）。患儿麻醉时经鼻[1]使用或肌内注射芬太尼 1~2 µg/kg 可提供足够的术后镇痛，减少全麻复苏

时的躁动，且不延长出院时间。有些麻醉医生在术中经鼻给予或肌内注射[2]酮咯酸氨丁三醇以减轻术后疼痛。在一项大型回顾性研究中，与单独用药相比，芬太尼和酮咯酸氨丁三醇联合肌内注

射可使麻醉恢复室（PACU）镇痛更完善，降低羟考酮补救使用率，且复苏时间或呕吐发生率无显著增加[3]。健康儿童可在完成手术后 1 h 内安全出院。

中立位　　　　　颈部旋转位　　　　　CPAP 通气

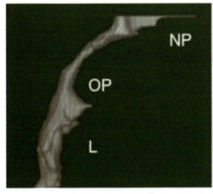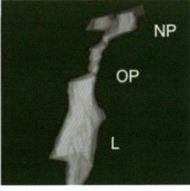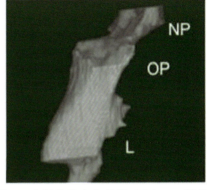

图 22.2　颈部向一侧旋转时上呼吸道梗阻。3D 重建儿童气道 MRI 图像（灰色），头部处于中立位置（左），一侧旋转头位（中）和使用 10 cmH$_2$O CPAP 支持通气并一侧旋转头位。旋转时明显的口咽部阻塞（OP），使用 CPAP 时明显变宽。NP：鼻咽。L：喉（图片来源：Ronald S. Litman）

乳突切开鼓室成形术

乳突切开鼓室成形术的适应证包括慢性中耳炎或中耳胆脂瘤。胆脂瘤是一种由鳞状上皮构成的良性囊肿，表现为连续的慢性中耳炎，并可引起中耳听骨损伤，导致听力丧失。胆脂瘤可分为先天性（原发性）或后天性（继发性）。继发性胆脂瘤常由于鼓膜穿孔或既往手术导致。

传统的乳突切开鼓室成形术通过耳后切口暴露乳突、耳道和鼓膜，或者在内镜的辅助下通过耳道进行操作。少数情况需要扩大耳道，移除部分乳突骨以进入病灶区域，重建鼓膜，并切除胆脂瘤。该手术常以仰卧位进行，患儿头部转向手术对侧，手术台旋转至与麻醉机呈 90°~180°（图 22.3）。因此，需要预判呼吸回路长度是否满足要求。在手术过程中，头部和颈部被完全覆盖，这将影响气道管理。失血或第三间隙液体丢失极少。外科医生要求使用面神经监测，这将限制神经肌肉阻滞剂的使用。对于超过 4 h 的手术，应考虑使用临时导尿管。如果使用保温毯，可能会导致体温过高。术后主要麻醉关注点是恶心和呕吐，因此应给予多模式镇吐方案。如果患儿术后容量充足且没有剧烈疼痛，即可出院。切口局部麻醉（简称"局麻"）浸润和口服或直肠给予对

乙酰氨基酚有助于术后镇痛。拔管计划应与外科医生讨论后决定，外科医生可能更倾向于深麻醉下拔管，以避免咳嗽，防止耳内移植物移位。

鼓膜修补术

鼓膜修补术是对穿孔鼓膜进行修复，通常采用颞筋膜移植，也可能涉及中耳骨的重建。耳后入路最常见，但已有许多耳鼻喉科医生尝试经外耳道入路内镜辅助下进行这种手术。所有的麻醉策略和技术与鼓室成形术相同。

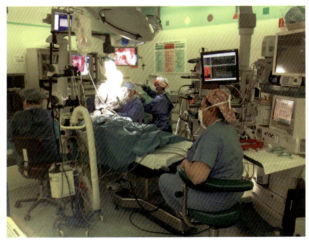

图 22.3　乳突切开鼓室成形术体位。手术台要转 180°，远离麻醉医生（图片来源：Ronald S. Litman）

鼻科手术

鼻烧灼止血术

鼻烧灼术适用于慢性鼻出血患儿，出血常继发于鼻中隔前部表浅血管破裂。手术过程包括短时电灼，通常持续不超过 10~15 min。一些麻醉医生可能会选择提供面罩吸氧维持麻醉，同时间歇性地取下面罩以供外科医生烧灼出血点。喉罩或气管内插管均适用于该手术，特别是预计出血到咽后部的患儿。术后疼痛程度较轻，通常用对乙酰氨基酚或布洛芬处理。

鼻骨折复位术

移位性鼻骨折在儿童中很常见，通常是由跌倒或运动损伤所致。骨折应在受伤后 14 d 内进行复位，在最初的肿胀期之后，并在愈合开始之前。闭合式复位术是指在器械的帮助下通过鼻孔从外部复位鼻骨。出血较为常见，在临床上并无重要影响，但是会有大量的血液进入鼻咽。因此，大多数儿科麻醉医生会选择喉罩（LMA）置入或气管内插管进行气道管理，并在拔管前充分吸引口咽部。外科医生可能会选择放置咽喉填充物以减少血液误吸的概率。术后恢复室内发生的疼痛可能需要阿片类药物镇痛，但通常不需要在家中使用阿片类药物。术后恶心和呕吐较为常见，需进行预防性多模式镇吐。

青少年鼻咽纤维血管瘤（JNA）切除术

JNA 是一种良性的后鼻咽血管肿瘤，可波及邻近结构。青春期男孩最常见，表现为慢性鼻塞，常为无痛性，典型表现为与创伤无关的单侧鼻出血。JNA 的治疗较为困难，因为病灶血供丰富。大多数患者都将进行术前血管栓塞以预防术中大量出血可能。常采用鼻内镜手术进行病灶完全切除。

术前评估包括血细胞分析、凝血检查和血型交叉配型。在全麻诱导和气管插管使用（RAE 导管）后，开放两根大口径静脉导管用于扩容和输血可能。根据手术的范围大小，通常进行动脉穿刺并置管。由于手术时间通常长达数小时，因此应放置临时导尿管。在手术结束时，常规进行鼻腔填塞。根据病灶切除情况，这些患儿可能在手术结束时仍需插管，并在重症监护病房（ICU）进行机械通气，直到生命体征和容量状态稳定为止。

上气道手术

喉软化和声门上成形术

喉软化症是婴儿慢性气道阻塞的最常见原因。典型的内镜下表现为会厌卷曲，会厌软骨松弛并伴有两侧杓状会厌襞互相接近，导致会厌软骨在吸气时向声门开口脱垂，出现吸气性喘鸣。在出生后的最初几个月症状逐渐加重。当婴儿仰卧、哭泣或进食时，喘鸣通常更为明显。在大多数情况下，患儿在 4 ~ 8 月龄时症状最明显，1 岁后就会消失。

然而，有些病例可能导致慢性低氧血症，并可能影响正常喂养和随后的生长发育。这些病例则需要手术干预，手术方式包括用于排除其他气道病变的硬质支气管镜检查和声门上成形术。声门上成形术的目的是切除声门上方阻塞气道的病变组织（在不同的患儿中切除范围可能不同），最常见的是覆盖于杓状软骨上多余的黏膜，必要时连同楔状软骨和杓状会厌襞上多余的黏膜一并切除。可以使用各种器械，包括冷刀、CO_2 激光或切割器。在全麻诱导期间，喉软化症患儿可能会表现出气道梗阻，这种梗阻无法通过放置口咽通气道来缓解。

由于膈肌张力逐渐减弱和吸气力量减弱，加深麻醉通常会减轻梗阻。然而，在上呼吸道梗阻时，吸入诱导的速度会减慢。在该类患儿中正压通气通常很容易实现，尤其是在使用神经肌肉阻滞剂后。常使用利多卡因局麻以降低支气管镜检查和声门上成形术中喉痉挛的风险。气道中使用 CO_2 激光时，需采用标准的激光安全预防措施。

阻塞性睡眠呼吸暂停和扁桃体切除术

儿童切除扁桃体的两个常见原因：反复发炎和阻塞性睡眠呼吸暂停（OSA 或"睡眠呼吸障碍"）。OSA 是腺样体肥大的结果，通常伴有咽后间隙异常狭小，以及睡眠时维持上呼吸道开放的神经肌肉不受控。它主要发生在 2~6 岁的儿童中（尽管婴儿和年长儿也可能患此病），在肥胖、21-三体、神经肌肉疾病和颅面畸形的儿童中尤为常见。临床表现为睡眠时部分或完全上呼吸道梗阻、睡眠不宁、遗尿、晨起头痛、行为障碍和白天嗜睡。严重的情况下，未经治疗的长期 OSA 可导致慢性低氧血症、红细胞增多症、肺心病、生长迟缓、行为问题和学习困难。

儿童 OSA 的诊断主要是通过临床表现确定，也可以使用多导睡眠图（PSG）进行夜间睡眠监测来确诊，该项检查通常建议在有合并症的儿童中进行，如肥胖、21-三体、颅面畸形、神经肌肉疾病、镰状细胞病或黏多糖病[4]。OSA 可通过呼吸暂停低通气指数（AHI）来分级[5]，可分为轻度、中度和重度（表 22.1），AHI 是指每小时呼吸暂停或低通气事件的平均次数。儿童 OSA 最常见的治疗方法是腺样体切除术，可以缓解大多数儿童的症状。

表 22.1　儿童阻塞性睡眠呼吸暂停的分型

分型	呼吸暂停指数 (AHI)（每小时事件数）	整个睡眠期间 SpO_2 < 90%
轻度	1~5	2%~5%
中度	5~10	5%~10%
重度	> 10	> 20%

SpO_2：经皮动脉血氧饱和度。

一些儿科麻醉医生会减少 OSA 患儿术前镇静用药剂量，以防患儿在没有监护的情况下等待时，发生危及生命的上呼吸道梗阻。在全麻诱导期间，几乎所有未经治疗的 OSA 患儿都会出现部分或完全上呼吸道梗阻。在意识消失后置入口咽通气道装置可绕过梗阻，改善面罩通气。在腺样体切除术后，OSA 患儿的气道梗阻发生率高于因反复感染行腺样体切除术的患儿。因此，有明显 OSA 的患儿术后应密切监测，根据具体情况决定患儿是否应留院观察。即使在腺样体切除术后一段时间，患儿在睡眠或镇静期间发生上呼吸道梗阻的可能性仍持续存在，甚至可能持续整个儿童时期。OSA 儿童更有可能发展为成人型 OSA。

扁桃体切除术在无其他共病的健康儿童中常作为门诊手术进行，除非该儿童同时有 OSA 并符合住院观察标准之一[4]（表 22.2）。

表 22.2　扁桃体切除术入院标准

年龄 < 3~4 岁
中到重度 OSA
合并症： · 镰状细胞性贫血或其他血液疾病 · 21-三体综合征 · 肥胖 · 出血性疾病 · 其他已存在的重要合并症

除非患儿有家族出血性疾病史，否则扁桃体切除术患者不需要进行术前实验室检查。

扁桃体切除术麻醉管理的目标是使患者在手术过程中保持制动，迅速顺利复苏，术后疼痛缓解，以及控制术后恶心和呕吐。在麻醉诱导后，插入一根带套囊的经口 RAE 气管导管，以配合外科医生放置张口器。套囊应该充气，以防止氧气进入手术区域，如果使用电灼器械，氧气可能会引起火灾。即使使用套囊气管导管，我们的常规做法仍应将吸入氧浓度保持在 30% 以下（不含 N_2O），以尽量减少气道着火的风险。一些儿科麻醉医生选择在扁桃体切除术期间使用可弯曲 LMA 进行气道管理。有些麻醉医生会使用神经肌肉阻滞剂。可通过七氟烷深麻醉复合丙泊酚完成气管插管过程。麻醉的维持通常由吸入性麻醉药或持续输注异丙酚完成，或两者兼用。异丙酚维持麻醉可减少术后恶心和呕吐。目前 IV 对乙酰氨基酚可以作为镇痛方案的一部分，尽管一些医疗中心可能会因为成本而限制其使用。

当成功置入气管导管或喉罩后，手术台转 90°。患者肩下垫枕，保证头部过伸位。21-三体患者必须谨慎，因为有可能发生寰枢关节半脱位（见第 9 章）。当外科医生置入张口器时，患儿口会被最大限度地张开。在此过程中，气管导管可能被拔出气管或被严重挤压。因此，应该确保通气参数与放置张口器前保持一致。此外，由于外科医生站在患儿的头端，从上方视角观察患儿，外科医生可能不会注意到患儿的嘴唇和舌头被张口器压迫。因此麻醉医生应该仔细观察张口器放置过程，以避免发生损伤。

辅助用药包括止痛的阿片类药物和 5-羟色胺（5-HT₃）受体拮抗剂或地塞米松[6]（或两者兼有），

以预防术后恶心和呕吐。由于 OSA 而反复发生低氧血症的幼儿对阿片类药物的需求量会减少[7]，因此需滴定给药，以避免呼吸抑制。地塞米松可减少术后恶心和呕吐的发生率，改善术后液体摄入，减轻术后疼痛。

在扁桃体切除术中，有几个麻醉关注点。失血量不尽相同，可多可少，难以测量，但很少严重到需要输血。所输液体应为等渗溶液，以补充术前容量不足、失血和最低程度的未知容量损失。术中或术后不应使用低渗液体，因为可能会引发重度低钠血症，伴随癫痫发作和脑水肿。有些外科医生倾向于进行局麻浸润扁桃体窝以减少术后疼痛。然而，其他医生认为这种做法导致术后出血的发生率较高，并与脑干损伤有关[8]。因此，在扁桃体切除术中，局麻浸润已不再常规使用。在手术结束时，外科医生可以置入软吸引管以吸除患儿的口腔内容物。然而，很少血液回输，没有证据表明这种做法影响术后恶心和呕吐的发生率。

外科医生完成手术后，将手术台旋转复位，将口咽通气道或软牙垫置入患儿口腔，以防止其在紧急情况下咬住并压扁气管导管。轻轻地吸出鼻腔的分泌物和多余的血液。吸痰管不应超过前鼻腔，以避免刺激鼻咽部的腺样体床。同样，口腔内吸痰时也应轻柔，并限制在口腔前中线，以避免吸引扁桃体窝。在婴儿中，如果可持续吸出鲜红色血液，应该在患儿醒来前对该区域进行探查。

关于扁桃体切除术后急救和气管拔管的最安全和最合适的方法，有两种观点：完全清醒拔管与深麻醉下拔管。完全清醒拔管的主要优点是患者可在手术后立即恢复保持气道通畅的自主能力；主要的缺点是在复苏拔管时增加了继发于咳嗽和呕吐的出血倾向，这可能导致手术部位出血。深麻醉下拔管的主要优点是避免了复苏拔管导致的出血，并提高了手术室的周转率；缺点包括可能发生呼吸抑制和无法维持气道通畅，以及在意识尚未恢复阶段由于喉部的分泌物或血液而诱发喉痉挛。

在清醒气管拔管后，仔细观察患儿几分钟，以确保气道通畅和患儿有力的自主呼吸。患儿应留在手术室，直到其有能力在无需托下颌的情况下维持气道通畅。有时在运送到术后护理病房的过程中，可能会保留口咽通气道。典型的"扁桃体体位"——

患儿侧卧，头部低于身体高度，有利于保持上呼吸道通畅和口腔分泌物排出（图 22.4）。

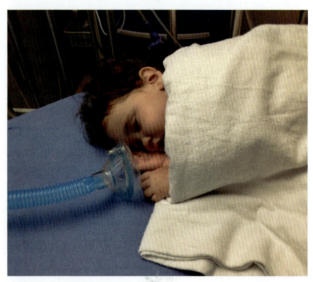

图 22.4　侧卧位复苏。扁桃体切除术患者可以侧卧位复苏，这利于保持上呼吸道通畅（图片来源：Ronald S. Litman）

气道并发症高危患者（如 OSA、颅面畸形）应在清醒状态下拔管。术中给予中等剂量的吗啡（0.05~0.1 mg/kg）和（或）右美托咪定（0.5 μg/kg）可减少复苏时呛咳。使用这种清醒拔管技术，复苏时可减少出血和术后喉痉挛的发生。

然而，其他医疗中心同样相信深麻醉下拔管技术的有效性和安全性。该技术需要相对较高浓度的吸入性麻醉药和较少的阿片类药物，以确保气管拔管后气道通畅。如果常规使用深麻醉下拔管，医疗机构必须建立术后护理病房，以处理暂时性的气道梗阻和喉痉挛。

在一些机构的另一种实践模式是，患者在完成手术后立即被转移到 PACU。然后在 PACU 工作人员（可能包括也可能不包括额外的麻醉人员）的监护下，使患儿完全复苏。在患儿完全清醒时进行气管拔管。

扁桃体切除术最重要的术后问题是上呼吸道梗阻。确切的原因尚不清楚，可能与气道水肿、全麻或阿片类药物的残留作用、儿童上呼吸道梗阻易感性或这些因素的综合作用有关。常见于 3 岁以下的儿童，以及先前存在睡眠呼吸暂停的儿童。最常在术后 30 min 内出现。迟发性上呼吸道梗阻并不常见，但其发生通常与阿片类药物的使用有关。首选治疗包括将头颈部放置在最适合保证气道通畅的位置（侧卧位可能有帮助），使用湿化氧气，如果之前未曾给予过皮质类固醇，则可在湿化瓶中加入。如果这些措施不能缓解持续的低氧血症（SpO₂ < 90%），则需要放置润滑过的软质鼻咽通气道（图22.5）。大多数继发于上呼吸道梗阻的呼吸窘迫患儿很容易置入该装置而不会造成患儿过多挣扎。如果需要鼻咽通气道，患儿应在术后住院病房接受密切护理监测（如ICU）。为了在放置鼻咽通气道后提高氧合，可以将其连接到通气装置以实施CPAP（图22.6）。如果患儿在放置鼻咽通气道后仍有低氧血症，则需要气管插管，并延迟拔管。

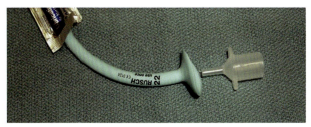

图22.5　气管导管接口可安装在软鼻咽通气道的近端，以方便供氧和实施CPAP（图片来源：Ronald S. Litman）

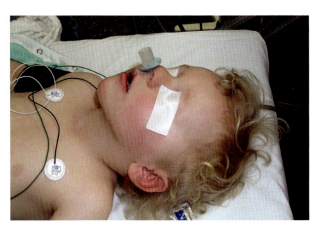

图22.6　扁桃体切除术后的气道梗阻可通过置入带有气管导管接口的软鼻咽通气道来治疗，该适配器连接到Mapleson回路即可提供CPAP（图片来源：Ronald S. Litman）

扁桃体切除术的其他术后问题是疼痛和术后恶心/呕吐（PONV）。阿片类药物应滴定，以达到充分的镇痛，同时避免呼吸抑制和上呼吸道梗阻。许多患儿会发生痛哭和入睡交替进行，然后逐渐缺氧。这对PACU的工作人员来说是一种持续性的挑战。中度疼痛的门诊患者在离开医院前可给予羟考酮或等效的口服镇痛药。越来越多的共识认为，在这类患者中使用酮咯酸可能是有益的，因为它能够减少术后阿片类药物的使用，减少PONV、镇静和呼吸抑制的发生。但目前对酮咯酸术后出血风险仍不完全清楚。选择性COX-2抑制剂，如帕瑞昔布[9]和塞来昔布可减轻术后疼痛，但需要进一步研究。在我们的实践中，塞来昔布在手术当天及术后每天例行使用两次，并持续使用10 d，术后阿片类药物的使用显著减少。术中IV[10]或直肠[11]给药对乙酰氨基酚也可能有帮助。一项双盲、随机对照研究发现，与芬太尼（1~2 µg/kg）相比，大剂量右美托咪定（2~4 µg/kg）降低了阿片类药物的需求，延长了扁桃体切除术后无需使用阿片类药物的间隔时间，但延长了PACU的停留时间[12]。

如果不实施预防性止吐措施，扁桃体切除术后PONV的发生率高达75%。呕吐可导致扁桃体切除部位出血加剧、患儿脱水和无法在家口服镇痛药。预防性使用5-HT受体抑制剂和（或）地塞米松[13]可将呕吐发生率降低到20%以下。一项研究发现0.062 5 mg/kg的地塞米松剂量效果等同于更高剂量的效果；然而，另一项研究表明，高剂量地塞米松直到术后第二天都能减轻疼痛[14]。持续呕吐的治疗包括维持静脉输液和持续观察低血容量和贫血情况。可以给予额外剂量的5-HT₃受体拮抗剂，但通常对单独治疗恶心的效果较差。甲氧氯普胺在这种情况下通常无效。对于难治性呕吐，大多数治疗中心会使用其他几种止吐药中的一种。持续恶心或呕吐的患儿应保留静脉通道，以供持续的容量治疗。如果呕吐持续发生且严重，则需住院治疗，以继续静脉补液、使用止痛药和止吐药。大多数患儿第二天将不再出现恶心和呕吐。呕吐物中持续有血液时应检查是否存在原发性出血点。

扁桃体切除术后迟发的术后主诉包括耳痛、发热、悬雍垂肿胀和暂时性腭咽功能不全导致的鼻音加重。在术前有明显气道梗阻的儿童中，发生梗阻后肺水肿的概率较小。如果术后发现清醒后存在低氧血症，应考虑拍胸部X线片以排除这种情况。出院后呕吐可用口服速释制剂昂丹司琼治疗[15]。

扁桃体出血止血术

扁桃体切除术后出血可能很严重，甚至危及生命。原发性出血发生在最初的 24 h，是手术残留出血的直接结果。继发性出血通常发生在术后 5~12 d，是结痂脱落导致的。这些病例通常被认为是外科急诊病例。很难估计实际的失血量，因为大部分的血都被吞咽了，有些患儿还会出现血性呕吐。体格检查应侧重于发现低血容量或贫血，重点检查脱水体征、面色苍白、心动过速和直立性体位改变的迹象。术前应进行静脉采血，并将血样送检血细胞分析和凝血检查。如果血红蛋白水平较低，应保留额外的血液样本，以便进行可能的血型交叉匹配。积极应用等渗溶液进行扩容可使生命体征趋于正常化。

麻醉医生应回顾既往手术的麻醉记录，以确定是否存在影响后续麻醉实施的问题或事件（如通气困难或插管困难）。小剂量的咪达唑仑可在术前麻醉人员的监护下静脉滴定使用。手术室应准备双吸引装置，几根不同尺寸的、有套囊的、经口 RAE 气管导管，以及一个额外的喉镜（最好包括一个视频喉镜）。

快速序贯诱导麻醉和气管插管是指使用异丙酚（氯胺酮或依托咪酯，如果怀疑明显低血容量），琥珀胆碱或非去极化神经肌肉阻滞剂。通常使用琥珀胆碱，因为手术持续时间几乎不会超过 10 min，但大剂量罗库溴铵或维库溴铵可使用舒更葡糖拮抗。如果怀疑是低血容量，应使用低剂量的异丙酚，以避免全麻诱导后出现低血压。可与氯胺酮联合使用，或者单独使用氯胺酮。在直接喉镜检查时，可发现患儿咽部充血，影响对喉部入口的充分观察，这些都是紧张时刻。在诱导过程中，耳鼻喉外科医生应该在手术室，最有资历的麻醉医生来负责气道管理。一旦气管插管置入并固定，即可进行口腔吸引。这由耳鼻喉外科医生在直视下完成。术中麻醉注意事项与常规扁桃体切除术相同，并且对失血和补液应更加警惕。气管拔管应在患儿完全清醒时进行，因为口内可能有残留血液。术后关注的问题与常规扁桃体切除术后相同，包括疼痛和呕吐。

腺样体切除术

腺样体切除术适用于慢性鼻塞、慢性鼻窦炎、睡眠障碍或由复发性腺样体炎或咽鼓管阻塞引起的中耳感染的幼儿。慢性上呼吸道疾病较为常见，通常只有切除腺样体才能减轻症状。围手术期麻醉注意事项与扁桃体切除术基本相同，除了术后疼痛较少，术后上呼吸道阻塞或出血的概率较小。术中吗啡的用量通常限制在 0.05 mg/kg，随后在 PACU 内滴定以实现镇痛。也可以使用作用时间较短的阿片类药物，如芬太尼。

扁桃体周围脓肿切开引流

当细菌性扁桃体炎扩散到扁桃体窝和软腭时，会导致扁桃体周围脓肿（PTA）。PTA 最常见的表现是单侧咽喉疼痛、发热、唾液增多、吞咽困难和翼状肌痉挛引起的牙关紧闭。患者可能因发热和不能饮水而发生脱水。术前处理包括 IV 抗生素、等渗液体，可考虑进行颈部磁共振成像（MRI）或计算机体层扫描（CT）检查，以评估感染的扩散和气道阻塞的严重程度。由于牙关紧闭，气道评估通常比较困难。如果有明显的气道梗阻，术前应避免使用镇静剂。

麻醉诱导将取决于插管困难程度。如果麻醉医生怀疑可能存在通气困难或插管困难，在麻醉诱导过程中应保留自主呼吸，直到确定成功正压通气为止。如果不怀疑潜在的困难气道，则可以选择快速序贯诱导进行气管插管。在全麻和肌松后，牙关紧闭的情况会减轻。脓肿可能在直接喉镜检查时破裂，所以要准备一个双通道吸引装置，各种型号的、带套囊的、经口 RAE 气管导管和一个额外的工作喉镜。由于咽解剖结构的改变，声门开口可能无法窥及。术中的麻醉关注点与扁桃体切除术相同。气管拔管应在患儿完全清醒时进行，以确保上呼吸道通畅。然而，拔管后可能由于残留的咽部肿胀引发气道梗阻。

食管异物手术

幼儿常将物品放入口中，偶尔会将其吞咽，这些物品可能会卡在食管中。最常见的是硬币，常卡在食管近端，必须在全麻下取出。在无气道保护措施的非手术室环境中，不宜使用镇静剂。

严重的疼痛和（或）气道梗阻是该手术中发生紧急情况的唯一原因。否则，应让患儿住院，给予NPO，并给予静脉输液。在手术之前，应进行X线检查，以确认硬币没有进入胃部。在术前等待区，IV咪达唑仑有良好的镇静作用。常规进行麻醉诱导和维持、气管插管，手术过程持续不超过5~10 min。因此，神经肌肉阻滞药常选用琥珀胆碱，或者用七氟烷、异丙酚和（或）瑞芬太尼联合使用以插管。如果麻醉医生怀疑患儿可能饱胃，则应进行快速序贯诱导。手术台转90°，床头远离麻醉医生，外科医生使用硬性食管镜取出异物。手术后，如有残留的食管损伤则患儿需要进一步住院观察，如无则可出院回家。

纽扣电池取出术

近年来，因误食纽扣电池而导致急诊就诊和死亡的人数不断上升。这些误吞可迅速导致危及生命的并发症。纽扣电池的电压和尺寸各不相同，但最常见的纽扣电池电压为3 V，大小约为硬币尺寸。据报道，2000—2009年，90%以上的严重后果都是由大于20 mm的锂电池造成的，而年龄较小的人群更有可能遭遇毁灭性的后果[16]，因为这种电池很有可能滞留在食管中。负极产生氢氧化物，接触黏膜15 min内可使组织pH值升高，导致食管组织坏死。临床上明显的组织损伤可在误食电池后2 h内发生，这就是为什么这种损伤应作为重大创伤处理的原因。儿童通常表现为非特异性症状，如发烧、咳嗽、易怒和呕吐，当未观察到误食时，可能会导致诊断延迟。X线片用于确诊或怀疑电池的误食，以便制定特异性治疗计划。食管穿孔可在24 h内发生。其他可能的并发症包括长期瘢痕、气管食管瘘、食管狭窄、声带麻痹和组织出血。美国国家电池误食热线(1-800-498-8666)位于华盛顿特区的国家首都中毒中心，为公众和临床医生提供有关电池误食的信息和指导。摄入蜂蜜、硫酸铝或局部醋酸冲洗(在手术室)已被证明可以降低纽扣电池误食后的损伤。这些物质可以通过覆盖电池和降低周围组织的pH值来减少黏膜接触。儿童电池取出手术被认为是危及生命的急诊手术，需要全麻。快速序贯诱导更为合适。麻醉诱导剂应根据患者

的血流动力学稳定情况进行选择。每个医院都应制定应急计划，以便在发现疑似误吞纽扣电池的患儿时迅速部署手术室，包括从直升机停机坪直接转移到手术室。

牙科和口腔外科手术

儿童最常见的需要全麻的牙科手术包括拔牙和牙齿修复。如果既往使用镇静技术失败，或者患儿有发育迟缓或其他行为学或医学问题，则患儿需在全麻下进行此类手术。这类患儿通常已经存在多项合并症，需要在手术之前进行检查和评估。患儿通常需要预先服用抗焦虑药。发育迟缓的不合作患儿可能会拒绝口服预用药，而需要肌内注射氯胺酮。

通常用七氟烷进行吸入诱导。神经肌肉阻滞剂可选择性使用。在患儿意识消失后，使用手术巾紧贴头部包紧，作为气管导管的附着点。在Magill钳的辅助下，经鼻置入RAE气管导管（图22.7）。手术台转90°，远离麻醉医生。术中所需液体较少。在长时间的手术过程中，可能发生体温过高，因此通常无需保温毯。潜在危险是未预料到的呼吸回路断开或气管导管阻塞。口腔医生或口腔外科医生通常会进行适当的局麻。给予对乙酰氨基酚和（或）酮咯酸可能有助于减轻术后残余酸痛。滴定些许阿片类药物也可能有帮助。

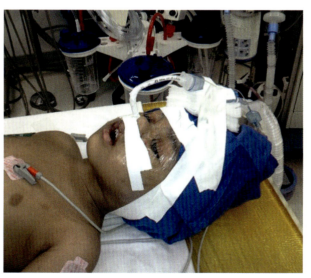

图22.7 在口腔手术中，经鼻插入的RAE导管可固定在头部包布上，以防止导管脱出（图片来源：Ronald S. Litman）

舌系带切开术

系带切除术（也称为系带切开术）需要切开系带，系带是舌下的中线纤维带。该术式适用于强直性咬合症，这是一种由于先天性系带过度生长而引起舌运动受限的疾病，可能导致吞咽或言语问题。可以通过解剖技术和缝合线，或使用激光，或两者联合来完成手术。气道管理取决于外科医生和麻醉医生的偏好。通过面罩麻醉或鼻咽通气道保留自主呼吸是很容易实现的。也有人认为放置声门上气道（SGA）或气管内插管更适合，因为术中有可能出血进入咽后部。术后有轻至中度的疼痛，可通过小剂量阿片类药物和（或）酮咯酸抑制。外科医生应采用局麻浸润。

喉部手术

声门下狭窄

声门下狭窄是指声带以下环状软骨水平区域的异常狭窄。它可能在出生时就存在，或者更常见的是继发于慢性炎症和气管插管留下的瘢痕。先天性声门下狭窄多见于多发性先天性畸形患儿和 21- 三体患儿。

获得性声门下狭窄最常见于需要带管超过 1 周或插管超过 3 次的患儿。气管导管的存在会引起炎症和瘢痕，特别是在环状软骨的水平，并形成局限性瘢痕。临床表现为患儿哭闹时或上呼吸道感染时的吸气性或双相性喘鸣，常因水肿导致声门下变窄。

声门下狭窄是在全麻下使用硬质支气管镜诊断的。当狭窄严重时，通过球囊和面罩进行正压通气可能很困难。一个额外的麻醉要点是需要一根比预期年龄所需更细的气管导管。在手术过程中，通过局部 / 雾化利多卡因喷雾（通常由外科医生使用）减少喉痉挛的风险。严重者可能需要内镜扩张手术、喉气管重建或气管切开术。

气管软化

气管软化症是指气管软骨软化，当气管腔内压力小于气管腔外压力时，气管软骨容易塌陷。因此，在用力咳嗽或呼气时可发生气道塌陷。先天性气管软化症发生于患有气管食管瘘和一些遗传性疾病的婴儿，如 21- 三体综合征和黏多糖病。获得性气管软化症发生在婴儿早期需要长期机械通气的患儿，以及有气管压迫病变（如血管环）的儿童。

气管软化症的临床表现包括嘈杂的呼吸音（通常描述为洗衣机的声音），"犬吠样"咳嗽，喘息和呼吸窘迫。这些症状通常在上呼吸道感染（URI）期间加重。许多患有气管软化症的儿童最初被认为是哮喘，直到得到正确诊断。有些可能因食管外源性血管压迫而伴有吞咽困难。硬质支气管镜检查是明确诊断的必要条件。

气管软化症患儿的麻醉要点与喉软化症相似。正压通气，特别是在使用神经肌肉阻滞剂后，将软化的气管打开并建立适当的通气。咳嗽和部分上呼吸道阻塞会加剧气管塌陷并迅速导致低氧血症，这在全麻复苏和气管拔管后尤其难以处理。患有严重气管软化症的患儿可能需要深麻醉下拔管以避免这些并发症。

喉镜检查和支气管镜检查

显微喉镜和可弯曲或硬质支气管镜是评估喘鸣（如声门下狭窄、气管狭窄）诊断检查的一部分，是治疗气道病变（如喉软化、乳头状瘤、喉囊肿）的治疗工具，也是清除上呼吸道或下呼吸道异物的工具。

各种医疗情况都可能导致气道异常，需要诊断或治疗干预。例如，早产儿特别容易发生声门下狭窄，并经常被评估为慢性喘鸣，无法成功脱离呼吸机。在接受喉镜检查和支气管镜检查的儿童中，一个共同的特点是上呼吸道或下呼吸道阻塞，患儿可能在全麻诱导下出现咽肌张力的丧失而恶化梗阻。术前评估应包括对既往麻醉药的全面回顾和对合并症的优化处理。体格检查的重点是上呼吸道解剖和评估现有气道阻塞的严重程度。术前实验室检查没有具体要求。应回顾头颈部的影像学报告，以评估全麻诱导时气道阻塞的可能性。

术前抗焦虑治疗是根据患者的年龄和医疗状况而量身定制的。镇静药物可能加重现有的气道阻塞并导致危及生命的低氧血症。IV 阿托品或格隆溴铵可以减少气道分泌物，防止迷走神经兴奋引起的心动过缓，并在气道操作过程中减轻胆碱能介导的支气管收缩。术前与外科医生的沟通将有助于准确理解手术过程，并使麻醉人员能够制定气道管理和后续所需麻醉技术的计划。

可弯曲支气管镜检查

可弯曲支气管镜允许在自主呼吸过程中对上呼吸道进行动态评估，并对周围气管支气管树进行评估，可用于气管软化症、支气管病变的评估和支气管肺泡灌洗。

在患者意识消失后立即进行可弯曲支气管镜检查，同时保留其自主呼吸。它通常通过附着在麻醉面罩上的装置进行，以便在手术过程中同时吸入氧气和吸入麻醉药。最初，可弯曲支气管镜的检查手术台头端是面向麻醉医生的，这样面罩通气在整个手术过程中可以得到最佳的保障。

硬质支气管镜检查

硬质支气管镜是一种不锈钢中空管，用于声门下方以及气道内的诊断和治疗。管体远端是圆钝的，沿其侧面有几个通气口或通气孔。管体近端包含一个通气侧口，通过一个 15 mm 的适配器连接到标准麻醉呼吸回路（图 22.8）。硬质支气管镜内有一个与硬镜同轴放置的带光学目镜的更细的放大镜（霍普金斯镜），可以放大和照亮气道（主要在声门以下），同时保留足够的通气氧合功能。移除放大镜后，器械可通过支气管镜取出异物、切除肿块等，同时保持一定的氧合和通气功能（图 22.9）。硬质支气管镜特别适用于困难气道管理，因为它能够绕过压迫气道并导致通气或插管困难的喉部及气管病变。在纵隔肿块压

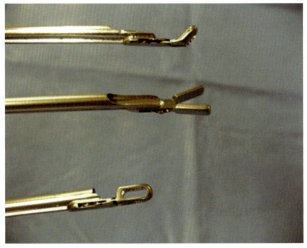

图 22.9　耳鼻喉外科医生可以从多种异物钳中选择一种来取出支气管异物（图片来源：Karen Zur）

迫隆突下方的支气管树的情况下，硬质支气管镜的使用可能是挽救生命的。

硬质支气管镜型号的选择原则是在给外科医生提供最好视野的同时，对声门和声门下组织的创伤最小。进行支气管镜检查的时间应尽可能短，以降低声带和声门下创伤继发梗阻性水肿的风险。在某些情况下，外科医生可能会选择单独用放大镜检查声门和声门下，以尽量减少对该区域的创伤。在这种情况下，同时保持通气是不可能的；在低氧血症发生之前，预充氧可有效增加窒息氧合的时间。这种气道检查也可以在保留自主呼吸的情况下使用悬吊喉镜进行，同时可向气管内输入氧气和七氟烷。

已有多种儿童支气管镜检查的麻醉方法被详细报道。麻醉诱导可通过吸入七氟烷或 IV 异丙酚来完成。在意识消失后，准备气道操作前，静脉和局部给予利多卡因可以减少保护性气道反射的发生，如呕吐和喉痉挛。下气道内局部使用利多卡因可引起反射性支气管收缩，静脉预注利多卡因可避免上述反应。在可弯曲支气管镜检查期间可以保留自主呼吸以评估气道的动态功能，可谨慎滴定小剂量的阿片类药物以保留自主呼吸。在有潜在的困难通气或困难插管风险时，应始终保留自主呼吸。神经肌肉阻滞剂仅用于正压通气成功后。

硬质支气管镜的麻醉方案很大程度上取决于支气管镜检查过程中自主呼吸或正压通气的优先选择。这种选择受到麻醉医生和外科医生个人偏

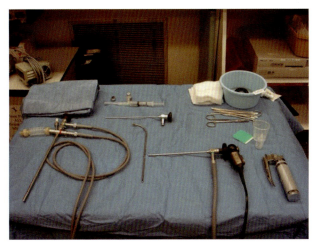

图 22.8　支气管镜检查手术台的布置，包括多种仪器来检查下呼吸道（图片来源：Karen Zur）

好的影响，他们必须在麻醉给药前就对可接受的技术达成一致。然而，有时根据外科医生的术中所见和患者的临床状况，也可在术中决定。无论采用哪种通气方法，这些手术都需要很大比例的时间来保持患儿气道开放（即当外科医生取下光学目镜或取下支气管镜时气道暴露在空气中）。全麻有多种方法。对于一些患者，首选全凭静脉麻醉（TIVA）技术，以减少吸入药物对手术室的污染，并为患者提供持续的全麻用药。另一些病例将使用悬吊喉镜，并通过喉镜远端的侧孔向氧气中输入七氟烷。

　　在硬质支气管镜检查中，自主呼吸和控制通气方法各有优缺点。如果维持自主呼吸，则可保证持续通气，即使麻醉呼吸回路断开也可以维持通气。对于某些阻塞性病变，负压自主呼吸可以提供更好的氧合和通气。自主呼吸的缺点包括需要维持足够的麻醉深度，以消除气道反射，防止患者在操作过程中体动，同时保持足够的通气和血流动力学稳定性。因此，气道表面麻醉是该技术的重要组成部分。

　　控制通气技术，可能包括也可能不包括神经肌肉阻滞剂的使用，依赖于间歇的正压呼吸，在呼吸暂停期间，外科医生可对气道进行操作。它的优点包括能够在呼吸阶段提供最佳的氧合和通气，并确保患者在气道操作中保持无体动。一个明显的缺点是，在呼吸暂停期间，即使有预充氧，发生去氧饱和的时间也常常很快，患儿将需要额外的正压通气。另一个明显的缺点是无法保证在气道阻塞性病变的患儿中实施成功的正压通气，常见于喉乳头状瘤病（图 22.10）。异物卡在支气管树时（图 22.11），理论上正压通气会将异物推向气管树远端。这可能会加重气道梗阻或产生球阀效应，导致肺部血管结构受压从而继发血流动力学改变。这种并发症很少见。此外，在一些特定的患者中的某些特殊操作，可以使用特殊的通气技术，如声门上喷射通气。

　　一旦患儿达到麻醉深度，在进行硬质支气管镜检查之前，可将手术台转离麻醉医生 90°，同时可由侧卧位或由手术台上的助手继续进行面罩通气，直到外科医生准备好对气道进行操作为止（图 22.12）。整个过程的目标应该是在最佳氧合、

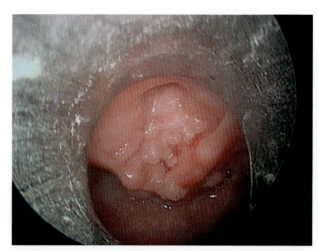

图 22.10　喉乳头状瘤病病变堵塞声门入口 [引自：Subramaniam R. Acute upper airway obstruction in children and adults. Trends Anaesth Crit Care,2011,1(2):67−73. DOI: https://doi.org/10.1016/j.tacc.2011.01.010.]

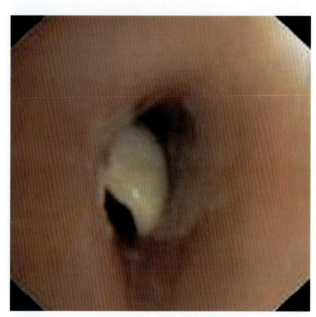

图 22.11　左主支气管异物伴周围黏膜炎症 [引自：Cakir E, Ersu RH, Uyan ZS, et al. Flexible bronchoscopy as a valuable tool in the evaluation of persistent wheezing in children. Int. J Pediatr Otorhinolaryngol,2009,73(12): 1666−1668. DOI: https://doi.org/10.1016/j.ijporl.2009.08.016.]

通气和手术暴露的情况下，平稳、协调地进行儿童共享气道手术。

悬吊显微喉镜检查

　　悬吊显微喉镜主要用于上气道和声带的手术，可使用或不用 CO_2 激光。患儿的头部固定在特定的位置，以确保喉部暴露良好。气管导管可以通

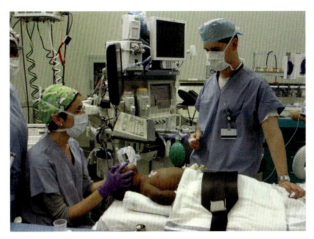

图 22.12 对于硬质支气管镜检查，手术台转动 90°，由耳鼻喉外科医生共享和管理气道（图片来源：Karen Zur）

过悬吊喉镜固定在适当的位置，或者可以采用呼吸暂停技术进行手术，以开放进入喉部和气道的通道。如果涉及激光手术，有几款安全的商用激光气管导管可供选择。在激光治疗过程中免用气管导管可优化外科医生的手术视野，并可消除气道起火的潜在风险。显微喉镜检查过程中的氧合和通气可通过以下两种方法提供：①在呼吸暂停治疗期间，间歇性放置气管导管；②保留自主呼吸，通过悬吊喉镜的侧孔或通过置入口腔的前端截断的气管导管（ETT）或经鼻导管持续吹入 100 % 氧气进行自主通气。

如果悬吊喉镜与 CO_2 激光联合使用，应严格遵守所有常规激光手术的注意事项。应用湿的生理盐水纱布盖住患儿的眼睛，并用床单或洞巾完全覆盖所有皮肤表面。如果使用带套囊的气管插管，应在套囊内注满水或生理盐水。一些麻醉医生将亚甲基蓝混合到生理盐水中一并注入套囊，一旦激光打破套囊可更好地分辨出来。氧气浓度应尽可能低，避免使用 N_2O 以减少可燃性。预先计划好的方案应该实施到位，以处理气道着火。我们推荐气道着火的 "4E" 处理方案：

1. Extract：拔管（取出气管导管）。
2. Eliminate：根除（关闭氧源）。
3. Extinguish：熄灭（盐水冲洗气道）。
4. Evaluate：评估（硬质支气管镜检查气道）。

支气管异物

各种不同类型的可食用和不可食用的异物，通常都会滞留在儿童远端支气管树。幼儿受影响最大，因为其协调呼吸和吞咽小块食物（如花生）的能力尚不成熟。支气管异物容易引起远端气道阻塞，并发肺气肿、肺不张和肺炎（图 22.11）。儿童可能出现呼吸系统疾病，症状包括呼吸急促、发热，甚至呼吸衰竭和低氧血症。当幼儿突然出现呼吸窘迫（通常以发生窒息开始）时，可以怀疑是支气管异物。异物吸入的过程可能被看到，也可能未被看到，通常异物种类是未知的。确诊标准包括影像学上发现异物，如果异物是不透射线的，则可高度怀疑。如果在 X 线片上不明显，则可能是异物远端阻塞的球阀效应引起的单侧肺气肿。如果吸入花生会引起类脂性肺炎，从而加重病情。X 线片结果会根据吸入异物的位置和类型而有所不同，进行卧位片检查可能有助于发现由于吸入异物所致的空气滞留。无论 X 线检查结果如何，如果怀疑吸入异物事件，则需要进行支气管镜检查。

通常认为这种手术是外科急诊。术前评估应侧重于判断呼吸功能和抗生素的使用。如果存在支气管痉挛，应使用支气管扩张剂。应该开放静脉备用。可在麻醉医生的监护下，在术前等待区滴定咪达唑仑以达到镇静作用。对于硬质支气管镜，诱导和维持全麻与上文相同，可选择自主呼吸或控制通气。即使已有大量研究发表，但仍没有足够的证据来确定这些病例的最佳通气策略 [17]。

颈部手术

甲状舌管囊肿

甲状舌管囊肿是发于颈部中线的先天性肿块，常被认为是胎儿时期盲肠胚孔与甲状腺之间连接的残余。在儿童期，可能发生感染和囊肿扩大，通常需要切除。这些儿童通常都很健康。标准的手术治疗是切除囊肿和舌骨中部，称为 Sistrunk 手术。术前评估、麻醉诱导和维持与常规手术没有差别。麻醉医生常用手术巾包裹儿童头部，将气管插管固定在其额头的手术巾上。患儿体位要求为颈部伸展，行横向中线切口。麻醉医生可能会被要求按压患儿舌根以移动囊肿，这有利于手术定位。手术风险包括颈部血管或气道结构的意外损伤。术后关注的问题包括血肿形成，以及其所导致的气道压迫。

鳃裂囊肿

鳃裂囊肿是在颈部一侧发现的，由胚胎发育过程中其中一个鳃裂的对合失败所导致。这些儿童在其他方面是健康的。围手术期和术后麻醉关注点与甲状舌管囊肿相同。

颈部肿块活检及切除

当一些未分类的颈部肿块，在使用常规抗生素治疗无效时，应行切除活检以排除恶性肿瘤或异常感染。然而，当怀疑是淋巴瘤时，可能存在隐藏的前纵隔肿块，在全麻诱导后可能会发生危及生命的气道梗阻。前纵隔肿块的症状包括仰卧位时咳嗽或呼吸困难，当患儿采用坐位或俯卧位时症状缓解。如果出现这些症状，则需要进行胸部 X 线检查（见第 8 章）。

水囊状淋巴管瘤

水囊状淋巴管瘤（即淋巴管瘤）是一种颈部及周围淋巴管的畸形，与特纳（Turner）综合征、21- 三体综合征、18- 三体综合征（Edwards 综合征）和努南（Noonan）综合征有关，但也有许多健康儿童发病。水囊状淋巴管瘤常在出生或婴儿期发现，通常在儿童早期增大。手术治疗这些先天性病变的主要指征是由于肿块效应或其位置对功能的影响。偶尔会有患儿因气道压迫导致呼吸窘迫而接受减瘤手术和（或）气管切开术（图 22.13）。水囊状淋巴管瘤倾向于向内生长并压迫气道。术前评估应进行 MRI 来检查肿物范围和评估气道通畅情况。如果计划进行扩大切除，或者肿块位于颈部大血管结构附近，则进行血红蛋白水平和类型的筛查。麻醉的诱导和维持取决于麻醉医生，根据肿块的大小和气道梗阻的程度而调整。如果怀疑存在上呼吸道梗阻，可遵循困难气道管理原则。术中需要注意的问题包括失血、容量管理、大面积剥离肿瘤时避免体温过低以及进行神经监测。如果手术预计持续 4 h 以上，则应放置临时导尿管。

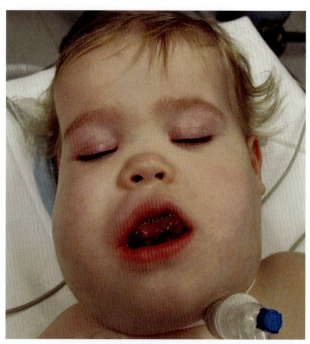

图 22.13 婴儿期需要气管切开术的巨大水囊状淋巴管瘤（图片来源：Ronald S. Litman）

气管切开 / 造口术

在气管上制造一个开口的技术术语存在争议，"气管切开术"和"气管造口术"可以互换使用。一般来说，气管切开术是通过颈部前组织暂时切开气管的手术，而气管造口术则需要在气管上开一个永久的切口，并放置气管造口管。

在过去的 10 年中，由于儿童麻醉医生和重症监护医生在气道管理方面的改进，儿童气管造口术的实施数量有所减少[18]。然而，随着患有复杂医疗问题和极端早产儿存活时间的延长，需要气管造口术的新患者群体正在出现。几项研究表明，一旦进行气管造口术，由于需要长期通气患儿的数量增加，气切套管的留置时间随着时间的推移而增加。最近的一项趋势表明，该手术正在更小的患儿中进行，尤以 12 月龄以下的患儿发病率最高。

儿童气管造口术的 3 个最常见适应证[19]：①延长机械通气时间；②上呼吸道阻塞；③肺部清理。包括任何先天性、创伤性、代谢性、感染性和肿瘤性疾病需要气管切开术的病症。虽然潜在的适应证可能很多，但在儿童气管切开术患者中最常见的诊断是支气管肺发育不良和神经系统疾病。

大多数气管造口术是择期或限期的。择期气管造口术的决定原则是复杂的，取决于几个因素，包括儿童潜在疾病状况、气道梗阻的严重程度、插管的难度和插管耗时。一般来说，长期通气的儿童最初使用气管内插管，之后想转换为气管造口术的时机取决于患儿的年龄以及家庭和医疗团队对每个儿童的判断。新生儿可耐受气管内插管数月，由于气道更柔韧，喉部损伤可能更少。另一方面，在年龄较大的儿童和青少年中，喉软骨更坚固，需要在气管插管 2~3 周后进行气管造口术。

理想的气管造口管应该由一种特殊材料制成，这种材料引起的组织反应性最小，易于清洁和维护，并且有各种尺寸和长度可供选择。导管需要足够坚硬以防止弯折或塌陷，同时又要足够柔软从而使患者感到舒适。现代气管造口管有一个 15 mm 的通用连接器，用于连接标准呼吸设备。理想的造口管还包含一个可以取出和清洁的内套管，尽管大多数儿科导管没有内套管。

儿童气管造口管可能包含一个套囊，如果需要通气和适当的漏气。套囊管也用于正压通气和保护下呼吸道，防止误吸分泌物。套囊可以充满空气或无菌水，这取决于造口管的设计。最好避免放置带套囊的气管造口管，以尽量减少气管损伤的机会。在较大的儿童和青少年中，可以使用带套囊的成人气管造口管。在选择合适的气管造口管时，应同时考虑直径和长度。外径决定了可能插入的导管尺寸，而内径决定了实际气道的尺寸。造口管的直径应该足够大，以允许充足的气体交换，容易吸引并清除分泌物。如果气管造口术的目的是辅助通气，则应调整造口管的尺寸，防止漏气过多。预测合适的造口管尺寸的因素包括儿童的年龄和气管插管的尺寸。太大的导管会影响气管壁的毛细血管血流，可能导致黏膜溃疡和纤维性狭窄的发生。长时间的气管造口管过度挤压可能造成类似的损伤，也可能导致气管扩张。这些并发症可通过选择合适尺寸的气管造口管并将套囊压力调节到小于 20 cmH$_2$O 来避免。造口管尺寸的选择也受气管管腔尺寸的影响。

气管造口管的长度很重要，特别是对新生儿和婴儿。太短的导管可能会导致意外脱管或形成假通道。如果导管太长，尖端可能会擦伤隆突或进入右侧主支气管，导致咳嗽、呼吸问题和不适，以及隆突肉芽的发生。了解所需和适宜的气管造口管长度后，可以相对容易地定制造口管。在气管软化、气管食管瘘（TEF）修复或气管狭窄等特殊情况下，额外特殊定制的导管可能有助于跨越受损伤的区域。

除非气道梗阻将立即危及生命，否则儿科气管造口术应在手术室进行。这为患儿和实施手术的工作人员都创造了一个良好的可控环境。手术室提供最佳照明、儿童处于正确体位及专业的护理团队，均有利于手术实施。此外，如有必要，还可使用各种喉镜和支气管镜来控制气道。

对于留置气管导管的儿童，麻醉诱导和维持的选择不那么重要。然而，如果气管造口术是为了治疗急性气道梗阻，则需遵循困难气道管理原则（见第 18 章）。在手术前，外科医生和麻醉医生应讨论选择建立和固定气道的方法。如果不能成功插管，应讨论所有替代方案。气管造口术最好是在全麻下气管插管后进行。在某些严重上呼吸道阻塞的情况下，可能需要在轻度镇静和局麻浸润的情况下进行气管造口术，但这种情况应尽可能避免。在特定的患者中也可以选择 SGA 来进行通气。

气管造口术采用仰卧位，患儿的颈部通过垫肩垫起以保持伸展。患儿吸入 100% 的氧气，因为预计会暂时中断通气，但如果在气道附近使用电灼，氧气水平应该尽可能低，以尽量减少气道着火的可能性。利多卡因与肾上腺素混合液在胸骨切迹上方一到两个横指处的皮下组织中进行局麻浸润。然后在同一部位做一个水平皮肤切口。垂直中线进行游离组织以暴露气管环。T 型牵引线放置在第三气管环水平的辅助位置，以便在气道建立之前，若发生意外脱管，可迅速打开气道。在中线垂直切开气管，露出下面的气管导管。在直接观察气管导管的同时，麻醉医生逐渐将其拉回切口上方，同时外科医生插入气管造口管（在这部分手术过程中会有大量的空气泄漏）。然后将麻醉呼吸回路连接到气管造口管；通过听诊双侧呼吸音和观察正常的二氧化碳描记曲线来确认导管处于正确的位置。在这些最后的确认之前，气管导管不应该完全从气道中取出。然后进行可弯曲气管支气管镜检查以确定气管造口管的远端位置。在这个阶段进行适当的调整或更换不同大小的气管造口管。在离开手术室之前或到达 ICU 后拔除先前放置的气管导管。术后通过胸部 X 线检查进一步确认导管位置，并排除气胸。

术后，通过套管或呼吸机加湿空气，防止气管分泌物过度干燥和增厚。术后第 5 ~ 7 天，在形成良好的气管通道后，外科医生进行第一次气管造口换管，同时拆除牵引缝合线。

麻醉医生应了解儿童气管造口术的各种并发症。出血可发生在浅表组织、甲状腺血管或异常血管（如高位无名动脉），并可干扰外科医生切开气管的视野。空气进入皮下组织可引起纵隔气肿、气胸、皮下气肿或以上症状的任意组合。颈部的神经血管结构，包括喉返神经，也可能发生解剖性损伤。在放置过程中，气管造口管可能被意外放置在气管周围的假腔中或进入食管。由于这些原因，在最终确认气管造口管功能正常之前，绝不应完全拔除气管内导管。

（仪修文 译，韩园 审）

参考文献

[1] Galinkin JL, Fazi LM, Cuy RM, et al. Use of intranasal fentanyl in children undergoing myringotomy and tube placement during halothane and sevoflurane anesthesia. Anesthesiology,2000,93(6):1378–1383. https://doi.org/10.1097/00000542-200012000-00006.

[2] Pappas AL, Fluder EM, Creech S, et al. Postoperative analgesia in children undergoing myringotomy and placement equalization tubes in ambulatory surgery. Anesth Analg,2003,96(6):1621–1624. https://doi.org/10.1213/01.ane.0000064206.51296.1d.

[3] Stricker PA, Muhly WT, Jantzen EC, et al. Intramuscular fentanyl and ketorolac associated with superior pain control after pediatric bilateral myringotomy and tube placement surgery: A retrospective cohort study. Anesth Analg, 2017,124(1):245–253. https://doi.org/10.1213/ANE.0000000000001722.

[4] Roland PS, Rosenfeld RM, Brooks LJ, et al. Clinical practice guideline: Polysomnography for sleep-disordered breathing prior to tonsillectomy in children. Otolaryngol Head Neck Surg,2011,145(1 Suppl):S1–S15. https://doi.org/10.1177/0194599811409837.

[5] Katz ES, Mitchell RB, D'Ambrosio CM. Obstructive sleep apnea in infants. Am J Respir Crit Care Med,2012,185(8):805–816. https://doi.org/10.1164/rccm.201108-1455CI.

[6] Steward DL, Grisel J, Meinzen-Derr J. Steroids for improving recovery following tonsillectomy in children. Cochrane Database Syst Rev,2011,2011(8): CD003997(2011-08). https://doi.org/10.1002/14651858.CD003997.pub2.

[7] Brown KA, Laferrière A, Moss IR. Recurrent hypoxemia in young children with obstructive sleep apnea is associated with reduced opioid requirement for analgesia. Anesthesiology,2004,100(4):806–810. https://doi.org/10.1097/00000542-200404000-00009.

[8] Murphy C. Two local girls in critical care following tonsillectomies. Weny News(2020-10-22). https://www.weny.com/story/40089529/two-local-girls-incritical-care-following-tonsillectomies.

[9] Li X, Zhou M, Xia Q, et al. Parecoxib sodium reduces the need for opioids after tonsillectomy in children: a doubleblind placebo-controlled randomized clinical trial. Can J Anaesth,2016,63(3):268–274. https://doi.org/10.1007/s12630-015-0560-3.

[10] Alhashemi JA, Daghistani MF. Effects of intraoperative i.v. acetaminophen vs i.m. meperidine on post-tonsillectomy pain in children. Br J Anaesth.,2006,96(6):790–795. https://doi.org/10.1093/bja/ael084.

[11] Capici F, Ingelmo PM, Davidson A, et al. Randomized controlled trial of duration of analgesia following intravenous or rectal acetaminophen after adenotonsillectomy in children. Br J Anaesth,2008,100(2):251–255. https://doi.org/10.1093/bja/aem377.

[12] Pestieau SR, Quezado ZM, Johnson YJ, et al. High-dose dexmedetomidine increases the opioid-free interval and decreases opioid requirement after tonsillectomy in children. Can J Anaesth,2011,58(6):540–550. https://doi.org/10.1007/s12630-011-9493-7.

[13] Bolton CM, Myles PS, Nolan T, et al. Prophylaxis of postoperative vomiting in children undergoing tonsillectomy: a systematic review and meta-analysis. Br J Anaesth,2006,97(5):593–604. https://doi.org/10.1093/bja/ael256.

[14] Hermans V, De Pooter F, De Groote F, et al Effect of dexamethasone on nausea, vomiting, and pain in paediatric tonsillectomy. Br J Anaesth,2012,109(3):427–431. https://doi.org/10.1093/bja/aes249.

[15] Davis PJ, Fertal KM, Boretsky KR, et al. The effects of oral ondansetron disintegrating tablets for prevention of at-home emesis in pediatric patients after ear-nose-throat surgery. Anesth Analg,2008,106(4):1117–1121. https://doi.org/10.1213/ane.0b013e318167cc3a.

[16] Litovitz T, Whitaker N, Clark L, et al. Emerging battery-ingestion hazard: clinical implications. Pediatrics,2010,125(6):1168–1177. https://doi.org/10.1542/peds.2009-3037.

[17] Fidkowski CW, Zheng H, Firth PG. The anesthetic considerations of tracheobronchial foreign bodies in children: a literature review of 12,979 cases. Anesth

Analg,2010,111(4):1016–1025. https://doi.org/10.1213/ANE.0b013e3181ef3e9c.

[18] Coté CJ, Hartnick CJ. Pediatric transtracheal and cricothyrotomy airway devices for emergency use: which are appropriate for infants and children. Paediatr Anaesth, 2009,19(Suppl 1):66–76. https://doi.org/10.1111/j.1460-9592.2009.02996.x.

[19] Wetmore RF, Marsh RR, Thompson ME, et al. Pediatric tracheostomy: a changing procedure? Ann Otol Rhinol Laryngol,1999,108(7 Pt 1):695–699. https://doi.org/10.1177/000348949910800714.

拓展阅读

Okonkwo I, Cochrane L, Fernandez E. Perioperative management of a child with a tracheostomy. BJA Educ,2020,20(1):18–25. https://doi.org/10.1016/j.bjae.2019.09.007.

第23章

普通外科手术

Vanessa A. Olbrecht, Ji Yeon Jemma Kang, Ronald S. Litman

本章我们将回顾在儿科普通外科手术中常见手术及罕见手术的麻醉管理原则。第一部分包含腹腔内手术的要点，尤其是新生儿、婴儿腹腔手术。第二部分则是儿科麻醉医生所关注的腹部手术过程中常见的一些问题，并描述了在这些情况下儿科麻醉医生应该重点关注什么。此外，本章也会阐述建立血管通路时的麻醉要点，如输液港或 Broviac 导管。

概　论

儿童腹腔内手术的范围可涵盖简单的健康儿童疝修补术及复杂的重症早产儿肠切除术（如坏死性小肠结肠炎）。术前评估可让麻醉医生预测术中、术后可能出现的并发症及做好术前准备（包括液体复苏）。许多腹部疾病通常表现为呕吐、腹泻，并伴有腹腔内积液及电解质紊乱。因此，容量评估对于此类疾病非常关键，且通常需要麻醉医生术前做好液体复苏。

术前体格检查主要关注呼吸循环系统体征及气道风险评估。低血容量状态的表现包括：精神萎靡、体重下降、心动过速、黏膜干燥、皮肤发冷及花斑、外周毛细血管充盈不足及前囟凹陷，后期则会出现代谢性酸中毒、少尿及低血压。

肠道水肿、肠腔积液积气可导致患儿腹部膨隆，若发生肠穿孔可导致患儿出现腹膜炎。上述变化会引起患儿膈肌抬升从而导致功能残气量（FRC）降低。在小婴儿中，FRC 的下降可引起肺不张、肺泡塌陷，最终导致患儿顽固性低氧血症及呼吸衰竭。合并急腹症的患儿术前需进行全面的实验室检查，包括血常规（含血小板计数）、代谢功能检查及凝血功能检查。值得一提的是，虽然直接查血型和抗体筛检适用于绝大多数患儿，但如果患儿存在失血及术中输血可能，建议做交叉配血。如患儿存在肠道缺血（如坏死性小肠结肠炎），则需行动静脉血气分析以判断是否存在代谢性酸中毒。术前用药主要用于缓解患儿疼痛及舒缓紧张情绪，目前尚无证据证明使用防胃反流药及制酸剂对患儿有益处。若患儿术前存在肠梗阻的可能，麻醉医生不应使用甲氧氯普胺（一种促动力药物），而应该在全身麻醉（简称"全麻"）诱导前对患儿使用鼻胃管（若患儿较小，可使用经口胃管）进行胃肠减压。

术中麻醉医生主要的关注点为纠正低血容量状态、酸中毒及低体温，常规监测通常可以完成，但由于存在不同的病程演变及其他潜在风险，必要时仍需要实行有创监测，如有创动脉压监测及建立中心静脉通道。术中保温措施包括核心体温监测（食管或直肠）、手术室升温、呼吸回路加湿、液体加温仪及使用暖风机或使用变温毯。在对新生儿和小婴儿进行麻醉诱导时，可在手术床头侧上方使用辐射加温仪。小婴儿行剖腹探查手术时，麻醉医生需注意食管体温探头可能会前移至胃部，此时所监测的体温可能受手术室无影灯的影响。若手术持续时间可能超过 4 h 或术中需予大量液体输注，建议留置导尿管。

当大量肠体暴露于体外时，非显性液体蒸发明显增加 [至少 10 mL/（kg·h）]，此时需进行大量液体输注。大出血、肠道暴露或肠道水肿引起的第三间隙液体丢失可导致低血容量性休克；合并大面积腹部病损的患儿（如腹裂或脐膨出）在术中通常需要大于 50 mL/kg 的等张液输注。为了保证充分的液体复苏，许多儿科麻醉医生通常会建立两条外周静脉通路。等张晶体液适用于多数情况下的液体复苏，若术中出现持续低血压并排除低血容量状态，部分患儿（尤其是合并脓毒症）可能需要使用正性肌力药，如多巴胺、肾上腺素。

接受急诊腹部手术的婴幼儿通常处于饱胃状态，从而使全麻诱导时的反流误吸风险增高。此类患儿的胃排空能力降低，可能由疾病本身或抗胆碱药引起（如类罂粟碱）。而行腹部择期手术的患儿较稳定，其疾病本身并不干扰胃排空功能，因此可遵循常规的禁食指南。

当患儿留置鼻胃管后，在全麻诱导前需充分吸引；若有需要可以在进行气管插管时移除鼻胃管，在气管插管后再重新放置。

与成人相似，对儿童行快速诱导插管（RSI）的要点包括预充氧、使用迅速起效的镇静药及肌松药。压迫环状软骨是否能预防反流误吸仍存在争议。

在等待肌松药起效时最大限度保持上呼吸道通畅非常重要，尽管在等待过程中需避免行手控通气，但患者仍可通过颈部后仰伸展及下颌后仰，使大量氧气通过麻醉回路流入从而保证氧合。

常规 RSI 可能并不适用于某些患儿，如挣扎的患儿可能会拒绝戴面罩。婴儿由于其 FRC 较小及耗氧量高可能无法通过呼吸进行充分氧合（导致血红蛋白不能充分氧合）。此外，由于琥珀胆碱对潜在合并肌病的患儿存在风险，通常麻醉医生会使用罗库溴铵替代，而罗库溴铵的起效时间（除非大剂量使用）通常较琥珀胆碱更长。由于上述原因，许多儿科麻醉医生在气管插管前更喜欢采用改良的正压通气方法（维持较低吸气压力的同时保证胸廓起伏较轻）[1]。除非患儿的心肺系统状态非常不稳定或怀疑存在困难气道，否则麻醉医生很少对新生儿实行清醒插管。

腹部手术的麻醉维持管理策略取决于患儿疾病的严重程度，若患儿术后不需要行机械通气，可使用一种吸入麻醉药加一种阿片类药物维持麻醉。若术后需要行机械通气，则需要大量的阿片类药物进行麻醉维持（吸入麻醉药仍要足量以避免术中清醒），这样阿片类药物的镇痛作用可持续到术后阶段从而减少患儿的应激反应并提供持续充足的镇静镇痛作用。若不存在低血容量状态，新生儿及婴幼儿在使用大量阿片类药物后仍能保持血流动力学稳定。禁止在腹部手术的患儿中使用一氧化氮，即使是浅表腹壁手术（如疝修补术），因其可引起肠道扩张。

当患儿血流动力学稳定且没有证据显示患儿存在菌血症或脓毒血症时，可通过腰椎或骶部行硬膜外镇痛，从而缓解术中和术后疼痛。

接受腹部大手术的新生儿可受益于术后机械通气，阿片类药物的使用可延续至术后以降低应激反应，其次在行大量液体输注和液体转移时（从血管内转移至肠道第三间隙）不存在呼吸暂停的风险，且肌肉松弛状态也有助于机械通气的实施。麻醉医生应主动与新生儿科医生、外科医生及儿科医生讨论术后管理方案。

目前许多儿科腹部手术通常在腹腔镜下进行，包括阑尾切除术、幽门环肌切开术、疝修补术、尼森（Nissen）胃底折叠术和肠切除术等。腹腔镜手术患者的术中管理，重点在于密切监测腹内压（IAP）。对于年龄较大的患儿，腹腔镜手术的手术方式及麻醉管理要点与成人相似。而对于年龄较小的婴幼儿，IAP 的增加可能导致心肺功能损害。有研究表明，IAP 的安全界限为 12 mmHg，而当压力大于 12 mmHg 时，低血压、心动过缓、继发性 FRC 降低及肺顺应性下降导致的通气困难等风险会随之增加。对于患有发绀型先天性心脏病的患儿，IAP 大于 6 mmHg 可能造成肺血管阻力（PVR）增加，从而导致右向左分流。

尽管腹腔镜手术操作损伤的血管体积较小[2]，腹腔镜手术中二氧化碳栓塞仍可导致血流动力学不稳定。此情况罕见，但新生儿可能更容易出现二氧化碳栓塞，因为二氧化碳可通过损伤或残留的脐静脉进入血管内。

先天性膈疝（CDH）

CDH 由膈肌缺损引起，该缺损使腹部内容物在胎儿期就进入并停留在胸腔内。该疾病在新生儿的发病率为 1/3000[3]，通常伴有羊水过多，且可通过产前超声发现。该疾病最严重的后果是干扰胎儿期的肺部发育，导致肺发育不全、肺血管横截面积减少及肺表面活性物质产量和活性降低。

目前 CDH 已确定 3 种分型。最常见的是胸腹膜裂孔疝（Bochdalek 疝）（图 23.1），因膈肌的完整性使小肠、大肠及实质器官从膈膜左侧或后方进入胸腔。较少见的是先天性胸骨后膈疝（Morgagni 疝），其缺损位于右侧或前部，通常不会导致严重的肺发育不全，而仅表现为肠梗阻，因只有一小部分肝脏和大肠突入胸腔。最少见的分型为食管裂孔疝（＜ 2%）。

严重的 CDH 在出生后即表现为呼吸窘迫，通常可在产前超声发现。患有 CDH 的新生儿会表现为胸壁回缩、呼吸急促、发绀、患侧无呼吸音，以及典型的舟状腹表现，表明腹腔内容物（如肠道）缺如。通常可在胸部听诊出肠鸣音。CDH 可通过婴儿 X 线检查确诊，片中可显示胸腔内肠道及腹腔内无气腔表现。大约 25% 的患儿合并心脏异常。根据疝的位置，纵隔可能发生位移并导致心脏损害。尽管大部分患儿可在出生时诊断，但仍有高达 10% 的轻度 CDH 患儿直至儿童期甚至是成年期才确诊。

肺发育不全、低氧血症，与持续性肺动脉高压及循环系统无法从胎儿型转变为成人型有关。右心压力升高可导致血液通过动脉导管形成右向

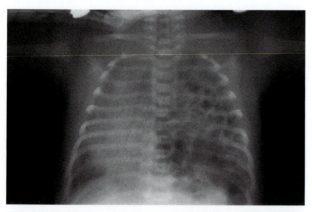

图 23.1 出生 1 d 的新生儿的左侧膈疝。左侧胸腔中的肠道气体覆盖了心脏并压迫右肺，左肺发育不全是因为它在胎儿发育期间不能正常生长 [引自：Crowley MA. Neonatal respiratory disorders// Fanaroff and Martin's neonatal-perinatal medicine. 11th ed. Philadelphia: Elsevier（chapter 66）:1203-1230.]

左分流。持续性低氧血症、高碳酸血症和酸中毒可导致动脉导管持续开放。未闭合的卵圆孔和室间隔缺损也可导致右向左分流。这种恶性循环只能通过建立正常的血液氧合和正常的肺功能打破，而合并先天性心脏病可恶化该过程，导致总体生存率下降。

一旦确诊为 CDH，需立刻进行气管插管和机械通气。由于胃或小肠可能突入胸腔内，因此应尽量减少气囊面罩正压通气以减轻胃扩张。同时应立即插入鼻胃管或口胃管以降低上消化道压力。胸部 X 线片可用于确诊 CDH 并确认对侧是否存在气胸。

过去患有 CDH 的婴儿通常需立刻进行手术，经胸腔去除腹部内容物从而使肺部重新扩张并生长。然而，此种手术术后的患儿预后不佳，源于患侧肺部的发育不良而非单纯不张。目前，更佳的手术时机是在相互选择的基础上进行的，即在出生后几周内，当患儿达到最佳的状态时再行手术治疗。

纠正肺动脉高压是提高患儿生存率的关键。在新生儿出生后，机械通气管理的目标是提供氧合和保证通气，并且不触发肺血管痉挛危象。具体目标为：动脉血氧分压（PaO_2）大于 50 mmHg，并维持 pH 大于 7.2，允许性的低氧血症及高碳酸血症。已经证明，高碳酸血症（$PaCO_2$ 40~60 mmHg）可以减少通气容积压力，从而最大限度减少气压伤和容积伤，极大提高患儿生存率。部分患儿可能需要使用正性肌力药来维持灌注，一氧化氮和米力农可用于减少后负荷从而改善肺血流量。若使用多种通气手段（包括震荡通气或喷射通气），仍无法纠正 PCO_2 或将肺泡动脉氧分压差降至 50 mmHg 以下，此时需行体外膜肺氧合（ECMO）。使用 ECMO 的指征还包括动脉导管前血氧饱和度低于 85%，吸气峰压大于 25 cmH_2O，升压药难以纠正的持续性低血压，以及灌注不足（表现为尿量减少和乳酸含量增加）。虽然吸入一氧化氮可使肺扩张，有助于稳定病情，但该方法并不能降低患儿的死亡率及 ECMO 的使用需求。CDH 手术包括剖腹探查、去除胸腔内的腹部脏器。而手术时机取决于患儿肺部状态的稳定、尿量充足、血管张力正常、动脉导管前氧饱

和度及肺循环压低于体循环压。膈肌缺损可通过单纯修补术或使用合成补片闭合。在多数患儿中，手术医生会在患侧放置胸腔引流管，一些手术医生还会在对侧放置胸管以防止过度机械通气导致的气胸。若术中出现不明原因的肺顺应性下降、低氧血症或低血压，则提示对侧肺气胸的可能，应立即放置胸腔引流管。胸腔引流管的放置可在患者状态稳定后在手术室内进行，也可在新生儿重症监护病房（NICU）实施。

CDH 手术的通气策略包括避免气压伤（尤其是健侧肺）及减少低氧血症、高碳酸血症和酸中毒，上述情况均可导致 PVR 增加。在导管前（右上肢）和导管后（下肢）同时进行脉搏血氧饱和度监测，有助于麻醉医生更早发现由肺动脉高压引起的右向左分流。右桡动脉置管可用于连续血压监测和导管前氧合评估。其余的 CDH 术中管理策略包括维持足够的血容量，特别是当需要高通气压力时，应使用大剂量阿片类药物来降低 PVR。静脉液体输注尤其重要，以确保足够的前负荷，但同时也要格外注意肺水肿的发生。几乎所有患儿在术后均需继续进行机械通气。

胆道闭锁

胆道闭锁在新生儿中的发病率约为 1/15 000，其发病原因可能由胆管炎症导致的肝外胆道闭塞引起，从而导致胆汁不能从肝脏正常排出。该疾病表现为出生最初几周内即出现高胆红素血症，若不加以治疗，最终可导致肝硬化。胆道闭锁的婴儿需在十二指肠与肝内胆管之间行手术吻合，即肝门肠吻合术（Kasai 手术）[4]，该手术最好在出生后 60 d 内进行以改善患儿的临床预后[5]。麻醉关注点主要为患儿肝功能下降及其继发症状，如凝血因子缺乏、低白蛋白血症、腹围增加 / 腹水增加，最终影响肝脏的药物代谢功能。若患儿没有合并凝血功能障碍，术后首选硬膜外镇痛。Kasai 手术的远期并发症包括复发性上行胆管炎和慢性肝硬化。许多患儿最终将面临肝移植。

先天性巨结肠病

先天性巨结肠病（先天性无神经节性巨结肠），表现为由结肠副交感神经节细胞缺失引起的结肠功能性梗阻，为新生儿结肠梗阻最常见的原因。患儿出生后几天即出现腹部膨隆及排便困难。对于 48 h 内未排出胎粪的患儿或有慢性便秘史的较大婴儿，应考虑此诊断。患儿在极少数情况下会加重发展为中毒性巨结肠、腹膜炎和结肠穿孔。由于该疾病通常与先天性心脏病（2%~5%）及21- 三体综合征（5%~15%）相关，术前需对此类患儿进行心脏检查。

先天性巨结肠的治疗包括无功能结肠切除及直肠吻合，可根据不同情况行分期的结肠造口术。许多医院在会阴修补前，于腹腔镜下行结肠切除术。

会阴修补术期间，婴儿通常在手术床末端采取截石位，麻醉医生应提前预知该手术体位，并准备足够长度的监测线、呼吸回路管道及静脉输液管路。该手术的麻醉管理难点在于维持患儿正常体温，对它们进行核心温度监测非常必要，维持体温的方法包括提升手术室环境温度、静脉输液加温和或采用空气加温毯。

肛门闭锁

肛门闭锁可通过出生后体检或出生第一天排胎粪失败进行诊断，产前超声通常无法发现该病变。该疾病较轻时仅表现为较窄的梗阻带且可在床旁行穿刺治疗。虽然该疾病的病变部位较表浅，但其可能与潜在的盆腔神经肌肉异常有关。肛门闭锁通常为 VATER 综合征的症状之一：脊椎缺陷（V）、肛门闭锁（A）、气管食管瘘（T-E）、桡骨发育不良（R）及肾脏 / 泌尿生殖系统畸形（R），有更新的说法为 VACTERL 综合征，其中新增加了心脏（L）和四肢（L）异常。

患有肛门闭锁的患儿可在新生儿期行基础修复手术，或行分期手术（结肠造口术）；若患儿无法排便，则需立刻行急诊手术。而对于患有直肠阴道瘘的女婴，由于胎粪可通过直肠阴道瘘排出，因此手术相对不那么紧急。通常在出生后第一年内对患儿行矫正术，即后矢状入路肛门直肠成形术（Pena 术或 PSARP 术）。麻醉关注点包括评估是否存在其他异常及电解质紊乱。手术过程需更关注危及生命的其他共存疾病，而不仅是修复手术本身。手术通常先采取俯卧位，后以仰卧位或截石位完成。即使手术顺利完成，该类患儿仍可存在尿失禁或大便失禁。

静脉导管留置

对于儿童来说，最常见的手术操作为术中留置静脉导管，如 Broviac 导管、Hickman 导管或输液港。导管通常置于颈部的中心静脉，其中一部分可置于皮下隧道以提高其稳定性，同时可降低穿刺部位感染的风险。患有慢性疾病的儿童通常需放置中心静脉通路以方便行长期肠外营养、使用抗生素、化疗及其他长期药物。

术前评估应包括患儿本身合并的其他疾病异常。术前可口服或静脉注射咪达唑仑。此类患儿的全麻诱导和维持并无特殊之处。放置导管前需先将患儿调整到头低脚高位（最大限度使静脉充盈，同时可减少静脉空气栓塞的风险），使患儿头部过伸并转向对侧。在覆盖无菌单后，可能会出现通气受限，因此麻醉医生更倾向于在穿刺前先行气管插管或放置声门上通气装置来保证通气。

在移除静脉导管时仍需对患儿实施全麻，此时该导管可用于推注静脉诱导药，但在拔除中心静脉导管前应先建立另外的外周静脉通路。在移除导管的过程中，比较罕见的并发症为由静脉撕裂引起的大量失血或空气栓塞。由于术程通常不超过 10 min 且无菌单覆盖面积较小，该操作一般不需要对患儿行气管插管。

腹股沟疝

腹股沟疝修补术是儿童最常见的外科术式之一。单侧疝通常可通过对学龄儿童的常规体检给出诊断。而双侧疝则更常见于早产儿，因其存在嵌顿风险，通常需进行手术修复后才允许出院。因此，此类患儿在诊治过程中的关注点还包括与早产相关的问题。

患儿行疝修补术的麻醉方法有多种。在制定麻醉方案时，需考虑到患儿的健康状况、外科医生的技术及麻醉医生的水平。年龄较大且无并发症的单侧疝患儿可通过面罩或声门上装置吸入麻醉药来维持全麻。若手术医生行腹腔镜手术，则需要行气管插管和使用肌松药，其剂量取决于外科医生对腹壁松弛及气腹的要求。

腹股沟疝修补术的术后镇痛方法主要为区域阻滞。骶管阻滞通常用于双侧疝修补术，而外周神经阻滞通常用于单侧疝修补术。然而，行骶管阻滞的患儿通常会出现下肢无力，当下也经常采用双侧神经阻滞的方法。在行区域阻滞的同时，应同时静脉给予小剂量阿片类和非阿片类镇痛药，包括对乙酰氨基酚和酮咯酸。

低龄患儿行疝修补术的麻醉管理要点与大龄患儿不同，且男性患儿的疝可由较大的疝囊组成，这对外科医生也是一种挑战。因此，对于此类患儿，麻醉医生更倾向于采用气管插管全麻并维持一定肌松。在一些极度早产和低体重（小于 3 kg）的患儿中，麻醉医生可选择术后带气管导管送重症监护病房（ICU）继续监护，直至患儿完全恢复后再拔除气管导管。对于骶管阻滞术后镇痛的患儿还可采取椎管内阻滞，可避免使用镇静剂来维持麻醉[6]，特别是对于术后可能出现呼吸暂停的早产儿。与全麻相比，术前不使用镇静药物可降低术后呼吸暂停的风险，术前无呼吸暂停病史的患儿术后出现呼吸暂停的风险也随之更低。然而，椎管内麻醉的失败率往往高于全麻。

肠套叠

肠套叠是指一段肠管（通常是回肠远端）套入邻近肠管，随后出现肿胀和肠梗阻，严重时可引起肠缺血和肠穿孔。典型症状为呕吐、腹痛和直肠出血（果冻样便）。虽然肠套叠的病因尚不明确，但它可能与肠息肉或肿大的肠淋巴结（派尔集合淋巴结）有关，通常发病于婴儿和学步儿童（2 月龄至 5 岁）。在严重或病程较长的病例中，患儿可能会出现肠缺血和脓毒血症，并伴有严重的脱水和电解质紊乱。肠套叠可通过超声或平片确诊。对于 3 岁以下的患儿，可采用非手术复位法，如钡剂或空气灌肠。对于年龄较大的患儿以及非手术复位失败的患儿，需要行腹腔镜探查术来进行复位。该手术通常采取快速序贯诱导全麻。麻醉的主要关注点包括液体复苏、纠正电解质紊乱、维持正常体位和术后镇痛。

肠旋转不良和肠扭转

肠旋转不良定义为胚胎约 10 周后肠道从腹外回迁至腹内时的异常扭转畸形。当此种扭转影响肠道血供时（肠系膜上动脉），则称为肠扭转。肠旋转不良导致的肠扭转是儿童外科急症之一。婴儿通常在出生后的前 2 个月出现相关症状，但程度较轻的患儿可能会数年后仍无症状。若肠扭转持续进展，可出现胆汁性呕吐或肠穿孔及肠道缺血等症状，并可能出现类似败血症的症状，如不及时治疗，可危及生命。重症患儿在术前需进行液体复苏和气管内插管。术前管理包括放置鼻胃管或口胃管以实行胃肠减压，并使用抗生素抗感染。此外，肠旋转不良的儿童可能合并其他系统的先天性异常，如果时间允许，术前应进行全面筛查。

肠扭转的治疗方法包括紧急剖腹探查术和拉德（Ladd）手术。术中外科医生会切除缺血的肠道，沿肠系膜解开功能尚存的肠道并固定，以恢复正常血供。大多数患儿术后即可在手术室内复苏，术后只需行常规护理。然而根据病情的不同，部分患儿术后仍需要机械通气，尤其是计划在 24~48 h 内进行"二次检查"以评估肠道功能的患儿。

梅克尔（Meckel）憩室

梅克尔憩室是最常见的小肠先天性异常，即未闭锁的脐肠管，表现为出生后最初几年的无痛性直肠出血。治疗方法为腹腔镜探查和手术切除。患儿一般不会有明显的贫血症状。如需行剖腹手术，麻醉医生应重点关注术后镇痛的管理。

坏死性小肠结肠炎（NEC）

NEC 是一种多因素疾病，在体重低于 1500 g 的早产儿中发生率为 6%~10%，死亡率超过 50%，是新生儿最常见的胃肠急症。NEC 常见于早产儿，也见于伴有潜在系统性疾病的足月儿，其危险因素包括早产、高渗性肠内营养、肠道灌注不足及肠道微生物感染。肠道损伤的范围，轻则仅浅表黏膜损伤，重则全层坏死伴肠穿孔。NEC 最初可表现为腹胀、呕吐、胃潴留增加、喂养不耐受、腹泻、血便，并可迅速发展为肠缺血、脓毒症、休克，甚至死亡。该疾病还可能导致循环系统不稳定、呼吸衰竭、体温失恒、代谢性酸中毒、血小板减少和弥散性血管内凝血（DIC）。尽管大多数新生儿在出生后数天内发病，但依然有部分患儿发病于数周后，且 NEC 治愈的婴儿仍有可能伴有神经发育问题。

NEC 的病理表现因疾病严重程度而异，轻症仅有浅表黏膜损伤，严重者可出现肠缺血、穿孔及重症腹膜炎。肠道缺血可造成肠黏膜损伤，使肠腔内气体穿透黏膜下层并进入肠系膜静脉和门静脉系统。NEC 通常可根据腹部平片显示的肠道气肿（肠壁内气泡）、肠袢扩张、腹腔或门静脉系统内的游离气体进行诊断。

准确及时的诊断对 NEC 的治疗至关重要，临床医生会根据疾病的严重程度采取不同的治疗药物及手术方式[7]。轻症 NEC 可行药物保守治疗，如减轻胃肠负担、肠外营养、放置大孔或多孔导管（如 Replogle 管）行胃肠减压。此外，轻症患儿通常需要使用抗生素及等张液行液体复苏，且不能排除输注血制品，因而常常留置中心静脉导管和监测有创动脉压，并可能随时行气管插管和机械通气。对于重症患儿，若怀疑肠坏死或肠穿孔，或在药物保守治疗后病情仍继续恶化，则应行剖腹探查术，以检查肠道完整性及功能。腹壁红斑是重要的临床体征，提示可能需要手术干预。而继发于肠穿孔的腹腔积气是手术的绝对指征。另外，确定存在危险因素的患儿应早期行手术治疗，以防止进一步的肠坏死和肠穿孔，其临床表现包括腹壁红斑、可触及的腹部肿块和低血压。某些高危患儿还可能表现为血小板减少、代谢性酸中毒和低钠血症。影像学检查可表现为严重肠道气肿、门静脉积气及腹腔积气。目前 NEC 的治疗更趋向于多方优化管理，尽量避免手术。

当 NEC 患儿需行剖腹探查时，麻醉关注点为纠正酸中毒、低血容量状态、贫血、电解质失衡和凝血功能障碍，以及维持循环功能。建议行有创动脉压监测并采集血液样本。中心静脉置管有助于容量替代治疗，同时监测中心静脉压力（CVP）以评估容量状态。肾上腺素、多巴胺等正性肌力药物是维持循环稳定的必要手段。手术过程中可能会发生大量液体转移及出血，麻醉医生应根据情况准备等张液（生理盐水或乳酸林格液）及血制品用于液体复苏，且术前必须行交叉配血。术后通常仍需带管、维持镇静、机械通气并行支持治疗。预后及生存率取决于肠道缺血程度及其他潜在疾病的严重程度，低体重儿通常预后较差。

病情严重的患儿往往会伴发腹膜炎，难以耐受手术，此时手术医生会在局麻下放置腹腔引流管。值得注意的是，由于腹部膨隆，这些患儿可能会存在呼吸功能异常，腹腔引流可迅速降低腹腔内压力并排出部分毒性腹水以提高治愈率。然而，坏死肠段若不切除，则会继续产生细胞因子和炎症反应，从而导致临床状态进一步恶化。因此，在多数情况下，腹腔引流仅作为一种姑息性措施而非主要的治疗手段。目前，不少研究正针对腹腔引流与早期手术对预后的影响而开展。

脐膨出和腹裂

尽管脐膨出和腹裂是两种不同的解剖异常，但麻醉要点相似，故此处一同讨论。这两种疾病均属于先天性缺陷，引起部分肠道或内脏突出于腹腔之外，通常需在新生儿期行手术修复。对于一次手术不能完成的较大缺损，则采用分期手术。这些缺陷相对常见，新生儿的患病率约为 1/2000。当内脏器官未能从卵黄囊回迁至腹部且脐环保持开放时，即发生脐膨出，属于中央病变。腹裂则认为是早期发育时脐肠系膜动脉闭塞引起的。因此，腹部脏器通过腹壁缺损突出于腹腔外时，通常在脐部右侧。脐膨出比腹裂患儿更易合并其他先天性缺陷，包括染色体异常和心脏缺陷，病例中发生率高达 25%~50%。脐膨出可能是贝 - 维（Beckwith-Wiedemann）综合征的表现之一，该综合征主要表现为多器官肥大，应引起麻醉医生的特别关注。因肥大的舌体可能梗阻上呼吸道，导致插管困难；而胰腺增大会则导致高胰岛素血症，从而导致低血糖，术中需严密监测血糖。

腹裂患儿通常是足月儿，不合并其他缺陷。脐膨出和腹裂的主要病理生理差异在于，脐膨出

患儿的肠道内容物仍被腹膜覆盖（图 23.2），从而避免肠道黏膜受羊水刺激及分娩后液体的过量蒸发和温度丢失。而腹裂的患儿由于缺乏腹膜的保护，因而更容易并发脱水、低血糖、低体温、第三间隙液体积聚、电解质失衡、酸中毒、出血及脓毒症。

脐膨出和腹裂的治疗应在出生后即刻进行。用温盐水敷料覆盖膨出的腹部内容物，并包裹在无菌塑料袋中，以减少液体蒸发和温度损失并防止感染。同时应放置鼻胃管或口胃管进行胃肠减压，通过静脉补液维持正常血容量，并在手术修复前处理合并症。如果怀疑患儿存在肠道异常，则可能需要使用抗生素。

全麻诱导的要点与其他肠梗阻存在"饱胃"风险的新生儿相似，通常采用改良的快速序贯诱导法进行手控呼吸。一些儿科麻醉医生会在诱导过程中暂时拔出鼻胃管，以便手进行气道管理。

手术治疗力求一次完成，原因是若未能回纳

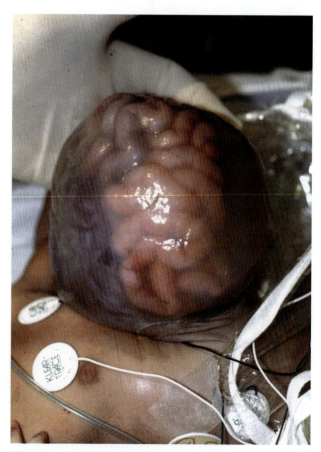

图 23.2 术前脐膨出（图片来源：Ronald S. Litman）

所有肠道内容物，术后并发症将会增加。然而在大多数情况下，由于腹腔限制或腹壁没有足够的皮肤进行缺损闭合，手术医生通常先回纳一部分腹腔内容物，剩余部分则以纱布做成筒状网纱包裹（图23.3），便于后期行分期手术。若外科医生强行将腹部内容物回纳，患儿术中可能会出现不良生理反应。另外，腹部内容物增加导致的膈肌抬高可显著降低FRC和潮气量，导致通气困难、肺不张和低氧血症。在手术修复的过程中，麻醉医生可能需要采取手控通气，因为这有利于麻醉医生直接感受到肺顺应性的快速变化并做出调整，从而保持足够的潮气量。尽管保证了最大通气，术中低氧血症仍可影响手术修复。

除了影响胸腔内压力，腹腔内压力的增加还可能导致腹腔间隔室综合征。当这种情况发生时，增高的腹腔内压力可压迫静脉导致前负荷降低、低血压及下肢静脉充血；还可压迫肾动脉，导致少尿和下肢灌注减少；灌注减少也可导致肠缺血的发生。在整个手术过程中，麻醉医生必须维持

足够的容量，必要时使用血液置换及保证充分肌松，以增加初次手术修复成功的机会。

除了最简单的修复术，所有患儿均应在术后保持机械通气，因为腹腔间隔室综合征和呼吸功能的损害可能会持续至术后，因此保证肌松和充分镇静仍是术后管理的必要措施。

幽门狭窄

幽门狭窄表现为肥大的幽门阻碍胃内容物从胃排空至小肠，一般发生于出生后的数周内，发病率高达1/300，是最常见的需要全麻的手术之一。其临床表现包括患儿进食后出现喷射性非胆汁性呕吐，严重或长期呕吐时可并发脱水和发育不良，可通过体格检查（触诊幽门肥大）或超声检查确诊。慢性呕吐还可导致胃酸流失，从而引起低氯血症、低钾性代谢性碱中毒。

一旦确诊为幽门狭窄，患儿应立刻住院治疗，予静脉补液、纠正电解质紊乱，同时插入口胃管或鼻胃管，停止喂食。可用生理盐水（一些婴儿最高需求量可达50 mL/kg）或含5%糖的1/2张液（D5^1/$_2$溶液），同时可加入氯化钾，以补充血容量。幽门性狭窄并非外科急症[8]。围手术期的发病率和死亡率与术前容量丢失及电解质紊乱相关[9]，术前应纠正血钾至正常范围内，血氯应纠正至 > 100 mmol/L[10]，且一般需要将碱中毒纠正为血清碳酸氢盐 < 30 mmol/L。另外，容量降低的情况下肾脏对氯离子的重吸收会增加，因此若尿液中氯离子浓度 > 20 mmol/L，则表明患儿的容量状态已充分恢复。

在全麻诱导前应拔除鼻胃管，并将较大的吸引管（如14 F号管）经口置入胃，同时将患儿向各个方向倾斜以排出剩余的胃内容物。该操作可将胃内容物基本排空。麻醉诱导通常采用改良的快速序贯诱导法：预充氧，然后给予丙泊酚、琥珀胆碱或罗库溴铵1.2~1.6 mg/kg诱导。在气管插管前，实施面罩正压通气时应保证较低的通气压力（峰压10~12 cmH$_2$O），并增加吸入麻醉药物的浓度（5%~7%），持续1 min左右。尽管新生儿的环状软骨定位可能较困难，一些麻醉医生仍会按压环状软骨，但此操作可能会影响气道

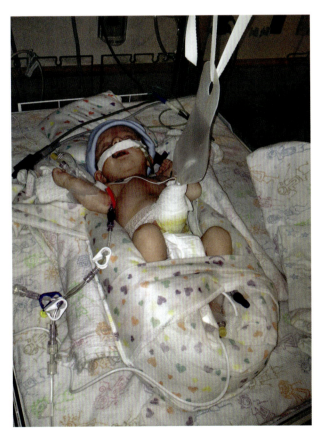

图23.3 筒状网纱处理的脐膨出。未回纳的脐膨出用筒状网纱护理待其进一步收缩，直到基本修复（图片来源：Ronald S. Litman）

通畅及面罩通气。由于插管前可能出现的血氧饱和度降低，且误吸的发生率极低，因此麻醉医生不会采用无通气的快速诱导。此外，幽门狭窄的患儿不适合实行清醒插管。一般认为抽吸胃内容物后的吸入麻醉诱导是安全的，但由于其潜在的误吸风险，还需要更多研究来证实并比较其与改良 RSI 的安全性。七氟烷或地氟醚仍是首选的全麻维持药物，源于其起效快且便于操控的优点。使用七氟烷和地氟醚，患儿术后呼吸暂停的风险并无差异，但使用地氟醚的复苏时间更短。幽门狭窄的手术治疗包括腹腔镜下幽门肌切开术，其中幽门部分纵向切开以解除梗阻（图 23.4）。在切开幽门环肌后，外科医生通常会要求麻醉医生通过胃管对胃进行充气，以判断幽门黏膜是否完整。该手术的失血量通常较小。外科医生还会对皮肤和皮下组织进行局部浸润麻醉。需要注意的是，应避免对此类患者使用阿片类药物，因为阿片类药物会导致呼吸抑制及术后呼吸暂停的风险增加，且代谢性碱中毒对中枢性通气的影响可能会被放大。在进行手术切口局部浸润麻醉时，通常还会联合静脉或直肠使用对乙酰氨基酚。若术中使用高剂量罗库溴铵，可使用舒更葡糖钠来拮抗肌松作用。

区域麻醉技术，如脊椎麻醉、胸椎硬膜外麻醉和骶管阻滞，可作为该手术的主要麻醉方式或辅助麻醉，其具体事项已在前文描述。

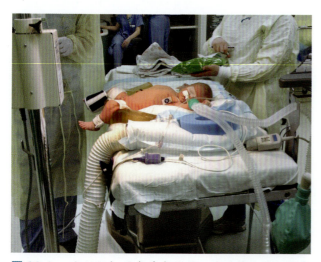

图 23.4 幽门肌切开术手术体位。腹腔镜幽门切开术患儿侧卧于手术床（图片来源：Ronald S. Litman）

（崔紫婵 译，刘紫庭 审）

参考文献

[1] Weiss M, Gerber AC. Rapid sequence induction in children – it's not a matter of time! Paediatr Anaesth,2008,18(2):97–99. DOI: 10.1111/j.1460-9592.2007.02324.x.

[2] Kudsi OY, Jones SA, Brenn BR. Carbon dioxide embolism in a 3-week-old neonate during laparoscopic pyloromyotomy: a case report. J Pediatr Surg, 2009,44(4):842–845. DOI:10.1016/j. jpedsurg.2008.11.045

[3] Dingeldein M. Congenital diaphragmatic hernia: management & outcomes. Adv Pediatr,2018,65(1):241–247. DOI:10.1016/j. yapd.2018.05.001.

[4] Dingeldein M. Congenital diaphragmatic hernia: management & outcomes. Adv Pediatr,2018,65(1):241–247. DOI:10.1016/j. yapd.2018.05.001.

[5] Hopkins CM, Yazigi N, Nylund CM. Incidence of biliary atresia and timing of hepatoportoenterostomy in the United States. J Pediatr,2017,187:253–257. DOI:10.1016/ j.jpeds.2017.05.006.

[6] Jones LJ, Craven PD, Lakkundi A, et al. Regional (spinal, epidural, caudal) versus general anaesthesia in preterm infants undergoing inguinal herniorrhaphy in early infancy. Cochrane Database Syst Rev, 2015,2015(6):CD003669. DOI:10.1002/14651858.CD003669.pub2. Published 2015 Jun 9.

[7] Thakkar HS, Lakhoo K. The surgical management of necrotising enterocolitis (NEC). Early Hum Dev,2016,97:25–28. DOI:10.1016/j.earlhumdev.2016.03.002.

[8] Kamata M, Cartabuke RS, Tobias JD. Perioperative care of infants with pyloric stenosis. Paediatr Anaesth,2015,25(12):1193–1206. DOI:10.1111/pan.12792.

[9] Gilbertson LE, Fiedorek CS, Fiedorek MC,et al. Adequacy of preoperative resuscitation in laparoscopic pyloromyotomy and anesthetic emergence. Anesth Analg,2020,131(2):570–578. DOI:10.1213/ANE.0000000000004446.

[10] Park RS, Rattana-Arpa S, Peyton JM, et al. Risk of Hypoxemia by induction technique among infants and neonates undergoing pyloromyotomy. Anesth Analg, 2021,132(2):367–373. DOI: 10.1213/ ANE.0000000000004344.

拓展阅读

Kovler ML, Jelin EB. Fetal intervention for congenital diaphragmatic hernia. Semin Pediatr Surg,2019,28(4):150818. DOI:10.1053/j. sempedsurg.2019.07.001.

第 24 章

胸外科手术

Samuel Hunter, Lynne G. Maxwell

儿童胸外手术的麻醉管理涵盖了广泛的年龄范围、伴发疾病的进展和外科病理情况。临床患者的情况也各不相同，有门诊择期手术的健康患者，也有需紧急手术且合并严重潜在疾病或先天性心脏病的新生儿。不同的外科病理情况对患者的生理影响也不尽相同，轻症疾病对患者影响较小；但若患者存在前纵隔肿块、囊性腺瘤样畸形或气管食管瘘（TEF），可能会对其造成严重损害。目前一些较新的手术方式，如胸腔镜手术也会对麻醉管理产生新的影响。

术前关注点

胸外科手术的患儿可能会合并其他疾病，如需行开胸手术切除肺结节的患儿本身可能合并影响麻醉管理的其他肺实质疾病。与其他手术麻醉一样，术前访视应包括详细询问病史及体格检查，及时发现可能影响围手术期管理的急症、潜在的医疗状况及之前未确诊的问题。术前实验室检查的选择取决于患儿本身的情况，而非医生的习惯。胸外科手术的出血量通常较小，但由于手术部位靠近大血管且易发生损伤，术前应在手术室备好充足的血制品。如果患儿准备行择期手术，术前应行血型检验和交叉配血，以便术中能快速取血。若患儿行急诊手术，应在麻醉诱导和建立静脉通道后抽取血液样本行交叉配血，便于血库快速备血。若手术本身大出血风险较高，应将手术推迟至备血完成，其他术前检查，如肺功能检查（PFT）、心电图（ECG）或超声心动图均可不作为常规检查，应根据患者的病史或手术决定。

对于呼吸功能受损的患者，术前 PFT 有助于评估术中或术后发生呼吸系统并发症的风险并指导术前治疗、调整术前状态，如存在肺部感染可使用抗生素，合并反应性气道疾病可使用支气管扩张剂。术前 PFT 还将有助于对呼吸系统疾病分型（阻塞性或限制性），并验证支气管扩张剂治疗是否对症。对存在显著呼吸功能损害的儿童（即 PFT < 50% 年龄预测值），在气管拔管后行无创通气可能是有利的。

认知功能正常的 6 岁以上儿童通常能配合检查，然而关于 PFT 对指导儿科麻醉管理及术后护理方面的数据非常有限。术前 PFT 预测成人行肺切除的不良预后指标可能并不适用于儿科患者 [如最大耗氧量 $VO_{2\,max}$ < 10 mL/（kg·min），肺一氧化碳弥散量（DLCO） < 40%，术前第 1 秒用力呼气容积（FEV_1） < 60%]，由于儿童患者并不像成人那样有多种合并症，如心脏方面的疾病。可预见的是，大多数患儿在开胸手术后 PFT 会略有下降。虽然术前 PFT 无法识别出所有开胸手术后有潜在并发症的患者，但能识别一些高危患者，从而进行术前宣教并预先改善肺功能。对于所有准备行开胸手术的患儿，若年龄允许，均应接受有关诱发性肺活量测定和高流量雾化治疗的术前宣教。

接受胸外科手术的患儿并发全身性系统疾病较成年患者少，然而对于肿瘤患者，需关注化疗史及是否合并前纵隔肿物等。在评估儿科肿瘤患者时，应关注其疾病进展和既往的化疗方案，评估对器官功能的可能影响。麻醉医生需特别关注蒽环类化疗药物（如阿霉素），可导致充血性心力衰竭。

对于不合并气道损伤的较健康患者，术前可使用药物缓解焦虑。咪达唑仑是儿童最常用的术前用药，通常在麻醉诱导前 15~20 min 口服（0.5 mg/kg，总量不超过 10~15 mg）。其他术前用药包括：

· 沙丁胺醇和胆碱能拮抗剂（如异丙托溴铵）高流量雾化，治疗儿童反应性气道疾病。

· 类固醇皮质激素，治疗气道高反应性或行气道手术可能导致术后气道水肿的患者。

· 止涎剂（如甘罗溴酸），可减少分泌和降低胆碱能介导的气道高反应性。由于氯胺酮可刺激分泌物增加，在使用氯胺酮的同时使用该类药物可能尤其有效。

麻醉方法

接受胸外科手术的患儿可使用七氟烷、氧化亚氮（N_2O）混合吸入（意识消失后停止吸入 N_2O），或静脉注射（IV）给药进行麻醉诱导。对于患有阻塞性气道病变（声门下狭窄或血管环导致的气管压迫）的患者，可混合吸入七氟烷、氧气和氦气，这是由于氦气的密度低于氮气，可降低气流湍流区域的阻力。当患儿意识消失后立刻建立静脉通路。当建立好面罩手控通气后，即可使用非去极化类肌松药来协助气管插管，并可在手术过程维持肌松作用。该方法的潜在禁忌证包括存在前纵隔肿物压迫远端气管或 TEF，因此在给予肌松药前，应确认气管导管尖端的位置。

药物起效后即可进行气管插管，必要时可建立多条静脉通道并在手术前行有创动脉压力监测。由于胸外科手术通常是侧卧位，可能会影响建立在四肢的静脉通路。对于心血管功能正常的患者，监测中心静脉压或有创动脉压对麻醉管理并无改善作用。中心静脉置管通常适用于无法保证建立足够外周静脉通路的患者，如需行中心静脉穿刺置管，建议在超声引导下进行颈内静脉或锁骨下穿刺，避免发生双侧气胸（开胸侧可因手术操作导致气胸，对侧可因静脉穿刺操作意外引起气胸）。是否行有创动脉压监测取决于患儿的临床表现和

具体手术方式，以及术后监测或血气分析的需要。由于胸外科手术通常需单肺通气（OLV），因此建立有创动脉通路可方便采血行血气分析。由于气道呼吸回路无效腔及肺内分流的变化，术中呼气末 CO_2 监测的数值可能不准确，尤其是在 OLV 期间。如需持续二氧化碳监测，则可以考虑经皮二氧化碳监测。

单肺通气（OLV）技术

在行胸外科手术时，通常需要麻醉医生对患侧肺减压并最大程度减小患侧肺的运动，同时维持健侧肺的通气。尽管在行胸腔镜手术时，注入 CO_2 有助于患侧肺塌陷，但外科医生若想更好地暴露术野，也应该考虑行 OLV。在儿科患者中，有多种方法可实现单肺隔离（表 24.1）。

表 24.1 儿童单肺通气技术

· 双腔支气管导管（DLT）
· Univent 气管导管（Fuji Systems, Tokyo, Japan）
· 选择性单侧支气管插管
· 支气管封堵器
· Fogarty 取栓术导管
· Arndt 支气管封堵器（Cook Critical Care, Bloomington, IN, USA）
· 肺动脉导管
· 房间隔造瘘管

双腔支气管导管（DLT）

置入 DLT 是成年患者实现肺隔离最常见的方法，然而目前市面上型号最小的 DLT 为 26 F，不适用于体重小于 30~35 kg 或年龄小于 8~10 岁的患儿。DLT 相比其他方法的优势包括：①可简单迅速实现肺隔离；②可分别对两侧肺进行操作和吸引；③可迅速切换至双肺通气状态；④必要时可行持续气道正压通气（CPAP）或向患侧肺输送氧气。

左侧 DLT 几乎适用于所有情况，因其更容易置入合适位置，且没有阻塞右上叶支气管通气的风险。若使用右侧 DLT，放置时由于右上叶支气管开口距气管隆嵴较近，容易发生阻塞。在气管导管进入主气管后旋转 90°，继续向前推进直至遇到阻力，并将主气管套囊及支气管套囊充气。

支气管套囊通常充气 1~2 mL，有助于放置时引导其进入正确的位置，这可通过交替夹闭主气管或支气管后听诊双肺和使用纤维支气管镜检查来确定。在选择纤维支气管镜的型号时，应考虑到 DLT 的支气管腔至少比主气管腔小 0.2 mm。当使用的 DLT 型号为 26 ~ 28 F 时，麻醉医生需使用新生儿纤维支气管镜（外径 2.5~2.7 mm）来检查，因为该型号的 DLT 两个管腔的内径均较小。

如果在置入导管后未能实现肺隔离，则说明 DLT 可能置入 4 种错误的位置：①置入食管；②若导管深度不足，则主气管和支气管导管腔均在主气管内；③导管深度过深，则两个管腔均可置入左主支气管；④少见的情况，两个管腔均置入右主支气管。

DLT 的正确位置应该是：主气管腔置于隆嵴上方，而支气管腔置入左主支气管近端。在首次尝试置入导管后，应通过呼气末二氧化碳（ETCO₂）检测、听诊和纤维支气管镜检查确认。将患儿从平卧位转至侧卧位后，应重新听诊和行纤维支气管镜检查以再次确认 DLT 的位置。

如果术后需行机械通气，应在手术结束时将 DLT 改为单腔气管导管，防止因 DLT 尺寸较大而出现气道并发症。

Univent 气管导管

Univent 气管导管（(Fuji Systems Corporation, Tokyo, Japan）是一种单腔气管导管，其侧壁可内置支气管封堵器，支气管封堵器中央还有一条通道，如果需要治疗术中 OLV 期间的低氧血症，可通过该通道给氧。在置入 Univent 气管导管后，可用纤维支气管镜引导将支气管封堵器置入患侧肺的主支气管。支气管封堵器通常有一定角度，因此可以通过旋转近端从而置入任何一侧主支气管。使用 Univent 气管导管的优点包括：易于放置，可迅速从 OLV 转变为双肺通气（通过支气管套囊放气），以及术后可及时将封堵器拉回通道内以便行双肺通气。

Univent 气管导管的内径有 3.5 mm（无套囊）、4.5 mm、6.0 mm、6.5 mm、7.0 mm、7.5 mm、8.0 mm、8.5 mm 和 9.0 mm 几种型号（表 24.2），其外径大于相同内径的常规气管内管。导管型号为 3.5 mm

的 Univent 气管导管，大小相当于带套囊的 5.5 mm 普通气管导管。外径 ≥ 3.5 mm 的标准儿童纤维支气管镜不能通过内径为 3.5 mm 及 4.5 mm 的 Univent 气管导管，因此需要使用更小型号的儿童纤维支气管镜来检查封堵器的位置。即使是最小型号的 Univent 气管导管，其外径对于 6~8 岁以下的患儿也是不适用的。

表 24.2 标准气管导管和儿童 Univent 气管导管的内外径

内径	标准气管导管外径	Univent 导管最大外径
3.5 mm	4.9 mm	8.0 mm[a]
4.5 mm	6.2 mm	9.0 mm[b]
6.0 mm	8.2 mm	11.5 mm[c]

a：相当于内径为 6.0 mm 的标准气管导管。b：相当于内径为 6.5 mm 的标准气管导管。c：相当于内径为 8.5 mm 的标准气管导管。

选择性支气管内插管

对于体型较小而不能放置 DLT 或 Univent 气管导管的患儿，有另外两种方法实现 OLV：用普通气管导管来行支气管插管，或放置支气管封堵器。选择性支气管插管的主要缺点是不能快速从 OLV 转变为双肺通气，需要从支气管退回主气管。此外，在开胸手术中，麻醉医生在手术覆盖的无菌单下移动气管插管有可能出现危及生命的情况，如意外拔出气管插管。气管内导管的意外移位可能与手术操作有关，使气管导管尖端从支气管移入主气管或另一侧支气管。避免发生这种情况的方法是先将气管导管置入主气管中部并标记深度，然后将气管导管送入支气管内并再次标记深度，这样在手术过程中移动导管才能做到心里有数。头颈部的位置变化（屈伸、旋转），也会改变导管尖端的位置，即便此时门齿牙龈标记的位置并无改变。

右侧支气管内插管通常盲插即可完成，这是因为右主支气管延长线与气管的解剖角度较小，这些角度在 3 岁以下的儿童中往往是相似的。建议使用带套囊的气管导管，因为套囊有助于完全肺隔离，并防止感染病灶或患侧肺的血液扩散至健侧肺。根据患儿的年龄，用于支气管内插管的带套囊导管型号选择应比平时小 0.5~1 个尺寸，这是因为套囊使导管外径增加，且支气管的直径小于气管。此外，还应考虑到左主支气管比右主支气管小约 0.5 mm，因此选择的导管型号可能要更小。

盲插至左主支气管相对困难。通常需要使用管芯塑型，将导管远端斜角面翻转，同时以确保管芯的尖端不超过导管的尖端。这样调整后，斜角面将会对着患者的右侧，而墨菲（Murphy）孔（一些气管导管尖端有一个额外的孔）则会对着气管的左外侧壁。当气管导管置入气管中段后，即可取出管芯并向前推进导管。其他有助于成功的操作包括抬高患者右肩，将其头部转到右侧，或对其右侧胸腔施加一定的压力。而本章作者最喜欢的方法是在纤维支气管镜引导下进行操作，先将纤维支气管镜通过气管内导管置入左主支气管，再将导管沿着纤维支气管镜送至左主支气管，直视下插管似乎是最容易成功的方法。在对婴儿行支气管内气管插管时，在仰卧位转变为侧卧位后，通过 X 线透视确认导管位置是一种可靠、有效且比支气管镜检查更迅速的方法[1]。一些医生还会更喜欢使用 Magill（没有墨菲孔）或 Microcuff 管（套囊位置更远，没有墨菲孔）以增加肺隔离的气密性，尤其是当主气管较短时。

支气管封堵器

当由于患者的体型较小或技术上不允许使用 DLT 或 Univent 气管导管时，应考虑使用支气管封堵器。目前有几种类型的支气管封堵器，如 Fogarty 导管和 Arndt 支气管封堵器（Cook Critical Care, Bloomington, IN, USA）[2]，后者有 3 种尺寸（5 F、7 F 和 9 F）可供选择，适用于大多数患者，而 Fogarty 导管（2~4 F）则适用于新生儿。房间隔造口术和肺动脉导管手术亦可使用，但与其他导管相比并无优势且价格更贵。封堵器远端有球囊，充气后可阻塞术侧肺的支气管。这些支气管封堵器的中央都有一条通道，可允许术中对术侧肺进行吸引、注入低流量氧气和行 CPAP。由于封堵器中央的通道较窄，吸引时通常不能完全清理肺内分泌物，但可用于加速术侧肺塌陷，从而改善术野。如果没有这条中央通道，一旦封堵器气囊打气，空气或气体就不能从术侧肺排出，以

致术侧肺不能完全塌陷，妨碍术野。如出现上述情况，麻醉医生可短暂停止患者呼吸，期间外科医生手动压缩肺使肺内气体迅速排出，再给予支气管封堵器远端的气囊充气。

支气管封堵器可放置在导管外（腔外）或导管内（同轴）。当封堵器在导管内时，导管内部的横截面积会减少，气流阻力增加，其程度取决于支气管封堵器的外径和气管内导管的内径。放置在导管内的封堵器比较容易固定，这是由于它通过导管近端，并通过带有自密封隔膜的 T 型纤维支气管镜适配器固定。其他市面上可使用的还有 Arndt 适配器（Cook Critical Care, Bloomington, IN, USA），可插入支气管镜、支气管封堵器及连接麻醉回路，封堵器端口可旋紧以固定封堵器于适当的位置。另一种方法是在气管导管的近端壁上打一个小孔，然后通过这个小孔将支气管封堵器从导管外部伸入导管内部，然后就可以将封堵器固定在气管导管外，但后续的操作可能会更加困难。

支气管封堵器的位置可通过行 X 线透视确认，或更安全的方法是通过支气管镜直视下确认。如果使用支气管镜来检查封堵器的位置，并且封堵器放置在导管内，则支气管镜和封堵器的型号必须足够小，以便两者都能通过气管内导管。使用硅胶喷雾可让封堵器或支气管镜更容易通过气管导管。麻醉诱导前应该检查这些器械的型号是否合适，考虑到支气管封堵器和新生儿支气管镜的外径（OD 为 2.2 mm），气管导管应选择 4.5 mm 或者更大型号。

Arndt 支气管封堵器自带套囊及中央通道，有一根末端是套环状的导线通过。封堵器通过气管导管近端专属的适配器置入。该适配器共有 4 个开口，封堵器通过其中一个开口并置于气管导管入口，支气管镜则通过另一开口，然后再穿过封堵器末端的导丝套环，最后支气管镜和封堵器即可在直视下作为一个整体一同进入术侧主支气管。此时导丝套环是松的，将支气管镜撤回气管内，可直接观察封堵器气囊的膨胀，当确认封堵器位置正确后，即可从封堵器的中央通道拔出导丝套环，且导丝套环一旦拔出就无法再次插入。Arndt 封堵器目前有 3 种尺寸：9 F 推荐用于内径

≥ 8.0 mm 的气管导管，7 F 推荐用于 6.5~7.5 mm 的气管导管，5 F 推荐用于 4.5~6.0 mm 的气管导管。当把 5 F 封堵器放置在 < 6.0 mm 的气管导管中，或将 7 F 放置在 < 7.0 mm 的气管导管中时，气道压力将增加 3~5 cmH₂O。

如果患儿需要使用内径 < 4.5 mm 的气管导管，支气管镜和封堵器无法通过导管管腔，此时需要将封堵器从导管外放置。在这种情况下，麻醉医生可通过硬质支气管镜或 X 线透视直接将封堵器置入术侧支气管。另一种方法则是，先将气管导管置入术侧主支气管，然后将封堵器通过导管置入术侧主支气管，接着把气管导管移除后再重新插管，这样也可使封堵器置于气管导管外侧。本章作者则倾向于在喉镜下先插入封堵器，然后行气管内插管，最后通过气管导管放入支气管镜，并在直视下把封堵器下降至术侧支气管。

无论选择何种导管或使用何种方法放置支气管封堵器，在手术过程中或改变患者体位时，均存在封堵器移位的风险。如果发生上述情况，封堵器可能会阻塞气管导管外的气管腔，从而导致通气不足。在非手术侧肺连续听诊呼吸音，同时监测吸气压力、肺顺应和呼气末二氧化碳分压（P_ET CO₂）均有助于快速识别封堵器是否发生移位。实践证明，用生理盐水膨胀封堵器气囊可能会减少其在手术过程中发生移位和脱落。此外，如果患者的体位发生改变，应使用可弯曲支气管镜或 X 线透视来重新确认封堵器位置是否正确。如果患者的呼吸系统发生生理损害并迅速恶化，应立即抽空封堵器气囊，并考虑迅速移除封堵器。

OLV 中的麻醉管理

上述任何一种方法实行的肺隔离，均可联合使用 IV 和吸入麻醉来维持全身麻醉。缺氧性肺血管收缩（HPV）在 OLV 期间可限制肺血流向非通气肺从而维持氧合。在这种情况下，使用非特异性血管扩张剂（如特布他林、沙丁胺醇、异丙肾上腺素、多巴酚丁胺、尼卡地平、硝酸甘油、硝普钠和吸入麻醉药）可能会损害 HPV 作用而导致氧合变差。异氟烷、七氟烷和地氟醚对 OLV 期间氧合的影响是相似的，因此无论选择哪种吸入麻

醉药，其浓度均应限制在 0.5~1.0 MAC，以限制其对 HPV 的影响。

若患者术前肺功能正常，则 OLV 期间可能无需使用 100% 氧气即可维持足够的血氧饱和度。因此，建议术中吸入空气 – 氧气混合气体，并根据需要逐步降低吸入氧气的比例，吸入空气还可减少术后肺不张的发生率。麻醉过程中可根据需要追加 IV 药物，如芬太尼或瑞芬太尼、氯胺酮、苯二氮䓬类药物、丙泊酚和右美托咪定，这些药物都不影响 HPV。氯胺酮不改变 HPV，而丙泊酚可在缺氧情况下增强肺血管收缩。

在 OLV 期间，潮气量应保持在 4~8 mL/kg 并设定适当呼气末正压（PEEP 4~6 cmH₂O）。肺保护性通气，即设定 PEEP 及避免过大潮气量（≥ 10 mL/kg），已被证实可减少成人和儿童胸外科手术的肺部并发症发生率。呼吸频率可按需调整以维持正常的碳酸水平。与容量控制通气相比，压力控制通气可提供相同潮气量，同时可维持较低的通气峰压。通气过程中应避免低碳酸血症，因其可影响 HPV。OLV 还可能导致已存在肺部疾病或肺功能改变的患儿更易出现低氧血症。发生此种情况，需间歇行双肺通气或调整 OLV，如对术侧肺充氧或行 CPAP。若 OLV 时使用 100% 氧气仍不能维持足够氧合，则可通过具有中央通道的 DLT、Univent 气管导管或支气管封堵器对术侧肺实行压力为 4~5 cmH₂O 的 CPAP。该方法可改善氧合，但会在一定程度上使术侧肺部膨胀，从而影响术野。若氧合仍未改善，则可能需要间歇性实行双肺通气。还有最后一种治疗急性严重低氧血症的方法：让外科医生夹闭非通气侧肺的动脉以减少肺内分流率。

胸腔镜手术的麻醉管理

由于胸腔镜在成人手术中已有不少成功的案例，而且技术和微创设备的不断改进使外科医生也开始在儿童胸外科手术中使用胸腔镜。胸腔镜最初仅用于胸腔肿瘤的活检，现在则更多使用于外科手术当中，如脓胸、胸膜融合术、大龄儿童脊柱前融合术、先天性肺肿物切除术、动脉导管未闭结扎术、婴儿 TEF 结扎及食管修复术。成人

患者行胸腔镜手术可复合采取局部浸润麻醉或区域神经阻滞，但儿童则必须采取全身麻醉。

儿科胸腔镜手术的麻醉流程并不十分复杂。在行全身麻醉诱导后，选择上述任何一种方法建立 OLV，将患儿摆放于仰卧位或侧卧位。若重新改变体位后，则需再次确认 OLV 的效果，重新确认气管导管或支气管封堵器的位置。

胸腔镜手术可能会导致许多并发症。与腹腔镜手术相比，胸腔镜手术过程中胸膜可吸收更多 CO_2，故需要提高每分通气量以避免高碳酸血症。建立 OLV 后，术侧的膈肌会向头侧抬高，因此若在第三或第四肋间隙下方行套管针穿刺可能会导致肝损伤或脾损伤。因手术操作引起的气胸可改变前负荷和（或）后负荷导致的血压及心输出量降低。此外，使用 CO_2 充气可能会发生气体栓塞。气体栓塞可由充气过程中 CO_2 通过穿刺针穿破血管进入循环产生，或由于术侧胸腔压力进入术野受损血管而产生。气体栓塞对生理的影响和临床表现取决于栓塞气体的类型和体积、注射率和患者本身的循环功能。在对患者进行操作前，应先使用 CO_2 对仪器进行冲刷，避免在操作过程充入空气，这是因为空气栓塞比 CO_2 栓塞对血流动力学的影响更为严重。

当发生气体栓塞时，应立即停止充气或释放人工气胸。由于 CO_2 可从血液中迅速被吸收，因此循环系统的改变也被迅速逆转。根据气体栓塞对循环系统影响的严重程度来决定是否需要采取其他治疗措施，包括输注大量液体以增加前负荷和使用正性肌力药物以增加心肌收缩力。若出现严重的循环系统损害，应将患者体位改成头低位加左侧卧位（Durant 体位），该体位可使右心室流出道的气体移入右心室心尖部分，恢复循环功能。如果患者已放置中心静脉导管，应尝试从中心静脉导管中抽吸气体。

手术完成后，应立即停止胸腔充气，并重新恢复双肺通气。通气时应采取多次大潮气量通气，以确保术侧肺重新扩张。在大多数情况下，待患者残余肌松作用被逆转后，即可拔除气管导管。

可使用局部麻醉药进行术后镇痛，外科医生在直视下对切口或肋间神经行局部浸润麻醉是最及时且有效的方法。如果患者不存在相关禁忌证，

可采取硬膜外阻滞或椎旁阻滞行术后镇痛，该方法还可改善肺部预后。此外，还有筋膜平面阻滞或置入导管等新技术，如前锯肌阻滞 [3] 或竖脊肌阻滞 [4]，这些技术也可缓解术后疼痛并减少阿片类药物的使用。

新生儿胸外科手术

新生儿胸外科手术主要是用于纠正先天性肺疾病，包括先天性囊性腺瘤样畸形（CCAM）、先天性肺叶性肺气肿（CLE）、肺隔离症和伴或不伴食管闭锁的 TEF。除肺隔离症外，其余上述疾病通常与其他先天性疾病相关，如先天性心脏病。TEF 通常是 VATER（或 VACTERL）综合征的一部分。VATER 综合征为一系列结构异常：V= 脊柱、A= 肛门（闭锁）、T= 气管、E= 食管、R= 肾脏。VACTERL 则是在上述结构异常中加上 C= 心脏、L= 肢体。由于先天性肺疾病可能伴随其他结构异常，因此麻醉医生在术前需要对患者进行全面评估以确定是否存在相关的先天性疾病，包括行超声心动图检查以排除先天性心脏病。

在对患有先天性肺病的婴儿进行麻醉时，最重要的是要评估正压通气是否会导致其心肺功能恶化，这种情况可能发生在支气管连接肺段之间的病变实质，如 CLE，正压通气会导致病变肺叶的进行性过度扩张，并由于球阀效应而压迫正常肺组织，导致低氧血症。纵隔移位可牵拉大血管，从而使心输出量减少，甚至可导致心搏骤停。如果不知道病变是否累及支气管，可在对侧肺建立 OLV 时或开胸后行自主呼吸。自主呼吸的维持可以通过精准输注 IV 麻醉药并联合吸入麻醉药来实现，此时可在不使用肌松药的情况下行气管插管。骶管或胸段硬膜外导管的辅助麻醉则有利于保留自主呼吸。

如果不考虑在术中使用正压通气，则可以进行常规 IV 全身麻醉诱导及使用肌松药。可使用吸入麻醉药结合阿片类药物或区域神经阻滞来维持全身麻醉。应避免使用 N_2O，因其可增加体内含气腔隙容积膨胀的风险。

新生儿胸外科手术后镇痛的最好方式是通过放置胸段硬膜外导管。若患儿术后仍需要行机

械通气，则应该持续输注阿片类药物。

先天性囊性腺瘤样瘤畸形（CCAM）

CCAM 是一种囊性、实性或混合性的肺内肿块，可与正常的气管支气管树相连（图 24.1）。CCAM 可在胎儿出生前就生长，并压迫心脏，导致心输出量减少，甚至胎儿死亡。一些医疗中心可为此类疾病提供胎儿手术或子宫外产时处理（EXIT）。通常情况下，CCAM 可通过产前超声或磁共振成像（MRI）检查诊断。该病变不会损害胎儿，并可在新生儿期或出生后的前 2 个月进行手术切除。某些情况下，CCAM 也可能与纵隔移位和呼吸窘迫有关，则需要紧急手术。然而，大多数病例是无症状的，一般采取择期手术。

CCAM 切除术的麻醉要点并不特殊[5]。由于病变组织通常为实质性，因此可以行正压通气而不损害心肺功能。当行开胸手术时，CCAM 通常会自动剥离，而无需行 OLV，但应该由手术医生进行全面评估后决定。目前一些外科医生已在胸腔镜下行 CCAM 切除，在这种情况下可行 OLV。

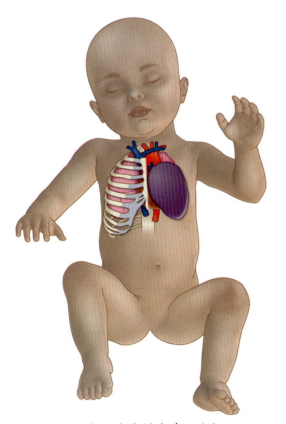

图 24.1　先天性囊性腺瘤样瘤畸形（由 Rob Fedirko 绘制）

先天性肺叶性肺气肿（CLE）

CLE 由一个与支气管相连的异常肺气肿肺叶构成，通常出现在肺的左上、右中或左下叶。除非病变范围很大或者在出生时就需要面罩手控通气，否则患儿最初通常无症状，但其可能在出生后不久即出现喘息或呼吸窘迫。若病变与支气管相连且存在异常的非弹性肺实质，正压通气可由于球阀效应而导致病变部位快速扩张，并影响通气和（或）心输出量。在建立 OLV 前，保留自主呼吸或尽量减小通气压力有助于预防此种并发症。若发生严重的心肺并发症，则应立即开胸并切除病变。

在关胸前，需要重新行双肺通气，以确保支气管切口缝合部位没有漏气。手术完成后，麻醉医生应尽早拔除气管导管，以避免因正压通气导致支气管缝合部位发生漏气。可置入胸段硬膜外导管行术后镇痛，该措施有助于维持患儿的自主呼吸，同时可减少或避免阿片类药物的使用。

肺隔离症

肺隔离症即无功能的肺组织，该部分肺组织不连接支气管，其血液供应主要来源于异常血管（通常是支气管动脉或主动脉），无静脉回流，有时在膈肌以下。肺隔离症可以是叶内（叶胸膜内）或叶外（自身胸膜内），这两种类型主要发生在下叶。肺叶内隔离症可能与 CCAM 相混淆，因 CCAM 也可能有异常的膈下静脉回流。该病通常可在胎儿时期给出诊断，但通常在出生时并无症状，除非病变范围较大并压迫到正常肺组织，或病变组织的血供较多并导致高输出量性心力衰竭。而更常见的情况是持续的临床无症状，直至肺部感染后，表现为保守治疗无效的肺炎。术前可能需要行 MRI 或血管造影来确定病变的血供和静脉回流情况。由于肺隔离症的病变肺组织通常不与支气管相连接，因此在正压通气时，病变肺组织不存在过度扩张的风险，但仍需要术中行单肺通气，以便外科医生能够仔细识别和结扎血供动脉和回流静脉。术侧肺病变的异常血流可能会增加单肺通气期间的血液分流，直至血管结扎。

气管食管瘘（TEF）

伴或不伴食管闭锁的 TEF 在新生儿中的发病率约为 1/3000，有 5 种不同的分型（第 6 种为无TEF 的孤立性食管狭窄）（图 24.2）。其中最常见的病变类型为合并远端 TEF 的食管闭锁（C 型）（85%）。瘘管通常位于气管隆嵴稍上方，但也可能在隆嵴处出现"三叉"通道。合并或不合并TEF 的任一食管闭锁通常在出生后即可诊断，此类患儿通常无法置入胃管。与孤立性食管闭锁不同的是，TEF 患儿的 X 线片上可发现胃泡。由于TEF 是 VATER 或 VACTERL 综合征的病征之一，患儿可能存在其他的先天性异常，包括先天性心脏病。因此，应尽早对新生儿进行超声心动图检查和腹部超声检查以确认是否存在心脏和肾脏异常。该类患儿在术前通常保持头高位，并留置吸引管引流食管内容物，以降低患儿误吸胃和鼻咽内容物的风险。

TEF 患儿通常在出生后几天即行手术修复。手术通常在主动脉弓对侧开胸（这些患儿绝大多数是左侧弓，通常在右侧进行开胸）。手术中最先进行也是最重要的步骤是结扎 TEF，第二步则为修复闭锁的食管。在大多数情况下，外科医生会对食管的近端和远端进行初步吻合。然而，在某些情况下，食管两端相距太远，无法立即吻合，需要等待其生长后再进行吻合。在这种情况下，外科医生可能会选择使用加重管或通过 Foker 技术 [6] 来进行食管牵引从而增加其长度，或在极少数情况下，需要移植婴儿的部分直肠从而保持食管的连续性。对于体重小于 1800 g 的早产儿，食管闭锁的修复手术可能会推迟至婴儿生长发育一段时间后再进行，因为对早产儿行手术治疗本身就存在一定技术难度，且通常该类患儿会存在营养不良而影响愈合。在这些手术中，外科医生会在结扎瘘管及关胸后放置胃造瘘管。

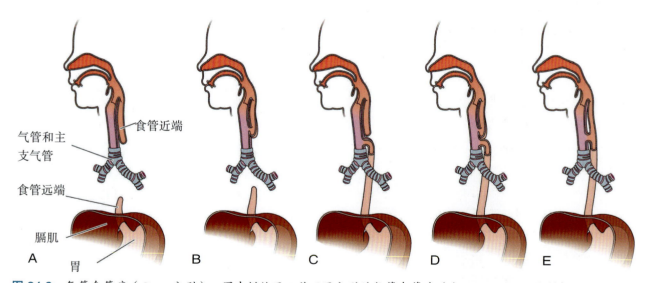

食管近端

气管和主
支气管

食管远端

膈肌

A　　胃　　　　　　B　　　　　　C　　　　　　D　　　　　　E

图 24.2　气管食管瘘（Gross 分型），图中描绘了 5 种不同分型的气管食管瘘（由 Rob Fedirko 绘制）

对接受 TEF 修复术的患儿行全身麻醉诱导时需特别考虑的是避免正压通气，这是因为在行正压通气时，部分气流可能通过瘘管进入胃部引起胃胀影响肺通气，还可导致胃内容物通过瘘管回流至肺部。目前已有病例报告发现过度胃胀可导致呼吸损害、循环衰竭，需紧急行胃造口术，因此在手术结扎瘘管之前，应尽量保留患儿的自主呼吸。在某些医疗中心，麻醉医生会在气管插管前行硬质支气管镜检查，确定瘘管的位置及明确

是否仅存在一处瘘管。必要时，可在瘘管中放置带球囊的导管，以避免胃充气，从而有助于术中行正压通气。放置硬膜外导管（T_6 水平）可降低吸入麻醉药浓度，避免使用过多阿片类药物，有助于维持自主呼吸。准确把握静脉及吸入麻醉药剂量浓度，以保证达到气管插管的麻醉深度的同时保持自主呼吸。然而，由于新生儿功能残气量较低及自身耗氧量较高，通常难以在避免出现低血氧饱和度的情况下还能保持自主呼吸。因此，

许多儿科麻醉医生会在气管插管前轻柔地手控辅助通气或正压通气[7]，甚至必要时使用肌松药。也有其他医生建议行快速序贯诱导法，以减少食管内容物的误吸风险，同时还可避免正压通气，直接把气管内导管放置超越瘘管远端。清醒插管通常不作为常规操作，除非患儿情况非常危重。

为了减少气管插管后的胃膨胀，应将气管导管的尖端放置在瘘管和隆嵴之间。可先将气管导管放置在右主支气管，然后再对左胸听诊并回撤导管从而实现定位。气管内导管通常放置在左胸第一次听到呼吸音的地方，这表明导管尖端位于隆嵴上方，并可能位于瘘管下方。为了进一步减少胃膨胀，还可将气管导管的斜面向前旋转，这是由于瘘管开口通常位于气管的后方面向食管。使用 Magill 或 Microfuff（无墨菲孔）气管导管可避免气体从墨菲孔进入瘘管。若瘘管开口靠近气管隆嵴，则需要将气管导管置于瘘管上方，避免主支气管插管，同时保持较低的通气压力，气体一般不会进入瘘管。然而，若患儿合并肺部疾病且需要较高的通气压力时，则气管导管可能需要放置在非术侧肺的支气管内，直至瘘管结扎。

在需要较高通气压力的病例中，目前已有其他方法来完成瘘管结扎[8]，包括从头侧或从胃部（若患儿已行胃造瘘）置入导管球囊进行封堵[9-10]。这两种方法都需要纤维支气管镜引导，要求操作人员事先经过大量的专业培训。

若麻醉医生没有对患儿使用肌松药，则术中可继续维持自主呼吸，直至手术结扎瘘管，此时可使用肌松药并行正压通气。在自主呼吸的过程中，可能因术侧肺压迫导致低氧血症的发生。因此必要时要及时进行机控呼吸以改善通气，缓解低氧血症。关胸前，需在直视下对术侧肺行肺复张术以降低术后肺不张的风险。

TEF 修复术完成后，通常可在手术室内完成复苏和拔管。由于手术医生对瘘管的操作和缝合结扎可能导致气管支气管中存在血液，因此麻醉医生在拔管前应轻柔吸引干净气管导管内的血液及其他分泌物。有时，还需要使用少量的生理盐水冲洗，清除血液和分泌物。此类患儿的气管拔管存在一种理论上的风险，若术后需要进行再次气管插管，面罩通气和喉镜检查时的头部后仰可

能会导致食管修复处撕裂。术后早期拔管的其他并发症还包括由于分泌物、血液和肺不张阻塞气道后导致的低氧血症和低通气，或较小的婴儿由于存在相关肺实质疾病引起肺顺应性降低从而无法维持自主呼吸。

若患儿术前已发生误吸或因早产存在肺实质病变，术后则可能需要继续维持机械通气。在这些情况下，气管导管应放置在距离瘘管处 1 cm 或更远的位置，以免影响伤口愈合。此外，吸引管置入深度不应超过患儿嘴唇至食管修复处之间的距离，以避免术后因各种操作损伤食管吻合口。一些外科医生已禁止吸引深度超过口咽部。

目前一些外科医生开始使用胸腔镜来完成 TEF 结扎和食管修复[11]，在这种情况下需进行 OLV 完成肺隔离，避免瘘管与胃通气。一些外科医生更倾向于在俯卧位或半俯卧位下手术。这种手术方式通常不需要行硬膜外镇痛，但如果中途改为开胸手术，可在手术结束后放置硬膜外导管。

（崔紫婵 译，刘紫庭 审）

参考文献

[1] Cohen DE, McCloskey JJ, Motas D, et al. Fluoroscopic-assisted endobronchial intubation for single-lung ventilation in infants. Paediatr Anaesth,2011,21(6):681–684. https://doi.org/10.1111/j.1460-9592.2011.03585.x.

[2] Wald SH, Mahajan A, Kaplan MB, et al. Experience with the Arndt paediatric bronchial blocker. Br J Anaesth, 2005,94(1):92–94. https://doi.org/10.1093/bja/aeh292.

[3] Biswas A, Luginbuehl I, Szabo E, et al. Use of serratus plane block for repair of coarctation of aorta: A report of 3 cases. Reg Anesth Pain Med,2018,43(6):641–643. https://doi.org/10.1097/AAP.0000000000000801.

[4] Holland EL, Bosenberg AT. Early experience with erector spinae plane blocks in children. Paediatr Anaesth,2020,30(2):96–107. https://doi.org/10.1111/pan.13804.

[5] Guruswamy V, Roberts S, Arnold P, et al. Anaesthetic management of a neonate with congenital cyst adenoid malformation. Br J Anaesth,2005,95(2):240–242. https://doi.org/10.1093/bja/aei171.

[6] Mochizuki K, Obatake M, Taura Y, et al. A modified Foker's technique for long gap esophageal atresia. Pediatr Surg Int,2012,28(8):851–854. https://doi.org/10.1007/s00383-012-3151-1.

[7] Broemling N, Campbell F. Anesthetic management of congenital tracheoesophageal fistula. Paediatr Anaesth,2011,21(11):1092–1099. https://doi.org/10.1111/

j.1460-9592.2010.03377.x.

[8] Hammer GB. Pediatric Thoracic anesthesia. Anesth Analg,2001,92(6):1449−1464. https://doi.org/10.1097/00000539-200106000-00021.

[9] Filston H, Chitwood Jr WR, Schkolne B, et al. The Fogarty balloon catheter as an aid to management of the infant with esophageal atresia and tracheoesophageal fistula complicated by severe RDS or pneumonia. J Pediatr Surg,1982,17(2):149−151. https://doi.org/10.1016/s0022-3468(82)80199-1.

[10] Templeton Jr JM, Templeton JJ, Schnaufer L,et al. Management of esophageal atresia and tracheoesophageal fistula in the neonate with severe respiratory distress syndrome. J Pediatr Surg,1985,20(4):394−397. ttps://doi.org/10.1016/s0022-3468(85)80226-8.

[11] Krosnar S, Baxter A. Thoracoscopic repair of esophageal atresia with tracheoesophageal fistula: anesthetic and intensive care management of a series of eight neonates. Paediatr Anaesth,2005,15(7):541−546. https://doi.org/10.1111/j.1460-9592.2005.01594.x.

拓展阅读

van Hoorn CE, Costerus SA, Lau J, et al. Perioperative management of esophageal atresia/tracheo-esophageal fistula: An analysis of data of 101 consecutive patients. Paediatr Anaesth,2019,29(10):1024−1032. https://doi.org/10.1111/pan.13711.

第 25 章

骨科手术

Wallis T. Muhly[*]

肌肉骨骼创伤

概 论

无论是从单杠坠落还是玩蹦床时发生意外，儿童总会因为各种原因需要在手术室治疗肌肉骨骼创伤。大约 40% 的男孩和 25% 的女孩在 16 岁之前至少发生一次骨折[1]。上肢骨折占儿童骨折的 2/3，其中桡骨骨折最常见[2]。约 20% 的患者需要在全身麻醉（简称"全麻"）下进行手术修复或复位。急诊手术指征包括神经血管损伤和开放性骨折，非急诊手术包括涉及骨生长板的骨折、非手术治疗不能复位的骨折及下肢或踝部的复杂骨折。手术修复的复杂程度差异显著，既包括闭合性经皮穿针固定术（如肱骨髁上骨折治疗），也涵盖可能引发大出血的开放性骨盆或股骨骨折修复手术。

需要紧急手术复位的骨折患儿通常都视为"饱胃"状态，全麻诱导时应采用快速序贯诱导法（或根据临床情况调整）并置入气管插管。行择期手术的患儿通常已遵循禁食指南，其发生胃内容物误吸的风险较小，除非患儿本身有其他胃排空延迟的原因，如近期使用阿片类药物，因此任何一种适合患儿的麻醉方式或气道管理策略都是可行的。骨盆和下肢骨折可能会引起大出血，由于骨折损伤程度的不同及术中出血风险程度的不同，患儿的血红蛋白水平基准可能难以确定。骨折急

诊手术的术后疼痛管理有多种方法，包括使用非甾体抗炎药物（如布洛芬、酮咯酸等）、对乙酰氨基酚、肌肉解痉药物（地西泮、替扎尼定、巴氯芬等）或使用短效阿片类药物。持续或单次外周神经阻滞也是适用的。如果麻醉医生使用了局部麻醉（简称"局麻"）药，要注意及时严密监测以避免漏诊骨筋膜室综合征。

髁上骨折

儿童最常见的需手术修复的肘关节创伤是肱骨髁上骨折，时常伴发神经损伤（10%~15%）和血管损伤(20%)。神经损伤通常是牵拉引起的，随着时间的推移会逐渐恢复。肱动脉血管损伤可导致远端脉搏减弱或消失[3]，如果闭合复位后血流仍不能改善，则必须紧急处理。对于移位性肘关节骨折，闭合复位穿针固定术是首选治疗方案，但当骨折合并有脉搏减弱或消失时，可能需要行切开复位并进行血管探查。麻醉管理策略的选择取决于骨折损伤的严重程度和是否合并神经血管损伤。送至手术室进行急诊骨折手术的患者均应视为饱胃状态，应采取快速序贯诱导法行气管插管。相反，若患儿已行禁食，骨折病情较稳定，则可以使用声门上气道装置管理气道。

人字形石膏的放置

治疗儿童急性下肢骨折的一种策略是使用人字形石膏固定，石膏可从髋骨上方一直延伸到下肢的不同位置。此方法可用于固定一侧或双侧下肢骨折或畸形，并可稳定骨盆骨折。该方法也通

* 非常感谢 Mary Theroux 博士的初稿，其最初的想法构成了随后所有修订的基础。

常用于学龄前儿童，所以需要全麻以确保患儿能更好地配合。手术时，患儿通常被置于特制的"盒子"上，因此麻醉医生可采取气管插管或声门上装置来保证患儿的呼吸。某些情况下，外科医生可能会要求患儿达到一定的肌松状态，以方便他们更好地完成骨折复位。当外科医生开始打石膏时，会先将一块折叠的毛巾垫在石膏上半部的里面，以确保患儿的前腹壁和石膏之间有足够的空间（图 25.1）。若患儿在术后感觉严重疼痛或不适，医生应及时检查石膏是否过于紧绷或安装不良。

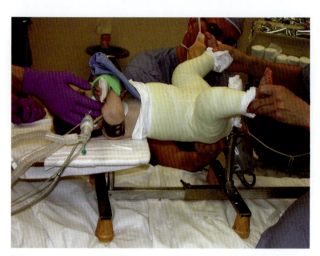

图 25.1 双侧石膏的放置。对于需要放置特殊石膏的患儿，我们更倾向于行气管插管或放置声门上气道装置，因为在打石膏的过程中，患儿可能会被多次移动

股骨头骨骺滑脱（SCFE）

SCFE 是儿童特有的肌肉骨骼疾病。虽然该病并非具体的外伤，但这种髋关节疾病涉及股骨头、股骨颈和股骨干的移位，最常见于肥胖的未发育儿童，可能是由身体虚弱或生理负荷过高（如肥胖）联合引起的。SCFE 患儿可能合并严重疼痛和股骨头坏死，这是因为股骨头的移位可能会损伤股骨头的血液供应，因此该病通常在诊断后即需手术干预。最常见的手术方式是使用空心螺钉经皮固定股骨头和股骨颈，以防止进一步移位。

发育性髋关节发育不良（DDH）

DDH 包括所有髋关节发育不良、半脱位或全脱位的情况。之前的术语"先天性发育不良"或"髋关节脱位"逐渐被替代，而术语"发育性髋关节

发育不良"则更能涵盖婴儿期或儿童时期出现的所有髋关节异常。DDH 的病因包括遗传因素和环境因素，更常见于女童（80%）和臀位出生的婴儿。婴儿患有 DDH 应尽早行支撑固定术以固定受累的髋关节，稳定股骨头和髋臼之间的关系，促进正常发育。如果行支撑固定后髋关节仍然不稳定，或骨盆解剖不适合行闭合复位，则需要手术矫正，包括股骨或骨盆切开复位，同时进行内收肌松解。

婴儿 DDH 手术通常不会发生明显的大出血。麻醉方式宜采用气管内插管，因为手术结束时通常需给患儿放置石膏或支架，这个过程可能需要改变患者体位。若患儿没有行切开复位术，术后一般无需行区域阻滞进行行术后镇痛；若有需要，可根据手术范围的不同，选择术中行局部浸润麻醉或区域神经阻滞来实施术后镇痛。

脊柱畸形

脊柱畸形涵盖广泛，从缓慢发展至脊柱侧弯的健康青少年，到继发于胸廓功能不全的限制性肺疾病和肺动脉高压的婴儿[4]。因此，针对不同患者特定的解剖学和生理学改变而制定手术计划和麻醉计划对于确保患者良好的预后至关重要。

脊柱侧弯是指脊柱在冠状面上呈曲线改变，包括胸椎、腰椎或两者均有，可导致脊柱和相应的肋骨发生旋转，胸壁发育不对称。症状较轻时，脊柱侧弯仅表现为明显的躯干畸形，若病情持续进展，可导致患儿出现严重的心肺损害。脊柱侧弯的发病可以是先天性的、早发的或特发性的（通常在青春期发病），可继发于神经肌肉疾病（脑瘫、进行性假肥大性肌营养不良等），或继发于全身性疾病或综合征（马方综合征、神经纤维瘤病等）。脊柱侧弯的病因、进展程度和发病年龄均可影响手术治疗策略。

早发性脊柱侧弯和青少年特发性脊柱侧弯（AIS）在发病早期可使用支具校正，防止畸形进展。若保守治疗失败，则可能需要手术干预。对于骨骼发育尚未成熟的年幼儿童的脊柱侧弯，可采取生长棒技术来稳定脊柱。生长棒可在未来继续扩张调整，以确保胸椎充分发育。若脊柱侧弯患者的骨骼已发育成熟，通常需要行后路脊柱融合术。

相比之下，骨骼发育成熟且无法通过矫正器校正的青少年，主要接受脊柱融合治疗。Cobb 角是一种常用的测量脊柱畸形弯曲度的方法，其表示某一段脊柱的最大弯曲角度。该角通过从侧弯脊柱顶部的椎体终板到侧弯脊柱最下部的椎体终板绘制相交线来测量。当 Cobb 角达 10° 即可诊断为脊柱侧弯，当侧弯角度达到 45°~50° 或更大时，通常需要进行手术干预。

患有神经肌肉疾病的儿童，如脑瘫或各种肌肉萎缩症，通常需接受脊柱融合术。弥漫性肌无力合并静态或进行性步行功能障碍，使脊柱侧弯的发生率很高，其中 95% 的进行性假肥大性肌营养不良患者最终将发展为进行性脊柱侧弯。对脊柱侧弯儿童行手术修复的主要原因是让他们能够实现独立坐直，从而减少慢性肺误吸的发生率，提高其生活质量，并尽可能延长预期寿命。手术的最大范围可从胸椎（T）1 至骶骨，这些手术通常比特发性修复手术更容易出现大出血，患者有可能丢失 1~3 倍的自身血容量。合并脑瘫的患者的术中失血量增加原因尚不完全清楚，可能与细胞因子水平异常和血小板功能异常有关。实时监测评估凝血功能与血栓弹力图可有助于指导血液置换治疗。早期输注血液和新鲜冰冻血浆，患者可能获益。

术前关注点

对于除早发性脊柱侧弯或 AIS 以外的其他较为健康的患者，只要没有明显的功能限制且侧弯角度小于 80°，通常不需要进行常规的肺功能检查或心脏评估。相反，合并严重脑瘫或肌营养不良的患者术前可能出现呼吸功能不全，其术前需要额外的呼吸支持 [双水平气道正压通气（BiPAP）、连续气道正压通气（CPAP）等]。肺功能检查可帮助识别术后可能存在呼吸系统并发症的患者。呼吸科医生的介入可以指导患者术后呼吸护理，并减少急性呼吸系统并发症（拔管失败、肺不张等）。同样，易诱发心肌病的高危患者，如合并进行性假肥大性肌营养不良和弗里德赖希型共济失调（Friedreich ataxia），术前应更加重视心功能评估。但接受脊柱融合术的脑瘫患者，其常规超声心动图可能较难查出与临床相关的心脏异常[5]。

术前实验室检查应包括全血细胞计数、生化检验、凝血检查和血型检验及交叉配血，但目前对 AIS 患者围手术期实验室检查（如生化检验和凝血检查）的相对价值仍缺乏共识。在过去，自体血和定向供体献血可用于减少此类患者的同种异体输血风险[6]。然而近年来，术中行血液回收[7]和抗纤溶治疗[8]显示可减少患者对同种异体输血的需要。

术前应与家属和患者进行详细的谈话，其内容包括麻醉方式和风险、手术过程及可能用到的神经生理监测。若计划进行术中唤醒，应与患者详细阐述该流程，获得患者的理解配合，以促进术中唤醒的成功实施。此外，还应该告知患者和家属术后出现颜面部肿胀是很常见的，可在术后 2 d 内逐步消退。

术中关注点

麻醉医生可根据患者的自身情况及自己的习惯采用吸入或静脉麻醉诱导，通常直接在运输床上行麻醉诱导，以方便手术室人员直接将患者翻至俯卧位（图 25.2）。麻醉医生可使用丙泊酚和阿片类药物来协助气管插管，同时避免使用肌松药，因其可干扰术中神经肌肉监测。在完成气管插管后到将患者改变至俯卧位前，需要连接好所有监测及建立好所有监测管路，包括置入尿管、口胃管、食管温度探头、两根外周静脉通路、有创动脉置管及神经监测导联。有创动脉置管通常用于实时血流动力学监测及采取血液标本行实验室检查。若行桡动脉穿刺的部位出现血肿，则应避免在同侧行尺动脉置管。出现动脉痉挛及穿刺部位血肿时，应及时更换至对侧进行穿刺，以节省时间减少损伤。AIS 患者通常不需要中心静脉通路，但对于神经肌肉疾病的患儿可能是必要的，因为术中情况可能比较复杂。另外，在不能保证有足够的外周通路时，也需要建立中心静脉通路。最后，应注意固定好气管导管和保护好患者的眼睛，并在牙齿之间放置软垫以防止舌头损伤。

当团队所有成员都认为已经准备好之后，则可以将软泡沫枕头置于患者面部，并小心将患者翻转至手术台上（不同的外科医生可能会使用不

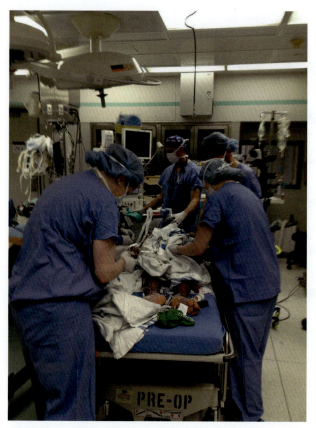

图 25.2 行脊柱融合术的准备工作。对患者行全麻诱导后，麻醉团队的一名成员负责管理气道，同时其他人员建立监测通道，插入导尿管，神经生理学家连接监测电极

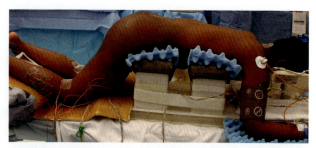

图 25.3 脊柱侧弯修复术采取的俯卧位。当所有通道和监测传感器放置好，由手术室人员共同将患儿转至俯卧位，所有的压迫点都已放置好衬垫，尤其是头部和颈部。要注意眼睛周围的区域，以防止压迫引起缺血性损伤

同的手术床）。麻醉科和外科团队应共同负责确保患者所有脆弱部位（特别注意面部和眼睛周围）都放置在合适的位置（图25.3）。腹部区域应确保不受压迫，以保证术中良好的通气。腹内压的升高还可能会增加硬膜外静脉丛的出血。对于男性患者，应该确保生殖器没有受压；而对于女性患者，胸垫应该放置在乳房的头侧端，以免乳房受压。术中可使用空气加温装置可来维持正常体温，减少低体温引起的凝血功能障碍或苏醒延迟。

麻醉维持药物的选择取决于术中使用何种诱发电位来监测脊髓完整性，且外科医生和神经生理学医生也有不同的习惯和偏好，最常用的是体感诱发电位（SSEP）和运动诱发电位（MEP）。术中使用或不使用低浓度吸入性麻醉药，也将取决于神经生理学医生的习惯。在本章作者所在的医疗中心，若术中需要使用SSEP和MEP监测，一旦建立静脉通路就改为全凭静脉麻醉药而不再

使用吸入性麻醉药。全麻维持药物通常使用丙泊酚和阿片类药物（瑞芬太尼或芬太尼），也可使用其他药物来维持，如长效阿片类药物（美沙酮）、椎管内使用阿片类药物（鞘内吗啡），以及注射氯胺酮、镁和利多卡因，以改善患者的术后疼痛。

术中需严格注意止血，这对于减少术中或术后输血至关重要。如前文所述，术中使用抗纤溶剂（氨甲环酸）、自体血回收和术前自体采集均可减少异体输血。当外科医生对组织进行分离切割时，麻醉医生可以通过加深麻醉或使用血管扩张剂（如尼卡地平）来维持正常血压（平均动脉压60~65 mmHg），以减少失血量。

整个手术操作包括后正中线切开和组织分离，暴露侧弯脊柱的棘突，并清除后方的骨膜下组织。术中透视影像可用于确认正确的操作平面。外科医生会根据脊柱侧弯的类型并结合个人经验，在脊柱两侧放置椎弓根螺钉、椎弓根椎板钩和（或）椎板下钢丝。术中还会使用O型臂（360° CT扫描）确认螺钉钉入的方位和深度。外科医生甚至还会沿着脊柱放置移植骨，以促进受累椎体之间的融合。最终在放置生长棒后，进行手动平移和旋转操作，以完成脊柱的矫直（图25.4）。

脊柱侧弯矫正的时机至关重要，因为手术过程中脊髓最容易因局部动脉受压而影响血供，以及由钢丝（或螺钉）插入造成的直接损伤而发生缺血。术中无论是否使用血管收缩剂（如去氧肾上腺素、多巴胺等），麻醉医生都应将患者的平均动脉压维持在70 mmHg以上，并维持其血红蛋白水平为9 g/dL左右。在脊柱分离时和分离

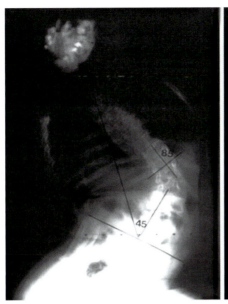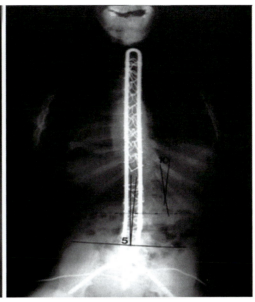

图 25.4　由 T$_1$ 至骶骨的扩大手术修复术，术前和术后影像

后，神经生理监测医生会不断监测患者的诱发电位信号，以确保及时检测出脊髓受压的异常信号。若术中出现诱发电位的突然中断（MEP 消失或 SSEP 下降 50%），则为紧急情况，外科医生需立即停止所有手术操作，必要时将最后一次安装的器械拆除（如松开椎弓根螺钉或椎板下钢丝），同时麻醉医生应立即将平均动脉压提高至 90 mmHg 以上。若诱发电位没有改善，则立刻予患者类固醇药物治疗 [甲基泼尼松龙 30 mg/kg 冲击，后以 5.4 mg/（kg·h）速度持续输注 23 h] [9]，但到目前为止该方法的有效性尚不明确 [10]。若诱发电位持续下降甚至消失，则需立刻拆除所有矫形装置并唤醒患者。

一些外科医生仍然更喜欢在术中使用 Stagnara 唤醒试验。该试验使患者在脊髓牵开后立即被短暂唤醒，并被要求摆动脚趾以证明脊髓的完整性。术中唤醒成功的关键是患者的准备工作，其中一个较有用的方法是患儿麻醉时在失去知觉前简单地摆动几次脚趾。即使没有进行唤醒测试，一个经过适当准备的患儿也能从麻醉中苏醒，并根据指令摆动脚趾，从而加快气管导管的拔除。

前路融合术

特发性脊柱侧弯和神经肌肉脊柱侧弯的患者，可能需要联合前路和后路融合术。联合手术的适应证包括：①侧弯角度＞ 75°；②硬化的侧弯；

③曲轴畸形风险。曲轴畸形是指尽管已成功行后路脊柱融合，脊柱前部仍继续生长，从而导致旋转畸形。该情况易发生在骨骼发育未成熟的患者中，因为其骨骼还可以进一步生长。脊柱前融合术包括前椎间盘切除、前纵韧带松解、纤维环和髓核切除，以及通过胸椎入路切除椎体终板软骨。一些外科医生更喜欢使用胸腔镜进行手术，特别是要移除的椎间盘数量较少时，此时需要麻醉医生做单肺通气的准备。然而，大多数外科医生会采用开放式手术，可能不涉及打开胸腔。虽然通常情况下会连续进行后路融合术，但一些外科医生也会间隔几天分期进行。

术后关注点

在过去的 10 年中，后路脊柱融合术的术后护理管理发生了巨大的变化，特别是 AIS 人群。既往患者术后仍需住院 5~7 d，然近年来外科技术的发展及多模式镇痛的应用允许患者尽早活动和进食，使患者的住院时间减少至 3 d 左右。目前已有不少促进脊柱恢复的方案，除了常规的静脉自控式镇痛，还包括常规使用加巴喷丁、非甾体抗炎药和肌松药。除此之外，医务人员还应降低患儿的心理期望，让患儿了解术后将会面临的不适，这样可以帮助患儿抵抗焦虑和恐惧。医务人员还需告知患者在术后应尽早活动并进行理疗，这对于患者早期及后期功能状态的恢复有很大帮助。

此处提供一篇关于儿童脊柱手术麻醉管理的综述文章[11]。

（崔紫婵　译，刘紫庭　审）

参考文献

[1] Landin LA. Epidemiology of children's fractures. J Pediatr Orthop B,1997,6(2):79–83. https://doi.org/10.1097/01202412-199704000-00002.

[2] Cooper C, Dennison EM, Leufkens HG, et al. Epidemiology of childhood fractures in Britain: a study using the general practice research database. J Bone Miner Res,2004,19(12):1976–1981. https://doi.org/10.1359/JBMR.040902.

[3] Badkoobehi H, Choi PD, Bae DS, et al. Management of the pulseless pediatric supracondylar humeral fracture. J Bone Joint Surg Am,2015,97(11):937–943. https://doi.org/10.2106/JBJS.N.00983.

[4] Campbell Jr RM, Smith MD. Thoracic insufficiency syndrome and exotic scoliosis. J Bone Joint Surg Am,2007,89(Suppl 1):108–122. https://doi.org/10.2106/JBJS.F.00270.

[5] DiCindio S, Arai L, McCulloch M, et al. Clinical relevance of echocardiogram in patients with cerebral palsy undergoing posterior spinal fusion. Paediatr Anaesth, 2015,25(8):840–845. https://doi.org/10.1111/pan.12676.

[6] Murray DJ, Forbes RB, Titone MB, et al. Transfusion management in pediatric and adolescent scoliosis surgery. Efficacy of autologous blood. Spine (Phila Pa 1976),1997,22(23):2735–2740. https://doi.org/10.1097/00007632-199712010-00007.

[7] Bowen RE, Gardner S, Scaduto AA, et al. Efficacy of intraoperative cell salvage systems in pediatric idiopathic scoliosis patients undergoing posterior spinal fusion with segmental spinal instrumentation. Spine (Phila Pa 1976),2010,35(2):246–251. https://doi.org/10.1097/BRS.0b013e3181bdf22a.

[8] Goobie SM, Zurakowski D, Glotzbecker MP, et al. Tranexamic acid is efficacious at decreasing the rate of blood loss in adolescent scoliosis surgery: A randomized placebo-controlled trial. J Bone Joint Surg Am,2018,100(23):2024–2032. https://doi.org/10.2106/JBJS.18.00314.

[9] Bracken MB, Shepard MJ, Collins WF, et al. A randomized, controlled trial of methylprednisolone or naloxone in the treatment of acute-spinal cord injury. results of the second national acute spinal cord injury study. N Engl J Med,1990,322(20):1405–1411. https://doi.org/10.1056/NEJM199005173222001.

[10]Liu Z, Yang Y, He L, et al. High-dose methylprednisolone for acute traumatic spinal cord injury: A meta-analysis. Neurology,2019,93(9):e841–e850. https://doi.org/10.1212/WNL.0000000000007998.

[11]Soundararajan N, Cunliffe M. Anaesthesia for spinal surgery in children. Br J Anaesth,2007,99(1):86–94. https://doi.org/10.1093/bja/aem120.

第 26 章

神经外科手术

Christopher Setiawan, Ronald S. Litman

儿童神经外科患者的麻醉面临着特有的挑战，包括控制颅内压（ICP）升高、侧位和俯卧位的体位变动，以及神经生理学监测对麻醉技术的要求。本章首先讨论儿童神经外科患者的特点，随后将讨论常见儿童神经外科手术的麻醉要求。

ICP 升高的病理生理学及治疗

麻醉医生应充分了解儿童 ICP 升高的病理生理学。首先颅骨十分坚硬，其有限的空间内包含

了 3 种成分：80% 的脑组织、10% 的脑脊液（CSF）和 10% 的血液。Monro-Kellie 学说指出，机体为了使 ICP 保持正常，以上某种成分的增多必然引起其余成分的减少。机体代偿一旦到达临界值，ICP 将急剧上升，而血容量仅略有增加（图 26.1）[1]。ICP 升高的临床表现包括高血压、心动过缓和伴有意识状态改变的不规则呼吸。

脑血流自动调节功能是指在血压出现波动的情况下，脑血流（CBF）仍保持恒定的能力（图 26.2）。

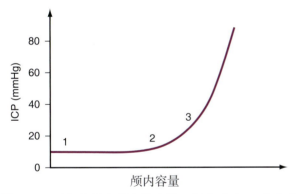

图 26.1　理想的颅内顺应性曲线：颅内压（ICP）与颅内容积的关系。曲线的形状取决于组织成分增多的速度和相对大小。在正常颅内容积下（点 1），ICP 较低但颅内顺应性较高，即尽管颅内容积略有增加但 ICP 未见明显变化。如果颅内容积迅速增加，接近代偿能力的极限，颅内容积的进一步增加将引起 ICP 上升。此时若 ICP 仍在正常范围内（点 2），则颅内顺应性较前下降；若 ICP 明显上升（点 3），则颅内容积进一步增加会伴随 ICP 急剧上升（引自：McClain CD, Soriano SG. Pediatric neurosurgical anesthesia//Coté CJ, Lerman J, Anderson BJ, eds. A practice of anesthesia for infants and children. 6th e d. Elsevier,2019:604-628.e5. ）

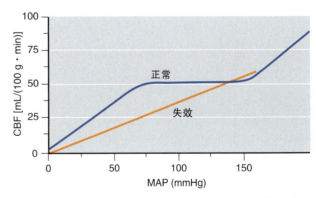

图 26.2　"正常"和"失效"的脑血流自动调节曲线。"失效"曲线表示脑血流（CBF）随着平均动脉压（MAP）的变化而被动变化。绘制该曲线是为了说明当 CBF 自动调节功能丧失时，即便 MAP 正常，CBF 仍低于正常水平。已有研究表明，在颅脑损伤和蛛网膜下腔出血后，CBF 自动调节功能立即丧失，此时即便是适度低血压也将引起显著的大脑局部缺血（引自：Lemkuil BP, Drummond JC, Patel PM, Lam A. Anesthesia for neurologic surgery and neurointerventions//Gropper M, Eriksson L, Fleisher L, et al, eds. Miller's anesthesia, 9th ed. Elsevier,2020:1868-1910.e9. ）

在未受伤的成年人大脑中，当平均动脉压（MAP）在 50~150 mmHg 时，CBF 保持相对恒定。在受到创伤的大脑中，CBF 自动调节功能可能会丧失，CBF 可能会随着血压的升降而被动升降。另外，当动脉血氧分压（PaO$_2$）高于 60 mmHg 时，CBF 保持恒定；但低氧血症会使 CBF 急剧增加。同时，CBF 和动脉血二氧化碳分压（PaCO$_2$）之间也存在线性关系，即 CBF 随着二氧化碳的增加而增加。此外，CBF 与脑氧代谢率（CMRO$_2$）密切相关；若 CMRO$_2$ 增加，则 CBF 随之增加，如癫痫发作、疼痛、发热或烦躁时。

颅内高压的定义是 ICP 高于 20 mmHg 的时间超过 5 min。儿童最常见的 ICP 升高的原因是创伤性脑损伤。神经复苏的目标是预防继发性脑损伤和防止周围神经元的进一步损伤。

儿童和成人颅骨解剖结构和功能的差异，会影响神经系统的病理生理过程，以及影响控制 ICP 升高的方法。幼儿的 ICP 正常值为 2~4 mmH$_2$O，而成人正常值为 8~18 mmH$_2$O。婴儿颅骨接近 1 岁才完全融合，其颅内顺应性相对较好，当大脑因创伤、出血或占位病变而出现脑水肿时，硬脑膜能够扩张。因此，当新生儿与婴儿出现颅内高压时，早期不会出现相关的临床症状与体征。与之密切相关的是，当新生儿或婴儿表现出 ICP 升高的临床症状和体征时，其颅内高压已十分严重。临床工作中怀疑新生儿或婴儿出现 ICP 升高时，患儿表现为易怒、囟门紧张、精神运动迟缓、视神经盘水肿、癫痫发作或颅骨 X 线平片上的特征性捶指压征将有助于确诊颅内高压。在囟门闭合后，儿童的颅内顺应性可能低于成年人。这可能是由于相对于 CSF 与血容量来说，儿童脑组织的占比高所致。因此，相对轻微的脑水肿、颅内出血、CSF 积聚或肿瘤占位引起 ICP 升高对儿童的危害更大。

颅内高压治疗的主要目标是确保向大脑输送足够的氧气和营养物质，从而防止组织代谢危象和神经元损伤。从宏观上来说，需要确保机体充分的氧合与通气，从而降低 ICP，同时维持适当的动脉血压以保证大脑灌注。

在 ICP 增加的情况下，全年龄段的一般管理目标是 ICP < 20 mmHg。脑灌注压（CPP）是 MAP 和 ICP [或中心静脉压（CVP），以较高者为准] 之间的差值。大量研究证实，CPP 与年龄直接相关。对于 8 岁以下的儿童，建议 CPP > 40 mmHg；对于年龄较大的儿童，CPP 应 > 60 mmHg。目前，没有足够的证据证明，在颅内高压的急性期，降低 ICP 与优化 CPP 哪一项更为重要；也没有证据表明，降低 ICP 或优化 CPP 哪一项更能改善神经系统相关预后。然而，无论患儿的 ICP 为多少，CPP < 40 mmHg 都与预后不良密切相关[2]。

临床工作中可以使用硬膜外、实质内或脑室内导管监测 ICP。脑室内导管还具有治疗作用，即通过引流脑脊液控制颅内高压。留置导管监测 ICP 的主要适应证为格拉斯哥昏迷量表（GCS）评分较低的急性脑损伤。

最近，不少临床医生开始使用脑组织氧张力监测仪指导神经复苏方案。检测仪探针会放置在脑实质的白质中，通常是放置在存在组织缺氧、细胞损伤或神经元死亡风险的脑组织中。有研究指出，10~15 mmHg 的脑组织氧张力（PbtO$_2$）水平与不良预后相关，而在未受伤的大脑中 PbtO$_2$ 水平一般是 25~26 mmHg。临床医生可以 PbtO$_2$ 为目标导向增加 CBF，从而为脑复苏制定新的治疗方案。

降低儿童 ICP 的基本方法与成人相同。这些方法包括：将患者头部抬高 > 30°，通过保持头部位置正中来避免颈静脉回流受限，确保足够的镇痛和镇静（保留自主呼吸的患者要特别小心），控制通气时应避免高或低碳酸血症（可能导致大脑血管舒张或收缩从而影响 CBF），若使用正压通气和呼气末正压（PEEP）则应避免过度通气，同时优化动脉氧合。

气管插管的适应证是气道保护性反射缺失或意识水平降低（GCS ≤ 8 分）。除反流误吸和低氧血症恶化的风险外，急性低通气可导致脑血管舒张从而增加 ICP 并降低 CPP。短时间过度通气是控制 ICP 升高的治疗方法之一。然而，不推荐长期过度通气或过度低通气，因为其与脑缺血恶化有关。

近期研究表明，应用 PEEP 不会增加 ICP。若临床需要，则应使用 PEEP 最大限度地减少肺泡塌陷并优化氧合。目前的循环系统管理策略包括，容量复苏和按需使用血管活性药，从而维持 CPP。吸入麻醉药普遍引起脑血管舒张。在成年人中，ICP 急剧升高将使患者更容易受到吸入麻醉药脑血管扩张作用的影响，儿童的情况也许类似。此外，新生儿和婴儿出现 PCO_2 下降似乎引发相同程度的脑血管收缩。也有证据表明，与成年人相比，在麻醉状态下引发婴儿和儿童脑血管舒张的 PCO_2 阈值水平更低。

ICP 升高的其他处理原则包括避免体温过高、维持血糖正常，以及必要时预防癫痫发作。体温升高将会增加 $CMRO_2$，并可能导致代谢需求和供应之间的失衡。高血糖会加重神经元损伤，因此临床医生应积极使用胰岛素治疗高血糖。此外，癫痫活动（尤其是在不受控制的情况下）会大大增加 $CMRO_2$ 和大脑代谢需求，可能加重神经元损伤。

高渗疗法仍然是处理 ICP 升高的重要手段之一。甘露醇（0.25~1 g/kg，静脉滴注 10~30 min）产生的渗透压梯度将脑组织细胞外液通过血脑屏障吸收至血管内，其还可以降低血液黏度，从而增强氧输送。但不建议预防性使用甘露醇，因其具有消耗容量的利尿作用，同时会增加患者低血压和急性肾损伤的风险。甘露醇应在 ICP 升高和有脑疝风险的危重患者中使用，或在手术中帮助神经外科医生进行脑组织松弛。高渗盐水也越来越频繁地用于控制 ICP，其亦通过产生渗透压梯度来降低脑含水量，从而减轻脑肿胀。通过中心静脉连续输注 3% 氯化钠溶液将防止渗透压的波动并维持血管内容量。此方法下，血清钠浓度通常会在 150~160 mmol/L。高渗治疗的不良反应包括肾衰竭（尤其是当血清渗透压 > 320 mmol/L）、溶血和蛛网膜下腔出血（与脑血管快速收缩引起的桥接血管撕裂有关）。血清钠浓度快速升高也与脑桥中央髓鞘溶解症的病情进展有关，因此临床医生应谨慎使用 3% 氯化钠溶液。

巴比妥诱导昏迷（表现为脑电图突发抑制）一般会在传统疗法控制颅内高压无效时使用。巴比妥类药物通过降低 $CMRO_2$ 来降低 ICP，导致脑血管收缩、CBF 减少和脑容积减少。巴比妥类药物会产生呼吸抑制，剂量依赖性的动脉血压和心输出量下降，这通常需要进行积极的容量复苏和使用血管活性药。当上述措施均失败时，如患者为可逆性脑损伤，则可考虑去骨瓣减压术。严重脑创伤儿童行去骨瓣减压术对神经系统的长期预后是否有益仍不清楚。

在成人神经外科手术中，PCO_2 的管理方式发生了重大转变，已逐步扩展到儿科临床实践中。成人指南指出，在 CBF 已经减少的阶段，若预防性过度通气（$PaCO_2 < 35$ mmHg），理论上将损害脑灌注，可能引起脑缺血。此外，研究表明过度通气并不会持续降低 CBF，也表明过度通气可能引起 CBF 自动调节功能丧失。有关儿科人群过度通气的研究也得出了类似的结论。因此，在儿科患者中不建议进行预防性过度通气，原因是脑血管收缩将导致脑缺血加重，尤其是在局部 CBF 受损的情况下。而临床中最常用的方法是轻度过度通气至血碳酸正常值下限（$PCO_2 \approx 35$ mmHg），主要原因是为了抵消全身麻醉（简称"全麻"）可能引起的血管舒张作用。面对急性、高危的 ICP 升高（即疑似 ICP 升高患者出现意识突发恶化），将 PCO_2 降低于先前水平以下通常会使脑血管收缩并短暂降低 ICP。此时临床医生可将 PCO_2 降低至 30 mmHg。当管理 ICP 升高的患者时，临床医生应将吸入氧浓度始终设置为 100% 以最大限度地向脑细胞输送氧气。

术前评估

神经外科患者的术前评估至关重要，其直接影响手术方案、麻醉方法的选择、术中管理目标和最终转归。不少儿童可能因脑肿物、血管畸形、颅内出血或 CSF 分流障碍而住院和接受手术治疗。在住院期间，临床医生应提供实验室检查结果（包括正常值范围和异常值）、异常查体结果和神经系统影像学检查。部分有明确病理学结果的儿童可在门诊进行评估和完成影像学检查，临床医生可选择在手术当天将患儿收住入院。术前所需的实验室检查结果应包含血红蛋白测定；大多数肿瘤或血管畸形手术中预计有严重失血者，术前还应进行血型鉴定与交叉配血。若患儿有钠稳态失衡的可能性，如脑盐耗竭、尿崩症、酸碱紊乱或抗利尿激素分泌失调综合征（SIADH），则临床医生应测定血电解质水平。无论是术前还是术中，临床医生均需根据这些实验室检查结果对危重患者进行干预。许多神经外科患者长期预防性（即颅内存在占位性病变）或治疗性服用抗癫痫药物。除非术前调整用药方案或者患者癫痫发作未受控制，临床医生无需对抗癫痫药物进行浓度监测。除了咨询神经外科团队外，麻醉医生术前还应评估患者的计算机体层扫描（CT）、磁共振成像（MRI）或血管造影术结果，影像学检查结果可以帮助临床医生了解手术方法、术中体位，以及制定术前计划。

在术前评估中，临床医生应关注脑神经、臂丛神经和坐骨神经的功能（尤其是伴有局灶性神经损害的患者）。如果手术团队担心患者术中出现神经系统相关的并发症，临床医生可对比术前、术后的体格检查结果。对于有 ICP 升高和发生脑疝风险的患者，临床医生应加强瞳孔对光反射的定期评估。

术前的抗焦虑治疗对大多数接受神经外科手术的患儿是有利的。患儿大多数已经留置了静脉通道，临床医生可以在预麻间滴注咪达唑仑；未留置静脉通道的患儿也可通过口服或鼻内给药。对于合并持续疼痛的患儿，可以使用芬太尼等阿片类药物；但此时临床医生应谨慎，因为过度镇静会导致通气不足和高碳酸血症，可能引起 ICP 升高，不过这种情况在儿童中并不常见。ICP 突发升高的儿童（如脑血管闭塞或病情严重）则无法从术前抗焦虑治疗中获益。对于有神经外科急症临床表现（急性硬膜下血肿、意识状态突然改变或神经系统检查突发异常）的患者，临床医生必须定期评估患儿的气道和通气功能；如有必要，临床医生可在到达手术室前对患儿进行气管插管与机械通气，以优化脑灌注并最大限度地减少二次损伤。

业界普遍认为 ICP 升高会减缓胃排空，使反流误吸的风险增加。然而，目前尚缺乏确切的临床证据，尤其是儿童；且在临床实践中，反流误吸在此类患儿中并不多见。因此，除非手术紧急且患儿术前进食或怀疑有其他原因的胃内容物异常增加，否则不建议常规使用 H_2 受体拮抗剂和甲氧氯普胺作为术前用药。

麻醉技术

改良快速序贯全麻诱导是首选的麻醉诱导方案，因为 ICP 升高的患者，其胃内容物增加的可能性很小。麻醉医生可以使用静脉注射（IV）诱导药物和非去极化类肌松药，同时助手在面罩通气过程中温柔地按压环状软骨，以最大限度地保证通气，减少高碳酸血症。通常应避免使用琥珀胆碱，因为其具有增加 ICP 的倾向。然而，如果患儿存在反流误吸的风险，麻醉医生需要使用琥珀胆碱或高剂量罗库溴铵进行快序贯诱导。既往有上下运动神经元缺陷病史（卒中、截瘫等）的患儿禁用琥珀胆碱，因该类患儿的乙酰胆碱受体潜在上调，应用琥珀胆碱容易出现不受控制的高钾血症。近年来引入临床的舒更葡糖在儿童中的安全性较高，因而使用罗库溴铵进行快序贯诱导为不错的替代方案。如果患儿没有留置静脉导管且没有合理的理由怀疑误吸，那么可以选择吸入诱导。一旦患儿失去意识，麻醉医生应立即按压环状软骨，并迅速建立静脉通道，此时可继续行改良快速序贯全麻诱导。按压环状软骨是否有益，目前暂无定论，部分医生会选择不进行按压。

琥珀胆碱引起一过性 ICP 升高的机制尚未明确。一些证据表明，这是由肌束震颤导致的传入神经元的肌肉纺锤体激活引起的。在成年人中，使用小剂量的非去极化类肌松药预处理可以防止琥珀胆碱引起的 ICP 升高。由于幼儿往往不会出现肌束震颤，因此临床中可能无法观察到幼儿使用琥珀胆碱引起的 ICP 升高。除非患儿存在误吸风险或困难气道不得不使用琥珀胆碱，否则麻醉医生在全麻诱导期间最好避免使用。

在麻醉诱导期间，为了防止 ICP 的急性升高，临床医生还需要一些额外的治疗手段，包括静脉使用阿片类药物、利多卡因，甚至右美托咪定。以上药物将有助于减少置入喉镜和气管插管引起的血流动力学波动，从而有助于最大限度地减少 ICP 的升高。此外，使用局部麻醉（简称"局麻"）药对手术切口进行局部浸润可减轻切皮时引起的血流动力学波动[1]。神经外科手术开始时就应给予足够的阿片类药物，因为气管插管、头钉固定、体位摆放、头皮切开和颅骨切开是神经外科手术中疼痛刺激最强的操作。此外，在手术结束时，如果需要快速恢复患者意识并拔除气管插管，以便于立即行神经系统检查，那么此时患儿体内不应残留阿片类药物。通常情况下，麻醉诱导时可使用芬太尼 2~6 μg/kg，也可在术中持续输注，但应仔细考虑药物的半衰期。瑞芬太尼则是一种理想的替代品，可在整个手术过程连续泵注。一些成人的研究表明，阿芬太尼和舒芬太尼可能通过增加 CSF 容量（或增加 CBF）使 ICP 升高。某临床研究探讨了阿芬太尼（10~40 μg/kg）对中度 ICP 升高需行脑室腹腔分流术患儿的 ICP 的影响[1]。研究发现，阿芬太尼之所以能持续降低 CPP，很大程度上与动脉血压下降有关，且未发现 ICP 升高。另外，应避免氯胺酮的使用，因为这对 ICP 的升高有极大风险。

任何吸入麻醉药均可用于维持全麻。在成年人中，选择任何吸入麻醉药均不会影响神经外科手术的预后。所有吸入麻醉药均可通过增加 CBF 和脑血容量导致脑血管舒张及 ICP 升高，但吸入麻醉药也可部分引起 $CMRO_2$ 降低，从而与上述效应相抵消。一些儿童的临床研究中，研究者使用经颅多普勒技术测量大脑中动脉的血流速度，从而估测 CBF 及脑血容量。对于儿童来说，0.5~1.5 最小肺泡浓度（MAC）的异氟烷对 CBF 的影响微乎其微，且几乎不改变脑血管对 CO_2 的反应性。此外，随着时间的推移，恒定浓度的异氟烷不会引起脑血流动力学的变化。七氟烷似乎与异氟烷具有相似的效果，尽管其在儿童的研究中尚不充分。已经证明，即便在过度通气的情况下，地氟烷也可引起成人 ICP 的升高，然而上述结论尚未在儿童中得到证实。另外，氧化亚氮（N_2O）不论是单独使用还是与丙泊酚或七氟烷联合使用，均可使 CBF 增加[5]；然而，N_2O 与地氟烷联合使用并不产生类似效果，这可能与地氟烷的脑血管扩张作用有关。总体而言，所有吸入麻醉药对儿童脑血管的舒张作用均与成人相似。当 ICP 处于正常水平时，各种药物之间可能并无临床差异；在 ICP 升高的情况下，尽管适度的过度通气可以减轻吸入麻醉药对 CBF 的影响，但麻醉医生应综合考虑各类药物的特点，即在最低浓度的吸入麻醉药结合阿片类药物的基础上维持患儿全麻。

一般来说，术中可持续输注芬太尼 1~5 μg/（kg·h）或瑞芬太尼 0.1~0.3 μg/（kg·min），并根据血流动力学参数进行动态调整。如果计划在时间较长的手术中持续输注芬太尼，应考虑到芬太尼的半衰期将随着输注时间的增加而逐渐延长，尤其是在手术结束时需及时拔除气管插管并立即进行神经系统评估的情况。在针对成年患者的临床研究中，瑞芬太尼作为促进术后早期拔管的主要麻醉药物，其对患者短期或长期预后的影响并未显示有任何差异，且儿童的类似研究尚未开展。另外，在整个手术过程中，尤其是使用头钉进行头部固定时，应使用肌松药；同时在外科医生对脑组织进行分离时，麻醉医生应保证患者头部不移动。接受慢性抗惊厥治疗的儿童术中应更多使用氨基甾类肌松药。如果患儿术前已存在偏瘫，肌松监测仪应放置在非偏瘫一侧。

N_2O 在神经外科手术的应用依然存在争议，因有证据表明 N_2O 可提高 $CMRO_2$ 并可能增加 CBF 和 ICP，然而尚无证据表明 N_2O 能否应用于儿童麻醉。由于 N_2O 在神经外科麻醉的使用是非必需的，因此当患儿 ICP 可能升高时麻醉医生不应使用 N_2O。此外，任何在 1 个月内可能行二次开颅手术的患儿均禁止使用 N_2O，因为脑室脑池系统内的残留气体可能会导致颅内积气[6]。

儿童神经外科麻醉的一般原则是，若患儿在进入手术室前无需插管，则临床医生应在手术完成时将患儿唤醒，以拔除气管插管并立即进行神经系统评估，除外以下情况：术中发生可能导致术后心肺功能抑制的不良事件，术后需要立即进行影像学检查，或者患儿可能丧失气道反射性保护功能并有潜在阻塞或误吸的风险。因急性头部创伤在现场或急诊科接受气管插管的患儿，若在术中成功清理血块或出血已控制且心肺功能正常，麻醉医生也可对其进行气管拔管。若患儿存在危及生命的 ICP 升高并预计持续至术后，则麻醉医生应维持患儿的镇静和肌松状态，并将其转运至重症监护病房（ICU）进行机械通气。

体位摆放

神经外科患儿的体位摆放需十分仔细，以防

术中出现各种问题或相关并发症，包括仔细固定气管导管和呼吸回路，放置胃管和食管测温仪时避免创伤，注意眼部的润滑护理，小心固定动脉和静脉导管，以及注意留置导尿管的位置。大多数情况下，患儿为仰卧位且头转向一侧，但不少神经外科手术需要俯卧位、侧卧位、头高位（如半坐位）、头低足高位，甚至是坐位（很少）等特殊的体位。铺无菌单前应正确接入和放置所有麻醉监护仪器和各种通路。此外，麻醉医生必须正确规划手术台与麻醉医生工作的空间，以便在手术期间能够随时查看患者。手术团队应正确放置软垫以防止挤压伤。如果患儿需要呈俯卧位，麻醉医生应检查腹部是否随着呼吸而自由活动，同时应与基线进行对比以确认机械通气正常。

尽管坐位的使用频率在不断降低，但依然偶尔用于儿童神经外科的后颅窝手术；儿童与成年人的坐位应有相同的安全考虑。处于坐位的儿童也有因血管开放而发生静脉空气栓塞的风险。一项针对儿童坐位相关并发症的回顾性临床研究表明，静脉空气栓塞的发生率约为 9%[7]；其中的空气栓塞病例都被及时发现并得到正确的治疗，无一例因静脉空气栓塞而致残或致死。而其他一些儿科的临床研究称，坐位手术的静脉空气栓塞发生率高达 37%。更有研究表明，儿童的硬膜窦压力高于成人，可能是儿童静脉空气栓塞发生率通常低于成人的重要原因。然而，一些临床研究表明，静脉空气栓塞更容易导致儿童低血压；因为理论上来讲，儿童的血容量相对较小，相同大小的气泡会给儿童带来更大的影响，血流动力学波动也更大。总而言之，针对儿童坐位的研究并没有显示出较成年人有更大的风险。若计划术中使用坐位，则强烈建议在术前进行超声心动图检查以排除房间隔或室间隔缺损。即使术中不使用标准的坐位，依然存在气泡通过颅骨和硬膜窦的开放血管进入循环从而发生静脉空气栓塞的风险，尤其是手术台呈头高位以改善术野和脑静脉回流时[8]。除了在大脑水平高度进行有创血压监测和维持血流动力学稳定以外，心前区多普勒超声的规范使用可以快速发现是否存在静脉空气栓塞。尽管一些医疗机构可能出于术中发生静脉空气栓塞的顾虑而在术前放置中心静脉导管，但对于儿童极少有临床证据证明放置中心静脉导管的益处大于其潜在的风险。

在神经外科摆放体位的过程中，需经常搬动患儿的头部和颈部，这种因摆放体位而引起的并发症（即脑缺血、截瘫）可能是灾难性的。旋转颈部会导致同侧颈动脉血流量减少，颈部极度屈曲可能会影响椎动脉和颈动脉的血流及颈部静脉回流。因此，应检查手术体位以确保患儿下颌与甲状软骨之间有足够的距离（2~3 横指）。鉴于以上风险，摆放体位应该由手术和麻醉团队共同协作，并在切皮前达成一致。

当患儿被固定在头架（如 Mayfield 或 Sugita）上进行手术时，通常会出现颈部屈曲。这可能导致气管导管向深部移位，并进入右主支气管。因此，在预计颈部发生屈曲的情况下，气管插管应置于较平时更浅的位置以补偿其下降的距离。体位摆放完成时，麻醉医生应确认患儿的双侧呼吸音。在肺部健康的患儿中，任何不明原因的血氧饱和度下降低于 96%（尤其是伴有吸气压力增加和左肺呼吸声减弱的情况），麻醉医生都应评估气管导管是否进入右主支气管。

当手术医生使用有创头部固定装置时，麻醉医生必须考虑在整个手术过程中头钉所带来的疼痛刺激。放置头钉应视为麻醉过程中的强疼痛刺激，特别是刚开始连接通道和摆放体位时，因为此时的麻醉深度一般较浅。在手术结束时，麻醉医生应维持适宜的麻醉深度直到头钉拔出，同时应减弱麻醉深度以便术后尽早拔管和进行神经系统评估。

神经生理监测

许多神经外科医生术中采用神经电生理监测来评估神经系统功能，降低潜在脑或脊髓缺血的风险，包括皮层脑电图（ECoG）、脑电图（EEG）、体感诱发电位（SSEP）、运动诱发电位（MEP）及听觉脑干诱发电位（BAEP）。当使用以上神经监测时，麻醉医生应主动与神经生理医生讨论麻醉实施对监测准确性的影响。由于许多麻醉药物（如吸入麻醉药的浓度）会影响神经生理学信号的灵敏度和质量，因此需尽量保持麻醉药剂量的恒定输注。最常用的麻醉方法是在不使用肌松药的情况下进行全凭静脉麻醉，麻醉医生通常使用可滴定的阿片类药物（如瑞芬太尼、芬太尼、舒芬太尼）并使用丙泊酚或低剂量的吸入麻醉药进行麻醉维持。此种情况下推荐使用瑞芬太尼，因其能在手术结束时快速代谢，让患者迅速恢复自主通气和苏醒。此外，一些生理指标（体温、血流动力学、通气、电解质、葡萄糖水平）的显著变化可影响诱发电位。

七氟烷、异氟烷和地氟醚可以剂量依赖的方式延长信号潜伏期和降低信号振幅，并且与 SSEP 相比，其能更大程度地减弱 MEP。在单独使用时，N_2O 可在不改变波形的情况下降低信号振幅和延长信号潜伏期，且与卤化剂联用，其延长潜伏期的效果更加显著。相反，氯胺酮可以增加 SSEP 和 MEP，可静脉单次推注或持续输注，特别是用于术后可出现严重疼痛的手术（如多节段脊柱融合术、脊柱侧弯手术）；然而对于 ICP 升高的患者，麻醉医生应谨慎使用氯胺酮。类似地，依托咪酯也被证明可增强皮层 SSEP 和轻微的 MEP 抑制。右美托咪定则是一种 α_2 受体激动剂，对神经生理学信号影响甚微，在神经外科手术中可以安心使用。

液体管理

除新生儿或其他可能有低血糖风险的儿童外，神经外科手术过程中通常应避免使用含葡萄糖的液体。尽管目前缺乏有力的临床研究，但高血糖可能与脑缺血后神经系统的不良预后有关。神经外科手术通常提倡使用生理盐水或 Plasma-Lyte 等等渗溶液以降低脑水肿的风险，但如果 ICP 不升高，也可以使用乳酸林格液。

常见儿童神经外科手术

脑室腹腔分流术

脑室腹腔（VP）分流管的植入或调整是最常见的儿童神经外科手术之一。分流管植入的首要目的是缓解神经疾病引起的脑积水。分流管的近端置于大脑的侧脑室内，并在颈部、胸部和腹部的皮肤下方建立隧道，最终置入腹膜腔以引流 CSF；部分儿童可能通过颈部或胸部的大静脉引流至心房。由于各种原因，包括患儿生长发育、引流阻塞或感染，术后的患儿需要定期进行翻修手术。偶尔若患儿出现急性 ICP 升高的体征或临床表现，则需紧急翻修。

脑积水的病因多种多样。先天性脑积水的最常见原因是中脑导水管狭窄。继发性脑积水最常见的原因是早产儿颅内出血。其他需要行分流手术的病因还包括与脊髓脊膜膨出相关的阿诺尔德-基亚里（Arnold-Chiari）综合征、感染、肿瘤或颅脑损伤引起的脑积水。

分流手术的术前评估包括合并症和 ICP 升高的严重程度。一般建议在术前使用抗焦虑药，如咪达唑仑；但当患儿出现严重的 ICP 升高时，应在手术前建立静脉通道，并在严密监测下谨慎用药。术前实验室检查一般无硬性要求，除非患儿术前有持续呕吐，则需评估电解质水平。

围手术期的常用液体包括生理盐水或乳酸林格液。隐性的液体损失通常为 2~4 mL/（kg·h）；围手术期应常规监测，一般情况下单条静脉通道能满足需求。

对于术前有 ICP 升高的体征及症状的儿童，应采用改良的快速序贯静脉诱导。麻醉诱导和气管插管时可给予适量的阿片类药物，并针对术后的气管拔管进行剂量调整，且任何吸入或静脉麻醉药都适用于维持全麻。若患儿在过去 1 个月内进行了开颅手术，则应避免使用 N_2O，原因是可能会加重已存在的颅内积气。在完成气管插管后，应置入合适的大口径胃管（如 14~16 F），同时建议置入食管温度探头。

首次脑室腹腔分流术包括两个小切口：一个在头部外侧，另一个在腹壁皮肤。腹壁皮肤切口，主要用于拔出贯通皮下隧道的分流管，并将其插入腹腔。消毒范围一般涵盖从头部到腹部的整个单侧区域，消毒后用无菌单覆盖。患儿取仰卧位，头转向非手术侧。手术台与麻醉机常规位置对比，旋转 90°（图 26.3）。

最常用的 VP 分流管由硅胶制成，包含一个带单向阀的储液囊，可让 CSF 自然流出大脑。若分流管故障或脑积水增加，则常需翻修；其梗阻

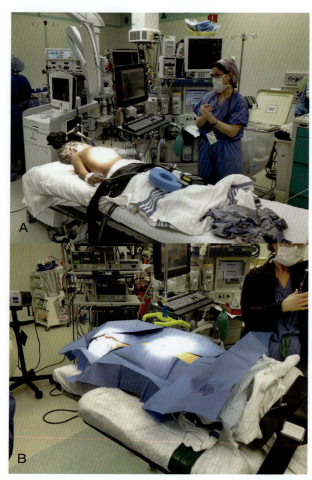

图 26.3　A. 脑室腹腔分流术。手术台与麻醉机常规位置对比，旋转 90°。B. 脑室腹腔分流术。已完成消毒铺巾，准备切皮（图片来源：Ronald S. Litman）

可以位于侧脑室和阀门之间的近端，也可以位于阀门与腹腔内尖端之间的远端。

术后需密切观察患儿神经系统的变化，这些变化可能是将发生分流管故障或颅内出血的信号。术后的中度疼痛偶尔需要使用阿片类药物控制，而严重的术后头痛应考虑其他因素。

中枢神经系统肿瘤切除术的麻醉管理

大多数儿童的颅内肿瘤（超过 60%）为位于后颅窝的小脑和脑干的恶性肿瘤。术前表现包括呕吐、头痛、步态异常和平衡障碍。实验室检查包括血红蛋白、血型筛查鉴定及电解质水平。而电解质失衡的原因可能是慢性呕吐或肿瘤引起的激素改变。术前抗焦虑治疗则应根据患儿的情况个体化用药。

目前尚无足够的证据表明，脑肿瘤患儿在接受全麻诱导时发生反流误吸的风险会增加。因此，

无论何种麻醉诱导方式和气管插管方法均可接受，非必要行改良或严格的快速序贯诱导。进行气管插管后，应使用口胃管吸引，并建议使用食管听诊器和食管体温探头。除此之外，应建立大口径的静脉通道，置入有创动脉导管（取决于手术时长和创伤大小，见下文）以密切监测血压变化，方便进行动脉采血，定时监测血红蛋白、电解质和酸碱度。围手术期建议使用等渗液体（如生理盐水、Plasma-Lyte 溶液），并应协同输血管理。同时应调节呼吸机参数，维持 PCO_2 在正常范围（35 ± 5 mmHg）。

大型开颅手术需要通过动脉导管直接测量血压。术中出现的出血、静脉空气栓塞、脑神经或脑干的手术刺激，易导致急剧的血流动力学变化时，此时需要实时监测动脉压。当进行轻度过度通气或需要快速测定血红蛋白时，动脉导管也将提供一种获取血气样本的便捷途径。

术中风险包括非预期突发出血（来自肿瘤周围区域或静脉窦撕裂）、脑疝、静脉空气栓塞、摆放体位相关并发症及气道水肿。术中刺激后颅窝脑干结构可导致突发性高血压、低血压和（或）心动过缓。围手术期辅助治疗包括抗生素、甘露醇、高渗盐水、预防性抗惊厥药及糖皮质激素（如地塞米松），具体取决于外科医生的偏好。若患者在术前服用乙酰唑胺，则术中预计会出现代谢性酸中毒 [以及低呼气末二氧化碳分压（$P_{ET}CO_2$）]。婴幼儿在肿瘤切除过程中可能会发生意外的急性出血，并危及患儿生命。在开始一次创伤较大的开颅手术前，应在四肢建立两条静脉通道；而中心静脉通路是非必要的，除非患儿存在潜在的疾病或预计术中会大量失血，如新生儿脑肿瘤占据大部分颅内空间。如果实在难以获得足够的外周静脉通路，那么可考虑经股静脉入路建立中心静脉通路，因其可以避免锁骨下或颈内静脉入路引起的并发症且不干扰脑静脉回流。

甘露醇通常在开颅手术期间给药，剂量为 $0.25 \sim 1.0$ g/kg，且几乎只用于治疗 ICP 升高。然而，许多神经外科医生会在常规手术中要求使用甘露醇。甘露醇主要通过短暂提高血浆渗透压，将大脑中的游离水抽入血液循环。由于甘露醇的利尿作用，给药后约 1 h 尿量可增加。在 20~30 min 内，

甘露醇的给药速度不应超过 0.5 g/kg；如果给药速度过快，患儿可能会出现低血压和 CPP 下降。使用呋塞米（0.25~1 mg/kg）也有助于减轻脑水肿，并已在体外试验中证明使用呋塞米可防止甘露醇引起的反弹性肿胀。当患儿使用利尿剂时，尿量和电解质监测对于诊断低血容量和水钠代谢紊乱相关疾病（如尿崩症或SIADH）将变得不那么可靠。地塞米松通常用于儿童，以减少与颅内占位相关的脑肿胀，但起效较慢。尽管高渗盐水作为 ICP 升高的辅助治疗在儿科越来越受欢迎，但手术中仍较少使用。

如果术中未出现意外需要行术后机械通气，麻醉医生应提前为术后拔除气管插管做好准备。神经外科医生一般希望患儿尽快苏醒，并对其进行神经系统评估。实际上，患儿经常在手术室中复苏，并完成初步的神经系统检查。若出现意外的神经系统受损或苏醒延迟，则需要立即进行头部 CT，以排查患儿是否出现脑疝或脑出血。

术后需注意的问题包括频繁进行神经系统评估以评估颅内情况，同时应严密监测患儿的心肺指标。镇痛药的需求因人而异，一些儿童需要阿片类药物进行术后镇痛。严重的头痛则需要对颅内并发症进行排查。

脊髓脊膜膨出修复术

脊髓脊膜膨出（也称为脊柱裂）是最常见的中枢神经系统先天性缺陷，患病率约为 4/10 000。脊髓脊膜膨出是一种胎儿畸形，脊髓和脑膜透过脊柱和背部缺损形成突出，常位于患儿的腰椎水平（图 26.4A）。由于该病存在脑膜炎风险，被认为是一种紧急手术；婴儿几乎是在出生后 24 h 内进行手术。大多数出生时患有脊髓脊膜膨出的婴儿都伴随小脑扁桃体下疝畸形，这是由于后脑向下移位进入枕骨大孔所致，因此患儿在新生儿期出院前就要进行 VP 分流术。

术前评估应包括仔细记录所有神经系统缺陷，并对其他系统进行检查，以排除其他先天性畸形（如先天性心脏病）。血液检查应包括血红蛋白和血型鉴定及筛查。此年龄段的患儿无需术前用药。

全麻诱导和气管插管期间的体位摆放具有一定挑战性。制作合适高度的垫子并放置在背部下方区域，以防止硬膜囊受到接触性损伤。手术采取俯卧位，需放置合适的缓冲垫，为患儿腹部提供充足的活动空间，以进行机械通气（图 26.4B）。并且自出生起，应避免使用含乳胶产品，以防过敏反应。

外周静脉通道一般需要两个，一个用于持续输注葡萄糖溶液，另一个用于输注温热的生理盐水或乳酸林格液以补充液体容量。液体容量输注，第一个小时为 25 mL/kg，维持量为 6~8 mL/(kg·h)。手术出血通常较少，但皮肤缺损严重时需要进行皮瓣移植，因此应确保术中取血无障碍。

在婴儿转为俯卧位之前，应建立好标准监测。术中发生低体温的风险很高，应在婴儿下方和周围放置空气加热毯，并对所有输注的液体进行加热。

在全麻诱导和维持期间，麻醉医生可选择所有标准的 IV 麻醉药和吸入麻醉药。按临床实际需求，可在手术结束时进行气管拔管；拔管需考虑多方面因素，如早产儿术后发生呼吸暂停的潜在风险。出生时患有脊髓脊膜膨出的婴儿，其气管较正常短的

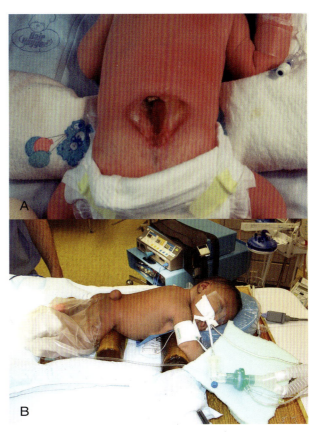

图 26.4　A. 开放性脊髓脊膜膨出。B. 有完整皮肤覆盖的闭合性脊髓脊膜膨出

发生率增加。因此，麻醉医生应该精确评估气管插管的位置及其与隆嵴的关系，以确定合适的气管导管插入深度。区域麻醉通常难以实施，尽管有报道称整个手术过程中只使用椎管内麻醉[1]。

乳胶过敏

乳胶是儿童术中过敏反应最常见的原因之一。儿童因经常接触含乳胶的医疗产品（如橡胶手套和排尿设备）而对乳胶过敏。最常见的乳胶过敏症患者是脊髓脊膜膨出和神经性膀胱功能障碍的儿童，他们需要每天频繁地进行膀胱导尿。据报道，高达 70% 的脊髓脊膜膨出儿童对乳胶过敏，而一般健康儿童对乳胶过敏的比例为 1%~5%。生命早期长期接触乳胶似乎是导致乳胶过敏的重要因素。

术中乳胶过敏通常发生在手术开始后 30~60 min，其表现为一系列的临床症状，从轻微的类过敏反应（如皮疹）到伴有支气管痉挛和低血压的严重过敏反应。乳胶过敏与其他原因引起的过敏反应无法区分，在复杂的外科手术环境中可能很难诊断；因为此类临床表现的原因实在太多，在鉴别诊断时需考虑多方面因素，如诱导使用的肌松剂、抗生素或血液制品。因此，对乳胶过敏通常是过敏反应需要排查的因素之一。

一旦发生过敏反应，其治疗包括肾上腺素和液体复苏，去除可疑的乳胶产品，同时使用 H_1/H_2 受体拮抗剂和类固醇。如果出现支气管痉挛持续，则需要支气管扩张剂。在实施过敏治疗后，建议立即进行检查以找出确切的过敏原，因为这些患者日后很可能再次接受麻醉。

术中乳胶反应的预防是通过识别易感患者并保持完全无乳胶的手术室环境来实现的。患有脊髓脊膜膨出的儿童从出生起就应当被认为对乳胶过敏，因此含有胶乳的产品不可用于该类患儿的护理。手术前不再使用预防性药物，因为药物的使用不一定能防止接触后反应的发生。此外，有大样本研究表明，乳胶过敏儿童在无乳胶环境中接受护理不会出现过敏反应。

中枢神经系统创伤

儿童头部创伤的手术通常包括硬膜下或硬膜外血肿清除术，及颅内血肿清除术，颅内血肿会导致脑实质肿胀和 ICP 升高。临床医生应认真排查头部和颈部的其他损伤，因急诊患者可能存在继发性损伤。当尚未完全排除颈椎损伤时，麻醉诱导和气管插管期间应采取适当的保护措施。临床上严重的头部创伤通常伴发全身性高血压、昏迷或嗜睡。当患儿出现严重低血压时，应根据实际情况排查其他可能导致严重出血的创伤。儿童创伤中最常见的大出血部位是腹腔内器官、骨盆和股骨。其他引起严重低血压的病因包括心源性休克、神经源性休克及脊髓休克。

2019 年，美国脑外伤基金会更新了最新的《儿童严重创伤性脑损伤管理指南》[10]。创伤中心的麻醉医生应该熟悉该指南中关于神经成像、机械通气治疗、高渗盐水治疗、体温控制 / 低体温、镇痛药和镇静剂的使用、癫痫预防和营养支持等最新建议。这些干预措施在围手术期管理中至关重要。最新的指南更新提供了对当前证据的快速访问及完整指南 / 路径的链接，以更好地帮助医疗服务者。

术前评估应包括回顾患儿病史、重点检查气道解剖和心肺状况，以及实验室检查。同时，应仔细排查原发性和继发性创伤及所有的影像学资料，以评估创伤的严重程度。如果时间允许，实验室检查应包括血红蛋白、血小板、凝血因子以及血型鉴定与交叉配血。如果发生危重情况导致致命的 ICP 升高，实验室样本可以从手术室发送；必要时，可紧急输注 O 型 Rh 阴性血液。

术前应至少建立两个大口径静脉通道，最好建立在上肢；如果没有合并腹腔内创伤（包括下腔静脉破裂），可选择小腿和大腿入路。患儿如果存在血流动力学不稳定或脑疝的情况，麻醉医生应在全麻诱导之前建立有创动脉血压监测；而大多数情况下，可在全麻诱导后再行动脉穿刺置管。

术中输注液体一般为等渗晶体溶液（如生理盐水或 Plasma-Lyte 溶液），必要时输注血液制品。几乎所有患儿都要留置导尿管，如术后不再需要，可在手术结束时拔除。另外，应保持患儿体温在正常范围内；然而目前还没有证据表明，头部创伤的儿童在手术期间会出现体温过低。

麻醉医生最常采用的是改良快速序贯诱导，使用丙泊酚（2~4 mg/kg）、罗库溴铵（1.2~1.6 mg/kg）或维库溴铵（0.2~0.4 mg/kg）、利多卡因（1 mg/kg）、芬太尼（3~5 μg/kg）或瑞芬太尼 [在 2 min 内推注 1 μg/kg，随后以 0.1~0.3 μg/（kg·min）连续泵注调整至血流动力学稳定]。对于有明显中线移位且有患疝风险的患者，麻醉医生应把握诱导用药剂量，以尽量避免 ICP 升高或伴随全身性低血压的脑灌注显著下降。同时在诱导期间，轻轻按压环状软骨并采取过度通气，将最大限度地减少高碳酸血症的有害影响。若患儿明确饱胃，在诱导过程中明显存在胃内容物反流误吸的风险，则应使用快速序贯诱导。气管插管期间，麻醉医生应执行对颈椎骨折的预防措施，其中包括由助手手动稳定颈部，以及在所有后续操作中将头部和颈部保持在正中位置。诱导时按压环状软骨预防反流误吸是有争议的，或许此操作并不合适。

麻醉维持可使用吸入麻醉药。若患儿可能合并肺炎球菌或肺炎球菌感染，则应避免选用 N_2O。手术将要结束时，应控制阿片类药物的血药浓度，以便于术后进行拔管。在某些情况下，神经外科医生会要求术后立即行 CT，此时患儿应该保持麻醉状态，直至完成 CT 且外科医生确认唤醒患者是安全的。

头部创伤的儿童几乎都要在术后转至 ICU。由于术后存在出血和脑水肿的可能，如果患儿出现急性神经系统症状改变，应立即接受头部 CT 检查，请神经外科会诊，并可能再次进行手术。

（何婉莹 译，刘紫庭 审）

参考文献

[1] Intracranial pressure. Anaesthesia UK(2021-06-28)[2021-08-06]. https://www.frca.co.uk/article.aspx?articleid=100755.

[2] Downard C, Hulka F, Mullins RJ,et al. Relationship of cerebral perfusion pressure and survival in pediatric brain-injured patients. J Trauma,2000,49(4):654–659. https://doi.org/10.1097/00005373-200010000-00012.

[3] Hartley EJ, Bissonnette B, St-Louis P, et al. Scalp infiltration with bupivacaine in pediatric brain surgery. Anesth Analg,1991,73(1):29–32. https://doi.org/10.1213/00000539-199107000-00006.

[4] Markovitz BP, Duhaime AC, Sutton L, et al. Effects of alfentanil on intracranial pressure in children undergoing ventriculoperitoneal shunt revision. Anesthesiology,1992,76(1):71–76. https://doi.org/10.1097/00000542-199201000-00011.

[5] Wilson-Smith E, Karsli C, Luginbuehl I, et al. Effect of nitrous oxide on cerebrovascular reactivity to carbon dioxide in children during sevoflurane anaesthesia. Br J Anaesth,2003,91(2):190–195. https://doi.org/10.1093/bja/aeg171.

[6] Reasoner DK, Todd MM, Scamman FL, et al. The incidence of pneumocephalus after supratentorial craniotomy. Observations on the disappearance of intracranial air. Anesthesiology,1994,80(5):1008–1012. https://doi.org/10.1097/00000542-199405000-00009.

[7] Harrison EA, Mackersie A, McEwan A, et al. The sitting position for neurosurgery in children: a review of 16 years' experience. Br J Anaesth,2002,88(1):12–17. https://doi.org/10.1093/bja/88.1.12.

[8] Harris MM, Yemen TA, Davidson A, et al. Venous embolism during craniectomy in supine infants. Anesthesiology,1987,67(5):816–819. https://doi.org/10.1097/00000542-198711000-00036.

[9] Viscomi CM, Abajian JC, Wald SL, et al. Spinal anesthesia for repair of meningomyelocele in neonates. Anesth Analg,1995,81(3):492–495. https://doi.org/10.1097/00000539-199509000-00011.

[10] Kochanek PM, Tasker RC, Bell MJ, et al. Management of pediatric severe traumatic brain injury: 2019 consensus and guidelines-based algorithm for first and second tier therapies. Pediatr Crit Care Med,2019,20(3):269–279. https://doi.org/10.1097/PCC.0000000000001737.

[11] Reuter-Rice K, Christoferson E. Critical update on the third edition of the guidelines for managing severe traumatic brain injury in children. Am J Crit Care,2020,29(1):13–18. https://doi.org/10.4037/ajcc2020228.

拓展阅读

Bhalla T, Dewhirst E, Sawardekar A, et al. Perioperative management of the pediatric patient with traumatic brain injury. Paediatr Anaesth,2012,22(7):627–640. https://doi.org/10.1111/j.1460-9592.2012.03842.x

第 27 章

眼科手术

Ronald S. Litman

本章涵盖儿童眼科手术的一般注意事项，常见儿童眼科手术的麻醉注意事项，以及儿童眼科手术中的独特并发症。

绝大多数接受眼部手术的儿童都是健康的，但一些眼科疾病会伴有其他系统疾病。大多数在新生儿期接受白内障手术的婴儿并没有共存疾病，但各种儿童综合征的异常症状则包含白内障。例如，宫内病毒感染（风疹、弓形虫病等）和代谢紊乱（如眼脑肾综合征：发育迟缓、张力减退和肾功能障碍）。与患有白内障的婴儿相比，先天性青光眼的婴儿较少合并其他异常。而患有早产儿视网膜病变（RoP）需接受激光光凝治疗的婴儿，通常会出现与早产相关的多系统异常，应在术前对患儿进行全面评估。另外，部分斜视儿童可能患有肌病。

术前注意事项

对于没有眼部外伤的儿童，应根据其年龄在术前使用抗焦虑药物。若患儿已建立静脉通道，则应静脉注射（IV）咪达唑仑，使患儿感到舒适；而在没有静脉通道的情况下，可以口服咪达唑仑 0.5 mg/kg（最大剂量为 10 mg）。

常规考虑因素

眼科手术的主要麻醉注意事项是规避引起眼压（IOP）急剧升高的各种因素，尤其是在眼部创伤且难以保证眼内容物完整的情况下。

儿童的正常眼压范围为 10~21 mmHg。眼内手术期间，IOP 的急性升高可导致玻璃体膨出、

晶状体脱出和（或）眼内出血。

麻醉医生应熟悉眼科围手术期用药的类型（表 27.1），以及其可能的系统性影响因素（表 27.2）。

麻醉计划

除非患儿有严重的合并症，常规监护几乎可以满足所有眼科手术。术中液体需要量和出血量极少。通常来说也不会发生低体温，除非是体型极小的婴儿；事实上，多数情况下患儿大部分身体被覆盖，在手术结束时体温往往会升高。大部分的静脉麻醉药和吸入麻醉药往往会以剂量依赖的方式降低 IOP，可用于全身麻醉（简称"全麻"）的诱导和维持（表 27.1）。不过也有一些特例，如 IV 氯胺酮已被证明能显著增加儿童的 IOP；而肌内注射依然存在争议，IOP 的升高或降低在不同研究中结

表 27.1　常用眼科局部用药

药物	浓度和剂量	眼部效果	可能的系统影响
盐酸去氧肾上腺素	2.5%；每只眼睛1~2滴	术前扩瞳剂：扩张瞳孔并收缩眼睛血管	高血压与反射性心动过缓
盐酸环喷托酯	0.5%~1%；每5 min 每只眼睛滴1滴（2次）	术前睫状肌麻痹剂：扩张瞳孔并防止晶状体调节运动	一般没有

表 27.2　可能影响眼压的围手术期因素

眼压升高的因素

- 咳嗽、用力、弓背跃起、哭泣、呕吐、头部屈曲、Valsalva 动作
- 使用琥珀胆碱
- 氯胺酮（可能）
- 置入喉镜和气管插管
- 缺氧、高碳酸血症
- 眼睛受到外部压力
- 急性高血压
- 眼外肌或眼轮匝肌收缩
- 眼睑闭合

眼压下降的因素

- 静脉注射利多卡因
- 大多数镇静药或全身麻醉药
- 低体温
- 球后传导阻滞
- 头高位
- 利尿药
- 收缩压 < 85 mmHg
- 低碳酸血症
- 深吸气

果不同。氯胺酮的其他作用还包括眼睑痉挛、眼球震颤等，使其在眼科手术麻醉中饱受冷眼。极不配合且需要紧急眼科手术的年长儿，如必须肌内注射氯胺酮，其优势可能略大于风险；这一决定应根据患儿的具体情况而做出。依托咪酯已被证明有降低 IOP 的作用，但某病例中，因使用依托咪酯而发生肌阵挛，引起眼球破裂而导致眼部内容物的脱出。如果眼科医生计划注入六氟化硫气体，应避免使用氧化亚氮（N_2O）；因为 N_2O 会扩散至眼内并增加 IOP。类似地，如果患儿术前 2 周内接受过六氟化硫气体注入眼部，也应避免使用 N_2O。

琥珀胆碱可导致 IOP 升高 7~12 mmHg，并持续 5~6 min，机制尚不明确。最初，人们认为琥珀胆碱只通过眼外肌收缩导致 IOP 升高；但一项研究表明，在没有眼外肌附着的离体眼模型中，琥珀胆碱同样可导致 IOP 升高[1]。尽管不同的诱导方案可以在气管插管前削弱琥珀胆碱升高 IOP 的作用，但没有一种方案能持续降低 IOP。因此，大多数儿科麻醉医生更倾向于在眼科开放式手术中避免使用琥珀胆碱，除非利明显大于弊（如患儿需紧急麻醉）。换言之，笃定反流误吸的风险足够高，高

至足以接受琥珀胆碱导致失明的风险。然而目前仍没有因琥珀胆碱导致视力丧失的案例报道，一篇文章描述了 71 例眼球开放术的患者无一例因琥珀胆碱而出现眼部内容物膨出[2]。以上也是琥珀胆碱支持者常常会引用的内容。不过幸运的是，琥珀胆碱有理想的替代品，如罗库溴铵或大剂量使用维库溴铵。但总有例外，若麻醉医生认为必须使用琥珀胆碱来解除危及生命的急性气道阻塞，则应立即使用。

目前已知，氟烷或 N_2O 麻醉下的喉镜气管插管，或使用琥珀胆碱，都会使 IOP 升高；而 1~2 mg/kg 的利多卡因，可有效减轻此类效应。然而，即使剂量再高，利多卡因也仅仅是减轻而不是逆转 IOP 的升高。建议在插管前 1~3 min 给药，虽然没有临床证据表明利多卡因给药的最佳时机。

除非有明确的禁忌证，否则应在麻醉维持阶段使用非去极化类肌松药，以确保患者术中静止，避免伤及眼部。美国麻醉医师协会（ASA）的一项封闭索赔分析认为，缺少神经肌肉阻滞和随后的患者眼球运动，是患者视力下降的主要原因[3]。另一项安全措施，则是在鼻梁上使用皮肤密封屏障，以防止鼻腔分泌物在开放手术中进入眼睛并引入潜在的传染性病原体。

在多数情况下，如果没有禁忌证（如饱腹、气道困难），麻醉医生需要在深麻醉下拔管以免清醒拔管引起 IOP 急性升高。利多卡因可以减轻儿童对气管导管的高反应导致的 IOP 急性升高，但目前并没有针对此问题的临床专项研究。

术后注意事项

除了泪道探查外，大多数儿童接受眼科手术后，要么眼睛被敷料覆盖，要么出现视力障碍，会给患儿带来很大的困惑和烦恼，如此应该允许父母尽早在麻醉恢复室（PACU）安抚患儿。对于住院患者，麻醉医生可以适当使用镇静药和抗焦虑药。术后疼痛是相当难受的，眼科手术患者形容这种感觉就像有异物卡在眼睛里一样。此时应该安抚患儿，并给予口服或肠外阿片类、非甾体抗炎药（NSAID）（如酮咯酸）或右美托咪定，以缓解患儿的疼痛和焦虑，诱导患儿进入睡眠状态。

常见儿童眼科手术的麻醉管理

泪道探查和冲洗

许多婴儿出生时患有鼻泪管（泪腺）阻塞，但超过 90% 的患儿在出生 1 年内通过保守治疗（鼻泪管外部按摩）就能得到缓解。一些家庭可能会选择在 1 岁之前接受手术，因为患儿的眼睛会经常受到刺激或反复感染。该手术过程通常不超过 10 min，包括从导管开口到鼻腔出口放置细金属探针，然后进行冲洗以确认导管通畅（图 27.1）。有时，手术会去除下鼻甲的一小部分，这可能会导致轻微的出血。对于难治性病例，眼科医生会置入硅胶支架或进行球囊扩张。

对于麻醉医生而言，唯一需要考虑的因素是气道管理。术中有可能发生眼心反射，但并不并不常见（见下文）。许多麻醉医生在整个手术过程中仅使用面罩辅助通气，并在探查过程中间歇性移开面罩。然而，术中冲洗液或血液可能进入患儿的咽部后壁并引发喉痉挛。麻醉医生可将一个小号吸引管放入鼻腔，以便吸出液体和血液。喉罩似乎是这种手术的理想选择，但也有一些麻醉医生会选择气管插管。术后疼痛通常不严重，一般使用对乙酰氨基酚或布洛芬则足以应对。

开放性眼球外伤

眼球破裂是由钝性或穿透性伤害引起的，有玻璃体脱出的可能，严重可导致永久失明。因此，眼球破裂通常是外科急症。IOP 的升高可能会导致或加剧玻璃体的脱出，麻醉医生应尽一切可能避免 IOP 的急性升高（表 27.2）。术前，麻醉医生应给患儿服用镇静剂，以防止过度哭泣，保护眼睛免受进一步伤害。如果损伤发生在进食后 8 h 内，应视为饱腹。术前镇静药剂量不宜过大，以免抑制保护性气道反射而导致的反流误吸。

麻醉诱导使用快速序贯法，选择去极化类肌松药，避免使用琥珀胆碱。一个普遍接受的用药方案是：丙泊酚 3~5 mg/kg + 罗库溴铵 1.2~1.6 mg/kg。芬太尼 1~3 μg/kg（或其他阿片类药物）和利多卡因 1.5 mg/kg 静脉注射，将有助于防治丙泊酚注射痛以及置入喉镜和气管插管时 IOP 的急性升高。一旦完成气管插管，应置入口胃管以排空剩余的胃内容物。麻醉维持可以选择多种方案，只要能有效控制手术刺激引起的血流动力学波动即可。适当的低碳酸血症可能有助于保持低 IOP。手术结束后应束缚手臂，以防止患儿伸手抓挠。

苏醒期间，最重要的是需避免因急性高血压或气管导管呛管导致的 IOP 升高；其策略包括 IV 1.5 mg/kg 利多卡因或深麻醉下拔管。此外，麻醉医生还需要注意防止患儿术后恶心呕吐（昂丹司琼 0.05~0.1 mg/kg + 地塞米松 0.1~0.5 mg/kg），同时也避免呕吐引起的 IOP 升高。

斜视矫正术

斜视矫正术的适应证包括先天性内斜视或间歇性外斜视。手术的主要目的是美容，其步骤包括测量及缩短受累的眼外肌（图 27.2）。斜视矫

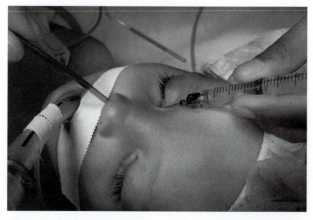

图 27.1　泪道探查和冲洗。图为使用喉罩插管麻醉，注射荧光素染料来评估鼻泪管的通畅性（图片来源：Ronald S. Litman）

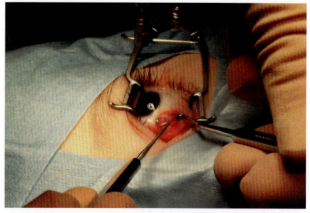

图 27.2　斜视矫正术。防止眼睑回缩，同时测量和缩短眼外肌（图片来源：Ronald S. Litman）

正术有多个麻醉注意事项。斜视的发生与多种儿科疾病相关，其中最重要的是肌病，其他常见的还包括脑瘫、脑积水、脊膜脊髓膨出，以及其他不同类型的先天性综合征和染色体变异。直到几年前，人们还认为患有斜视的儿童的咬肌强直和恶性高热风险可能高于一般儿童，但此观点一直未得到证实。这可能是一种错误联想，因为斜视通常与肌病有关。

除了排查有无合并症外，接受斜视矫正的儿童还应进行常规的术前评估。口服咪达唑仑是最常用的术前抗焦虑药物。对乙酰氨基酚或布洛芬糖浆可添加到术前用药，同时也有助于术后镇痛。术中的液体及血液的损失极小，积极的保暖措施也不十分重要，因患儿往往被无菌单完全覆盖。麻醉管理要点主要包括预防眼心反射和术后恶心呕吐（PONV）。而眼心反射通常发生在手术的初始阶段（对眼球施加压力或牵引眼外肌时），此时可通过 IV 格隆溴铵或阿托品进行防治。与吸入麻醉药相比，使用丙泊酚诱导及维持可使 PONV 的发生率更低。同时，还应使用 $5-HT_3$ 受体拮抗剂（如昂丹司琼 0.05~0.1 mg/kg，最大剂量为 4 mg）及地塞米松（0.1~0.5 mg/kg，最大剂量为 10 mg）进行联合止吐治疗。

术中的气道管理包括使用喉罩（LMA）或经口 RAE 气管导管，取决于麻醉医生的习惯与临床经验。

术后疼痛可能很严重。IV 酮咯酸可缓解术后疼痛长达 5 h。如果患儿疼痛剧烈且阿片类药物也无法缓解，需立即请眼科医生进行复查。

麻醉下检查

患有青光眼的儿童通常需要仔细测量 IOP，而眼科医生在诊室无法准确测量。这些儿童通常在全麻下进行 IOP 测量（图 27.3），若发现 IOP 过高，则可同时进行青光眼手术。由于麻醉药物可降低 IOP，因此必须在患儿失去意识后尽快进行 IOP 测量，使麻醉药物对 IOP 的影响降至最低。在婴儿失去意识后，会让眼科医生进行测量，这只需要几分钟的时间。若 IOP 在正常范围内，则唤醒婴儿；若 IOP 过高，则进行青光眼手术，同时建立静脉通道，经口气管插管进行常规的全麻。

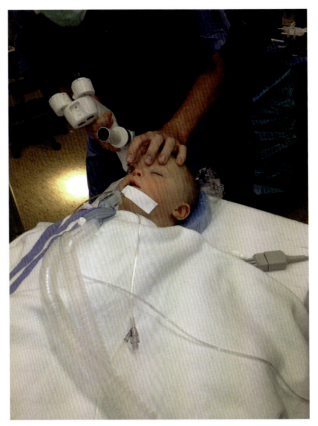

图 27.3 先天性青光眼。患有先天性青光眼的儿童通常需要在麻醉下进行检查，以准确测量 IOP 并更详细地观察眼睛的结构（图片来源：Ronald S. Litman）

早产儿视网膜病变（RoP）

RoP 是一种发生在早产儿中的视网膜血管增生性疾病，是导致儿童失明的主要原因之一。该疾病主要与视网膜发育不成熟有关，并随氧浓度的过高或不稳定而加重[4]。目前，激光光凝已经取代传统的冷冻疗法成为该疾病的首选外科治疗方法。该手术通常在婴儿出生后的头几个月进行，主要针对视网膜无血管的部分，时间一般为 30~60 min。术前应彻底筛查与早产相关的合并症，而麻醉管理并无其他独特要求。与斜视一样，LMA 可使用气管插管全麻。麻醉期间，不能因为担心引起或加重 RoP 而停止吸氧；再者，对于其他脏器都健康的婴儿来说，没有必要一直保持血氧饱和度在 97% 以上。术后疼痛通常并不明显，但早产儿有中枢性呼吸暂停的风险，应根据指南在出院前监测至少 12 h。

儿童眼科手术中的特殊并发症

眼心反射（OCR）

OCR 是指与眼外牵引或眼球受压相关的心率下降。OCR 导致的心动过缓可能会非常严重，心脏停搏、室性心律失常也时有报道。该反射的传入弧由三叉神经（V1）的眼支组成，包括来自眼部的短睫状神经和长睫状神经；传出弧由迷走神经（X）组成，迷走神经起源于脑干，终止于心脏的窦房结（图 27.4）。

麻醉医生可以通过静脉注射阿托品 0.02 mg/kg 或格隆溴铵 0.01 mg/kg 来预防 OCR。如果没有使用预防措施，OCR 诱发的心动过缓可以通过 IV 相同剂量的阿托品进行治疗。其他治疗方法包括停止刺激和向眼部肌肉滴注局部麻醉药。

术后恶心呕吐（PONV）

PONV 是眼科手术后常见的并发症，尤其是斜视矫正术后，在一些研究报告中，发病率高达 75%。为了降低其发生率，人们研究了多种治疗方案。使用丙泊酚代替吸入麻醉药维持全麻并减少术中阿片类药物的用量，可以减少 PONV 的发生[5]。同时，麻醉医生应常规预防性使用止吐药，包括联合使用 5-HT 受体拮抗剂和地塞米松[6]。止吐药的最佳剂量和给药时机尚不明确，但这些差异可能不会显著改变 PONV 的发病率。手术过

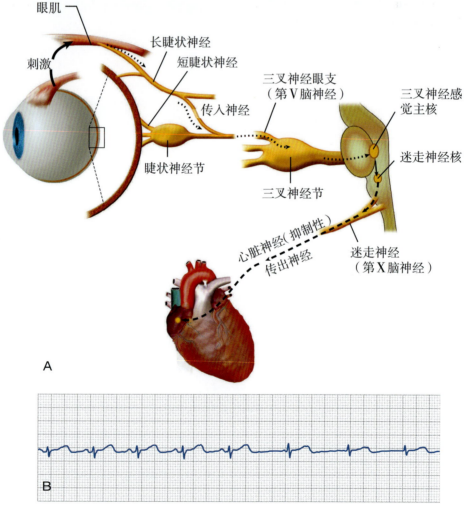

图 27.4 眼外肌牵拉引起的眼心反射。神经反射的传入支由长睫状神经和短睫状神经组成，它们交汇于睫状神经节中（虚线箭头）。三叉神经（第 V 脑神经）的眼支将刺激传递至三叉神经节，随后传递至脑干的第 V 脑神经感觉主核。网状结构中的纤维与迷走神经核（第 X 脑神经）形成突触。最后，迷走神经的传出纤维终止于心脏（虚线箭头）。从迷走神经至窦房结的神经递质是乙酰胆碱，该反射可被抗胆碱药物（如阿托品和格隆溴铵）阻断（引自：Tobin JR, Weaver RG. Ophthalmology//Coté CJ, Lerman J, Anderson BJ, eds. A practice of anesthesia for infants and children. 6th ed. Elsevier,2019:790 - 803.e4. ）

程中的吸入氧浓度不影响斜视矫正术后 PONV 的发生率 [7]。对于大多数眼科手术而言，可以在手术结束时局部滴入 1% 丁卡因，以减少阿片类药物的用量 [8]。

（何婉莹　译，刘紫庭　审）

参考文献

[1] Kelly RE, Dinner M, Turner LS, et al. Succinylcholine increases intraocular pressure in the human eye with the extraocular muscles detached. Anesthesiology,1993,79(5):948–952. https://doi.org/10.1097/00000542-199311000-00012.

[2] Libonati MM, Leahy JJ, Ellison N. The use of succinylcholine in open eye surgery. Anesthesiology,1985,62(5):637–640. https://doi.org/10.1097/00000542-198505000-00017.

[3] Gild WM, Posner KL, Caplan RA, et al. Eye injuries associated with anesthesia. A closed claims analysis. Anesthesiology,1992,76(2):204–208. https://doi.org/10.1097/00000542-199202000-00008.

[4] Hartnett ME, Penn JS. Mechanisms and management of retinopathy of prematurity. N Engl J Med,2013,368(12):1162–1163. https://doi.org/10.1056/NEJMc1301021.

[5] Watcha MF, Simeon RM, White PF, et al. Effect of propofol on the incidence of postoperative vomiting after strabismus surgery in pediatric outpatients. Anesthesiology,1991,75(2):204–209. https://doi.org/10.1097/00000542-199108000-0006.

[6] Tramèr M, Moore A, McQuay H. Prevention of vomiting after paediatric strabismus surgery: a systematic review using the numbers-needed-to-treat method. Br J Anaesth,1995,75(5):556–561. https://doi.org/10.1093/bja/75.5.556.

[7] Treschan TA, Zimmer C, Nass C, et al. Inspired oxygen fraction of 0.8 does not attenuate postoperative nausea and vomiting after strabismus surgery. Anesthesiology,2005,103(1):6–10. https://doi.org/10.1097/00000542-200507000-00005.

[8] Anninger W, Forbes B, Quinn G, et al. The effect of topical tetracaine eye drops on emergence behavior and pain relief after strabismus surgery. J AAPOS,2007,11(3):273–276. https://doi.org/10.1016/j.jaapos.2007.01.124

第28章

整形手术

Grace Hsu, Paul Stricker, Ronald S. Litman

本章将阐述儿科整形手术的过程，以及这些手术给麻醉医生带来的各种围手术期挑战，包括气道管理的困难、术中大量失血及遗传综合征合并其他系统先天性疾病的可能。最后，我们还列出了肾上腺素皮下给药的注意事项。

颅面畸形

美国腭裂协会的颅面畸形命名和分类委员会将面部畸形分为五类：腭裂、颅缝早闭、发育不良、增生和未分类。每一类颅面畸形都可能出现气道管理困难。

腭裂可涉及唇、腭或两者均有。颅缝早闭则表现为一个或多个颅缝的过早融合。一些常见的颅缝早闭综合征包括阿佩尔（Apert）综合征、普法伊费尔（Pfeiffer）综合征、克鲁宗（Crouzon）综合征、赛思里－乔茨岑（Saethre Chotzen）综合征、尖头多趾并趾畸形（Carpenter）和明克（Muenke）综合征，以上综合征都可能存在插管困难。与颅面发育不全相关的综合征包括皮埃尔·罗班序列征（Pierre Robin sequence）和戈尔登哈尔（Goldenhar）综合征。但随着患儿年龄的增长，困难气管插管往往会有所改善。黏多糖病，包括黏多糖贮积症Ⅱ型（Hunter）和赫尔勒（Hurler）综合征（黏多糖贮积症ⅠH型）及血管畸形，属于增生性畸形。

唇裂修补

唇裂是上唇在口鼻之间的单侧或双侧裂开。

唇裂的严重程度从微小的缺口至嘴唇一侧或两侧完全分离可一直延伸到鼻部，且通常伴有腭裂（图28.1），在存活的新生儿中，总发病率约为1/800。尽管大多数唇裂无不良诱因，但母亲吸烟或使用苯妥英药物会增加婴儿患唇裂的风险。约10%的唇裂患儿会合并其他系统缺陷，如先天性心脏病。唇裂患儿在新生儿期的喂养困难可能导致其生长发育不良和贫血。手术修复通常在婴儿3~6月龄进行，一些医疗中心会在新生儿出生后的30 d内进行该手术；与此同时，他们发现新生儿体内的高水平雌激素有助于手术修复和患儿恢复。年龄较大的儿童可能会再次返院进行唇部或鼻尖部的美容手术。

对于只有唇腭裂单一缺陷的婴儿，术前评估和术中管理与其他接受择期手术的健康婴儿差别不大。由于唇裂修复通常在婴儿3月龄左右进行，因此临床医生术前可检查患儿的血红蛋白水平，因为该阶段是婴儿期血红蛋白的生理最低点。

最常用的麻醉诱导方法是面罩全身麻醉（简称"全麻"）诱导，然后使用经口RAE（Ring-Adair-Elwyn）气管导管进行机械通气。在选择气管导管的型号时，麻醉医生必须谨慎；RAE导管上预设弯曲的位置因管型号而异。术中可用眼膏保护患儿眼球，并用透明贴膜覆盖，以保留可见的手术标志。手术台远离麻醉医生且常旋转90°，以便于术者从手术台的头部或侧面进行手术。手术医生会将少量含有肾上腺素的局部麻醉（简称"局麻"）药（通常＜1 mL）注射至手术和（或）软腭]没有完全融合就会出现腭裂。腭裂的范围可从轻微的悬雍垂裂至软腭硬腭完全分离。在患有腭裂的婴儿中，高达50%会伴有先天性缺陷。腭心面综合征也称为迪格奥尔格（DiGeorge）综合征，是与腭裂相关的最常见的综合征。在每年出生的3000名儿童中就有1名患有腭裂。腭裂也可能是皮埃尔·罗班序列征（腭裂、舌后坠和小颌畸形三联征）的表现之一。而腭裂患儿在新生儿时期的临床表现与喂养困难及气道损害的程度有关。

对于合并小颌畸形和舌后坠引起上呼吸道阻塞的腭裂患儿，若阻塞轻微，通常可以通过俯卧位改善；而在更为严重的情况下，如危及生命的上呼吸道阻塞，临床医生则需要进行手术干预。手术选择包括舌唇粘连术（将舌体缝合于唇部，以防止舌后坠）、下颌骨截骨术和放置牵引器（通过牵引成骨技术拉伸下颌骨）以及气管造口术。这些手术通常在婴儿早期进行，也就是在接受腭成形术的前几个月。

腭裂的手术矫正通常在患儿9~12月龄时进行。年龄较大的患儿可能会接受后续手术治疗，如腭咽闭合不全的矫正，或用骨移植修复残留的腭部缺损。如果患儿出生时伴有唇裂和腭裂，则首先进行唇部修复，因为修复后的唇部有助于减缓患儿成长过程中不断扩大的腭部缺损；修复唇部缺陷也有利于后续使用特制的奶嘴进行喂养。

儿童腭裂修补术的术前注意事项，主要集中于气道评估及是否并存其他系统缺陷。超过9月龄且没有气道损害的婴儿，术前可使用抗焦虑药物。除非事先已建立静脉通路，否则麻醉医生应优先使用吸入诱导；此过程中，上呼吸道阻塞常有发生，可通过放置口咽通气道进行解除，并防止舌头卡在腭裂中。直接置入喉镜行气管插管，可能会因患儿有小下颌畸形或喉镜片无意中进入腭裂而使插管变得困难。一些儿科麻醉医生更喜欢在置入喉镜之前将纱布材料放入裂缝中，如果选择此种做法则必须谨慎，以确保纱布不会脱落导致气道阻塞。在成功经口插入RAE导管后，应将手术台旋转90°，便于外科医生从婴儿头侧进行手术。

为了充分暴露手术术野，可将仰卧位的婴儿

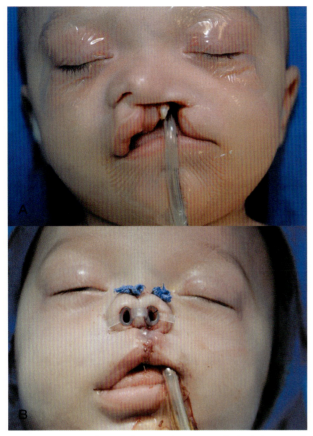

图28.1　唇腭裂修补术。A.单侧唇腭裂修补术。当进行唇裂或腭裂修复时，外科医生位于患儿的头侧，并使用经口RAE气管导管进行通气。B.唇裂修补术完成。图片中可见鼻孔固定器和鼻托，这些工具也会在鼻尖整形手术中使用（可用于但不限于唇腭裂修补术）（引自：Jonathan M Sykes. Cleft Lip Rhinoplasty//Azizzadeh B, Murphy MR, Johnson CM Jr, Numa W, eds. Master techniques in rhinoplasty. Saunders: Elsevier, 2011:431－445.）

区域，以促进切口止血。术中的出血和液体丢失较小，因此术中仅需要补充术前及术中的生理需要量。麻醉医生术中可给予患者少量阿片类药物；静脉注射（IV）对乙酰氨基酚有助于减少阿片类药物的需求。软质的双臂约束装置用于防止婴儿因术后躁动触碰手术部位。

一些儿科麻醉医生提倡在唇裂修复中使用区域麻醉。使用长效麻醉药行眶下神经阻滞可以提供术后长达18 h的止痛效果，并有利于减少阿片类药物的使用[1]。

腭裂修补

在胎儿发育过程中，如果口腔顶部[即硬腭

放在小肩垫上，从而伸展颈部，并将 Dingman 牵开器置入患儿的口腔。颈部伸展可能引起气管插管尖端移位，因此应在患儿摆好体位后再次确认插管的深度与位置。放置 Dingman 牵开器时须谨慎，避免压迫气管导管（通常表现为气道阻力突然增加）。如患儿颈椎异常，则避免颈部伸展。手术开始前，术者将含有肾上腺素的局麻药注射至手术区域，以便于术中止血；通常情况下，需根据患儿的情况计算出毒性剂量，并保证剂量在安全范围内（在本章末尾讨论）。该手术的术中出血和液体丢失量较小，可能比唇裂修补术稍大一些，然而总体来说并不明显。外科医生可能会在咽部填塞一些纱块来吸收血液，以防血液进入食管和胃部。

麻醉医生联合吸入麻醉药与静脉麻醉药物来维持全麻。麻醉苏醒和拔管后，要关注的首要问题是腭裂缺损修补处及周围软组织肿胀引起的上呼吸道阻塞。谨慎起见，应在苏醒前使用保守剂量的阿片类药物，同时可在围手术期给予地塞米松以减少软组织水肿。另外，IV 对乙酰氨基酚可以减少阿片类药物的需求。拔管前，麻醉医生应轻轻吸引患者的口咽部，清除残留的血液和分泌物，同时注意不要破坏脆弱的缝合线。在某些情况下，外科医生会在患者的舌前部缝上线环，如果舌头梗阻上呼吸道，麻醉医生可将舌头向前拉；当确保患儿能在无辅助下保持气道通畅时，该线环通常会在手术后几个小时内拆除。

腭裂修补术后，主要注意事项是保证患儿气道通畅和疼痛管理。俯卧或侧卧通常有助于缓解患儿舌后坠。如有必要，可在密切监测呼吸道通畅程度的同时，给予小剂量吗啡或氢吗啡酮。合并腭裂及小下颌畸形的儿童（如皮埃尔·罗班序列征），在腭裂成形术后发生气道阻塞的风险更高。这些情况下，外科医生可能在术中插入软质鼻咽通气管并用缝线固定。术后放置口腔气道是相对禁忌的，因为其可能会影响修复部位。如果使用咽后皮瓣修复腭裂，则鼻咽通气管或经鼻气管插管在后续手术的麻醉管理中也是相对禁忌。如果后续手术的麻醉管理中患儿需要经鼻气管插管，则麻醉医生有必要在可弯曲纤维支气管镜引导下进行，从而在气管导管经过皮瓣周围时可仔细观察，防止发生损伤和出血。

术后大出血并不多见，但也时有发生；此时常由于血液被患儿吞咽而无法早期识别。术后出血需要立即进行手术探查，同时由于气管内有血液，气道管理可能更加困难。必要时应进行输血，且在麻醉诱导之前应补充足够的循环容量。

在双侧颧骨上，行颌神经阻滞可降低婴儿腭裂修补术后对阿片类药物的需求，可采取传统的定位技术或超声引导进行[2]。

颅缝早闭修复术

颅缝早闭的类型

出生时，头骨由不同的浮动骨板组成，骨板之间由柔软的结缔组织带分隔，这些结缔组织带被称为颅骨缝。在出生后的头 2 年中，颅骨缝是颅骨沉积生长的部位，最终形成成人头骨。大约每 2000 名活婴中就有 1 名发生原发性颅缝早闭。一旦某条颅缝过早融合，将会导致相邻颅骨在垂直方向上生长受限（图 28.2）；与正

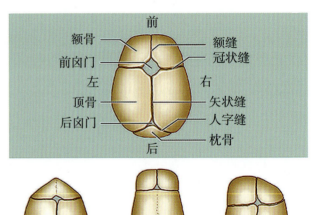

额缝早闭
（三角头畸形）

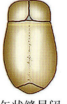
矢状缝早闭
（舟状头畸形）

人字缝早闭
（后斜头畸形）

双侧冠状缝早闭
（短头畸形）

单侧冠状缝早闭
（前斜头畸形）

全骨缝早闭
（小头畸形）

图 28.2 新生儿颅骨和颅缝，以及颅缝早闭的分型

常颅缝相邻的其他颅骨继续不受限制地生长，将导致患儿头部畸形，最终可能影响面部解剖、大脑结构和大脑功能；颅内压升高也时有发生。而继发性颅缝早闭由大脑生长和扩张的异常引起。大多数颅缝早闭在出生后的头几个月内被诊断出来，即在出生时产道对颅骨的塑形完成之后。

对于大多数仅涉及单一颅缝的颅缝早闭婴儿来说，家长主要关注的是外观：手术可以避免永久性的颅面畸形。然而，据报道，高达14%的单一颅缝早闭患儿出现颅内压升高。尽管手术的主要目的是"美容"，但如果不进行修复，将对患儿产生重大的长期社会心理影响。而更严重的颅缝早闭（涉及多条颅缝）可能是某些遗传综合征的症状之一，更可能与颅内压升高、神经系统缺陷和眼科问题有关，包括弱视、斜视和暴露性角膜病等危及视力的后遗症。颧骨发育不全和面中部后缩是颅缝早闭的综合征的常见特征，表现为上呼吸道阻塞。颅骨畸形矫正手术通常在患儿3~6月龄进行，以防止永久性颅面畸形和继发性大脑异常。在婴儿期进行此类手术可以获得最佳结果，因为年龄较大的儿童手术后，颅穹隆缺损、骨化不完全的可能性更大，手术矫正后会在颅骨中留下骨性间隙。这些手术范围很广，通常需要大范围的头皮剥离和多处颅骨截骨，并且与疾病本身的严重程度有关。已报道的手术并发症包括大量失血、术中心搏骤停、输血反应、静脉空气栓塞、低血压、凝血障碍、心动过缓、术后癫痫发作、手术部位感染、面部肿胀及术后非计划机械通气。许多严重和常见的问题都与术中失血的速度和程度有关。

舟状头是最常见的颅缝早闭类型（占50%），是矢状缝过早闭合的结果。因颅骨继续沿前后方向生长，造成颅骨拉长，额骨和枕突突出。虽然患儿头部的横向尺寸变窄，但头颅体积是正常的，因此患儿通常不会出现颅内压升高和神经功能障碍。

目前，已经有许多手术方式用于矫正舟状头畸形。为了获得令人满意的美容效果，外科医生通常会使用含颅骨完全重建在内的开放式手术。首先将额骨、顶骨和枕骨切除，然后对颅骨进行修剪、重塑和重新定位，目的是恢复正常的双顶径，减轻额骨和枕骨突出的程度。这些手术通常在患儿3~6月龄进行。由于需要进行大范围的头皮剥离以充分暴露术野，同时还要进行广泛的颅骨切开，因此术中会大量出血，几乎所有患儿都需要输血。

为了尽量减少失血、输血并缩短住院时间，外科医生越来越倾向于用创伤更小的方法来治疗颅缝早闭。在美国，这些技术中最常见的是内镜下颅缝条状切除术。该手术方式最常见用于矢状缝早闭，但也可用于其他类型的颅缝早闭。首先，外科医生会在头皮上垂直于融合线（前、后囟门的连线）做两个小切口。在内镜辅助下，把头皮从颅骨上剥离，截出一段带有融合线的颅骨，然后将其与硬脑膜分离并取出；如果外科医生不慎进入矢状窦，可能会造成大出血；也可以通过神经内镜对周围的骨骼进行另外的截骨（桶状截骨）。与复杂的术中重建相比，此类手术主要通过术后佩戴定制头盔塑型来矫正颅骨形状，而非术中即时矫正。这些婴儿需要佩戴定制头盔（颅骨成型矫形器）至少6个月，并定期随访以观察效果并做出调整。

内镜下颅缝早闭矫治术的一个主要缺点是需要患儿长时间佩戴定制头盔。另一种用于治疗矢状缝早闭的微创技术是弹簧辅助牵张成骨术。在这种手术中，需要切开一小块头皮，暴露融合的矢状缝，切除一小块包含融合骨缝的骨头。然后，沿着条状颅骨切除部位的边缘放置2~3个弹簧，在垂直于矢状缝的方向上施加大约5~7 N的力，最后关闭切口。在接下来的几个月里，弹簧施加的力将使头骨在生长过程中趋于正常化。3~4个月后，婴儿再返回手术室取出弹簧。与内镜下颅缝条状切除术一样，该手术的优点是让出血量极少，主要缺点是需要二次手术来移除弹簧。

斜头畸形（18%）是由单侧冠状缝闭合引起的，其导致单侧额头"倾斜"和眼眶异常。短头畸形（9%）由双侧冠状缝闭合引起，其导致颅骨变宽和面中部发育不良，也常出现于阿佩尔综合征和克鲁宗综合征患者。短头畸形伴有更高的神经并发症发生率，包括颅内压升高、视神经萎缩和认知障碍。此类畸形可通过手术将额骨和眼眶部前移来矫正。

三角头畸形（9%）是由额缝过早闭合引起的，其导致头部呈三角形和眼距缩短，并增加了前脑相关异常的风险。三角头畸形通常伴有其他先天畸形，包括腭裂和尿路畸形，可通过切开、重建和置换额骨进行矫正。

颅缝早闭矫正手术的麻醉管理

对于颅缝早闭手术的婴儿，其术前评估应包括彻底筛查其他系统的疾病、先天性畸形和判断是否存在颅内压升高。尤其对面部结构和上呼吸道的检查，以评估困难气道的可能，包括面罩通气和（或）插管困难。对于伴发颅缝早闭综合征的患儿，麻醉医生还应了解患儿是否有阻塞性睡眠呼吸暂停病史，同时调整术后气道管理计划。术前的实验室检查应包括完整的血常规、凝血结果、血型鉴定和交叉配血。一些大于 9 月龄的婴儿可能需要术前行抗焦虑治疗。接受颅颌面手术的婴儿通常在手术当天从家中入院。

大多数颅缝早闭的患儿都会采用吸入性麻醉药诱导全麻。在排除插管困难的情况下，麻醉医生可使用肌松药。对于患有面中部发育不全综合征的婴儿，可能无法顺利暴露声门。在这些情况下，可根据手术部位以及麻醉医生和外科医生的偏好，选择纤维支气管镜或可视喉镜进行经鼻或经口气管插管。气管插管后应小心固定（甚至进行缝合），以免在术中发生脱位。

术中麻醉医生可以通过给予阿片类药物、肌松剂、吸入性麻醉药来维持全麻。持续输注阿片类药物，有助于在时间较长和大量失血的手术中维持有效的血浆浓度。由于术中存在静脉空气栓塞的风险，应避免使用氧化亚氮（N_2O）（见下文）。右美托咪定是一种很好的麻醉辅助药，其可在不产生呼吸抑制的情况下提供镇痛镇静，降低了术中其他麻醉药物的需求，并促进麻醉后的平稳复苏。

在麻醉诱导后，应建立两个大号的静脉通道（至少 22 号），并行动脉穿刺置管。动脉导管可对血压进行连续监测，同时便于抽取血液样本进行血气分析和评估血红蛋白水平。术中容量监测

应包括，有创血压监测、持续关注术野以及定期评估患儿的容量反应性。一些医院常规使用中心静脉压监测，也有一些医院在外周静脉通路不足的情况下，再进行中心静脉穿刺置管。有研究证明，在接受颅缝早闭矫正时的失血和低血压期间，患儿不会出现心动过速[4]。

内镜下颅缝早闭矫治术和弹簧辅助牵张成骨术的麻醉管理与其他颅缝早闭矫正手术类似，只是麻醉医生通常不进行动脉穿刺置管。尽管此类手术中严重出血和输血并不常见，但也应备好红细胞，随时准备好应对大出血，因为此类手术也可能会出现硬膜静脉窦意外撕裂。

术前应插入直肠温度探头，因为皮肤暴露和大量液体输注将导致患儿体温过低。同时应使用输液加温装置、在非手术区域覆盖空气保温毯、加热床垫、加热加湿的呼吸回路，以及在必要时提升手术环境温度，来维持患儿正常体温。即便是轻度体温过低也会增加术中失血和输血需求；通过精心的护理，低体温相关并发症理论上是可以避免的。另外，术后需留置导尿管。

在开颅期间，由于头皮切口、截骨部位和硬膜静脉窦出血，预计可能会出现快速大量失血。在这些手术过程中，失血量是难以准确估计的，会导致术中液体管理不精准，从而引起患儿的低血容量、低血压和代谢性酸中毒。由于婴儿的总血容量较小，可能会出现危及生命的低血容量性休克。为应对这种情况，麻醉医生应尽全力去平衡患儿的失血速度，保持血红蛋白水平 > 7.5 g/dL，但最好达到 10 g/dL。在长达数小时的颅面部重建过程中，通常会输注大量血液制品（50~100 mL/kg）。在患儿丢失 1 个单位血容量后，通常需要输注新鲜冰冻血浆；在失去 1.5~2 个单位血容量后，则需要给予血小板。另外，输血后应及时补充钙剂。

作者所在的医疗机构中，复杂颅骨重建将采用全血或成分血来补充丢失的血液，成分血是由同一献血者的 1 单位红细胞和 1 单位新鲜冰冻血浆混合而成[5]。我们通过这种方法避免了可溶性凝血因子稀释引起的凝血病变，同时也减少了针对献血者的免疫暴露。

血液保护策略

对于颅缝早闭的患儿来说，我们需要采用各种策略来限制失血和降低输血需求。这些策略大致可分为两类：一类是减少出血，另一类是增强患儿对失血的耐受性。改进外科技术、控制性降压和使用抗纤溶药，是旨在减少实际出血的策略之一。目前已有证据支持抗纤溶药在颅缝早闭手术的有效性和安全性，在没有任何特殊禁忌证的情况下应常规使用抗纤溶药。另外，通过改进外科技术，如内镜下颅缝早闭矫治术和弹簧辅助牵张成骨术，可最大限度地减少失血[6-7]。增强患儿对失血耐受性的策略包括使用血液保护技术、术前急性等容血液稀释及术前红细胞生成素治疗。

静脉空气栓塞

据报道，接受颅缝早闭手术的婴儿中，静脉空气栓塞（VAE）的发生率高达83%，因为术中颅骨上的静脉是不可夹闭的，且通常高于心脏水平并暴露在空气中。VAE也可能发生在内镜下颅缝早闭矫治术中[8]。VAE可导致严重的血流动力学不稳定和术中死亡。一些医疗中心通常使用经胸多普勒超声探头来检测VAE的发生，并尝试通过置入的中心静脉导管抽取空气。然而，大多数监测下的VAE并不会导致严重的有临床意义的后果；目前也尚无临床证据证明，通过中心静脉导管抽取空气可改善患儿预后。我们相信，只要术者始终小心地暴露血管区域，就能有效降低临床上VAE的发生率。

术后注意事项

颅缝闭合术后的患儿，大多数在手术室中复苏并拔出气管导管。但由于患儿术后可能出现的持续失血和血流动力学不稳定，所有患儿术后都将转入重症监护病房（ICU）；同时因面部区域可能出现大面积肿胀，术后应警惕上呼吸道阻塞。除术前有阻塞性睡眠呼吸暂停的患儿外，术后通常不需要机械通气。

儿童皮下肾上腺素的应用

在整形外科手术中，使用含有肾上腺素的局麻药进行皮下注射是很常见的，目的是借助肾上腺素对血管的收缩作用，最大限度地减少术中失血。对于麻醉的患者而言，使用肾上腺素可能会诱发室性心律失常，且吸入麻醉药的使用会加剧此作用。烷类麻醉药（如氟烷）的药理学特性之一，是增加心肌对内源性或外源性儿茶酚胺的敏感性，而醚类（如异氟烷、七氟烷、地氟烷）则没有这种效果。

肾上腺素的极量尚不明确。一项对接受腭裂修复手术的儿童进行的回顾性研究报告称，皮下注射肾上腺素的剂量最高可达 10 μg/kg，并根据需要每隔 30 min 可注射一次[9]。

（何婉莹 译，刘紫庭 审）

参考文献

[1] Bösenberg AT, Kimble FW. Infraorbital nerve block in neonates for cleft lip repair: anatomical study and clinical application. Br J Anaesth,1995,74(5):506–508. https://doi.org/10.1093/bja/74.5.506.

[2] Chiono J, Raux O, Bringuier S, et al. Bilateral suprazygomatic maxillary nerve block for cleft palate repair in children: A prospective, randomized, double-blind study versus placebo. Anesthesiology, 2014,120:1362–1369. https://doi.org/10.1097/ALN.0000000000000171.

[3] Br0therM0nkey. "It's Frankensteen": Dr. Frederick Frankenstein meets Igor for the first time(2021-06-28). https://youtu.be/nxxSIX3fmmo.

[4] Stricker PA, Lin EE, Fiadjoe JE, et al. Absence of tachycardia during hypotension in children undergoing craniofacial reconstruction surgery. Anesth Analg,2012,115(1):139–146. https://doi.org/10.1213/ANE.0b013e318253708c.

[5] Stricker PA, Fiadjoe JE, Davis AR, et al. Reconstituted blood reduces blood donor exposures in children undergoing craniofacial reconstruction surgery. Paediatr Anaesth,2011,21(1):54–61. https://doi.org/10.1111/j.1460-9592.2010.03476.x.

[6] Meier PM, Goobie SM, DiNardo JA, et al. Endoscopic strip craniectomy in early infancy: the initial five years of anesthesia experience. Anesth Analg,2011,112(2):407–414. https://doi.org/10.1213/ANE.0b013e31820471e4.

[7] Ririe DG, Smith TE, Wood BC, et al. Time-dependent perioperative anesthetic management and outcomes of the first 100 consecutive cases of spring-assisted surgery for sagittal craniosynostosis. Paediatr Anaesth,2011,21(10):1015–1019. https://doi.org/10.1111/j.1460-9592.2011.03608.x.

[8] Tobias JD, Johnson JO, Jimenez DF, et al. Venous air embolism during endoscopic strip craniectomy for repair of craniosynostosis in infants. Anesthesiolo-

gy,2001,95(2):340–342. https://doi.org/10.1097/00000542-200108000-00013.

[9] Kinsella Jr CR, Castillo N, Naran S, et al. Intraoperative high-dose epinephrine infiltration in cleft palate repair. J Craniofac Surg,2014,25(1):140–142. https://doi.org/10.1097/SCS.0000000000000376.

拓展阅读

Morris LM. Nonsyndromic craniosynostosis and deformational head shape disorders. Facial Plast Surg Clin North Am,2016,24(4):517–530. https://doi.org/10.1016/j.fsc.2016.06.007.

第29章

泌尿外科手术

Katherine H. Loh, Ronald S. Litman

大多数泌尿外科手术都是针对健康儿童进行的简单外科修复，并可在门诊进行。有些儿童需要进行复杂的修复，了解这些修复方法有利于对麻醉方案进行调整。

包皮环切术

新生儿期后的儿童可能会在全身麻醉（简称"全麻"）下进行包皮环切术。这可能是出于美容需求进行的手术，也可能是因为包茎而复发出现炎症。

术前评估应包括术前是否使用镇静药物。可以选择口服镇痛剂，例如对乙酰氨基酚 15 mg/kg 或布洛芬 10 mg/kg。大多数儿童使用七氟烷进行吸入诱导和维持。气道管理可选择面罩或声门上气道；年幼或体型较小的儿童通常选用气管插管，声门上气道可能并不适合，主要原因是此类患儿可能更靠近手术台尾端，头面部离麻醉医生较远，增加了气道管理的难度。区域镇痛可通过阴茎背神经阻滞、骶管硬膜外阻滞（见第 20 章）或会阴部神经阻滞进行。另外，包皮环切术后发热是很常见的，尤其是包茎的儿童。

尿道下裂修复术

尿道下裂是一种先天性缺陷，包括尿道口异位，发病率大约是每 350 名出生的男婴中 1 名。尿道下裂的程度轻重不一，轻者仅阴茎腹侧有微小开口，重者尿道可开口于阴囊下方。术者会根据病变的严重程度来制定不同的手术方式，其主要目的包括：让患儿可正常排尿、美容及矫正外观畸形、确保严重阴茎畸形患者的正常性功能。修复术一般在患儿 1 岁内进行。

根据病变的严重程度，采取不同的手术方式。一般来说，病变越严重，手术时间越长、范围越广。术前评估与其他手术类似，包括筛查其他先天性畸形及优化围手术期管理。术前实验室检查应根据患者的具体情况而定。若患儿年龄超过 10~11 月龄，则应在术前使用抗焦虑药物，同时可口服止痛药。麻醉医生可选择吸入性麻醉药诱导和维持全麻。通气方式可选择声门上气道或气管插管，具体取决于患儿的年龄和手术时长。另外，最好选择骶管硬膜外阻滞或阴部神经阻滞作为标准化镇痛方式，尤其是复杂修复术后有持续镇痛需求的患儿；同时，也可能用到全身性镇痛药。

在过去的几年里，关于骶管麻醉是否会增加患儿术后尿道瘘的可能性一直存在争议[1]。但目前仍没有令人信服的机制，也没有可靠的证据表明两者之间存在关系[2]。

睾丸扭转修复术

睾丸扭转的临床表现为急性阴囊疼痛，由精索扭转和睾丸血管损伤引起。如果不在 6~8 h 内通过手术复位，可能会导致睾丸缺血。因此，睾丸扭转通常是外科急症。临时治疗可用手法复位，但只能缓解局部缺血，最后仍需外科手术治疗。

手术团队在术前应做好紧急手术的准备，包括建立静脉通道便于液体管理，并用于全麻的快速序贯诱导。青少年的麻醉方式可选用椎管内麻醉，同时辅以静脉麻醉药。另外，可通过手术部位的局部浸润和小剂量的阿片类药物提供术中镇痛。而术后需关注的主要问题是疼痛和恶心呕吐，可通过标准化的治疗方案解决。

睾丸固定术

睾丸固定术，也称为隐睾下降固定术，是用于治疗儿童隐睾（也称睾丸未降）的一类手术方式。在胎儿的发育过程中，睾丸在腹部发育，在最后的3个月下降至阴囊。约有3%的新生儿的单个或两个睾丸未能完成下降，但其中大约有一半在出生后的第一年内睾丸成功下降。而其余睾丸未能下降的患儿必须接受外科手术干预，若儿童时期的腹腔内睾丸仍未下降，将提高患不育和恶性肿瘤的风险。

隐睾的儿童通常不合并其他疾病，尽管其早产的发生率更高。但许多先天性综合征与隐睾有关，包括努南（Noonan）综合征和普拉德－威利（Prader-Willi）综合征等；更罕见的如梨状腹综合征（Prune-belly syndrome）的双侧隐睾、腹壁肌肉缺损和尿路异常三联征，并可能伴随肾功能损害。

术前评估与其他手术类似，具体取决于患儿是否合并其他系统疾病。麻醉医生可选用常规的全麻诱导和维持。气道管理包括声门上气道或气管插管。该类手术一般包括两个切口：一个在腹股沟下部，用于取出睾丸；另一个在阴囊底部，用于固定睾丸。术中出血和非显性的液体丢失很少。局部镇痛可通过髂腹下腹股沟区域的神经阻

深入探讨：阴部神经阻滞

阴部神经阻滞在成人中应用广泛，而作为一项区域镇痛技术，近年来也逐渐应用于儿童泌尿外科手术中。与传统的硬膜外尾侧阻滞相比，阴部神经阻滞具有明显优势，其通过专用的神经阻滞针对会阴部进行区域阻滞，可以避免骶管阻滞相关的不良影响（如下肢运动功能障碍），同时也避开了椎管内麻醉的禁忌证。在疼痛控制方面，与骶管阻滞相比，阴部阻滞用于尿道下裂手术，可提供质量更好、持续时间更长的镇痛效果[3]。

阴部神经支配外生殖器和会阴部感觉，同时支配会阴横肌、直肠和尿道括约肌的运动。阴部神经起源于骶椎（S）$_2$~S$_4$的前支，然后与阴部内动脉和静脉一同穿过阴部管，其末梢分支终止于坐骨肛门窝内，这是直肠和坐骨之间的一个充满脂肪的空间（图29.1）。局部麻醉（简称"局麻"）药主要通过坐骨肛门窝扩散到达阴部神经的分支。

操作时，首先将患儿置于截石位或蛙腿位（两腿屈膝后外旋），然后将针头刺入直肠和坐骨结节之间，同时向外侧触诊。使用超声引导有助于观察局麻药在坐骨肛门窝内扩散（直肠呈低回声，坐骨结节呈高回声），同时避免刺伤直肠或血管（图29.2）。如果使用神经刺激仪，阻滞针位置正确应包括如下反应：①刺激直肠下神经引起的肛门括约肌收缩；②刺激会阴神经引起的阴茎上下运动。一般单侧注射0.2%罗哌卡因或0.25%丁哌卡因0.3~0.5 mL/kg，单侧最大剂量是10 mL。局麻药应避免混合肾上腺素，以防止动脉缺血。

由于阴部神经阻滞是一种相对较新的儿科麻醉技术，并发症发生率仍有待确定。并发症包括直肠、血管、躯体神经和自主神经的损伤风险，以及感染风险。然而，该神经阻滞的部位通常是浅表的，并且使用超声引导下操作相对安全。

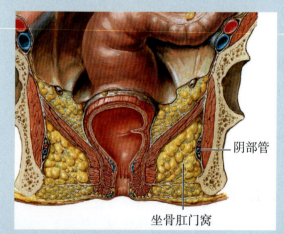

阴部管
坐骨肛门窝

图29.1　阴部神经的解剖（引自：Hansen JT. Pelvis land perineum//Netter's clinical anatomy, 4th ed. Elsevier,2019:233－289.）

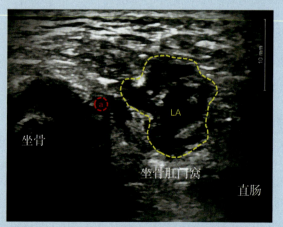

坐骨　坐骨肛门窝　直肠

图29.2　超声引导下阴部神经阻滞。局麻药（LA）在坐骨肛门窝内，同时避开了阴部动脉（a）

滞（及阴囊切口的局部浸润）或骶管硬膜外阻滞提供（见第 20 章）。术后注意事项包括疼痛和恶心呕吐。

输尿管再植入术

输尿管再植入术是矫正膀胱输尿管反流（VUR）的外科治疗手段，VUR 是指输尿管远端移入膀胱处的先天性功能障碍。这将导致在排尿过程中，尿液从膀胱逆流进入输尿管和肾脏。如果未得到诊断和治疗，VUR 可能导致输尿管扩张和肾积水。远期影响包括肾盂肾炎、高血压和进行性肾衰竭。许多严重 VUR 患儿，在宫内时可通过胎儿超声发现肾积水；而病情较轻的患儿可能仅表现为复发性尿路感染。

术前评估应包括肾功能评估。术前用药和禁食指南应根据患儿的年龄进行选择。

传统的手术方式采取仰卧位，并采取低位横向切口。但随着机器人手术技术的发展，现在几乎所有的修复手术都是侧卧位下完成的。该手术的主要过程包括将输尿管远端重新植入膀胱壁。目前已经有多种可预防 VUR 的手术方法，但这不在我们的讨论范围。在特定的病例中，可采用膀胱镜把抗反流物质（Deflux）注入膀胱壁。术中麻醉注意事项包括维持体温和给予足够的液体，以避免膀胱内血液淤积导致的阻塞。

麻醉医生可选择常规的全麻诱导和维持，并可使用阿片类药物和酮咯酸进行术中和术后镇痛；尤其当使用机器人技术时，只需几个细小切口用于容纳伸缩臂即可完成手术。一些医疗中心倾向于采用区域阻滞。近年来，我们发现鞘内注射吗啡 5 μg/kg（而不是硬膜外麻醉）能取得良好的术后镇痛效果[4]。另外，术后膀胱痉挛引起的疼痛可能非常棘手，其治疗包括使用酮咯酸和氯贝胆碱[5]。

肾盂成形术

肾盂成形术是一种修复肾盂输尿管连接处（UPJ）梗阻的手术，是先天性肾盂积水最常见的原因。在大多数情况下，可通过胎儿超声进行诊断。年龄较大的儿童可能会伴发尿脓毒血症、恶心呕吐、发育不良、腰部疼痛、腹部肿块或血尿。最常见的手术方式是机器人辅助肾盂成形术，包括切除 UPJ 狭窄段，并将输尿管与肾盂重新吻合。

术前评估应包括肾功能评估。麻醉医生可选择全麻常规诱导、气管插管和维持。手术体位则选择屈曲的半侧位。术中出血量较小，进行常规监测即可。

术中和术后镇痛可以通过硬膜外镇痛、鞘内注射吗啡来实现。若使用微创机器人技术，则无需行硬膜外或鞘内镇痛。全身镇痛可选用阿片类药物和酮咯酸。此类儿童术后无特殊的麻醉问题。

肾母细胞瘤

肾母细胞瘤是儿童最常见的肾脏肿瘤，大多数病例是散发性的，但也有一些是遗传性的。患儿一般在学龄前确诊，其体征和症状可能包括腹部肿块、腹痛、高血压、发烧、血尿及贫血。据报道，其中一些患儿伴有获得性血管性血友病。晚期肿瘤常扩散至肝脏和肺部，并可能连续扩散至下腔静脉和主动脉。治疗包括对受累肾脏进行根治性切除、化疗和可能的放疗（见第 8 章）。预后取决于肿瘤的扩散程度和组织学。

术前评估应包括全血细胞计数、电解质、肝肾功能、凝血功能及血型鉴定并交叉配血。影像学检查应评估肿瘤的扩散程度和是否存在转移灶。接受蒽环类药物（如多柔比星）化疗的儿童应评估其心功能。腹腔内巨大包块且阻碍胃排空的儿童，应在术前建立静脉通道进行补液，同时为快速序贯诱导做好准备。该类患儿应术前酌情使用抗焦虑药。

手术采取仰卧位。一般而言，常规监护可满足手术麻醉需要。若主动脉或下腔静脉（IVC）严重受累，则需要行中心深静脉穿刺，用于监测中心静脉压力的同时可进行大容量液体输注。此外，动脉导管可用于直接测量血压和方便术中血气分析。手术团队应在患儿上肢建立两个大口径静脉通道，必要时可立即输注红细胞。术中风险包括突然或大量失血、肿瘤栓塞或 IVC 压迫引起的低血压和前负荷不足。隐性液体丢失可能超过 10 mL/（kg·h），具体取决于手术方式的不同。

术中低体温非常常见，应通过手术室升温、使用空气加温毯以及静脉输血加温进行预防。

除非肿瘤非常大 [意味着需要实施快速诱导气管插管（RSI）]，麻醉医生可常规进行全麻诱导。全麻的维持应使用肌松药，以便于暴露术野。如果凝血功能正常，麻醉医生可以在诱导后放置硬膜外导管，以提供术中和术后镇痛。除非手术过程中出现大量失血或显著的血流动力学变化，否则麻醉医生应在手术室复苏患儿并拔管。术后是否进入重症监护病房取决于患者的状况和手术的损伤程度。术后应关注可能由肾功能受损引起的少尿，或者存在继续出血引起的低血容量。镇痛效果不佳可能引起患儿憋气，从而导致肺不张和低氧血症。

（何婉莹　译，刘紫庭　审）

参考文献

[1] Braga LH, McGrath M, Farrokhyar F. Dorsal penile block versus caudal epidural anesthesia effect on complications posthypospadias repair: Dilemmas, damned dilemmas and statistics. J Pediatr Urol,2020,16(5):708–711. https://doi.org/10.1016/j.jpurol.2020.08.009.

[2] Splinter WM, Kim J, Kim AM, et al. Effect of anesthesia for hypospadias repair on perioperative complications. Paediatr Anaesth,2019,29(7):760–767. https://doi.org/10.1111/pan.13657.

[3] Kendigelen P, Tutuncu AC, Emre S, et al. Pudendal versus caudal block in children undergoing hypospadias surgery: A randomized controlled trial. Reg Anesth Pain Med,2016,41(5):610–615. https://doi.org/10.1097/AAP.0000000000000447.

[4] Ganesh A, Kim A, Casale P, et al. Low-dose intrathecal morphine for postoperative analgesia in children. Anesth Analg,2007,104(2):271–276. https://doi.org/10.1213/01.ane.0000252418.05394.28.

[5] Park JM, Houck CS, Sethna NF, et al. Ketorolac suppresses postoperative bladder spasms after pediatric ureteral reimplantation. Anesth Analg,2000,91(1):11–15. https://doi.org/10.1097/00000539-200007000-00003

第30章

手术室外麻醉

Ronald S. Litman

越来越多的儿科麻醉被安排在非手术室环境进行。这些地点通常远离中心手术区域，一些麻醉医生在此环境中感到不适，因为他们无法轻易获取麻醉设备和呼叫能提供帮助的人员。本章将阐述在手术室外进行儿科麻醉的难点，以帮助麻醉医生在这些地方也能感到"得心应手"。

麻醉地点的改变，并不能降低监护和人员配备的安全和护理标准。在任何时候都应该遵循《美国麻醉医师协会手术室外麻醉指南》。当进行全凭静脉麻醉时，不需要配备吸入麻醉药及全套麻醉设备。预计困难气道（通气或插管困难）的儿童应先在中心手术室确保其呼吸道的安全，因为那里有齐全的设备和人员；然后在气管插管和持续呼气末二氧化碳的监测下，将患儿转运至手术地点。

在偏远的地方为儿童进行麻醉，其成本效益也是值得考虑的一个方面。每天的日程安排应考虑到从麻醉地点至麻醉恢复室（PACU）转移患者所需的时间。时间的非计划延误是常见的，应该有预见性地将其纳入正常的排班时间。理想情况下，任何一家医疗机构均应建立固定的"手术室外麻醉小组"，以便最小化组内人员的偏好和技术方面的差异，也可以让小组成员和手术室外的非麻醉人员之间建立信任关系。

磁共振成像（MRI）

随着MRI兼容的麻醉机、监护站和非磁性电子输液泵的出现，MRI的全身麻醉（简称"全麻"）变得更加容易。MRI兼容的温度监测仪特别适用于新生儿和婴儿，因为扫描室相对较冷的环境容易导致患儿低体温；同时应该给患儿覆盖多层被单，并关闭MRI风扇；限制静脉注射（IV）液体输注量也可以最大程度减少低体温的发生。儿童MRI可有多种麻醉方法。如果是门诊患者并且没有预先建立静脉通路，可通过吸入七氟烷诱导全麻；且麻醉诱导可在MRI室或附近独立的麻醉地点进行，具体取决于麻醉设备和麻醉用品的位置。

在我院进行MRI检查的儿童，其麻醉地点与扫描仪不在一处，通过七氟烷诱导麻醉，如此能最大限度地使用含磁设备以优化麻醉方案。我们在MRI仪器的中间地点设置了两个诱导室和两台麻醉机。我们通常使用喉罩吸入氧气和七氟烷来维持全麻，这样能有效避免在使用丙泊酚并保留自主呼吸时可能出现的上呼吸道梗阻；另外，使用昂丹司琼能有效治疗术后恶心呕吐（PONV）。而对于体型较小的婴儿和新生儿，我们更倾向于气管插管。对于需要头部或颈部扫描的插管患儿，我们则使用口腔RAE管，因为它可以让头颅线圈变得更小。

MRI中最重要的麻醉注意事项，是确保无铁磁制品带入扫描室。在强磁场下，这些物品会变为"弹射导弹"[1]，可对患者或工作人员造成致命伤害（图30.1）；其中包括所有的麻醉设备、氧气罐、IV输液支架、转运床等。MRI区域中所有的氧气罐都应该是铝制的；区域的每一项设施都必须有严格的安全防范措施，限制进入区域人员的数量和类型，并应建立检测金属携带品的标准

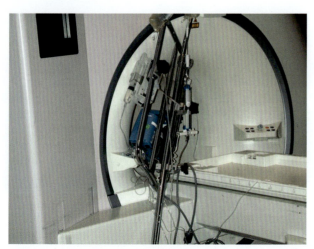

图 30.1　铁磁性的静脉输液支架和输液泵被吸入磁场中（图片来源：Ronald S. Litman）

流程。在麻醉期间，我们通常使用邻近房间的远程监护设备对儿童进行监护（图 30.2）。

计算机体层扫描（CT）

随着 CT 的不断进步，如今扫描时间已大大缩短，因此儿童的镇静和麻醉需求也相应减少。然而，患有严重焦虑或重大疾病的儿童仍需要我们服务。对于需要全麻进行 CT 的儿童，麻醉的相关考虑较少。我们可以在儿童周围使用普通的麻醉和监测设备。在扫描期间，麻醉医生可以使用铅衣防护并留在儿童身边（图 30.3），若儿童气道通畅可短暂离开房间。

对进行 CT 的儿童行麻醉时有两个值得关注的问题。首先，在进行腹部 CT 前，口服造影剂的时机。

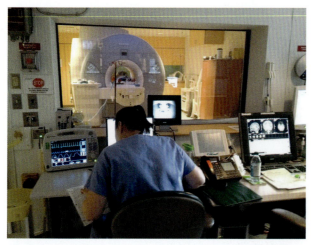

图 30.2　在进行 MRI 时，麻醉医生在邻近房间监护患者（图片来源：Ronald S. Litman）

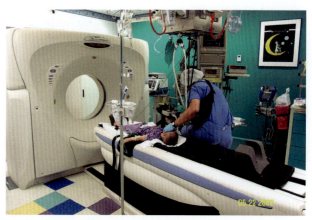

图 30.3　CT 麻醉。使用七氟烷进行面罩通气，若患者气道通畅，则麻醉医生在扫描期间可离开房间（图片来源：Ronald S. Litman）

以往较常用的泛影葡胺，是一种水溶性的碘化物，渗透压为 1900 mmol/L；尽管其使用的频率已不断降低，但某些医疗中心仍在使用。同时，放射科医生希望患者在扫描前 1 h 内口服，以增强上消化道的显影效果。然而，这违反了常规禁食准则，可能导致儿童在缺乏气道保护的全麻（或镇静）下吸入造影剂。泛影葡胺的胃排空时间尚不明确，但可以认为与清液体的排空速度相同，因其不含有延迟胃排空的成分（如脂肪或蛋白质）。然而，该药物的高渗透压可导致其吸入后对肺部产生严重损害。因此，许多儿科麻醉医生在儿童服用造影剂后选择气管插管的快速诱导全麻，而不是缺乏气道保护的"深度镇静"；或者在常规气管插管全麻后通过胃管打入造影剂。后一种方法需要等待一段时间，让造影剂进入肠道，如此可让患者先在另外的区域进行麻醉，以免影响 CT 室的患者周转。在任何机构中，麻醉医生和放射科医生均应该就最能满足患者需求的标准方案达成一致。

第二个问题涉及对肺肿瘤患儿进行胸部 CT（通常是转移性）。在全麻刚开始时，功能残气量的瞬间减少和进行性肺不张往往会掩盖肺部的小结节（图 30.4）；因此，可能需要通过气管插管或喉罩提供正压通气，以扩大和显示所有可能的肺野。通常来说，给予 5 cmH_2O 的呼气末正压（PEEP）能减轻肺不张；对深度镇静下未插管的儿童，也可使用气囊面罩提供短暂的 PEEP 和正压通气。

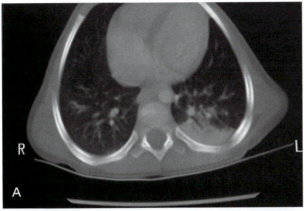

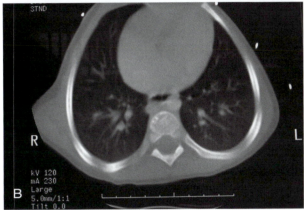

图 30.4　儿童肾母细胞瘤转移的胸部 CT。A. 全麻下无正压通气的自主呼吸常导致肺不张（左后肺）。B. 使用正压通气扩张肺部，去除肺不张，显露所有肺野（图片来源：Ronald S. Litman）

放射肿瘤学

放射治疗（简称"放疗"）室是儿科麻醉的一个独特地点，通常远离中心手术室，有时位于偏远的建筑内。与其他麻醉不同，这里有许多重要的注意事项（表 30.1）。

表 30.1　放射 / 质子治疗时麻醉医生需考虑的一些问题

必须保持患儿绝对不动
接受脑部治疗的儿童必须戴上紧贴面部的硬塑料面罩
对于后脑部肿瘤患儿，采取俯卧位，下巴将置于平台上，这导致下颌骨向后推移，有时会造成下颌骨后方的呼吸道阻塞（图 30.5）
对于脑肿瘤患儿，每个工作日都需接受治疗，可长达 6 周；腹部放疗通常为 1~2 周
全身放疗（TBI）在一些中心需要儿童俯卧，有时甚至趴在地板上
孩子患癌症的负担及治疗地点距家较远时，父母往往难以忍受这种日复一日的生活
麻醉医生必须在另一个房间对患儿进行麻醉监护

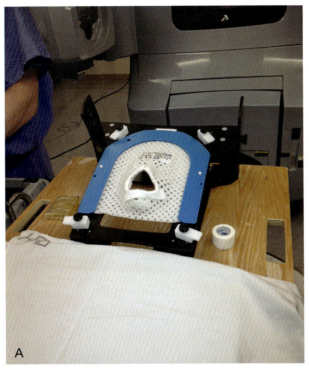

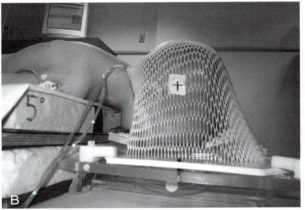

图 30.5　A. 硬塑料面罩，在俯卧位进行放疗时，可容纳患者面部。B. 患者在俯卧下接受放疗（图片来源：Ronald S. Litman）

大多数放疗持续 20~30 min，具体时长取决于肿瘤的性质和特定的放疗方案，而且每周还需进行一次放射照相。麻醉医生通过观察位于治疗室外的监护屏，或通过观看对准室内监护仪的摄像头屏幕，来监测患者的生命体征、血氧饱和度及呼气末二氧化碳水平（图 30.6）。同时，还应使用另外的视频摄像头来观察患者是否有移位。

我们发现，丙泊酚注射复合声门上气道管理，是放疗时实现快速诱导和恢复最实用的全麻方法。脉搏血氧仪的声音应通过治疗室内的麦克风传送给观察区的扬声器。

大多数儿童都放置了中心静脉导管或输液港。

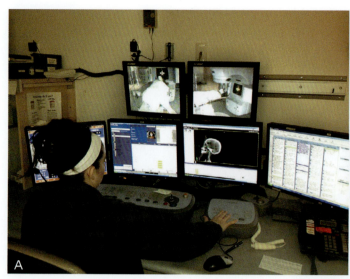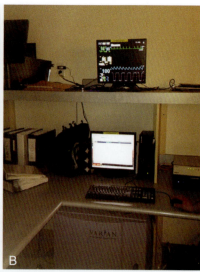

图 30.6　A. 放疗医生在编写治疗方案，并可在邻近房间直接观察患者。B. 麻醉医生可在治疗室外对放疗患者进行远程监护（图片来源：Ronald S. Litman）

如果没有的话，也会在首次就诊时，尽量放置一根可在整个治疗期间使用的长静脉导管（如 PIC 导管）。这样，患儿每天都能方便地进行全麻，避免了使用面罩吸入诱导带来的精神创伤或需要提前使用咪达唑仑来稳定情绪。麻醉医生指导家长为患儿正确禁食，并鼓励他们在每天治疗前 1 h 为患儿提供清液体。同时，为了减少禁食时间，这些治疗应尽可能安排在当天早上。

肿瘤科门诊

　　在肿瘤科门诊，儿童需要接受痛苦的手术操作，如骨髓活检和腰椎穿刺以进行鞘内化疗，此时通常需要全麻。在进行操作时，患儿可采取俯卧位或侧卧位（图 30.7），这取决于手术医生的偏好。而由于大多数正在接受化疗的儿童都带有某种类型的静脉导管，所以不必预先给予口服药物。

　　麻醉药物应针对短暂而剧烈的疼痛刺激进行调整。一些麻醉医生更喜欢使用苯二氮䓬类药物（如咪达唑仑）和阿片类药物（如芬太尼或瑞芬太尼）的复合镇静。然而，这种方法很难保证患者完全失去意识和绝对不动，并可能延长麻醉后观察时间，加重恶心呕吐。但如果不得不使用这种方法，则应采取止吐措施。

　　一些麻醉医生更倾向于以丙泊酚为基础的麻醉。此方法可使患者失去意识，且不会导致复苏

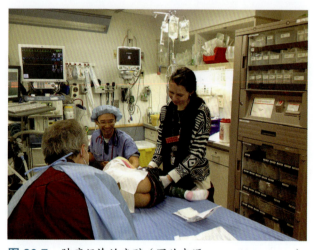

图 30.7　肿瘤门诊的麻醉（图片来源：Ronald S. Litman）

延迟或呕吐。然而，在面对严重的疼痛刺激时，为了让患者保持不动，需要更大程度的麻醉深度，此时的丙泊酚剂量几乎总能导致呼吸暂停，需要辅助通气。

　　在肿瘤科门诊，我们更倾向于吸入麻醉。我们在操作室中放置了一台麻醉机，一辆有充足麻醉设备的麻醉车，并有一名经验丰富的麻醉技术人员随时待命（图 30.7）。我们使用丙泊酚来诱导全麻（如无静脉通路则用七氟烷），然后通过面罩或声门上气道使用七氟烷维持全麻。这样既可使患者安静不动，又可以维持镇痛和保留患者的自主呼吸，且复苏观察的时间相对较短。

（张鹏　译，刘紫庭　审）

参考文献

[1] ABC News. (2006). Boy, 6, killed in freak MRI accident(2021-06-28). https://abcnews.go.com/US/story?id=92745&page=1.

拓展阅读

Committee on Standards and Practice Parameters (CSPP). (2018). Statement on nonoperating room anesthetizing locations. American Society of Anesthesiologists(2021-10-05) [Last update 2018]. https://www.asahq.org/standards-and-guidelines/statement-on-nonoperating-room-anesthetizing-locations.

第31章

术后注意事项

Ronald S. Litman

儿科麻醉恢复室（PACU）是一个混乱嘈杂的环境：护士们试图安抚哭闹的幼儿，家长们在接受围手术期宣教，医生们被呼叫出来安排出院医嘱，电话铃声不断，报告着住院病床的空余情况，监护仪的警报声此起彼伏，全家人聚在患儿的房间里观看最新的真人秀节目。但在这喧嚣的背后，有些患儿却因疼痛或恶心呕吐而痛苦不堪，或发出无意识地尖叫，有些患儿甚至可能出现严重缺氧。这就是繁忙的儿童医院 PACU 的日常工作。

术后常规监护

每个患儿的生命体征都应得到全面监护，直到神经系统和呼吸循环恢复至基本状态。连续脉搏血氧饱和度的监测是非常重要的，因为术后最严重的并发症是上呼吸道阻塞，会迅速导致低氧血症。呼气末二氧化碳的连续波形监测可以更早地发现上呼吸道阻塞，但大多数 PACU 并不监测清醒且有自主呼吸的儿童的呼气末二氧化碳。连续的心电图（ECG）监测，可根据患者的临床状况进行。患儿在进入 PACU 后应测体温，并在出院前定期监测。体型较小的患儿容易发生低体温，可能需要保温毯进行保温。但由于手术室（OR）的医源性过热或其他与手术相关的未知因素，一些儿童偶尔会出现体温过高的情况；除非伴有其他代谢亢进的体征和症状，否则不应认为是恶性高热的早期症状。同时，应根据脉搏血氧判断患儿是否需要吸氧；在一些医疗中心，患儿恢复意识且生命体征稳定后，便无需吸氧即可从 PACU 转至日间病房；而在另一些医疗中心，PACU 和日间病房合并在一个区域，患者在该区域直接出院或转至住院病房。

出院标准

许多儿科中心已经制定了特定的生理参数标准，用于划分患者全身麻醉（简称"全麻"）后的苏醒状态，判定患者需要继续住院还是直接出院。大多数儿科中心使用 1975 年 David Steward 首次提出的出院标准[1]，此标准修改自 Aldrete 复苏评分[2]并应用于儿童（表 31.1）。Steward 评分使用意识水平和气道通畅程度判断患儿是否适合出院，总分为 6 分；然而，该评分与氧合血红蛋白等其他结果变量的关系尚未确定。在大多数儿科中心，出院标准还包括已补足水分，疼痛得到控制及恶心呕吐已经缓解。患者可以逐渐恢复进水，但不要求出院前完全恢复；同时，也不要求出院前完全恢复排尿，除非外科医生根据手术情况有特定要求。

表 31.1　Steward 麻醉后复苏评分

体征	眼部表现	评分
意识	·清醒	2
	·对刺激有反应	1
	·对刺激无反应	0
气道	·哭闹或按指令咳嗽	2
	·无需辅助可保持气道通畅	1
	·需要辅助以保持气道通畅	0
运动	·肢体能做有意识运动	2
	·肢体无意识运动	1
	·肢体无运动	0

术后并发症

恶心呕吐

术后恶心呕吐（PONV）可能是儿童全麻后最常见的并发症。虽然 PONV 不会危及生命，但会给儿童及家属带来严重不适，并已证实是导致患者不满意的主要因素。某些类型的手术，如耳鼻喉科（ENT）、眼科和骨科手术，会增加发生 PONV 的风险。与麻醉相关的因素包括使用吸入麻醉药和阿片类药物；与患者相关的因素则包括既往 PONV 病史、晕动病史及年龄大于 3 岁。使用丙泊酚取代吸入性药物、避免使用阿片类药物、使用区域麻醉、限制术后进食水、增加静脉补液及预防性使用止吐药物等手段，可以有效降低 PONV 的发生率。与使用单一止吐药相比，不同类型止吐药的联合使用（多模式）更能有效预防 PONV。在术中排空胃内容物并不会降低成人 PONV 的发生率，但尚无儿童患者的相关研究。对于仍持续发生 PONV 的儿童，需要保留静脉通道并收住入院，继续给予补液和镇痛药物。

5-羟色胺（5-HT）受体拮抗剂

5-HT$_3$ 受体拮抗剂可显著降低术后 24 h 内呕吐的发生率和严重程度，因其良好的获益风险比而作为一线药物使用。虽然 5-HT$_3$ 受体拮抗剂有不同类型，但昂丹司琼是历史最悠久、在儿童中研究最广泛的药物，可作为通用止吐药。而较新品种可能比昂丹司琼作用时间更长。昂丹司琼的剂量不应超过 0.05 mg/kg[3]。接受昂丹司琼的预防性治疗仍发生 PONV 的儿童，在追加药量后其症状通常再难以改善，但可能对另一种类型的 5-HT$_3$ 受体拮抗剂产生反应。

地塞米松

地塞米松是一种糖皮质激素，可有效预防和治疗 PONV。与 5-HT$_3$ 受体拮抗剂联合使用比单独使用更有效，适用于 PONV 的高危儿童。然其剂量范围的研究结果并不一致，大多数儿科麻醉医生使用剂量为 0.1~0.5 mg/kg。地塞米松的不良反应包括多动、失眠和食欲增加。另外，地塞米松可能会导致白血病患者出现肿瘤溶解综合征[4]，因此应避免在此类患者中使用。

PONV 的非药物治疗

针灸、穴位按摩和对内关穴（手腕尺侧远端皮肤皱褶略近端，P6）进行电疗已被证明可以降低儿童 PONV 的发病率，但这些方法尚未在多数中心得到应用。

喘 鸣

术后吸气性喘鸣（也被称为插管后或拔管后哮喘）是上呼吸道水肿的一种表现，通常发生在声门以下。据推测，这可能是由于充气或未充气的气管插管对气管黏膜造成的压力性水肿。水肿的具体位置尚不清楚，但通常认为位于相对坚硬的环状软骨环水平。在过去（20 世纪 90 年代以前），插管后喘鸣的发生率约为 1%，但现在的发生率远低于这一数字。发生率降低的主要原因是使用了非反应性气管导管，认识到要将气管导管气囊压力保持在较低水平，以及越来越多地使用喉罩替代气管插管，从而减少了低氧血症的发生。如果喘鸣的患儿接受过上呼吸道或颈部手术，则应立即进行外科会诊。其基本处理包括吸氧、调整头部或颈部姿势、给予地塞米松（如果尚未使用地塞米松预防 PONV）；如果情况严重或血氧饱和度下降，可雾化吸入外消旋肾上腺素；如果上述治疗方法无效且经皮动脉血氧饱和度（SpO$_2$）进一步下降，则需进行气管插管，同时需 ENT 会诊协助进一步处理。对于只需极少干预的轻度病例，只要没有明显的血氧饱和度下降（如低于 96%），则无需继续吸氧，患儿可在喘鸣声消退后出院。

吸入外消旋肾上腺素（2.25% 溶液）可对局部血管产生收缩作用，并消除气管水肿，用法为 0.05 mL/kg（极量 0.5 mL）溶于 3 mL 生理盐水中。如有需要则可根据临床症状和交感反应，每小时给予一次雾化吸入。由于药物的持续时间有限，气道阻塞可能复发，通常需要过夜留观或持续住院观察。

急性谵妄（ED）

ED 是在从全麻中醒来后不久出现的无法安抚

的躁动状态。其特征包括哭闹不止、心动过速、瞳孔扩大、不爱喝水，以及无法通过父母进行安抚。尽管本质上是一种良性病征，但令家长甚至 PACU 的工作人员极为不安。为了评估儿童的急性谵妄，研究人员设计了《儿童麻醉急性谵妄（PAED）评分表》[5]，并作为主要的研究工具。该评分表包括 5 个可靠的指标：①缺乏与护理人员的眼神接触；②无目的行为；③对周围环境缺乏意识；④坐立不安；⑤无法安抚。

ED 的原因尚不清楚，目前认为是大脑中麻醉药的减少导致的抑制解除状态。"暴风骤雨式的麻醉诱导"和七氟烷（或地氟醚）的全麻维持会增加 ED 的发生率；而术中使用丙泊酚[6]、芬太尼[7]、吗啡和 α_2 肾上腺素能激动剂（如可乐定[8]和右美托咪定[9]）可降低 ED 的发生率。一旦发生 ED，可通过减少外部刺激（如熄灯）使患儿入睡，并用温暖的被子包裹患儿，也可以通过少量吗啡、丙泊酚或右美托咪定来促进入睡。这些患儿通常会在入睡大约 1 h 内醒来，并处于较为正常的昏睡状态。

当出现 ED 时，千万不要忘记那些需要及时处理的严重事件，如低氧血症、疼痛等。

低钠血症

低渗性补液和抗利尿激素（ADH）水平增加可导致部分患儿出现稀释性低钠血症（< 125 mEq/L）。急性低钠血症可导致脑水肿，其症状包括意识不清和嗜睡；如果钠水平低于 115 mEq/L，可能出现癫痫发作、昏迷或死亡。由于术后低钠血症与维持输注低渗液体有关，因此除非有实际临床需求，否则建议儿童术后应立即使用等渗液体。

（张鹏　译，刘紫庭　审）

参考文献

[1] Steward DJ. A simplified scoring system for the post-operative recovery room. Can Anaesth Soc J,1975,22(1):111–113. https://doi.org/10.1007/BF03004827.https://doi.org/10.1007/BF03004827.

[2] Antonio AJ, Kroulik D. A Postanesthetic Recovery Score. Anesth Analg,1970,49(6):924–934.

[3] Watcha MF , Bras PJ, Cieslak GD, et al. The dose-response relationship of ondansetron in preventing postoperative emesis in pediatric patients undergoing ambulatory surgery. Anesthesiology,1995,82(1):47–52. https://doi.org/10.1097/00000542-199501000-00007.

[4] Chanimov M, Koren-Michowitz M, Cohen ML, et al. T umor lysis syndrome induced by dexamethasone. Anesthesiology,2006,105(3):633–634. https://doi.org/10.1097/00000542-200609000-00042.

[5] Sikich N, Lerman J. Development and psychometric evaluation of the pediatric anesthesia emergence delirium scale. Anesthesiology,2004,100(5):1138–1145. https://doi.org/10.1097/00000542-200405000-00015.

[6] Aouad MT , Yazbeck-Karam VG, Nasr VG,et al. A single dose of propofol at the end of surgery for the prevention of emergence agitation in children undergoing strabismus surgery during sevoflurane anesthesia. Anesthesiology,2007,107(5):733738. https://doi.org/10.1097/01.anes.0000287009.46896.a7.

[7] Cravero JP , Beach M, Thyr B, et al. The effect of small dose fentanyl on the emergence characteristics of pediatric patients after sevoflurane anesthesia without surgery. Anesth Analg,2003,97(2):364–367. https://doi.org/10.1213/01.ane.0000070227.78670.43.

[8] Pickard A, Davies P , Birnie K, et al. Systematic review and meta-analysis of the effect of intraoperative α2-adrenergic agonists on postoperative behaviour in children. Br J Anaesth,2014,112(6):982–990. https://doi.org/10.1093/bja/aeu093.

[9] Guler G, Akin A, Tosun Z, et al. Single-dose dexmedetomidine reduces agitation and provides smooth extubation after pediatric adenotonsillectomy.Paediatr Anaesth,2005,15(9):762766. https://doi.org/10.1111/j.14609592.2004.01541.x.

[10] Moritz ML, Ayus JC. Hyponatraemia: Isotonic fluids prevent hospital-acquired hyponatraemia. Nat Rev Nephrol,2015,11(4):202–203. https://doi.org/10.1038/nrneph.2014.253.

拓展阅读

Vlajkovic GP , Sindjelic RP . Emergence delirium in children: many questions, few answers. Anesth Analg,2007,104(1):84–91. https://doi.org/10.1213/01.ane.0000250914.91881.a8.

V

疼痛管理

第32章

儿科疼痛评估

F. Wickham Kraemer III

接下来的几章将专门介绍关于儿科疼痛和儿童疼痛管理的各种选择。本章我们将介绍儿童疼痛评估的内容。因为疼痛的表达与年龄和发育有关，所以医生必须使用特别开发和验证的工具来评估和测量不同年龄组人群的疼痛。我们无法管理那些无法准确衡量的东西，例如疼痛。

儿科的疼痛往往没有被大家正确认识到，也没有得到有效的管理。这可能是由于儿童无法有效地描述他们疼痛的位置和严重程度，特别是那些因认知能力发育不完善而有认知障碍的儿童。但是，卫生保健工作者也可能无意识地导致了对儿童疼痛的治疗不足。其根本原因是人们对儿童疼痛的认识基础是推测性的，可能包括人们缺乏对儿童疼痛的病理生理学或儿童患者镇痛药的药理学知识。其他可能的解释包括：我们容易忽视适当的儿童疼痛评估工具和可用的治疗方案，以及无法认识到具有相似疼痛类型的不同患者所经历的疼痛存在巨大可变性。

许多卫生保健专业人员仍然认为，疼痛是疾病和伤害的一种不可避免的、预期的后果，而且疼痛的危害要小于与镇痛干预相关的风险。许多父母认为他们孩子的疼痛是不可避免的，或者他们害怕止痛药的不良反应。仍然存在使用 PRN 方案（即按需给药方案）时开具镇痛药物处方剂量过低或给药频率不足的做法。担忧恶心、呕吐、呼吸抑制及害怕长期后遗症（如药物依赖和成瘾）也会导致儿童疼痛治疗不足。然而，事实是各种镇痛疗法均可安全地用于儿童，甚至是早产的新生儿。

儿童缺乏足够的疼痛治疗，部分原因是缺乏经批准的有效止痛药的标签。由于市场规模有限，制药公司一直不愿资助必要的研究以获得儿科标签。这导致很多止痛药物缺乏儿童相关的药代动力学和药效学数据，更缺乏关于儿童相关药物不良反应的数据。

儿童在什么年龄能够经历疼痛？

人体必须具备通过一个功能性的伤害性感受系统来感知外周有害刺激的能力来体验疼痛，并发展出一种运动、自主、代谢、心理、行为或情绪反应。新生儿能感知有害刺激，并常规地表现出所有这些反应。在发育的胎儿中，皮肤感觉开始于妊娠第 7 周的口腔周围区域，并很快扩散到面部、手、足和躯干；到妊娠第 15 周，皮肤感觉已扩散到四肢；到妊娠第 20 周，所有皮肤和黏膜区域均存在感觉。P物质在妊娠第 10 周出现在胎儿神经组织中，在妊娠第 22 周检测到内源性阿片类药物。此时，外周感觉神经元和背角神经元之间开始形成突触。脊髓和脑干中的神经束的髓鞘形成开始于妊娠的第 22 周，并在妊娠晚期完成。周围神经髓鞘形成直到出生后才完全完成。然而，其中一个主要的伤害性神经元是无髓鞘的（C 纤维），另一个是薄髓鞘的（A-δ 纤维）。这并不意味着有害信号没有被传输，而是意味着它们被传输得更慢。

在中枢，大脑皮层在妊娠第 8 周时开始发育，在妊娠第 20 周时将包含 100 亿个神经元。胎儿脑电图模式虽然表现出间歇性和不同步，但在第 22 周时出现；到第 27 周，两个半球的信号是同步的；到妊娠第 30 周，可以检测到皮质诱发电位。从妊娠晚期开始，处理有害刺激所需的伤害性感受系统的所有元素都存在。伤害性感受系统中唯一在出生时不存在的组成部分是下降抑制途径，它在产前 6 个月发育。因此，新生儿不能减弱伤害性感受信号。与老年人相比，新生儿的背角细胞具有更宽的感受域和更低的兴奋阈值。这些特性在出生后迅速成熟。背角神经元的兴奋性阈值通过重复的轻微损伤（如日常的足跟穿刺）而进一步降低。新生儿对特定的有害刺激可能比年龄较大的儿童或成人经历更多的疼痛。

一些医生错误地认为，由于新生儿不会记得痛苦的事件，所以这是没有后果的，但伴随新生儿疼痛的代谢和行为应激反应与发病率和死亡率的增加有关。这种反应可以通过在疼痛的手术前使用区域麻醉、阿片类药物或全身麻醉（简称"全麻"）来减少。

虽然我们对新生儿的意识和对疼痛的感知知之甚少，但有证据表明，大脑皮层对伤害性刺激有复杂的、综合的反应。发生有害事件（包皮环切、重复足跟穿刺、静脉切开术等）的新生儿表现出短期行为的异常，如哭泣时间增加、进食和睡眠异常。此外，婴儿期早期的痛苦经历会影响其未来对痛苦事件的反应。在某些情况下，生理反应会增强，而行为反应则更迟钝。在不同的情况下，可能会发生相反的变化。例如，与在新生儿包皮环切期间接受某种形式的疼痛控制的婴儿相比，在出生时没有麻醉的情况下接受包皮环切的婴儿在出生的第一年对免疫会表现出夸大的疼痛反应。

总之，新生儿可能无法解释或记住疼痛事件，但即使是早产儿也能够感知有害事件，并产生各种生理和行为反应。这些反应可能转化为在随后的疼痛刺激中短期和长期的行为变化。由于这些应激反应和不良结果可以通过明智地使用镇痛药来减少，因此应尽可能预判疼痛事件并在存在时进行识别，以进行适当的治疗。

儿童疼痛的评估

儿科疼痛管理面临的挑战之一是无法沟通其疼痛体验的前语言期儿童以及患有神经或认知障碍患儿的疼痛评估和治疗。

当患儿能够描述疼痛的位置、性质和严重程度时，疼痛评估是最准确的。通过适当的词汇和工具，3 岁以上的儿童可以可靠地传达他们的疼痛感受，并可能能够将他们的疼痛与量表上的数字或面部表情联系起来（见下文）。对于 3 岁以下的儿童，人们必须结合行为线索和生理体征。许多这些症状也出现在疼痛以外的情况下，如父母分离、饥饿、恐惧和焦虑。因此，误解是很常见的。父母通常可以通过学习孩子区分疼痛与悲伤或焦虑的特定行为来确定他们的孩子是否正在承受疼痛。

Piaget 描述了儿童时期的 4 个发展阶段。在最初的感觉运动阶段（大约 2 岁），儿童对疼痛很少或没有了解，也没有语言能力。在这个阶段，我们依赖于其行为（姿势、活动、哭泣、喂食、睡觉等）以及生理体征（如心动过速、高血压、出汗和血红蛋白氧饱和度）来确定婴儿疼痛的严重程度。我们主要依赖于在不同年龄组中使用的 5 种不同类型的疼痛量表。对于新生儿人群[2]（大约 3 月龄），我们使用新生儿婴儿疼痛量表（表 32.1）。它主要用于评估与医疗程序相关的疼痛，

表 32.1　新生儿疼痛量表

指标	表现	得分（分）
面部表情	放松	0
	痛苦（似鬼脸）	1
哭泣	无	0
	呜咽	1
	大声哭泣	2
呼吸状态	放松	0
	呼吸变化	1
手臂情况	平静	0
	放松	0
	弯曲	1
	伸展	1
腿部情况	平静	0
	放松	0
	弯曲	1
	伸展	1
意识状态	睡觉	0
	清醒	0
	紧张不安	1

包括评估面部表情、哭泣的严重程度、呼吸模式、手臂和腿部的运动和觉醒状态。

CRIES 评分也用于婴儿，并使用了 5 个参数：哭泣的严重程度、需氧量、心率和血压升高、面部表情和失眠程度，每个评分范围是 0~2 分。这意味着总数在 0~10 分，大于 4 分表明需要额外的镇痛药（表 32.2）。

Piaget 的第二个发展阶段是手术前阶段（2~7 岁），在这个阶段，儿童获得了一些语言能力，可以定位疼痛，区分"一点"和"很多"，并可以使用简单的术语来描述他们的疼痛，如"嘘""哎哟""受伤"和"嗷（owee）"。对于这个年龄组，我们通常使用 Wong-Baker FACES 量表（图 32.1）或 FLACC 量表（表 32.3）。这种面部尺度最近被更新，包括更真实的面部表情。处于这一阶段的成熟儿童可能能够使用患者自控镇痛。

FLACC（面部表清、腿部情况、活动、哭泣、可安慰度）量表最初是为非语言性、前言语性或

表 32.2　术后疼痛的 CRIES 量表

	0	1	2
哭泣	无	大声哭泣	无法控制的哭泣
需吸氧维持 $SpO_2 > 95\%$	无	$FiO_2 < 30\%$	$FiO_2 > 30\%$
生命体征增加	心率和血压等于或小于术前值	增加小于术前值的 20%	增加大于术前值的 20%
表情	无	痛苦的表情	痛苦 / 抱怨
失眠	无	经常觉醒	清醒

SpO_2：经皮动脉血氧饱和度；FiO_2：吸入氧浓度。

表 32.3　FLACC 标准

标准	0	1	2
表情	无特殊表情或微笑	偶尔面部扭曲或皱眉	频繁至持续颤动的下巴，紧闭的下颌
腿部情况	正常体位或放松	不适、焦躁、紧张	踢或抬腿
活动	安静平躺，正常体位，可顺利移动	急促不安，来回移动，紧张	卷曲或痉挛，来回摆动
哭闹	不哭不闹（清醒或睡觉）	呻吟或啜泣，偶尔哭泣，叹息	不断哭泣、尖叫或抽泣，频繁呻吟
可安慰度	满足的，放松	可通过偶尔身体接触消除疑虑，分散注意	难以安抚

无法自我报告自己疼痛的年幼患者设计的。该量表分为 5 个类别，护理提供者在每个类别中给患者评分（0~2 分），以达到 0~10 分的累积评分。常用的是 Meded-FLACC（rFLACC）量表，这是一个修订 FLACC 量表，旨在更好地评估疼痛儿童患者的认知障碍，除了那些因年龄或语言 / 运动能力不足而难以报告疼痛评分的患者。因此，rFLACC 被修改为包括几个额外的行为描述符，包括：言语爆发、震颤、痉挛增加、抽搐运动和呼吸模式的变化，如屏气或咕哝。

在 Piaget 的具体手术阶段（8~12 岁），儿童会有逻辑地思考，并且可以学习认知和行为疼痛控制的方法，如分心、放松、引导意象和催眠。他们可以把关于疼痛的细节联系起来，例如疼痛

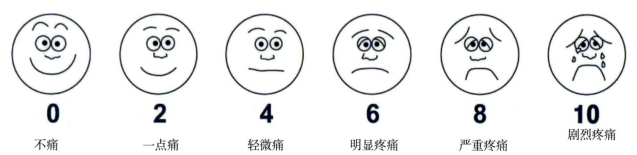

Wong-Baker 面部表情疼痛评分量表

0	2	4	6	8	10
不痛	一点痛	轻微痛	明显疼痛	严重疼痛	剧烈疼痛

图 32.1　Wong-Baker FACES 量表。来源：最初发表在 Whaley & Wong's Nursing Care of Infants and Children. © Elsevier Inc.

如何随着活动或一天中的时间而变化。对于这个年龄段的儿童，我们使用面部表情，或者一个简单的语言数字 11 分制（0~10 分），其中 0 分表示没有疼痛，10 分表示可以想象到的最严重的疼痛。患者自控镇痛经常用于这个发展阶段。

Wong-Baker FACES® 疼痛评定量表可在 wongbakerfaces.org 获得。

在儿童发展的最后阶段，属于 Piaget 的正式操作阶段，患者可以描述概况。青少年可以用诸如灼烧、刺痛、抽痛或刺伤等形容词来更准确地描述他们的疼痛。他们可以描述不同治疗方法下疼痛严重程度的细微变化。对于这个年龄组，我们可以使用数字疼痛评分和患者自控镇痛。各种非药物学技术可以作为控制疼痛的辅助手段，包括意象、催眠、分心、放松和生物反馈。

有一些存在智力障碍的儿童没有经历童年的 4 个发展阶段。例如，他们可能仍然处于第一阶段，对疼痛没有任何认知，而且在描述疼痛的位置、严重程度和特征方面的能力也非常有限。包括生理因素和疼痛行为在内的多维测量方法，有利于识别这一脆弱人群的疼痛。家庭成员通常了解一个人独特的疼痛指标。一个常用的量表是前面讨论过的 rFLACC。另一种量表为个体化数字评定量表（INRS）[3]，采用患者特定的疼痛指标

和行为指标为严重智力残疾的非语言儿童创建一个独特的疼痛量表，可被医院护理人员用于指导疼痛管理。

（赵伟　李悦　译，李乐　审）

参考文献

[1] Taddio A, Katz J, Ilersich AL,et al. Effect of neonatal circumcision on pain response during subsequent routine vaccination. Lancet,1997,349(9052):599–603. https://doi.org/10.1016/S0140-6736(96)10316-0.

[2] Suraseranivongse S, Kaosaard R, Intakong P, et al. A comparison of postoperative pain scales in neonates. Br J Anaesth,2006,97(4):540–544. https://doi.org/10.1093/bja/ael184.

[3] Solodiuk JC, Scott-Sutherland J, Meyers M, et al. Validation of the individualized numeric rating scale (INRS): a pain assessment tool for nonverbal children with intellectual disability. Pain,2010,150(2):231–236. https://doi.org/10.1016/j.pain.2010.03.016.

拓展阅读

Anand KJ, Hickey PR. Pain and its effects in the human neonate and fetus. N Engl J Med,1987,19(21):1321–1329. https://doi.org/10.1056/NEJM198711193172105.317.

Maxwell LG, Fraga MV, Malavolta CP. Assessment of pain in the newborn: An update. Clin Perinatol,2019,46(4):693–707. https://doi.org/10.1016/j.clp.2019.08.005

第 **33** 章

镇痛药

F. Wickham Kraemer III

对儿童年龄组镇痛药物的药理学认识不足导致了对儿童疼痛的治疗不足，部分原因还与镇痛药在开发过程中药代动力学和药效学特性的波动有关。

虽然所有的镇痛药物都在成人中进行了彻底的药理学研究，但类似的研究并未能在儿童中进行。直到 2001 年，美国食品药品监督管理局（FDA）才开始要求所有新药物均需在儿童人群中进行研究。本章讨论的所有药物在此之前都获得了 FDA 的批准。

药代动力学考虑

由于发生在婴儿期和成年期之间的生理变化，许多给儿童患者使用的药物的药代动力学不同于成人患者。机体各腔室组成、血浆蛋白结合能力、酶和肾功能、代谢和呼吸功能的差异导致了药物的吸收、分布、代谢、清除和反应的不同。

儿科患者的药物吸收在许多方面不同于成人。婴儿的胃 pH 值酸性相对较低，导致口服弱酸性药物的生物利用度可能降低。另一方面，弱碱性口服药物的生物利用度也有类似的增加可能。婴儿还表现出胃排空时间延长和肠道转运时间缩短，这可以延迟药物的吸收。胆道和胰酶功能最初没有完全发展，因此儿童患者溶解和吸收药物的能力也不完全，这些药物是亲脂性的，依赖于这些功能。由于表皮水合作用增加，皮下区域灌注增加，体表面积与体质量比更大，经皮应用可能更快地吸收。此外，骨骼肌血流量的减少为肌肉内药物的延迟吸收风险提供了理论支持。

血清中可发挥作用的游离药物的百分比取决于其与血浆蛋白结合的程度。在新生儿中，与年龄较大的儿童和成人相比，蛋白质结合减少。这是由于以下几个因素造成的。首先，在新生儿期产生的白蛋白量有所减少。这一因素，再加上白蛋白本身的定性差异，导致了蛋白质结合的有效性和发生程度的降低。其次，婴儿期 α1-酸性糖蛋白水平显著下降。因阿片类药物和局部麻醉（简称"局麻"）药与这些蛋白质大量结合，它的缺乏会导致血浆非结合药物水平的增加。这不仅会导致镇痛作用的增加，而且还可能增加呼吸和神经抑制，以及心脏毒性。相反，各种疾病状态与 α1-酸性糖蛋白水平的增加有关，包括烧伤、恶性肿瘤、感染和创伤。这会导致药物结合增加，并在正常药物剂量下产生亚治疗效果。

患儿机体组成也改变了儿科患者对药物的反应方式。婴儿的总水分百分比为 85%，到成年后下降到 60%。在儿科患者中，这相当于分布体积的增加、作用持续时间延长以及许多水溶性药物所需的给药间隔增加。与老年患者相比，新生儿的肌肉和脂肪比例显著降低，而进入这些药效学不活跃部位的药物摄取量减少。这导致活性部位的药物浓度更高，并有可能产生超治疗剂量的药物水平。最后，流向新生儿大脑的血液相对增加以及血脑屏障的不成熟，均可能导致大脑中药物浓度增加。

代谢水平在终止药物生成亲水的、代谢不活跃的化合物中起着关键作用。这些化合物主要通过肾脏排出，小部分由胆道系统排出。新陈代谢有两个阶段，主要发生在肝脏。I 期代谢包括氧化、还原、水解和羟基化反应。在这一阶段最重要的酶家族是细胞色素 P450 系统，这是一个混合氧化酶系统，使用烟酰胺腺嘌呤二核苷酸磷酸（NADPH）和氧。该系统负责许多药物的还原和氧化，包括对乙酰氨基酚、非甾体抗炎药（NSAID）和阿片类药物。Ⅱ 期代谢为利用葡萄糖醛酸化、硫酸化和乙酰化反应来增加药物的水溶性，从而将底物转化为更极性、水溶性、非活性的代谢物。随后，这些药物可能会通过肾脏排泄。

转氨酶在出生时严重缺乏，但出生后可迅速增加，从而在几个月时接近成人水平。这种增加一直持续，2~6 岁时肝功能实际上超过了成人水平。到青春期，肝功能水平会再次下降到与成年期相似。然而，在肝功能增加期间，患者可能需要通过增加药量、缩短给药间隔和使用更高的输注率来实现镇痛效果。新陈代谢也会受到体内腔室内部的压力梯度的影响。例如，在脐膨出闭合后立即出现的婴儿低血压或腹内压升高，可能导致肾和肝血流量的减少，从而分别导致肾和肝功能的下降。

水溶性代谢物以及原有的化合物（在一定程度上）主要由肾脏系统完成。在新生儿中，肾小球滤过率降低可导致这些产物的积累。这可能导致许多药物的代谢物相关毒性，其中一个例子是诺哌啶的高效代谢物，它可导致肾功能损害患者的癫痫发作。

在儿童患者中使用阿片类药物时，必须考虑呼吸功能，以避免肺不张、气道阻塞和呼吸衰竭等潜在问题。儿童患者的呼吸功增大，通常继发于胸壁顺应性、呼吸肌张力差、气道口径较小、喉部和气管软骨顺应性以及抗疲劳 1 型肌纤维减少。此外，他们的呼吸驱动减弱，尤其是在新生儿期，因其对二氧化碳和氧气的通气反应降低。结合考虑显著增加的相对氧气消耗，通常可忽略不计剂量的阿片类药物剂量会导致呼吸驱动力下降，可能导致低通气、高碳酸血症、酸中毒、呼吸骤停和心搏骤停。

退热、镇痛和非甾体抗炎药（NSAID）

用于儿童患者疼痛治疗的环氧合酶（COX）抑制剂包括对乙酰氨基酚和 NSAID。这些药物被用于治疗轻度至中度疼痛，并可与阿片类药物同时用于治疗严重疼痛。与阿片类镇痛药不同，它们没有呼吸抑制和镇静的不良作用，也几乎没有依赖和滥用的可能。

COX 是一种负责将花生四烯酸代谢为前列腺素的酶，包括前列腺素和血栓素（图 33.1）。这些物质可使周围神经末梢致敏，从而介导了疼痛。COX 也作为血管扩张剂，导致与炎症反应相关的红斑和肿胀。

COX 有两种同工酶。不论疾病与否，COX-1 均存在于全身的组织中。它在胃黏膜保护、肾血流调节和血小板聚集等生理功能的调节中起着不可或缺的作用。COX 抑制剂正是抑制了这种同工酶的生理作用，从而引起了相关不良反应（包括胃溃疡、凝血障碍、肾血流损害和支气管收缩）。COX-2 是一种可诱导的同工酶，由细胞在创伤或

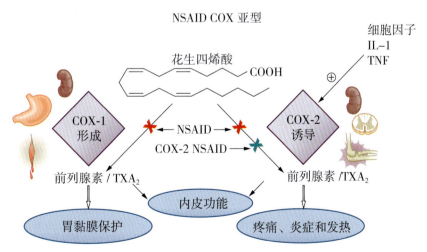

NSAID COX 亚型

图 33.1 非甾体抗炎药（NSAID）的作用机制，比较环氧合酶 COX-1 和 COX-2 的抑制作用。IL-1：白细胞介素 -1；TXA_2：血栓素 A_2；TNF：肿瘤坏死因子（引自：Brogan SE, Mandyam S, Odell DW. Nonopioid analgesics// Hemmings HC Jr, Egan TD, eds. Pharmacology and physiology for anesthesia. 2nd ed. Elsevier, 2019:369 - 389.）

炎症反应中产生。同样，COX 抑制剂正是通过对该酶的抑制产生治疗效果。

大多数 COX 抑制剂是非选择性的，可以同时抑制 COX-1 和 COX-2 的作用；因此除了与炎症相关的生理效应外，还可以干扰正常的生理效应。COX-2 抑制剂的开发，如塞来昔布和罗非昔布，在提供非选择性 COX 抑制剂的抗炎和镇痛作用的同时，并不引起胃溃疡和其他不良反应。但这些药物尚未在儿科患者中得到很好的研究。

对乙酰氨基酚是目前儿科最常用的退热镇痛药物。20 世纪 80 年代，当阿司匹林被确认为是引发瑞氏（Reye）综合征的一个促成因素时，对乙酰氨基酚便成为儿科疼痛管理的重中之重。对乙酰氨基酚凭借其相对较低的不良反应以及镇痛和解热功效，迅速成为主要的镇痛药之一。对乙酰氨基酚的作用被认为完全由中枢 COX 抑制介导，从而避免了与 NSAID 通常相关的周围 COX 抑制的负面影响。然而，对乙酰氨基酚没有外周抗炎作用。

虽然对乙酰氨基酚的最佳镇痛血药浓度存在个体差异，目前尚无法界定，但一般认为其解热作用浓度在 10~20 μg/mL。这一治疗范围的口服剂量为 10~15 mg/kg，间隔 4 h 给药。药物在口服后的 30 min 出现峰值效应。直肠给药的生物利用度要低得多，且个体差异更大；正因如此，它在本章作者所在的机构中使用较少。对乙酰氨基酚经直肠给药的初始剂量 35~45 mg/kg 将达到治疗范围，其峰值在给药后 2~3 h 出现。由于直肠给药的延迟作用，给药间隔增加至每 6~8 h 一次。在初始给药后，随后的直肠剂量为 10 mg/kg 则足够。每日最大剂量取决于患者的年龄，从 28~32 周龄早产儿的 40 mg/kg 到儿童和成人的 75 mg/kg。

对乙酰氨基酚也有静脉注射（IV）剂型，其剂量与口服形式相似。尽管与口服或直肠给药相比，IV 可产生更可预测的药效学和药代动力学，且脑脊液（CSF）峰值浓度高 50%，但除特定情况外（如胃肠道受损时口服给药可能无法吸收），IV 给药优于口服对乙酰氨基酚的剂量优势尚缺乏证据。

在治疗剂量下，对乙酰氨基酚的代谢主要是由肝脏引起的，主要产生无毒、无活性的代谢物，并可由肾脏排出。这个过程是通过 3 种途径来完成的：葡萄糖醛酸化（45%~55%）、硫酸盐偶联（20%~30%）和 N-羟基化和脱水，通常随后是谷胱甘肽偶联。最后一种途径所产生的中间代谢物 N-乙酰-对苯醌亚胺（NAPQI）存在潜在毒性，是应用对乙酰氨基酚过量所见的破坏性影响的罪魁祸首。在常规剂量下，NAPQI 通过谷胱甘肽偶联解毒，而少量的 NAPQI 通过细胞色素 P450 途径氧化。在过量的情况下，谷胱甘肽途径不堪重负，氧化作用增强。这会导致高水平的氧化副产物，这些副产物与暴发性肝衰竭和坏死有关。对乙酰氨基酚过量的治疗方法是使用 N-乙酰半胱氨酸（NAC），其作用是补充谷胱甘肽储备，从而增强无毒代谢。

阿司匹林（乙酰水杨酸）是最古老的 NSAID，它是一种不可逆的 COX-1 抑制剂，也是 COX-2 活性的调节剂。由于其与瑞氏综合征（一种以脑和肝损伤为特征的罕见疾病）有关，因此除了某些人群（如患有幼年类风湿性关节炎和各种其他风湿性疾病的人群）外，它并不常用于儿科。阿司匹林的口服剂量为每 4 h 给予 10~15 mg/kg，每日最大剂量为 90 mg/kg。

还有许多其他 NSAID，其获益和不良反应方面的差异很小（图 33.2）。这些是根据所需的给药间隔和患者的空腹状态选择的。布洛芬是儿科患者中使用最广泛的 NSAID。有多种儿科制剂可供选择，且不良反应很少。口服剂量为单次剂量 15 mg/kg，重复剂量减少至 10 mg/kg，每日最高剂量为 40 mg/kg。重复剂量的给药间隔为 6 h。萘普生的半衰期比布洛芬更长，口服剂量为每 8~12 h 给予 5~10 mg/kg，每日最大剂量为 20 mg/kg。萘普生在新生儿中的安全性尚未得到充分证实。

酮洛芬的独特之处在于它是目前美国唯一可用于口服、肌内注射和 IV 的 NSAID。由于胃溃疡、出血和肾功能障碍的风险，该药的使用时间不得超过 5 d。由于其对血小板功能的影响，应避免在出血风险高的患者中使用。酮洛芬的剂量为每 6 h 给予 0.5 mg/kg，每剂量最大为 30 mg，每日最大剂量为 120 mg 或 2 mg/kg，以较小者为准。

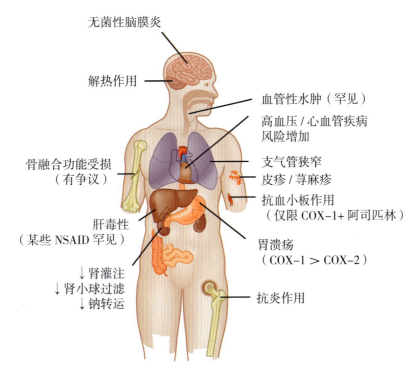

图 33.2 非甾体抗炎药（NSAID）的药代动力学和药效学作用综述。COX：环氧合酶（引自：Brogan SE, Mandyam S, Odell DW. Nonopioid analgesics//Hemmings HC Jr, Egan TD, eds. Pharmacology and physiology for anesthesia. 2nd ed. Elsevier,2019:369－389.）

氯胺酮

氯胺酮是一种苯环己哌啶衍生物，最常作为分离性麻醉药使用，剂量为 IV 1~5 mg/kg（见第19章）。亚麻醉药量（0.25~0.5mg/kg，IV）即可产生有效的镇痛作用，可以口服、IV、肌内注射或直肠给药。它适用于具有大量神经病变成分的疼痛。当无法建立静脉通路时（例如在行为严重受损的儿科患者中），大剂量氯胺酮可以口服或肌内注射，以诱导全麻，除了在短时间、刺激性操作中提供麻醉和镇痛外，氯胺酮还可以作为延长输注给药，在停药后长达 3 个月内产生镇痛作用。

氯胺酮主要通过拮抗 N- 甲基 -D- 天冬氨酸（NMDA）受体发挥镇痛作用（图 33.3）。

氯胺酮也被认为可以增强下行神经抑制并在中枢部位产生抗炎作用。这种化合物对中枢毒蕈

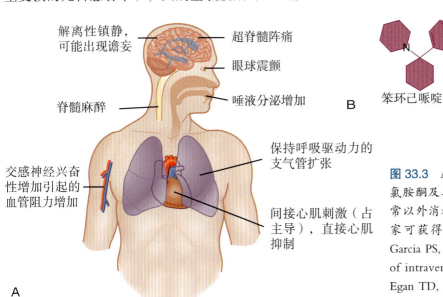

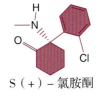

图 33.3 A.氯胺酮的选择性作用。B. S（＋）-氯胺酮及其母体苯环利定的结构。氯胺酮通常以外消旋混合物的形式供应，但在一些国家可获得活性更高的 S（＋）异构体（引自 Garcia PS, Whalin MK, Sebel PS. Pharmacology of intravenous anesthetics//Hemmings HC Jr, Egan TD, eds. Pharmacology and physiology for anesthesia. 2nd ed. Elsevier,2019:193－216.）

碱受体具有高亲和力并能产生显著的胆碱能效应。

阿片类药物

　　阿片类药物是中度至重度伤害性疼痛的主要治疗药物。尽管它们仍用于治疗神经性疼痛，但其效果不如治疗伤害性疼痛那么好。阿片类药物通过与突触前膜和突触后膜上的细胞膜结合发挥其作用。阿片类药物一旦与阿片受体激动剂结合后，可导致 G 蛋白偶联钙通道失活，这种失活导致细胞内钙减少（图 33.4）。

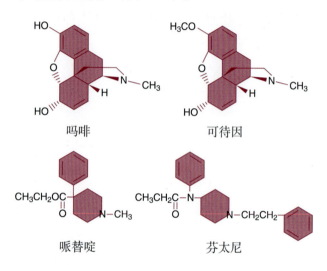

吗啡　　　　　可待因

哌替啶　　　　芬太尼

图 33.4 吗啡、可待因、哌替啶和芬太尼的分子结构。可待因是吗啡的一种简单修饰产物；芬太尼及其同系物是哌替啶（一种苯基哌啶衍生物）的一种更复杂的修饰产物（引自：Ogura T, Egan TD. Intravenous opioid agonists and antagonists//Hemmings HC Jr, Egan TD, eds. Pharmacology and physiology for anesthesia. 2nd ed. Elsevier, 2019:332 - 353.）

　　与此同时，G 蛋白偶联钾离子通道被激活，导致神经元细胞膜超极化。综合的效果是促使钙相关活性降低。在突触前，这种情况可导致兴奋性神经递质释放（物质 P 和谷氨酸）减少；在突触后，与脊髓腺苷释放的诱导随之增加。这些神经递质对疼痛信号的传递至关重要，由此产生了强大的镇痛效果。

　　阿片类药物作用于多种特异性受体。μ 受体因其对吗啡的亲和力而得名，主要位于大脑皮层、丘脑、导水管周围灰质和脊髓的胶状质。该受体负责脊髓上止痛、运动障碍、心动过缓、依赖性、呼吸抑制和镇静作用。全身作用主要由脊髓上 μ 受体介导，而椎管内阿片类药物对位于脊髓胶状

质的 μ 受体和 κ 受体也有作用。

　　除了上述几个受体之外，还有其他一些阿片受体，包括 κ 受体，该受体与镇痛和镇静、呼吸抑制、幻觉、瞳孔缩小、躁动以及通过抑制抗利尿激素发挥利尿作用有关。δ 受体与镇痛和抗抑郁作用、惊厥和机体依赖有关。它也被认为与 μ 受体介导的呼吸抑制的调节有关。其他受体亚型对阿片样作用的贡献较小。

　　大多数阿片类药物在到达体循环之前会经历广泛的首关效应肝脏代谢，导致生物利用度降低。阿片类药物通常具有亲脂性，可以穿过细胞膜到达所需的作用部位。然而，这降低了化合物经肾脏排泄的能力。因此，代谢是必要的，它能使分子更亲水，更容易被肾脏排泄。如上所述，这是通过 I 相和 II 相代谢完成的（见第 2 章）。对于阿片类药物，II 相主要是由尿苷二磷酸葡萄糖醛酸转移酶（UGT）催化的葡萄糖醛酸化过程完成，从而产生高度亲水的阿片类代谢产物，这种副产物很容易被肾脏排出。

　　阿片类药物可根据其效力、衍生方式（天然产生、半合成或合成）或作用机制进行分类。后者可能是最有用的，包括以下分类：激动剂、部分激动剂、混合激动 - 拮抗剂或纯拮抗剂。激动剂与相应的受体结合并导致细胞功能的变化，从而产生特征性的药理作用。激动剂包括吗啡、哌替啶、氢吗啡酮、美沙酮、羟考酮、可待因、芬太尼和瑞芬太尼等药物。部分激动剂与受体结合引起的反应小于完全激动，如丁丙诺啡。

　　相反，拮抗剂与受体结合可阻止激动剂结合，并拮抗激动剂的药理作用。阿片类拮抗剂包括纳洛酮、纳曲酮和纳美芬。混合激动 - 拮抗剂（包括纳布啡和喷他佐辛）与多种受体亚型结合时表现出激动和拮抗作用。

　　阿片类药物有许多不良反应。恶心和呕吐常见，且与阿片类药物向延髓呕吐中枢蔓延有关。重要的是要考虑临床背景，并排除这些症状和体征的潜在危险原因，如与椎管内技术相关的交感神经切除术后继发的低血压。在适当情况下，多种疗法可能有效，如阿片类药物轮换、吩噻嗪类、5- 羟色胺（5-HT₃）受体拮抗剂（如昂丹司琼）、抗组胺药、各种小剂量抗精神病药及抗胆碱能药物。

尿潴留是阿片类药物的另一个不希望有的、与剂量无关的不良反应。与全身阿片类药物给药相比，椎管内给药更常见，但两种情况下均常发生。尿潴留的机制涉及骶髓副交感神经流出抑制，导致膀胱容量增加和参与膀胱排空的逼尿肌张力降低。这可以通过持续或间歇导尿或小剂量纳洛酮给药来解决。

阿片类药物相关的瘙痒不依赖于组胺，由脑干三叉神经核水平的阿片受体介导。因此，瘙痒通常最集中在三叉神经的分布区域。治疗可包括纳曲酮、纳洛酮、混合激动－拮抗剂阿片类药物或 5-HT$_3$ 受体拮抗剂。虽然经常使用抗组胺药，但其缓解作用仅达到镇静的程度。

便秘和瞳孔缩小是阿片类药物最难以耐受的两种不良反应。阿片类药物治疗需要在急性和慢性情况下进行肠道预防。如果便秘得不到治疗，可能会导致肠梗阻。

阿片类药物最危险的不良反应是呼吸抑制。若同时给予存在镇静不良反应的药物，可导致重度呼吸抑制的风险增加。在基于人群的水平上，苯二氮䓬类药物与阿片类药物相关的过量死亡率高度相关。即使加巴喷丁这样的药物本身并不是呼吸抑制药，而是被描述为具有镇静作用的药物，也被证明与阿片类药物一起使用时，可增加呼吸抑制。阿片类药物的镇痛反应和不良反应程度因个体而异，在患者与患者之间进行仔细监测和适当调整对于避免这些不希望发生的、可能致死的影响至关重要。

吗 啡

吗啡是从鸦片类植物的鸦片茎中提取的天然阿片类物质。它是原型阿片类物质，其他所有阿片类物质的效力都是以它为基准。

目前吗啡有多种剂型，包括 IV、口服、口腔、舌下、鼻内、皮下、肌内和椎管内给药。IV 的效果在 20 min 达到峰值，而口服给药的效果在 30 ~ 60 min 达到峰值。口服吗啡经历广泛的首关代谢，只有约 50% 到达作用部位。

吗啡主要通过葡糖醛酸作用在肝脏代谢，在肾脏和大脑中代谢的程度要小得多。这一代谢过程的 II 相中产生一种活性代谢物（吗啡 -6- 葡糖醛酸）和一种非活性化合物（吗啡 -3- 葡糖醛酸），两者均经肾脏排泄。吗啡 -6- 葡糖醛酸具有比其母体化合物高 100 倍的效力；然而，由于其亲脂性降低，因此在肾功能正常的患者中，它穿过血脑屏障的能力极低。在新生儿和肾小球滤过率降低的患者中，这种代谢物可能蓄积并导致呼吸抑制。

虽然上述代谢途径在新生儿时期已一定程度上存在，但它在生命的前几周内得到了更大的发展。在生命的最初阶段，吗啡的分布和清除率随着年龄的增长而迅速增加。在出生后的 2 周到 2 个月，个体的代谢水平已经达到成年人的水平，并且因人而异。

芬太尼

芬太尼是目前应用最广泛的合成阿片类药物，其效力是吗啡的 100 倍，对 μ 阿片受体具有很强的亲和力。芬太尼的治疗指数范围较广，可安全地用于许多需要强镇痛的医疗场景。

这种高度亲脂性的化合物可快速穿过细胞膜，并已成功用于静脉、硬膜外、鞘内、经皮、鼻内和其他经黏膜应用。由于芬太尼的亲脂性和膜通透性，椎管内给药的芬太尼在脊髓水平的局部作用更大，但它大部分被全身腔室吸收，并产生显著的全身效应。芬太尼可以在不需要静脉通路的情况下，简单地在鼻腔内使用，如鼓膜切开和置管。经鼻给药的生物利用度为 70% ~ 90%。经黏膜给药方式包括芬太尼棒棒糖、口服分解片和舌下喷雾剂。

芬太尼贴剂由具有药物储存库的半透膜制成。这些贴剂的剂量为 25~100 μg/h（释放），并在贴用后 12~24 h 达到峰值。由于药物沉积在皮肤和皮下组织中，因此作用时间延长。从储存库中吸收药物取决于患者的体温、体脂构成和贴剂放置的位置。任何这些因素的变化（如体温升高），都可能导致药物水平不可预测，并可能增加不良反应和潜在危险不良反应的风险。因此，由于延迟的镇痛效果以及无法快速、仔细地滴定药物水平，这种给药方式不适用于阿片类药物初次使用患者。芬太尼贴剂专门用于既往曾接受过阿片类药物治疗的癌症疼痛或姑息治疗患者，在肾衰竭、吞咽困难或其他口服阿片类药物引起无法耐受的不良反应的情况下尤其有用。

芬太尼具有起效快、作用时间短的特点，非常适合于需要高水平镇痛但持续时间短的临床情况。单次推注给药时，通常由于活性部位的再分布而终止作用，而不是由于代谢。芬太尼表现出一个可变的、长时间的背景敏感的半衰期：当高剂量、重复或连续给药且部位饱和时，作用的终止将依赖于代谢和消除。这导致在抵消之前的时间更难以预测。

而在血清中，芬太尼与 α1- 糖蛋白高度结合。在新生儿中，形成的这些糖蛋白较少，因此药物未结合的比例较高。芬太尼通过葡萄糖醛酸化进行肝脏代谢，并由肾脏排泄。

虽然在受过良好培训的从业者的临床设置下相对安全，但芬太尼的医疗使用有时会导致死亡。然而，更常见的是过量与娱乐性使用，尤其是在当下阿片类药物流行的背景下。芬太尼在美国属于二级药物，具有高度依赖性，是一种越来越常见的滥用物质。芬太尼类似物的效力高达吗啡的 10 000 倍，被合成用于娱乐销售。这些制剂经常与海洛因或其他非法药物混合使用，经口摄入、吸烟、鼻内或 IV。仅在 2016 年，就有 2 万多人死于与芬太尼相关的过量用药，这是 2013 年的 5 倍多。其中，82% 涉及非法制造的芬太尼，而只有 4% 被认为来自处方药。

氢吗啡酮（盐酸氢吗啡酮）

氢吗啡酮是由吗啡合成的亲水性氢化酮。它的效力大约是吗啡的 5 倍。当 IV 给药时，镇痛峰值出现在 15 ~ 30 min，镇痛效果持续 2 ~ 3 h。氢吗啡酮的口服生物利用度较低。口服给药时，剂量增加约 4 倍。氢吗啡酮是一种去羟化菲类阿片类物质，在 6 位缺失了一个羟基基团。与羟化阿片类药物（如吗啡）相比，氢吗啡酮的这种结构差异被认为与相关的恶心和呕吐发生率降低有关。

美沙酮

美沙酮是一种人工合成的阿片类药物，其效力大致相当于吗啡，并具有独特的 NMDA 拮抗作用。这一拮抗特性使它在神经病理性疼痛治疗中非常实用。美沙酮用于急性和慢性镇痛，并用于阿片类药物的戒断治疗。在急性情况下，美沙酮可用于中度到重度疼痛的治疗，单剂量给药后具有持续 12 ~ 36 h 的镇痛、呼吸抑制和镇静作用。IV 给药时，最快可在 10 ~ 15 min 达到峰值镇痛效果。美沙酮的半衰期在阿片类药物中变化最大，从 12 h 到 100 h 不等。当达到稳态时，美沙酮将发挥最大镇痛效果，这大约在治疗开始后的 5 d。

美沙酮的起始剂量应为 0.05~0.1 mg/kg，每 30 min 给药 1 次，并根据效果调整剂量。一旦达到预期镇痛效果，维持剂量为每 12 h 给予 0.05~0.1 mg/kg。口服美沙酮的生物利用度为 65%~95%。吗啡转化为美沙酮的比例取决于每日吗啡剂量，剂量低于 30 mg/d 时比例为 2:1，该比例随吗啡当量剂量超过 1000 mg/d 而增加至 20:1。在初始调整剂量时，医生应避免使用高于 30 mg/d 的剂量。

美沙酮与一些患者的 QT 间期延长相关，使这些患者易发生尖端扭转型室性心动过速等心律失常。对于快速滴定、大剂量、潜在的清除率降低，同时使用延长 QT 间期的药物以及在美沙酮给药过程中会独立增加心律失常风险的病前状况，建议在治疗前和治疗中进行 QT 间期心电图监测。

羟考酮

羟考酮是一种半合成的阿片类药物，由生物碱化合物蒂巴因衍生而来，蒂巴因存在于罂粟中。该药物对 μ 受体表现为完全激动作用，并具有部分 κ 和 δ 活性。它的效力大约是吗啡的 1.5 倍。

羟考酮有口服溶液和片剂形式，包括速释、缓释和"防篡改"剂型。羟考酮也可与对乙酰氨基酚联用，目的是改善镇痛和降低滥用的可能性。作为最常被滥用的口服阿片类药物之一，羟考酮也被尝试与纳洛酮联用以防止滥用，但其有效性尚未得到证实。

羟考酮速释制剂的起效时间为 10~30 min，血浆水平在 30~60 min 达到峰值。它在肝脏中通过 CYP3A4 和 CYP2D6 途径代谢，并经过肾脏清除。虽然活性代谢物羟吗啡酮仅占药物作用的 10%~15%，但它可以累积并引起明显的呼吸抑制和镇静。因此，在肾功能和肝功能下降的情况下，必须调整剂量。

纳布啡

纳布啡是一种独特的完全 κ 受体激动剂和 μ 受体拮抗剂。由于 μ 受体拮抗作用，它常被用于对抗阿片类药物 μ 受体介导的不良反应，包括恶心、呕吐、瘙痒和尿潴留。在阿片类药物耐受的个体中，如果患者突然从 μ 激动型阿片类药物治疗过渡到纳布啡，则可产生戒断症状。虽然纳布啡对呼吸抑制的作用很小，但该药物的镇静作用已有详细描述，并且与其他镇静剂联用时建议减少剂量。

纳布啡表现出镇痛特性，其效力与吗啡大致相当。在大约 200 μg/kg 时可观察到天花板效应，超过此剂量时可观察到的额外镇痛效果很小。与严格的 μ 受体拮抗剂相比，纳布啡引起的胆道压力升高不明显，可用于治疗胆道相关疼痛。纳布啡的血浆半衰期为 3 ~ 6 h，主要由肝脏代谢。由于纳布啡的口服生物利用度只有 20% 左右，因此通常通过 IV 给药。

纳洛酮

纳洛酮是一种有效的 μ 受体拮抗剂，但对 δ 和 κ 受体也有一定的拮抗作用。在剂量高达 10 μg/kg IV 时，可逆转阿片类药物过量时的呼吸抑制和过度镇静。纳洛酮用药后，镇痛、尿潴留、恶心呕吐等不良反应均可逆转。假设有足够的通气支持，谨慎地以 0.5~1 μg/kg 的增量剂量滴定对于避免慢性阿片类药物使用者或阿片类药物依赖患者的阿片类药物戒断症状至关重要。潜在的影响包括躁动、焦虑、心动过速、高血压、心室颤动、呼吸困难、肺水肿、出汗、恶心和呕吐。低剂量 [0.25~2 μg/（kg·h）] 纳洛酮也可用于逆转阿片类药物诱导的瘙痒。

纳洛酮经肝脏快速代谢为纳洛酮 –3– 葡萄糖醛酸盐，随后经肾脏排泄。纳洛酮的半衰期为 60~90 min，其作用通常在 μ 受体激动剂效果消除之前就已消失。因此，建议对患者进行持续监测，必要时重新给药，以防止镇静和呼吸抑制的复发。

在当前阿片类药物过量危机的背景下，纳洛酮的应用在近期已成为"政治辩论"焦点。虽然它仍然被认为是处方药，但在大多数州，它越来越多地可以在无处方的情况下从药店获得。这种药物有多种给药形式，包括鼻喷雾剂。执法部门和急救人员也越来越多地获得了一次性注射器包，希望减少阿片类药物过量导致的死亡人数。

可待因

可待因是一种镇痛药物，在儿科疼痛用药时需要进行简要介绍和警示。有许多更安全、更有效的疼痛治疗药物和方法。在阿片类药物流行的过去 20 年中，认为一种阿片类药物比任何其他药物更不危险或更不容易上瘾的过时想法被证明是错误的。所有与阿片受体相互作用的阿片类药物都有可能导致依赖、成瘾且过量时可导致死亡。

可待因是一种由 CYP2D6 途径代谢为吗啡的前体药，其本身是一种非常弱的阿片受体激动剂，因此可待因几乎所有的镇痛作用都是基于其转化为吗啡。人们经常指出可待因是一种微弱的止痛剂，这是因为对大多数人来说，只有 10% 的可待因被代谢成吗啡。然而，CYP2D6 活性增加的患者（超快速代谢者）可将 90% 的可待因转化为吗啡。超快速代谢者占人口的 1%~2%。相反，7%~10% 的美国人口不具备将可待因代谢成活性形式的能力，因此不能缓解疼痛。疗效的这种广泛差异应引起医生的注意，因为阿片类药物激动作用的不良反应（即呼吸抑制）也会相应发生变化。此外，2013 年 FDA 对可待因发出黑框警告，禁止其用于扁桃体 / 腺样体切除术后的儿童术后疼痛管理。该警告于 2017 年更新为禁忌证，指出 12 岁以下儿童不应使用可待因治疗疼痛或咳嗽。由于 FDA 列为禁忌证、可待因的代谢和疗效差异以及其他止痛方法的可行性，作者不建议将可待因用于儿童疼痛治疗。

（赵伟 李悦 译，李乐 审）

拓展阅读

King MR, Wu RL, De Souza E, et al. Nonopioid analgesic usage among pediatric anesthesiologists: a survey of Society for Pediatric Anesthesia Members. Paediatr Anaesth,2020,30(6):713–715. https://doi.org/10.1111/pan.13891.

Papacci P, De Francisci G, Iacobucci T, et al. Use of intravenous ketorolac in the neonate and premature babies. Paediatr Anaesth,2004,14(6):487–492. https://doi.org/10.1111/j.1460-9592.2004.01250.x.

Rauch DA. Use of ketamine in a pain management protocol for repetitive procedures. Pediatrics,1998,102(2 Pt 1):404–405. https://doi.org/10.1542/peds.102.2.404.

Wong I, St John-Green C, Walker SM. Opioid-sparing effects of perioperative paracetamol and nonsteroidal anti-inflammatory drugs (NSAIDs) in children. Paediatr Anaesth,2013,23(6):475–495. https://doi.org/10.1111/pan.12163.

第 **34** 章

局部麻醉药和辅助镇痛药

F. Wickham Kraemer III

局部麻醉（简称"局麻"）药是可卡因的合成衍生物，可卡因从南美洲可可树的叶子中提取，是一种植物生物碱，也是首个被发现的局麻药。可卡因是苯甲酸衍生物，通过酯键与叔胺化合物偶联。它是一种难溶于水的弱碱。同样，所有局麻药都含有亲脂苯甲酸衍生物，通过酯或酰胺链与亲水性叔胺相连，并以离子化（阳离子）和非离子化形式（弱碱）存在。局麻药的亲脂与亲水部分使其能够穿透脂质膜和水溶性膜。正是由于这一特性，局麻药能够穿越神经束膜和轴突，并在不影响细胞功能或新陈代谢的情况下阻断神经传递。当足量浓度和体积的局麻药渗透到神经时，钠离子（Na^+）传导（即去极化过程）将被阻断。Na^+ 通道的外部开放区域不是局麻药的作用部位。相反，局麻药的亲脂性、不带电的碱性形式穿透神经细胞膜，到达轴浆侧；在那里，局麻药以带电离子盐和不带电的碱性形式平衡存在。这些状态所需的相对浓度取决于组织的 pH 值和化合物的酸度系数（pKa）。一旦进入轴浆，带电的碱或阳离子进入 Na^+ 通道的内部开口并阻断 Na^+ 的传导。

局麻药的代谢由其化学链接决定（图34.1）。含有酯键的麻醉药由血浆酯酶分解，而含有酰胺键的麻醉药则在肝脏中分解。具有酯键的化合物更容易引起过敏反应。因为神经细胞膜是一层脂质结构，局麻药的脂溶性程度决定了其效力。然而，脂溶性和效力之间的关系不是线性的。局麻药的起效时间与其特定 pKa 有关，pKa 是药物以不带电的碱性形态和阳离子形态各占 50% 时

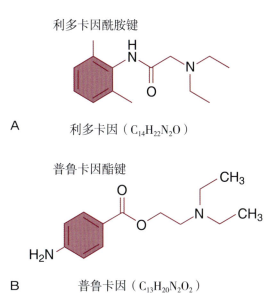

利多卡因酰胺键

A 利多卡因（$C_{14}H_{22}N_2O$）

普鲁卡因酯键

B 普鲁卡因（$C_{13}H_{20}N_2O_2$）

图 34.1 局麻药结构分类。A. 利多卡因的酰胺键。B. 普鲁卡因的酯键（引自 Suzuki S, Gerner P, Lirk P. Local anesthetics//Hemmings Hc Jr, Egan TD, eds. Pharmacology and physiology for anesthesia. 2nd ed. Elsevier,2019:390-411.）

的 pH 值。只有未电离的碱基可以穿透细胞膜。所有局麻药的 pKa 都大于 7.4。局麻药的 pKa 越低，可穿透脂质细胞膜的不带电分子数量越多，起效时间越快。

局麻药的作用持续时间由其与蛋白质的结合能力决定。穿越脂质膜后，局麻药进入 Na^+ 通道（一种蛋白质结构）发挥其药理作用。因此，作用的持续时间与蛋白质的结合程度有直接关系。

频率依赖性是局麻药的另一重要特性。大多数局麻药仅在去极化过程中 Na^+ 通道打开时才进入。因此，具有高频去极化的神经元（如感觉和疼痛纤维）相对于具有低频去极化的纤维（如运

动神经）更容易被阻断。

局麻药全身毒性作用（LAST）是局麻药应用时最令人担忧的并发症之一，可能导致轻微、短暂的症状，甚至永久性残疾或死亡。局麻药的其他反应还包括过敏和神经毒性。对于这些问题，最佳的治疗方法是预防。然而，这些并不总是可以预防的，因此了解由美国区域麻醉和疼痛医学学会发布的共识声明非常重要 [1]。

罕见的过敏反应主要与酯类局麻药有关，这些麻醉药经血浆酯酶代谢后形成对氨基苯甲酸（PABA），可能成为致敏物质。由于防晒霜中常含有 PABA 成分，因此建议不要将酯类局麻药用于有防晒霜过敏史的患者。皮肤试验可用于诊断真实的局麻药过敏。由于目前并没有研究证明酯类和酰胺类局麻药之间的交叉反应性，因此对酯类麻醉药过敏的患者使用酰胺类局麻药是安全的。

每种局麻药都有可能产生神经毒性，但这种并发症相当罕见。真正的局麻药神经毒性通常较轻并会随时间消退。更常见的情况是由针刺伤害或直接注射含有高浓度肾上腺素的局麻药引起的神经病变。5% 的利多卡因用于脊椎麻醉一直受到特别关注，因为与暂时性神经综合征（TNS）有关联。该综合征的特点是在阻滞后 24 h 内出现背部疼痛，并向臀部放射，无运动和感觉异常，一般在 3~10 d 内消退。因此，在进行任何区域阻滞时，均应使用最低有效浓度的局麻药。

局麻药的药理学

丁卡因

丁卡因属于酯类局麻药，pKa 高达 8.5，起效缓慢，作用持续时间较长（60~360 min）。它被视为当前临床上最有效的局麻药之一，也是最具毒性的局麻药之一，其最大剂量为 1 mg/kg。丁卡因通常用于脊椎麻醉（常用剂量为 0.2~0.6 mg/kg）和眼部表面麻醉。对于儿童脊椎麻醉，丁卡因有两种形式：一种为冻干重组晶体，另一种为使用蒸馏水、脑脊液或葡萄糖稀释为 1% 浓度，分别产生低比重、等比重或重比重溶液。0.5% 的盐酸丁卡因也可用于眼科溶液，通常剂量为每只眼

1~2 滴。不推荐长期使用，因为可能会对眼睛表面造成损害。

氯普鲁卡因

由于氯普鲁卡因可以被血浆酯酶迅速代谢，在血浆中不易积累，全身毒性少见，因此它在儿科硬膜外镇痛的使用正逐渐普及。尽管新生儿和婴儿的血浆酯酶水平仅为成人的一半，但在氯普鲁卡因的代谢方面并无临床差异 [2]。氯普鲁卡因的 pKa 相对较高，达到 9；在生理 pH 下，仅约 5% 的药物以未电离的形态存在。氯普鲁卡因的组织渗透率高而起效迅速（5~10 min），其作用持续时间短（45 min），但通过加入肾上腺素可以延长至 70~90 min。氯普鲁卡因的效力约为丁卡因或丁哌卡因的 1/4。

由于氯普鲁卡因中所含有的 0.2% 酸性亚硫酸盐防腐剂具有神经毒性，20 世纪 80 年代硬膜外使用的情况有所减少。如今，硬膜外可以使用无防腐剂的氯普鲁卡因。但即使使用无防腐剂的氯普鲁卡因，在成人大剂量硬膜外使用后，也可能出现背痛症状。硬膜外麻醉应用氯普鲁卡因（2% 或 3%）时最大量可用到 1 mL/kg，并与 1:200 000 的肾上腺素（氯普鲁卡因最大剂量为 20~30 mg/kg）配伍 [3]。目前已有使用 1.5% 的氯普鲁卡因在 6 月龄以下的婴儿中进行持续硬膜外镇痛的案例，剂量为 0.4~0.8 mL/（kg·h）。

利多卡因

利多卡因是第一个进入临床应用的酰胺类局麻药，并沿用至今。利多卡因的 pKa 相对较低（7.9），在生理 pH 下，25% 的药物是非电离状态的。利多卡因起效迅速，作用持续时间中等（60~90 min），可通过添加肾上腺素延长。它的效力是丁哌卡因或丁卡因的 1/8。通过添加肾上腺素，最大剂量可以从 5 g/kg 增加到 7 g/kg。除硬膜外阻滞和周围神经阻滞外，利多卡因还可以通过皮肤贴片（Lidoderm）的形式经皮给药。它也可作为一种口服制剂（美西律）治疗神经性疼痛，并且是唯一推荐用于静脉区域阻滞的麻醉药。

丁哌卡因

丁哌卡因的 pKa 相对较高（8.1），只有 15% 未电离，因此起效时间相对较慢。丁哌卡因与蛋白质高度结合，因此作用时间长，添加肾上腺素并不能延长作用持续时间。然而，添加肾上腺素会降低全身吸收率，从而降低血浆的峰值浓度，考虑到丁哌卡因的潜在毒性，这一点非常重要。丁哌卡因是目前使用的最有效的局麻药之一。其左旋对映体左丁哌卡因的心脏毒性降低，但具有相同的麻醉效力。丁哌卡因和左丁哌卡因的最大剂量均为 3 mg/kg。丁哌卡因在血浆水平略高于产生神经毒性体征和症状所需水平时，可观察到严重的心血管抑制。丁哌卡因对心脏传导系统的抑制作用比利多卡因更强，但在对血压和心输出量的影响方面并不比利多卡因更具有毒性。丁哌卡因可以减少传导时间并增加折返心律的可能性。由于其与蛋白质高度结合，因此从 Na⁺ 通道解离出来需要很长时间，从而作用持续时间较长。因此，心肺复苏时需要延长时间。

罗哌卡因

罗哌卡因是最新的酰胺类局麻药，因需解决丁哌卡因相关的心脏毒性而被开发。它在化学结构上与丁哌卡因相似，具有丙基侧链，而丁哌卡因具有丁基侧链。其 pKa 为 8.0，在生理 pH 下以未电离形式存在的药物比例略高。罗哌卡因与蛋白质的结合程度略低于丁哌卡因，因此起效更快，而相应的作用持续时间略短（150~300 min）。与丁哌卡因一样，添加肾上腺素并不会延长阻滞持续时间。

罗哌卡因只以左旋体的形式产生。所有酰胺类麻醉药的一个共同特点是它们的左旋体的心脏毒性低。在产生等效镇痛时，罗哌卡因保留了比丁哌卡因更多的感觉运动分辨能力。据估计，罗哌卡因的效力大约是丁哌卡因的 3/4。罗哌卡因有 0.2% 和 0.5% 的浓度剂型可供选择，用于硬膜外和周围神经阻滞；单次注射的最大剂量为 4 mg/kg，连续输注的最大剂量为 0.4 mg/（kg·h）。

辅助镇痛药的药理学

可乐定

可乐定是一种 α₂ 肾上腺素能激动剂，因其可收缩外周血管而用于减少鼻腔出血。人们很快就认识到它有降压作用，在成人患者中用于降压。最近，因抗焦虑和止痛效果，可乐定被用于围手术期。口服可乐定 2~4 μg/kg 即具有镇静和消除焦虑的作用。可乐定具有减少手术期间麻醉药量、减少术后阿片类药物消耗，以及维持喉镜检查和手术中血流动力学稳定的能力。

可乐定可用作儿童急性和慢性疼痛管理中的镇痛辅助药。在周围神经和硬膜外神经阻滞中，可乐定延长了局麻药的感觉和运动阻滞。当单独注射到硬膜外或蛛网膜下腔，或注射到周围神经附近时，可乐定可以产生镇痛效果[4]。然而，由于剂量需求大，低血压、心动过缓和镇静的不良反应限制了其作为单一镇痛剂的效用。可乐定已被证明可用于控制阿片或苯二氮䓬类药物依赖的儿童的戒断症状。

可乐定发挥镇痛作用的机制尚未明确。α₂ 受体在脊髓背角的浅层和某些脑干核内十分丰富。中枢交感神经抑制被认为是其降压作用的原因。可乐定阻止去甲肾上腺素从突触前神经末梢释放，被认为是产生镇痛效果的原因之一。然而，有证据表明，可乐定增加了脊髓背角神经元中乙酰胆碱的释放，从而激活了脊髓乙酰胆碱受体，这可能通过增加钾离子传导来增强局麻药对 C 和 Aδ 纤维的阻滞。

可乐定可以通过多种途径给药。作为硬膜外辅助用药，起始剂量为 1 μg/kg，随后可继续以 0.05~0.2 μg/（kg·h）输注。口服时，可乐定几乎完全从胃肠道（GI）途径吸收。一旦进入全身循环，其高脂溶性使其能够渗透到脊髓和大脑。可乐定有注射剂形式，并且有 0.1 mg、0.2 mg 和 0.3 mg 的片剂和 0.1 mg、0.2 mg 和 0.3 mg 的经皮贴片。贴片需每 7 d 更换一次。贴片不应剪开，并应采用替代给药方法。口服起始剂量为 2~4 μg/（kg·d），可乐定经皮给药剂量为 4~8 μg/（kg·d），最大剂量均为 0.3 mg/d。口服剂量通常需分 2 次服用。长期服用可乐定后不能突然停药，因为可能会出现严重的高血压和其他类似戒断综合征的症状。

抗惊厥药

抗惊厥药可用于治疗多种神经性疼痛，包括复杂区域疼痛综合征、幻肢痛和带状疱疹后神经痛。然而，关于儿童的研究较少，这类药物在儿童中的使用主要基于成人的参考剂量和积累的儿科治疗经验。尽管早期成人经验证实了苯妥英钠、卡马西平和丙戊酸作为止痛佐剂的有效性，但加巴喷丁现在是用于此目的的一线抗惊厥药。

加巴喷丁

加巴喷丁是作为一种合成的 γ 氨基丁酸（GABA）类似物，用于缓解肌肉痉挛，但后来被认为是一种更有效的抗惊厥药。加巴喷丁的作用机制尚未明确。它似乎不与受体或 Na^+ 通道相互作用，并可能通过改变 GABA 转运来提高细胞外 GABA 的浓度。加巴喷丁不被代谢，完全依赖肾脏排泄进行排除。它不与蛋白质结合，半衰期为 5~9 h。最常见的不良反应包括腹痛、头晕和共济失调、震颤、眼球震颤、嗜睡、情绪和行为障碍。然而，加巴喷丁通常耐受性良好，通过逐日增加剂量，直至达到镇痛效果或不良反应消失，可在很大程度上避免不良反应。在作者所在的机构，我们从第一天睡前开始给患者用 5 mg/kg（最大剂量 300 mg），第二天开始每日 2 次用药 5 mg/kg，然后增加到每日 3 次 5 mg/kg。我们以这种方式继续每天增加剂量 5 mg/kg。如果患者出现嗜睡问题，我们将在睡前给予每日剂量的一半。最大每日剂量为 80 mg/（kg·d），或成人剂量 3600 mg。

卡马西平

卡马西平是一种抗惊厥药，被认为通过阻断 Na^+ 通道而产生镇痛作用。卡马西平由肝脏代谢。6 岁以上的儿童才可应用卡马西平进行治疗，口服剂量为 10 mg/（kg·d），分 2~4 次服用，然后逐渐增加至通常的维持剂量 15~30 mg/（kg·d）。已报告的严重不良反应包括再生障碍性贫血、粒细胞缺乏症、充血性心力衰竭、镇静、疲劳、共济失调、言语不清及肝炎。治疗前和治疗中应进行全血细胞计数和肝功能检查。

丙戊酸

丙戊酸适用于伴有情绪障碍的神经病理性疼痛的辅助治疗，并用作偏头痛的预防治疗。丙戊酸至少有 3 种作用机制：①增加中枢神经元 GABA 的产生和释放；② N- 甲基 -D- 天冬氨酸（NMDA）型谷氨酸受体引发的神经元兴奋减少；③直接的膜稳定作用。通常口服起始剂量为 10~15 mg/（kg·d），可分 2~3 次服用，剂量可增加至 60 mg/（kg·d）。丙戊酸常见的不良反应包括厌食、恶心和呕吐、体重增加或减少以及过度镇静。最严重的不良反应包括肝毒性、高氨血症、血小板功能障碍和胰腺炎。

三环类抗抑郁药

当添加到镇痛方案中时，三环类抗抑郁药（TCA）可以改善睡眠、情绪和日常生活能力。有关其用于儿童慢性疼痛的研究尚未进行。这些药物被认为通过抑制中枢 $5-HT_3$ 和去甲肾上腺素的再摄取来产生镇痛作用，从而增强下行抑制通路。这类药物会导致抗胆碱能不良反应：口干、镇静、直立性低血压、便秘、尿潴留和心动过速。在使用 TCA 治疗抑郁症的儿童中，已有因心律失常猝死的报道。在开始 TCA 治疗之前，我们会收集有关心悸、晕厥和心脏传导障碍的病史。应该进行心电图检查以排除 QT 间期延长。与阿米替林相比，去甲替林可能产生较少的白天嗜睡和较少的抗胆碱能作用。然而，当失眠伴有慢性神经病理性疼痛时，我们更倾向于使用阿米替林。阿米替林或去甲替林的治疗起始剂量为睡前 0.1~0.2 mg/kg，每 3~4 d 增加 0.1~0.2 mg/kg，最大剂量为 1 mg/（kg·d）或 50 mg。

局麻药

利多卡因及其口服剂型（美西律）被称为膜稳定剂，因为它们阻断 Na^+ 通道，阻止膜去极化，并沿神经通路阻断兴奋冲动。它们用于治疗成人的神经病理性疼痛，并已在儿童中使用，效果不一。为了确定其有效性，我们先静脉注射 1 mg/kg，随后以 1 mg/（kg·h）的速度输注，逐渐增加剂量，

从而使血浆利多卡因浓度达到2~5 μg/mL。如果
该测试方案产生足够的镇痛效果，则可以开始口
服美西律治疗。美西律的不良反应包括恶心和呕
吐、共济失调、复视和过度镇静，这些因素常限
制了其使用。

（杜浦正　译，李乐　审）

参考文献

[1] American Society of Regional Anesthesia and Pain Medicine. Checklist for treatment of local anesthetic systemic toxicity(2003-08-21)[2020-11-01]. https://www.asra.com/guidelines-articles/guidelines/guideline-item/guidelines/2020/11/01/checklist-for-treatment-of-local-anesthetic-systemic-toxicity.

[2] Cladis FP, Litman RS. Transient cardiovascular toxicity with unintentional intravascular injection of 3% 2-chloroprocaine in a 2-month-old infant. Anesthesiology,2004,100(1):181–183.https://doi.org/10.1097/00000542-200401000-00030.

[3] Tobias JD, Rasmussen GE, Holcomb GW Ⅲ, et al. Continuous caudal anaesthesia with chloroprocaine as an adjunct to general anaesthesia in neonates. Can J Anaesth, 1996,43(1):69–72. https://doi.org/10.1007/BF03015961.

[4] Singh R, Kumar N, Singh P. Randomized controlled trial comparing morphine or clonidine with bupivacaine for caudal analgesia in children undergoing upper abdominal surgery. Br J Anaesth,2011,106(1):96–100. https://doi.org/10.1093/bja/aeq274.

第35章

急性疼痛管理

F. Wickham Kraemer Ⅲ

儿童的"急性疼痛"通常是由组织损伤、炎症或感染引起的伤害性疼痛。这种疼痛通常在受伤后即刻最为明显，并随着组织修复而逐渐改善。局部阻滞、阿片类药物、非甾体抗炎药（NSAID）及非药物干预（如认知行为疗法和针灸）对此类疼痛有效。儿童的急性疼痛很少会进展成慢性疼痛。

伤害性感受涉及炎症、机械或热刺激转导为神经冲动，继而神经冲动从外周神经系统传递到中枢神经系统（CNS），以及对该冲动进行调节，完成对刺激的感知。患者对疼痛的感知是上述因素中变化最大的，它在很大程度上依赖于心理、行为和环境因素的整合效应。

急性疼痛的病理生理学

组织损伤导致细胞膜释放花生四烯酸，并由环氧合酶和脂质氧合酶转化为多种炎症介质。这些引起疼痛的物质主要包括：P 物质、组胺、缓激肽、5- 羟色胺（5-HT）、白三烯、钾离子和氢离子。P 物质是疼痛反应中的关键神经递质和神经调节剂。这是一种在脊髓和 Gasser 神经节中产生的肽化合物，储存在体感和内脏神经元中。P 物质的释放导致一氧化氮依赖性的血管扩张、支气管收缩，进一步引起细胞因子释放，炎症反应和血管通透性增加，从而导致损伤部位水肿和红斑增加。P 物质与去神经增敏的发展相关，这是一种由于创伤相关联的 P 物质神经末梢去神经化后，神经递质释放减少导致突触后受体增加形成

的突触后过度活跃的状态。这种级联反应导致对 P 物质释放到突触间隙的反应性增强。

伤害感受器是位于感觉神经元轴突末端的传感器，能对各种有害的机械和热刺激做出反应。这些有害的冲动由 Aδ（薄髓鞘）和 C（无髓鞘）传入神经纤维传送至 CNS。这些神经与其他感觉神经的不同之处在于，在长时间的伤害感受器刺激下，其兴奋阈值降低，从而导致外周敏化。

Aα 和 Aβ 纤维传输非伤害性传入信号，这些信号通过各种机制有可能在 CNS 内转化为疼痛信号，并可能导致外周或中枢敏化。外周敏化包括痛觉过敏（对常规有害刺激的反应增加）和痛觉超敏（对一般非伤害性刺激产生疼痛反应）。

中枢敏化（或称为"发条拧紧现象"），是外围神经系统中 C 纤维被反复刺激导致电活动增加的结果。在外周传入神经纤维汇聚处还发生了功能性重构，信号通常在这里被处理和修改。这种活动主要集中在脊髓背角，并涉及 N- 甲基 -D- 天冬氨酸（NMDA）受体反应的启动。这种启动导致疼痛强度和持续时间的增加。因此，接受重复痛苦操作的患者可能会在没有增加刺激的情况下感受到疼痛感加剧。

脊髓被分成多个层次，称为 Rexed 层次。大多数的疼痛信号传输——通过 Aδ 和 C 纤维——涉及 I 和 V 层，还有少部分Ⅲ、Ⅱo 和 Ⅱ层（胶质部分）的参与。第一层位于脊髓背角的最靠后部分，主要从背外侧束接收疼痛和温度信号。信号在这一层传递的感觉是不受调控的。

第 V 层位于背角的颈部，并接收来自皮肤、

肌肉、关节内的机械感受器以及内脏的传入信号。这一层含有大量的不同大小的神经元，参与感觉辨析，并与中枢敏化（"发条拧紧现象"）、内脏到体表的疼痛辐射以及慢性神经病理性疼痛有关。

在背角中处理和修饰信号后，次级神经元通过脊髓前束和前外侧束将信号传送至 CNS。在疼痛信号传输方面，脊髓丘脑束是最重要的。脊髓丘脑束由两条路径组成：脊髓丘脑前束（传输与粗触感相关的信号）和脊髓丘脑侧束（涉及疼痛和温度信号）。脊髓网状束和脊髓中脑束也在疼痛信号传输中起作用，但其作用可能较小。

外围伤害感受信号的传输在一定程度上由抑制性下行通路集中调控。这一通路起源于大脑皮层，并涉及位于 Rexed 层 Ⅰ、Ⅱo 和 Ⅴ 的运动神经元。5-HT 和去甲肾上腺素是这条通路中的主要神经递质，而三环类抗抑郁药、曲马多和可乐定等药物被认为在某种程度上是通过改变抑制性下行通路的活动来起作用的。

疼痛的传导、传输、调节和感知涉及一个复杂的伤害感受通道网络，包括边缘系统、额叶皮质和内侧丘脑。患者的疼痛体验还进一步受到他们的情感状态、行为、过去经历以及文化和社会因素的影响。成功管理急性疼痛需要仔细考虑许多不同的因素，并制定一个均衡、个体化的治疗方案。

设定疼痛预期

在患者到达医院之前，通过讨论预先的程序化疼痛和管理策略，可增强在急性疼痛治疗中应用多模式镇痛方式。手术前访视是了解患者及其家属对就医体验和疼痛管理预期的第一步。在作者所在的机构中，疼痛团队、外科医生、护士和工作人员之间的协作形成了特定的模式，这些模式在维持或降低疼痛评分的同时，缩短了患者的住院时间。这些模式主要集中在骨科手术中，如脊柱后路融合术、髋部手术及运动医学方面的手术，通过多模式镇痛和家庭管理，这些手术使用区域麻醉和阿片类药物，减少了处方药物的使用。虽然很难区分模式中哪一个特定方面或药物对减

少住院时间有效，但设定患者的疼痛预期已经被应用到其他手术中，包括用于治疗漏斗胸的 Nuss 手术。在这个模式中，统一使用医嘱集减少了临床变化，并对患者和家属保持了统一的疼痛管理计划。这种依从性提高了护理质量，并可能增加患者及家属的满意度。

患者自控镇痛（PCA）

自 20 世纪 80 年代以来，PCA 一直被用于儿科疼痛治疗，并已成为治疗 6 岁以上儿童的急性、中度到重度疼痛的最常用的镇痛方法。PCA 最常用于术后仍处于禁饮食（NPO）状态的患者，以及经历过创伤或烧伤的患者。总的来说，PCA 被认为是安全、有效的，并且患者及其家属对其高度满意。

PCA 的使用允许阿片类药物的自我滴定，这使患者可根据个人的疼痛体验定制自己控制的药物管理方案。由于阿片类药物的剂量更小、使用更频繁，与护士静脉单次给药相比，这种给药方法使血液中阿片类药物水平的范围较窄。避免了由于药物峰浓度较高导致的过度镇静和呼吸抑制等不良反应，以及药物浓度过低导致的疼痛加剧。

PCA 也可以用于硬膜外、周围神经导管和经皮给药。与静脉注射（IV）相比，通过硬膜外 PCA 给予的阿片类药物已被证明能提供更有效的镇痛效果，特别是在严重疼痛的情况下。静脉 PCA 由与储药器连接的泵组成，该泵由一个手持遥控器控制，通过该遥控器调节所需剂量。这个储药器通过静脉输液管与患者连接，使药物可以直接输送到患者的血液循环中。泵本身通过远程记录使用情况，以便监控和追踪整体药物使用情况。

尽管从 PCA 的名称看指的是由患者自己控制，但实际上也可以由父母、护士或二者的组合来控制。这依赖于多种因素，包括患者的年龄（学龄通常指患者发育适当、自我意识足够而能开始协助控制疼痛的年龄）、认知能力、身体能力（患者必须具有按 PCA 按钮的能力）和家长对患者护理的参与程度。PCA 提供的即时镇痛效果为管理员提供了一定程度的疼痛控制，这对于疼痛相关

焦虑程度较高的父母或患者尤其有用。

当输液泵仅由患者控制时，由药物过量引发的 CNS 和呼吸抑制的风险减少。然而，如果患者在镇静状态时需要用药，由家长或护士控制则存在这种潜在风险。尽管看似直观，但重要的是要教育家长和护理人员确保在给药之前患者是清醒的，并且不应使用 PCA 来治疗与自然睡眠相关的动作或声音。对于过度担忧的父母，确信患者睡着了就说明达到了足够的镇痛水平，并且止痛措施是有用的。在作者所在的机构，所有接受 PCA 的患者至少在最初的 24 h 内以及 PCA 增加后的 24 h 内，均会进行心率、呼吸频率和脉搏血氧的监测，以确保持续用药的安全性。

用于 PCA 的输液泵采用了一些基本设置。这些包括需求剂量、锁定间隔、持续输注速率，以及 1 h 或 4 h 的总药物限量。此外，在完全依靠 PCA 镇痛之前，应设置一个初始负荷剂量以达到足够的镇痛水平。因为当使用 PCA 的低剂量时，可能需要较长时间才能达到镇痛水平。这个初始剂量应在一个高度监测的环境中给予，该环境具有可以立即使用的呼吸复苏设备 [如麻醉恢复室（PACU）]。通过这种方式，医生可以确保适当的剂量，并且没有药物过敏或不耐受的现象。

需求剂量是每次按下 PCA 按钮时泵输出的药物量。这是通过设定的给药间隔来决定给药频率的，这个间隔通常基于药物和临床需求，范围在 6~12 min。由于这种安全特性，无论按钮被按下多少次，每个锁定间隔只会输送一次需求剂量。也可以设置 1 h 或 4 h 的限制，以预先确定在相应的时间段内可以给予的药物最大量。

在某些情况下，例如预期在手术后有严重疼痛的时间段内，可以在 PCA 程序中添加持续背景输注模式。这种持续输注独立于患者的使用需求，可以全天持续输注，或者调整为在特定时间段内给药。例如，可以在夜间开始输注，以预防在睡眠期间由于按钮使用减少而产生的药物谷浓度。基础输注速率与不良反应的增加有关，而镇痛效果的改善则微乎其微。此外，持续输注与睡眠障碍之间存在关联。

也应指定挽救剂量（通常选择 PCA 中相同的药物，但需要更大剂量）在需求剂量不足以缓解严重疼痛的情况下按需给药。这在血药浓度显著降低的情况下特别有用，例如在醒来时（因夜间需求剂量最小且无需持续背景输注）。挽救剂量对于偶发性疼痛也非常重要，例如在刺激程度更大的时候（如换衣或身体转动）。

若有需要，纳洛酮 10 μg/kg 应立即提供用于治疗呼吸抑制。由于阿片类药物可能引起恶心和呕吐的发病率较高，因此还可以根据需要每 8 h 使用 0.1 mg/kg 的昂丹司琼。每 4 h 可给予 50 μg/kg 的纳布啡来治疗瘙痒。纳布啡也对轻至中度的疼痛治疗有效，可以按规定或需要使用。值得注意的是，这类混合型激动 – 拮抗剂可能会在已经接受的阿片受体激动剂治疗的患者中诱发戒断症状。

PCA 药物的选择取决于基础疾病、临床环境和患者反应（表 35.1）。必须考虑每种药物的代谢产物和消除途径。尽管吗啡在 PCA 中的研究最多且使用最广泛，但氢吗啡酮相关的恶心和呕吐发生率降低。此外，吗啡的活性代谢物——吗啡 –6– 葡萄糖苷酸，可能不适用于肾功能受损的患者。由于其作用时间长，吗啡也不适用于需要频繁评估神经状态的患者。纳布啡对于主要患有胃肠道疾病且需要保持肠道蠕动的患者可能有用，例如患有克罗恩病的患者。

使用阿片类药物进行 PCA 的不良反应包括通常与阿片类药物相关的不良反应。除了上述提及的外，还包括尿潴留、精神错乱和肌阵挛。阿片类药物还可能干扰肠道的协调和活动，因此可能导致术后肠梗阻。

持续静脉输注阿片类药物（CIV）

CIV 可用于不适合进行 PCA 的情况，如患者年龄较小、存在认知障碍或身体无法操作需求按钮等情况。在刺激水平波动最小的情况下，如重症监护病房（ICU）中接受插管并镇静的术后患者，这种方法尤为理想。通过增加必要时的单次给药剂量，CIV 也可以用于许多不需要 PCA 的情况，同时可用于减少血浆药物浓度波动。

与 PCA 相比，CIV 可减少护理人员及家庭的照护和参与。然而，这一方法不会根据镇痛需求的变化自动调整，并且通常需要间歇性单次给药。CIV 的剂量使用不应以消除患者的所有疼痛为基准，因为在这样的阿片类药物剂量下，患者很可能会经历包括呼吸和 CNS 抑制在内的显著不良反应。

CIV 的选择策略与 PCA 的选择标准相似。设定的给药速率应考虑患者的合并症、阿片类药物使用史、年龄和体重。如果患者面临较高的呼吸或 CNS 抑制风险，应显著减少剂量（25%~50%）。尽管在新生儿期给予吗啡可能增加呼吸抑制的风险，但吗啡仍是 CIV 中使用最广泛的药物，因此必须相应调整输注速率（表 35.2）。

表 35.1　PCA 给药指南

药物	需求剂量（μg/kg）	锁定间隔（min）	单次注射剂量（μg/kg）	1 h 极量（μg/kg）	静脉注射挽救剂量（μg/kg）
吗啡	20	8~10	0~20	100	50
氢吗啡酮	4	8~10	0~4	20	10
芬太尼	0.5	6~8	0~0.5	2.5	0.5~1.0
纳布啡	20	8~10	0~20	100	50

表 35.2　吗啡持续输注剂量

年龄范围	剂量 [μg/(kg·h)]
新生儿（0~2 月龄）	5~10
3~6 月龄的婴儿	10~15
> 6 月龄的婴儿	15~20
> 1 岁的儿童	20~30

单独使用时，持续 IV 阿片类药物将在给药后的 4~5 个半衰期内达到药物浓度的稳态。可以预先使用冲击量来缩短达到稳态的时间。在大剂量输注阿片类药物时，尤其是芬太尼，其作用的终止更可能依赖于代谢和排泄，而非药物的再分布。这被称为时量相关的半衰期，可能导致药物作用的持续时间远远超过典型药物。这一特性必须在各种临床情况中考虑到，如拔除气管导管时。

持续硬膜外镇痛

持续硬膜外镇痛是一种有效的疼痛控制方法，用于控制在第 4 胸椎（T）脊神经以下的伤害性疼痛（表 35.3）。它可以通过使用单一局部麻醉（简称"局麻"）药来实现，或者与多种辅助药物联合使用，如阿片类药物（激动剂或拮抗剂 – 激动剂）、可乐定、氯胺酮等。使用辅助药物的优点是可以增强或延长局麻效果，并因此减少由于单一药物高剂量导致的毒性风险。

硬膜外导管通常在术前放置，使麻醉医生能够在整个手术过程中选择性地在硬膜外进行给药，控制疼痛，缓解应激反应，减轻全身麻醉（简称"全麻"）负荷。导管应放置在手术区域的中间位置。术后，持续硬膜外镇痛有助于减少血栓栓塞并发症，并提高某些人群的免疫功能（部分原因是减少了 IV 阿片类药物的剂量）和呼吸功能。

表 35.3　不同年龄组的硬膜外输注量

	丁哌卡因		罗哌卡因		吗啡（mg/mL）	芬太尼（μg/mL）	可乐定（μg/mL）
	浓度（mg/mL）	最大输注速率 [mg/(kg·h)]	浓度（mg/mL）	最大输注速率 [mg/(kg·h)]			
新生儿	0.5~1	0.2（不超过 48 h）	1~1.5（不超过 72 h）	0.2	不推荐	2	不推荐
婴儿 30~90 d	0.5~1	0.25（不超过 48 h）	1~1.5（不超过 72 h）	0.25	不推荐	2	不推荐
婴儿 > 90 d	0.5~1.25	0.3（不超过 48 h）	1~2	0.3	25	2	0.6（> 6 月龄）
儿童 > 1 岁	0.5~1.25	0.3	1~2	0.4	25~50	2~5	0.6

当采用持续硬膜外镇痛时，应提供即时疼痛管理，以便解决剂量调整及其他问题。硬膜外镇痛的常见不良反应之一是低血压，其部分原因是交感神经抑制所致的周围血管扩张及静脉回流能力下降。其他并发症包括恶心和呕吐（继发于低血压或硬膜外输注阿片类药物）、运动阻滞、尿潴留、穿刺部位感染，或者在高位阻滞时发生呼吸或 CNS 抑制。

对于接受硬膜外使用阿片类药物的患者，应长期限制 IV 阿片类药物，除非由管理硬膜外麻醉的急性疼痛管理部门直接下医嘱。患者应在导管放置后的首个 24 h 内接受连续的每小时呼吸频率监测，随后每 4 h 监测 1 次。当硬膜外导管留置时，应每 4 h 进行 1 次疼痛评分、血压和心率的测量，以及精神状态的评估，并须保持静脉通道的通畅性以防止紧急情况的发生。当发生高位阻滞或阿片类药物过量相关的过度镇静或严重呼吸抑制时，应立即提供呼吸设备、吸氧和 0.01 mg/kg 的纳洛酮进行救治。

硬膜外镇痛中常见的问题是阻滞无效。如果伴有单侧阻滞（因为导管在硬膜外间隙内偏离中线太远而向一侧移动），有时可以通过将导管拔出几毫米来纠正，这可能使导管尖端更接近中线。如果患者需要频繁硬膜外单次给药来维持足够的阻滞效果，可以增加输注速度。降低药物浓度可以改善过度的运动阻滞。给药充足但阻滞效果不佳时，可能需要更换硬膜外导管。持续硬膜外镇痛可能出现的其他问题包括导管折断、堵塞、漏液或破裂，以及镇痛泵本身的故障。还存在通过全身吸收导致局麻药中毒的风险，但如果按照指南给药，这种风险相对较低。

患者自控硬膜外镇痛（PCEA）

PCEA 适用于 7 岁及以上的患者，这些患者已经留置了硬膜外导管，并且能够正确使用 PCA 需求按钮。PCEA 的预防措施与持续硬膜外镇痛类似，遵循相似的原则。应由患者自己按下需求按钮，以避免可能的严重不良反应。与硬膜外持续输注相比，PCEA 显示了局麻药总剂量的降低和运动阻滞的减弱，而镇痛效果并未降低。患者满意度也相应提高，使用 PCEA 的患者比使用硬膜外持续输注（CEI）的患者需要进一步麻醉干预的概率更低。初始的 PCEA 泵参数包括需求剂量为 0.05~0.1 mL/kg，锁定间隔为 20~30 min，背景剂量为 0.1~0.2 mL/kg，1 h 剂量限制为 0.2~0.4 mL/kg，最大每小时剂量为 19.9 mL/h。

药物过渡

从上述专业技术过渡到更适合门诊的口服镇痛方案，需密切监测患者并精确计算药量。就可以开始使用口服阿片类药物。一旦患儿能够耐受其他口服药物，最好是经口进食而没有明显的恶心或呕吐，就可以开始口服阿片类药物治疗急性疼痛，最好与食物一起服用，以尽量减少腹部不适和恶心的风险。典型的口服方案包括羟考酮每 4 h 剂量 0.1 mg/kg，氢吗啡酮每 4 h 剂量 0.03~0.08 mg/kg，或吗啡每 6 h 剂量 0.3~0.5 mg/kg。

当患者准备停止硬膜外镇痛时，可口服阿片类药物进行过渡镇痛，应在停止硬膜外输注之前给予初始剂量，从而避免疼痛显著增加。一旦开始口服镇痛，并达到基线水平的镇痛效果，就需要停止 PCA 持续剂量，并逐渐减少需求剂量。在停止使用 PCEA 的过程中，应立即使用 IV 阿片类药物来治疗中度至重度疼痛。常见的挽救剂量包括每 4 h 吗啡 0.05 mg/kg IV，每 4 h 氢吗啡酮 0.01 mg/kg IV，或者每 3h 纳布啡 0.05 mg/kg IV。在此期间，辅助口服药物通常也有效，如对乙酰氨基酚每 6 h 剂量为 10~15 mg/kg（每日最大剂量 3000 mg），布洛芬每 4 h 剂量为 10 mg/kg，或酮咯酸每 6 h 剂量 0.5 mg/kg，每日最大剂量 60 mg，最长持续时间 5 d（表 35.4）。

表 35.4　硬膜外镇痛患者的辅助用药

症状	药物
恶心或呕吐	昂丹司琼 0.1 mg/kg IV，每 8 h 一次
暴发痛、瘙痒、恶心或呕吐	纳布啡 50 μg/kg IV，每 4 h 一次
暴发痛	酮咯酸 0.5 mg/kg IV，每 6 h 一次（最多 20 次）
肌肉痉挛	安定 0.1 mg/kg PO/RR，每 6 h 一次

PO：经口；RR：经直肠；IV：静脉注射。

其他疗法

辅助治疗，例如抗焦虑药、抗痉挛药、抗惊厥药及非药物干预措施，在急性期起着至关重要的作用。手术相关的焦虑、肌肉骨骼功能障碍和神经病理性疼痛是急性疼痛最常见的类型，未能解决上述全部问题可能意味着有效与满意的疼痛管理之间的差异。

肌肉痉挛可导致急性疼痛。对骨骼肌结构的手术操作通常会导致肌肉紧缩。由此产生的疼痛经常被描述为"抽筋""麻木"或"悸动"等不适。镇痛药，如阿片类药物，可能无法缓解这种类型的疼痛。作为苯二氮䓬类药物的一员，安定可在需要时单独使用，或与其他抗痉挛药物联合应用来缓解这种肌肉不适。美索巴莫是一种中枢性肌松药，通常每日服用 3~4 次。它通常被认为比其他肌松药（包括替扎尼定和巴氯芬）的镇静效果弱。

对于存在倾向于高度焦虑心理状态的患者，围手术期可能是焦虑水平升高以及应对相关情绪困扰能力降低的时期。如果不予以处理，可能导致对伤害性刺激的反应改变，并加剧患者的疼痛体验。对于无法用非药物干预（如认知行为疗法）缓解上述症状的患者，则可应用精神作用更强的苯二氮䓬类药物，如劳拉西泮，通常以低剂量使用，即可成功缓解。剂量滴定和避免苯二氮䓬类药物与其他镇静药物同时使用非常重要。

神经性病理性疼痛在慢性和急性疼痛中都起着重要作用。加巴喷丁和普瑞巴林是两种常用于处理急性期神经病理性疼痛的抗惊厥药。可以在减少阿片类药物消耗并改善肠道蠕动的情况下提供更好的镇痛效果。

非药物疗法在疼痛急性期也可以发挥重要作用。对电针的研究表明，这种干预措施与 β-内啡肽、脑啡肽和内啡肽的释放增加有关，这随后影响 μ 和 δ 阿片受体激动作用。尽管其机制在很大程度上是未知的，但针刺疗法已经成功地用于治疗急性、慢性和神经病理性疼痛。针刺疗法可以在手术前或手术后进行，可减少恶心和呕吐的发生率，减少切口和内脏疼痛，减少镇痛需求，减少手术刺激引起的交感神经系统激活，并在术后能更快地恢复到骨骼肌基线功能。

（杜浦正 译，李乐 审）

拓展阅读

Gibbs A, Kim SS, Heydinger G, et al. Postoperative analgesia in neonates and infants using epidural chloroprocaine and clonidine. J Pain Res,2020,13:2749–2755. https://doi.org/10.2147/JPR.S281484.

Martin LD, Adams TL, Duling LC, et al. Comparison between epidural and opioid analgesia for infants undergoing major abdominal surgery. Paediatr Anaesth, 2019,29(8):835–842. https://doi.org/10.1111/pan.13672.

McNicol ED, Rowe E, Cooper TE. Ketorolac for postoperative pain in children. Cochrane Database Syst Rev,2018,7(7). https://doi.org/10.1002/14651858.CD012294. Published 2018 Jul 7. CD012294.pub2.

Sun Y, Gan TJ, Dubose JW, et al. Acupuncture and related techniques for postoperative pain: a systematic review of randomized controlled trials. Br J Anaesth,2008,101(2):151–160. https://doi.org/10.1093/bja/aen146.

Veneziano G, Tobias JD. Chloroprocaine for epidural anesthesia in infants and children. Paediatr Anaesth,2017,27(6):581–590. https://doi.org/10.1111/pan.13134.

Walker SM. Pain in children:recent advances and ongoing challenges. Br J Anaesth,2008,101(1):101–110. https://doi.org/10.1093/bja/aen097

第 **36** 章

慢性疼痛

F. Wickham Kramer III

当疼痛持续或反复发作 3 个月以上便可视为慢性疼痛。该疼痛可能会持续存在，原因可能与持续的组织炎症有关，如患有炎症性肠病或幼年型类风湿病的儿童。

外周或中枢神经系统的神经元因疾病或损伤，或者因神经病理性疼痛而发生异常改变时，也可能不伴随组织炎症。神经病理性疼痛综合征是一组神秘且多样化的疾病，在 100 多年的时间里，其名称多次更改，并持续给医生、患者及其家属带来困扰。这种困惑来自我们对于导致这些衰弱症状的确切病理生理机制知之甚少。神经病理性疼痛综合征可能部分是由外周、中枢和自主神经系统的异常所引起的。其他可能的诱因包括肌筋膜功能障碍和（或）心理困扰。神经病理性疼痛最好通过生物心理社会的框架来理解，其中多个因素共同导致了这种复杂疼痛的表现。

与过去的认知不同，神经病理性疼痛在儿童期并不罕见。儿童中最常见的神经病理性疼痛类型是复杂区域性疼痛综合征 1 型（CRPS-1），这是本章的重点。

复杂区域性疼痛综合征

1993 年，国际疼痛研究协会（IASP）提出将神经病理性疼痛综合征归类为一种疾病，并命名为复杂区域性疼痛综合征（CRPS）。根据初发损伤的不同，CRPS 被分为两种不同的类型：CRPS 1 型（以前被称为反射性交感神经萎缩症）是由软组织损伤引起的；CRPS 2 型（以前被称为灼痛）是由周围神经损伤引起的。在儿童中，CRPS 2 型较为罕见，因此本章不进一步讨论。

涉及远端肢体疼痛情况的鉴别诊断较多（表 36.1）。

根据以往的诊断评估、病史及体检结果，通常可以排除大部分疾病。此外，如果存在其他能解释疼痛和功能障碍程度的病因，CRPS 1 型的诊断就可以排除。遗憾的是，没有任何检查可以确诊 CRPS 1 型。IASP 在 2003 年召开了一次国际共识会议后，建立并验证了 CRPS 1 型的诊断标准，称为"布达佩斯（Budapest）标准"[1]。然而，CRPS 1 型的诊断仍是一种排他性诊断。

CRPS 1 型的诊断延迟是常见的，可能从症状开始已经过去一年以上。诊断的延迟可能导致长期的疼痛、痛苦和残疾，还可能导致患者接受不

表 36.1　儿童远端肢体疼痛的鉴别诊断

- 骨髓炎
- 化脓性关节炎
- 蜂窝组织炎
- 莱姆病和其他风湿病
- 骨折或扭伤
- 赘生物
- 骨样骨瘤
- 神经嵌压症
- 小纤维神经病（即糖尿病性神经病变）
- 深静脉血栓
- 血管功能不全
- 淋巴水肿
- 红斑性肢痛症
- 精神病学病因（如躯体化障碍和转化症）

适当的治疗方式，如使用夹板固定或石膏固定。固定患肢可能会加重病情。

儿童 CRPS 1 型的一些特点可能有助于正确诊断。与成人一样，女性比男性更易受影响，比例约为 4∶1。但与成人的情况不同，在儿童中最常受影响的部位是下肢。尽管轻微，但许多儿童都有创伤史。这种创伤通常发生在有组织的体育活动中。在诊断时，许多这样的儿童都处于残疾状态，无法上学或参加正常活动。一些患有下肢 CRPS 1 型的儿童能够使用拐杖行走，但在更严重的情况下，患儿可能卧床不起或需要坐轮椅。

被诊断为 CRPS 1 型的儿童常常会呈现出心理症状，可能会加剧他们的疼痛和残疾状况。这些症状包括恐惧、焦虑、愤怒、抑郁、适应不良的应对机制和行为，以及睡眠障碍。在 3 份大型的儿科报告中，25%~77% 的患者存在心理障碍。

临床症状与诊断

CRPS 患儿的临床表现多种多样，起始于疼痛，而这种疼痛可能与任何触发事件不成比例，甚至在许多情况下，触发事件可能是次要的或完全不存在。个体应报告以下 4 种变化：感觉、血管舒缩、汗液分泌及运动的变化。他们也应在检查期间报告这些变化。根据布达佩斯标准，个体应报告 4 类中至少 3 类症状中的至少 1 种症状，医生应在体检时至少记录 2 类症状中的 1 种体征。最后，由于 CRPS 仍然是排他性诊断，需要排除其他能更好地解释患儿的所有症状和体征的疾病。

当患儿出现痛觉超敏的感觉症状（定义为由正常不会引发疼痛的刺激引起的疼痛）或感觉过敏（定义为对刺激的敏感度增加）时，提示存在异常。患儿会因为羊毛袜的刮擦感觉而立即脱掉袜子，或者因为床单对患肢的压力而感到疼痛。通常，这些不寻常的感觉会使患儿在睡觉时将患肢抬起悬空，以避免任何物体触碰或刺激患肢。如果用来洗澡的温水在患儿的患肢感觉像沸水，个人卫生可能会变得困难。这些感觉变化往往超出皮节的特定分布区域，可以被描述为"灼烧感、尖锐痛或刺痛感"。在检查过程中，针刺可能引发痛觉过敏，而振动、轻触或关节运动则可能引发痛觉超敏。

血管舒缩的变化与皮肤的颜色或温度变化有关联。这可能表现为受影响肢体与未受影响肢体之间的颜色或温度的非对称变化，或者是患肢的肤色明显改变。青少年可能会提到或经历皮肤发红和发热的时期，随后是皮肤斑驳或苍白的时期。红外测温技术可以用来确认温度差异，在一些研究中，寒冷影响下的患肢与正常肢体之间的温差可达 0.6℃。

儿童描述的汗腺变化可能包括水肿或出汗。这些报告通常会包括没有明显诱因的非对称变化。患肢会有水肿或异常出汗。四肢肿胀和变色是 CRPS 的典型症状。通过直接检查并与未受累的肢体进行对比，可以观察到汗腺变化的体征。

最后，运动和营养变化对青少年的功能能力影响最大。可能会表现出远端肢体的毛发脱落或指甲变得易碎。其他与营养有关的变化可能包括骨骼密度下降，以及皮肤、组织和肌肉的萎缩现象。青少年可能会抱怨由于虚弱无法完成简单的任务，或者颤抖影响她的书写。患肢功能的使用问题通常限制了参加体育、舞蹈、音乐演奏和社交活动。通常，与 CRPS 相关的功能障碍可能导致上学等日常活动的中断或取消。

治疗方法

目前有报道过的治疗方法包括非甾体抗炎药（NSAID）、三环类抗抑郁药、阿片类药物、抗惊厥药、皮质类固醇、交感神经阻滞、物理疗法、经皮神经电刺激（TENS）及心理疗法，尤其是认知行为疗法。尽管这些疗法中的大多数取得了一定的疗效，但在前瞻性对照临床试验中，还没有一种疗法被证明是有效的。然而，在 CRPS 1 型儿童中的疗效似乎比成年人更好。上述疗法的组合使 46%~69% 的儿童的症状得到解决，平均恢复时间为 7 周（范围从 1~140 周）。近年来，一些采用住院和日间病房的强化跨学科疼痛康复计划已经证明了在接受强化物理治疗、作业治疗和认知行为疗法相结合的儿童中，无论是否配合药物或交感神经阻滞，其功能均得到了改善，疼痛也显著减轻 [2]。

CRPS 患儿最好由经验丰富的多学科团队进行诊疗，该团队需要包括医生、心理学家和物理治疗师。医生确认诊断，协调物理和心理疗法，并在适当的时候开始药物治疗或进行交感神经阻滞以促进物理治疗。

日常物理治疗被视为 CRPS 1 型患儿治疗的基础。该治疗应侧重于肢体的脱敏处理、完全承重支撑及功能性的运用。治疗的目标不仅是缓解疼痛，更应帮助患者肢体恢复正常功能。在最初的治疗中，治疗师在治疗初期需承认疼痛的存在，但仍然要继续。一般认为，CRPS 1 型的疼痛是由于身体误解了感觉信息，进而做出类似急性损伤的反应。物理治疗阻止了这种不恰当的反应，并恢复了正常的神经反应。中枢神经系统受到"正常"感觉信息的"狂轰滥炸"（如在功能性活动中使用患肢的触摸或承重感觉）。

其他治疗方法，如热敷和冷敷、TENS 和超声波通常无效。对此类患者禁止进行患侧肢体固定，因为这可能会加速疾病的发展。

心理评估

心理评估旨在判断由疼痛导致的儿童及其家庭的痛苦及功能障碍的严重程度，并根据评估结果进一步制定精确的治疗方案。心理学家将尝试了解他们对治疗的期望、他们的应对方式和技能、近期的压力事件和其他生活变化，以及发育水平和社交情况。心理学家将帮助患儿及其家属大致理解疼痛的机制，并教其应对策略、放松技巧、改善肢体功能的方法，以及应对消极思维进行认知重建的方法。心理学家将评估抑郁和焦虑的症状，并教患儿及其家属如何增强对疼痛和残疾的自我控制意识。

一些家属可能对心理介入持抵触态度，因为他们认为接受心理治疗就代表了疼痛是心理问题。因此，医疗团队应将心理疗法作为全球疼痛管理计划的一个重要组成部分，并向家属介绍心理学方法对于缓解疼痛是有效的。治疗团队应强调身心的紧密联系，以使患者明白疼痛的治疗不仅涉及医学问题，也涉及心理学问题，两者需结合治疗。

在慢性疼痛研究中，越来越多的人达成共识，认为免疫系统在临床上参与了急性疼痛向慢性疼痛转变的过程。通过神经元和免疫细胞之间的交流，免疫系统可以传播并维持慢性疼痛状态，包括神经病理性疼痛，如 CRPS。免疫系统可以在外周和中枢发挥作用，释放使神经元敏感的介质，这些介质提供了一个正反馈循环，可以使慢性疼痛长期存在。这或许能在一定程度上解释目前为何许多药物在治疗慢性疼痛方面表现欠佳，因为几乎没有药物能削弱由免疫系统介导的正反馈循环。然而，多学科项目通过关注改善功能和锻炼、调整睡眠、改善饮食及减轻心理压力已经取得了一些成效。这些方法都被证明有助于改善免疫系统的功能。

临床病程和进展

CRPS 1 型的临床病程和进展具有显著的变异性，其走向难以准确预测。尽管大多数儿童的症状能够得到缓解，但大约 30% 的患儿可能在原发部位或新的部位复发。治疗效果存在差异，部分儿童能够恢复至患病前的活动状态，然而另一些儿童则可能进入慢性、进展性的病程，伴随着严重的疼痛和残疾。

总而言之，CRPS 1 型是一种慢性疼痛疾病，且发病率不低，其触发因素和病理生理机制尚未完全明确。通过经验丰富的多学科团队及时干预，能够有效控制大多数儿童的严重症状。尽管如此，缓解期仍常见持续疼痛和残疾。

（杜浦正　译，李乐　审）

参考文献

[1] Harden RN, Bruehl S, Perez RSGM, et al. Validation of proposed diagnostic criteria (the "budapest criteria") for complex regional pain syndrome. Pain, 2010,150(2):268–274. https://doi.org/10.1016/j.pain.2010.04.030.

[2] Logan DE, Carpino EA, Chiang G, et al. A day-hospital approach to treatment of pediatric complex regional pain syndrome: initial functional outcomes. Clin J Pain,2012,28(9):766–774. https://doi.org/10.1097/AJP.0b013e3182457619.

VI

第六部分
重症监护

第 37 章

创伤和烧伤管理

Alison Perate, Aditee Ambardekar

创伤是美国 1 岁以上儿童死亡的主要原因，每年约有 15 000 人死亡。麻醉医生和麻醉护士在几乎所有类型的医院均会接触到多种不同类型创伤的儿童。在本章中，我们详细回顾了儿科创伤和烧伤管理的麻醉考虑因素。

儿童创伤性损伤的最常见原因根据年龄段不同而略有不同。婴儿最常见的原因是遭受虐待。蹒跚学步的幼儿常见高处坠落，学龄儿童则常见机动车和自行车事故。

儿童创伤

创伤性脑损伤

严重创伤性脑损伤（TBI）是受伤儿童最常见的死亡原因。加速或减速损伤可导致脑挫伤，其可能位于撞击的同一侧，也可能位于撞击的另一侧（对冲伤），或两者兼而有之。钝性或穿透性创伤可引起颅内出血。脑膜中动脉撕裂产生硬膜外血肿，创伤致桥静脉破裂可导致硬膜下血肿。上述任何一种损伤都可能导致弥漫性轴索损伤（DAI），这与永久性残疾有关。由于中枢神经系统（CNS）髓鞘形成较少，颅骨更薄且易变形，头身比比成人更大，儿童更容易患 TBI。

挫伤和颅内出血可通过计算机体层扫描（CT）诊断。伴有 DAI 和异常神经系统检查的患者最初可能在 CT 显示正常，但在后续的扫描中可能出现显著的脑水肿。

即使没有神经系统异常，对有头部创伤的儿童仍应怀疑 TBI。隐蔽性脑损伤的指标包括受伤发生后任何时间的意识丧失和多次呕吐。儿童由于多发损伤使用镇静剂后应考虑患有 TBI 的可能，因为他们无法进行可靠的神经学检查。

虐待儿童

虐待儿童造成的脑外伤是 1 岁以下儿童死亡的主要原因。当儿童的损伤与病史或儿童的发育水平不成比例时，应考虑该诊断。常见的症状包括易怒、呕吐、意识水平下降、癫痫发作和昏迷。可能会有不同愈合阶段的多处损伤。损伤可能很严重，包括硬膜下血肿、蛛网膜下腔出血、颅骨骨折，或者伴或不伴脑水肿的 DAI。尽管美国各州法律存在差异，但所有医生都必须向有关机构（即社会服务、儿童保护服务、警察等）报告疑似虐待儿童的情况。应仔细记录病史、体格检查和术中发现，以备日后需要提供法律证据。

窒　息

虽然这一类别包括窒息，但婴儿猝死综合征（SIDS）是 1 月龄至 1 岁儿童死亡的主要原因。根据美国疾病控制和预防中心（CDC）的数据，26% 的 SIDS 死亡是由床上意外窒息（ASSB）造成的。1994 年美国曾发起了一项全国"安全睡眠运动"，以防治这一类疾病。自从该运动开始以来，SIDS 的死亡率下降了 50%。超过一半 SIDS 婴儿需要加强护理，大多数婴儿会因缺氧而出现严重的神经损伤。

颈椎损伤

由于儿童颈椎具有更大的柔韧性,脊髓损伤(SCI)的发生率低于成人,在儿童创伤中的发生率大约为1%。任何损伤机制不明、多系统创伤、脑损伤或已知锁骨以上损伤的儿童都应怀疑患有脊髓损伤。大约50%的脊髓损伤儿童伴有脑外伤。反之,TBI的存在大大增加了脊髓损伤的风险。

儿童脊髓损伤的诊断和处理方式与成人相似。颈椎X线片应包括正位和侧位片,包含颈胸交界处(游泳者视图),以及第二颈椎(C)齿状突的视图。然而,如果没有正常的神经学检查,颈椎损伤不能通过X线检查排除。因脊髓不稳定和神经功能障碍可能发生在无骨折情况下,颈椎X线片正常的儿童仍应保持固定,直到彻底检查完成。无骨折的神经功能缺损被称为无放射学异常的脊髓损伤(SCIWORA)。这个词是在前磁共振成像时代创造的。我们现在知道,大多数这部分儿童在磁共振成像(MRI)上都有明显的异常。SCIWORA可发生在颈髓或胸髓,主要发生于8岁以下的儿童。在大约1/4患有SCIWORA的儿童中,神经功能缺陷的发作是延迟的。这些儿童最初会有轻微的感觉或运动缺陷,随着时间的推移而进展。大多数SCIWORA损伤是由颈部严重的屈曲或伸展损伤引起的,这些损伤会导致韧带拉伸或断裂,而不会造成骨损伤。持续的固定和颈椎预防保护措施是必要的,因为损伤可能持续进展。

其他常见伤害

大多数儿童胸部外伤是由机动车事故造成的钝伤。由于汽车保险杠的高度,被汽车撞到的成年人通常会发生骨盆或下肢骨折。对于大多数学龄儿童和年龄更小的儿童来说,保险杠的高度对应胸部或头部。因此,儿童在被汽车撞击时更容易遭受胸部损伤和脑外伤。胸部损伤是第二大死亡原因,尽管占儿科创伤的不到5%。肺挫伤是最常见的胸部损伤类型;儿童肋骨骨折不像成人那么常见。由于幼儿胸壁的顺应性相对较高(骨未钙化),可发生严重的胸内损伤而无明显外部损伤或肋骨骨折。在成人中,气胸、血胸和肺裂伤是穿透性胸外伤的重要后遗症。

钝性腹部创伤主要与脾脏和肝脏损伤有关,但也可能发生肾脏、胰腺和空腔脏器损伤。当被安全带束缚的儿童出现腹部或侧腹瘀斑(安全带征)时,可能存在腹部损伤或腰椎椎体水平骨折(Chance骨折)。实质脏器损伤的处理在很大程度上是可以保守处理的,除非儿童出现低血压且对复苏措施没有反应。穿透性腹部损伤通常会导致肠道损伤,需要手术干预。四肢损伤伴或不伴潜在血管撕裂在儿童中很常见,复杂撕裂伤和生长板损伤也是如此。单纯的头皮撕裂可能是造成大量失血的原因。

注意观察患者的尿量及其性质。头部外伤与尿崩症或抗利尿激素分泌失调综合征(SIADH)的发展有关。直接的肌肉损伤可引起横纹肌溶解,导致肌红蛋白尿,诱发肾脏损害。

评估和复苏

首要评估

受伤后的最初处理阶段("黄金一小时")主要是心肺复苏和转移到适当机构。与成人创伤一样,关于儿童创伤受害者最合适的护理机构存在争议,目前缺乏提供明确答案的结果研究。但在成人医院治疗的儿童创伤患者住院死亡率较高[1],住院时间较长。

在此期间的管理以晚期创伤生命支持(ATLS)的原则为指导。最初的方法包括首要和次要评估,然后是对所有损伤的明确护理。首要评估包括优化氧合和通气,识别潜在的危及生命的损伤和稳定颈椎。所有危及生命的疾病都得到同时识别和管理。一旦首要评估完成,进行彻底的全面检查(次要评估)以确定所有损伤。

通气管理

管理儿科创伤的关键要点是充分的氧合和保证通气。患儿神志清醒且血流动力学稳定时,可保守处理;可根据需要通过面罩输送氧气。意识不清的儿童可能需要通过提下巴和推下巴的动作来维持上呼吸道的通畅,同时将儿童的颈部稳定在中立位。其他干预措施可能包括口咽吸痰、插入口咽通气道;如果儿童通气不稳定,可使用球囊面罩通气或插入喉罩进行正压通气。球囊面罩通气可能是有效的,并且在部分儿童中,可能是院前急救中气管插管的替代方法（取决于院前急救者的培训和经验）。受伤儿童气管插管的指征包括：

· 意识水平下降 [格拉斯哥昏迷量表（GCS）评分＜ 8 分；表 37.1]。

· 胸部外伤或其他原因引起的明显呼吸衰竭。

· 尽管最初进行了液体复苏，但患者的血流动力学仍不稳定。

· 球囊面罩通气困难或预期需要长时间的辅助通气，以及在颅内压升高的治疗过程中促进过度通气。

· 保护性气道反射消失。

气管插管在有意识或半清醒的儿童中可能是困难的，在某些情况下是不可能实现的。除非意识严重下降，气管插管是通过使用改良的快速顺序诱导全身麻醉（简称"全麻"），应用环状膜压和 100% 氧气过度通气来完成的。

在气管插管期间维持颈椎稳定的最合适方法尚无普遍共识。与成人一样，在直接喉镜检查或纤维支气管镜引导下气管插管时，最常用的方法是由训练有素的助手进行手动稳定，并小心地将颈椎保持在中立位置。可弯曲纤维支气管镜是儿童创伤患者的一种选择，但并非所有机构都提供儿童用的支气管镜，并且通常光学分辨率较差且吸痰能力有限。气管插管配合可视喉镜检查可减少颈椎活动。使用纤维支气管镜经鼻气管插管可能更容易，但对于颅底骨折的患者是禁忌的。颅底骨折的特征包括眶周(熊猫眼)和乳突(Battle 征)瘀斑，以及鼻或耳道脑脊液（CSF）渗出。

对于可能有头部或颈部损伤的儿科创伤患者，在气道操作过程中需要采取额外的预防措施，包括避免头高足低位（Trendelenburg）姿势，并保持脖子在中立的位置，以避免颈静脉扭曲。对于 6 月龄以下的婴儿，应使用脊柱板固定头部和颈椎，并在婴儿前额缠上胶带，在颈部缠上毯子或

表 37.1　改良的婴儿格拉斯哥昏迷量表（GCS）

格拉斯哥昏迷量表		婴儿昏迷量表	
反应	评分（分）	反应	评分（分）
睁眼反应		**睁眼反应**	
自主睁眼	4	自主睁眼	4
呼唤时睁眼	3	呼叫时睁眼	3
疼痛刺激时睁眼	2	疼痛刺激时睁眼	2
任何刺激均不睁眼	1	任何刺激均不睁眼	1
最佳运动反应		**最佳运动反应**	
能遵嘱运动	6	有目的的自然活动	6
运动反应集中在刺激局部	5	触碰时退缩	5
疼痛刺激时退缩	4	疼痛刺激时退缩	4
疼痛刺激时不正常屈曲	3	疼痛刺激时不正常屈曲	3
疼痛刺激时不正常伸展	2	疼痛刺激时不正常伸展	2
无反应	1	无反应	1
最佳言语反应		**最佳言语反应**	
有定向力	5	咕咕声，牙牙学语	5
意识模糊	4	烦躁不安	4
不适当的用语	4	疼痛刺激时哭闹	4
不能理解的语言	3	疼痛刺激时呻吟	3
无反应	1	无反应	1

毛巾。在较大的婴儿和儿童中，头部应以上述方式固定，或使用一个小的刚性颈套。大约 8 岁以上的儿童需要一个中等大小的颈圈。对于枕部突出的婴儿，在肩膀下放置一个毛巾卷可以使脊柱保持中立并避免在仰卧位时经常出现的过度屈曲。这些动作有助于防止进一步的颈椎损伤。坚硬的颈圈能有效防止颈椎牵引；软颈圈可在喉镜检查时使颈椎伸展 5~7 mm，因此不被常规推荐。

心血管疾病管理

原发性心搏骤停在儿科创伤中不常见，除非儿童遭受了直接的心胸创伤。心脏震荡是指左心室解剖位置处的胸壁受到突然、强烈、非穿透性冲击后发生心室颤动。动物研究表明，受到冲击的时间与心脏周期的关系（在 QRS 波和 T 波之间）对这种致死性并发症的发展至关重要 [2]。

儿童创伤常引起休克，通常分为低血容量性、心源性、神经源性或感染性休克。受创伤的低血容量儿童存在独特的生理反应，儿童倾向于补偿失血，并可能在失去 30%~40% 的血容量之前保持正常的生命体征。换句话说，临床上存在明显的贫血和低血容量时，血压可能保持正常。收缩压和舒张压可以通过血管收缩来维持，脉压可能变窄，而不是变宽，如全麻和神经源性休克时所观察到的那样（这是由于动脉和静脉外周张力的丧失）。低血压和尿量减少是低血容量性休克的前兆，但在失血量超过 30% 之前，儿童可能不会出现临床症状。这种情况下发生心动过缓是危及生命的，因为心率是幼儿心输出量的主要组成部分。

TBI 可伴有低血压。库欣三联征的高血压症状可能不存在，导致可能无法维持脑灌注压 [CPP；CPP = 平均动脉压 － 颅内压（ICP）或中心静脉压（CVP），以较高者为准]。满足婴儿和儿童代谢需求所需的最低 CPP 尚未确定，目前主要是从成人推断出来的。在 6 岁以下儿童中，每 100 g 脑组织的脑血流量平均为 106 mL，而每 100 g 脑组织的脑代谢率平均为 5.2 mL/min。这与成人每 100 g 脑组织分别所需的 58 mL 和 3.3 mL/min 形成鲜明对比，这表明儿童的脑血流量和代谢需求更大。由于脑外伤儿童的大脑自动调节功能也可能受损，因此在没有 ICP 监测的情况下，应将全身血压维持在高于正常水平。在受伤儿童中，ICP 升高（＞ 20 mmHg）和 CPP 降低（＜ 50 mmHg）与预后不良相关。脑损伤儿童的其他危险因素包括动脉血氧分压（PaO_2）＜ 60 mmHg，$PaCO_2$ ＜ 25 mmHg 或＞ 45 mmHg，收缩压＜ 90 mmHg。

血管通路的建立是儿科创伤管理的一个重要且具有挑战性的组成部分。22G 或更大的外周静脉导管足以满足全麻诱导，但可能不足以对有重大创伤的儿童进行复苏。在后一种情况下，建议至少使用两根大口径静脉注射（IV）导管。隐静脉比下肢远端外周静脉大，因此常通过经皮或手术暴露的方式建立血管通路。在紧急情况下，如果在 3 次快速尝试后无法获得外周通道或持续时间超过 90 s，则应使用大口径针头进行骨髓腔（IO）输注通道 [3]，如 EZ IO 或骨髓针。任何未受伤的长骨都可以建立输液通道。首选位置是胫骨近端前内侧面，胫骨粗隆下方 2 cm，胫骨平部内侧 1~2 cm。其他可能的置管位置包括股骨远端中线外侧髁上方 3 cm 处，胫骨远端内踝上方 1~2 cm 处。穿刺方法为推进大口径针头直到接触骨膜。随着针的旋转和钻孔运动，直到感觉阻力消失进入骨髓腔。未抽出骨髓不是穿刺失败的标准，只要注入的液体不渗出到皮下组织即可。如果获得骨髓，可以送常规实验室检查和交叉配型。任何类型的晶体或胶体溶液都可以输注到骨髓中，并需要高于正常的输注压力。在获得更明确的液体通道之前，这条通道是暂时的。

认识到儿科创伤患者输血时高钾血症的风险是很重要的。由于静脉导管口径更小，剪切力导致溶血的风险更大。当细胞膜受损时，这可能导致细胞内钾的释放增加。O 型阴性血的使用时间也必须考虑，因为储存时间和辐照都可能导致细胞内钾泄漏到上清液中。在婴幼儿中，快速输注导致钾负荷可迅速引起心力衰竭，甚至心脏停搏。

中心静脉导管是儿童可选择的静脉通路。对于头部或颈部受伤的儿童，首选股静脉；然而，当腹部创伤怀疑下腔静脉损伤时，股静脉是禁止使用的。

低灌注和缺氧可诱导无氧代谢，导致炎症介质的形成，从而产生显著的全身效应；因此，在损伤后的即刻，积极的液体复苏至关重要。没有足够的证据明确支持晶体或胶体液作为儿科创伤首选复苏液。儿童初始液体复苏包括加热等渗晶体溶液（如乳酸林格液）20 mL/kg。如果没有生理反应或有持续容量丢失的证据，应给予二次补液。初始晶体复苏的目标是迅速达到与年龄相适应的正常血流动力学值，并恢复足够的组织灌注。有失血性休克证据的儿童，如果对最初的晶体复苏没有反应，应该接受红细胞输血（至少10 mL/kg），并立即进行手术评估，以确定可能的手术干预措施。应避免使用低渗含葡萄糖晶体溶液，也不推荐输注羟乙基淀粉，因为输注剂量大于 20 mL/kg 时，可能会加剧并存的凝血功能障碍。高渗盐水可降低 TBI 患者的 ICP 并改善脑血流量，但其在儿童创伤复苏中的作用仍在进一步研究中。

神经系统评估

在婴儿中，GCS 的语言部分经过修改，以便进行与发育相适应的评估。GCS 评估的趋势比绝对数值更重要。瞳孔检查也是神经系统评估的重要组成部分。例如，瞳孔缩小提示脑桥疝，瞳孔扩大提示颞叶沟回疝。

在初步检查的最后阶段，必须检查全身，同时避免体温过低。恒温是通过提高室内温度，以及使用头顶暖灯和暖风毯来维持的。

次要评估

一旦患儿病情稳定，应考虑进行次要评估。次要评估包括完整的病史和详细的全身检查，以迅速识别并开始治疗所有非危及生命的伤害。AMPLE 可以帮助快速获得导致损伤的相对全面的病史及既往医疗状况：

· Allergies：过敏（药物，包括麻醉药）。

· Medications：目前使用的药物（包括类固醇的使用）。

· Past：既往疾病和病史（包括近期的病毒性疾病）。

· Last：最后餐时或进食（除非另有确认，否则假设是饱胃）。

· Events/Environment：与受伤现场相关的事件 / 环境。

由于与儿童年龄相关的交流存在一定限制，这种病史通常必须从家庭成员、受伤现场的其他人或了解受伤现场和运输过程中提供医疗护理的院前人员中获得。随后，需要确定治疗重点和进一步诊断检查内容（如影像学和实验室检查），包括决定适当的专科会诊和手术干预。如果儿童在次要评估期间的任何时候变得不稳定，应再次进行首要评估并进行复苏。

在次要评估中，体格检查包括让患儿去除所有衣物，以评估是否有任何隐藏的伤害，但要特别注意避免体温过低。受伤儿童体检的主要内容包括：

· 触诊颅骨和面部的疼痛或畸形情况。

· 仔细评估颈椎是否有压痛，同时保持颈椎固定，直到通过体格检查和影像学评估排除脊柱损伤；由于儿童的脊柱结构多为软骨，其 SCIWORA 的发病率高于成人，若高度怀疑，可能需要 CT 或 MRI 而不是平片。

· 评估连枷胸节段、胸壁压痛和战栗，以及听诊查看传递不良或不对称的呼吸音和心脏杂音。

· 腹部检查是否有内伤的外部征象（如"安全带征"）、腹胀、压痛、开放性伤口和肠鸣音。哭泣的儿童经常"吞入"大量空气，从而导致腹胀，限制了腹部触诊检查的效用，并增加了呕吐和误吸的风险。

· 直肠检查肛门括约肌张力（如完全性脊髓损伤时肌张力缺失）、前列腺位置和便血。

· 会阴检查血肿或尿道出血（如尿道损伤）。

· 仔细检查四肢异常情况、开放性伤口、远端脉搏和运动 / 感觉功能。

病史和体格检查后，可采集血液样本进行血红蛋白和电解质评估，还应包括凝血检查，血型和交叉配型，若存在更严重的损伤或气管插管情况下需进行动脉血气检查。对于年龄较大的儿童，应通过血液或尿液毒理学来评估可能使用的药物或酒精，尤其是计划进行紧急手术干预和全麻。低血容量性休克患者早期采集的血红蛋白水平并不总是失血的敏感指标，因为晶体复苏带来的血液稀释可能尚未发生。

与成人创伤治疗同理，建议在钝性创伤的初

始评估和稳定的钝性创伤中进行影像学检查，包括胸部、骨盆和颈椎的平片。在病情稳定的腹部损伤患者中，首选的诊断方法是快速腹部CT。诊断性腹腔穿刺（DPL）和"腹部创伤超声重点评估"（FAST）也可用于评估腹内损伤，但需要具有特殊专业知识和培训的操作人员在儿童中正确执行和解释这些检查。其他放射学检查（如四肢平片）可基于体格检查结果决定是否进行。疑似受虐待的2岁以下儿童，通常需要进行更完整的骨骼检查，包括头骨、胸部、腹部和长骨的X线片。

术前注意事项

在急诊室进行初步复苏后，儿童可能需要紧急手术以控制持续出血或开颅治疗TBI。此外，一些急性损伤的儿童在其他方面情况稳定，但在急诊室进行诊断、治疗或放射学检查时可能需要操作中镇静。还有一些儿童可能需要择期（非紧急）手术干预来处理他们的创伤。

由于某些损伤的危重性质，麻醉前的重点评估应包括简短的病史，包括过敏、药物、最后一餐的时间和致损伤发生的事件（AMPLE清单，见上文）。除紧急手术病例外，应进行全面的麻醉相关体格检查，主要关注气道、呼吸和循环，以及相关损伤的程度及其对麻醉实施的可能影响。一个普遍的原则是，真正的禁食间隔是最近一顿饭和创伤事件之间的时间。损伤后禁食至少8 h的患者仍可能在全麻诱导时出现肺误吸胃内容物的风险，因为胃排空可能被多种因素延迟，包括儿茶酚胺释放、阿片类药物给药和腹部创伤。

血流动力学稳定的儿童应在急诊科接受镇静和镇痛。仅接受肌松剂帮助气管插管的病情不稳定儿童可能会回忆起插管事件，应在耐受范围内给予具有遗忘效应的药物。

麻醉技术

在运送前，手术室应配备充足的人员，并配备适合所有年龄的设备和药物，包括有助于充分管理低血容量性休克的设备和药物，如IV和骨髓腔输液用品、液体和血液加热器、快速输血系统及适合各年龄段患者的输液泵。手术室还应配备除颤器，并配备大小适当的电极片，用于内部和外部除颤。手术室环境应加温，对于婴幼儿最好达到26℃。

对于血流动力学不稳定或怀疑ICP增高的儿童，应避免术前用药。然而，在病情稳定的儿童中，可以IV小剂量的咪达唑仑，以便在诱导前与父母分离安置监护仪。

儿科创伤治疗遵循气道管理的一般原则，重点关注通气或插管困难的可能性。在受惊或激动的儿童中，预充氧可能难以实现。在这种情况下，人们必须权衡强制预充氧的风险和益处。与成人创伤一样，静脉诱导是首选。诱导剂的选择将取决于儿童的临床情况和实施者的熟悉程度。依托咪酯0.2~0.3 mg/kg可快速起效，血流动力学稳定，降低脑代谢耗氧量，最终降低脑血流量和ICP。已知依托咪酯可引起肾上腺皮质功能的短暂抑制，但许多实施者认为其短期收益大于潜在的长期风险。氯胺酮1~2 mg/kg是一种替代诱导剂，通常不会引起血流动力学抑制；然而，对于可能有ICP增高的儿童，应避免使用。应使用琥珀胆碱进行快速气管插管。虽然琥珀胆碱已被证明会短暂地增加ICP，但这种作用尚未被证明对伴有TBI的儿童的预后有不利影响。另外，也可以使用罗库溴铵1.2~1.6 mg/kg，但需要更长的起效时间。

麻醉维持常选择平衡麻醉技术。因氧化亚氮（N_2O）可扩散到封闭空间，加剧颅腔积气、气胸和肠胀气，并且可能会增加ICP，应避免使用。异氟烷和七氟烷对大脑自动调节能力有相似的影响。IV芬太尼2~20 μg/kg或吗啡0.1~0.2 mg/kg，可在全麻诱导时给药，也可分次或连续输注[芬太尼1~4 μg/（kg·h），吗啡10~40 μg/（kg·h）]。在血流动力学不稳定期间，瑞芬太尼与其他药物相比代谢更快且更易纠正血流动力学。任何非去极化神经肌肉阻滞剂都可以实现神经肌肉阻滞。当儿童的麻醉深度与其血流动力学状态平衡时，考虑可能的意识恢复是很重要的。

监测技术

对于严重创伤的儿童，建议直接进行动脉穿刺，以持续监测血压和采血。CVP监测可用于跟踪血管内容量状态的趋势。应持续监测尿量和尿内容物。ICP监测可用于识别和监测ICP增高，但尚未对其在儿童中的应用进行结果研究。一项针对成人的研究并没有证明它对总体生存率有好处[4]。持续的体温监测是必要的，因为创伤患者低体温的可能性很高。目前在儿童中不提倡将低体温策略作为脑保护策略。凝血功能障碍发生于严重创伤早期，应及时治疗[5]。

血 糖

当高血糖伴随脑缺血发生时，无氧代谢会产生过量乳酸的积累，从而加重神经损伤。在一项关于儿童脑外伤后入院时血糖与预后关系的回顾性研究中，高血糖（血糖 > 250 mg/100 mL）与较差的预后相关。目前还没有前瞻性对照试验确定儿童创伤患者的血糖与预后之间的关系。然而，应积极治疗持续的高血糖。

通常来说，儿童患者代谢需求增加，术后应尽早开始补充营养。与肠外营养相比，肠内营养可更好地匹配代谢，但对于肠或胸部损伤并不总是可行。如果可能，在安全的情况下尽快置入饲管（鼻胃管）以减少肌肉量损失是至关重要的。

儿童烧伤的管理

烧伤是儿童发病和死亡的主要原因。烫伤是儿童最常见的烧伤类型，其次是火焰烧伤，随后是接触烧伤。还不会独立行走的婴儿在接触热表面或热液体溢出时经常被烧伤。可以挪动的幼儿能够把装有热液体的杯子从桌子上拨下来，咀嚼电线，或者不小心踩到热的表面。青少年烧伤通常涉及汽油和火。总体而言，70% 的儿童烧伤与热液体有关。

分 类

烧伤根据受累体表面积（BSA）百分比和深度进行分类（图 37.1）。BSA 的总百分比来源于"九分法规则"；但儿童与成人不同，因儿童头部占 BSA 的百分比更大。烧伤深度分为一度、二度和三度（表 37.2）。

发病率和死亡率随着烧伤面积和深度的增加而增加，但吸入性损伤、非意外创伤和早期休克与短期死亡的高风险相关。当烧伤面积超过 60% 时，死亡风险增加；然而，有报道患者幸存于高

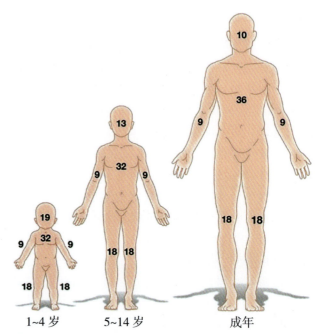

图 37.1 不同年龄段的体表面积计算（插图：Rob Fedirko）

表 37.2 烧伤深度分类

分类	深度与症状
一度	· 仅累及表皮，疼痛和红斑
二度	· 累及表皮和真皮层，但不累及真皮附属器 · 浅表二度烧伤，肿胀疼痛 · 局部有水泡 · 深二度烧伤皮肤苍白疼痛较轻，需要移植，皮肤全层烧伤伴有伤口感染
三度	· 全层烧伤，累及表皮和所有真皮，包括真皮附属器 · 形成焦痂，无疼痛感 · 需要移植

达 90% 的烧伤面积。严重烧伤的患者可能会在最初的损伤中幸存下来，但是会死于继发性并发症（如感染）。烧伤儿童的年龄对生存率很重要，因为预后随年龄的增长而更好。

严重烧伤定义为：①二度烧伤 > 10% BSA（10 岁以上儿童为 20%）；②三度烧伤 > 5% BSA；③面部、手部、足部、会阴或主要关节的二度或三度烧伤，电或化学烧伤，吸入性损伤，或有既往病史患者的烧伤。在初步复苏后，严重烧伤的儿童应转移到区域烧伤中心进行进一步治疗。美国烧伤协会已经发布了烧伤中心转诊的指导方针和标准[7]。

电烧伤

电烧伤的发病率呈双峰分布，在 6 岁以下儿童和青壮年发生率最高。尽管电流进入皮肤的表浅处，但电烧伤患者仍可能存在深层组织损伤。表面的小损伤可能覆盖在失活的肌肉上。电烧伤还会导致心律失常和脑或脊髓损伤。

烧伤儿童的初步处理

儿童烧伤患者的麻醉管理包括关注所有直接或间接受烧伤影响的器官系统。烧伤严重影响麻醉医生的处理，通常涉及气道和呼吸管理，循环问题和疼痛管理。

气道管理、氧合和通气

烧伤患儿的初始处理应侧重于气道评估和管理，应提供足够的氧合和通气，并稳定循环容量。伤口护理应推迟到急性复苏阶段之后。如果有证据表明通气不足、鼻毛烧焦、面部或上呼吸道水肿、声音嘶哑或喘鸣，则需要气管插管。有喘鸣或其他上呼吸道阻塞体征的患者应在出现面部和上呼吸道水肿之前进行气管插管，否则可能使气道管理复杂化。在没有气道烧伤或烟雾吸入的情况下进行大容量复苏可发生全身水肿，应尽早插管。在成人和年龄较大的儿童中，如果怀疑有上呼吸道水肿或损伤，首选清醒纤维支气管镜插管，同时可检查气道损伤程度。不合作的幼儿无法忍受清醒纤维支气管镜插管，在全麻诱导后需要气管插管。

呼吸衰竭和窒息可由吸入有毒烟雾、烟雾造成的化学伤害、上呼吸道水肿及在后期胸壁形成焦痂引起。吸入有毒化学物质可引起气道分泌物增多、易怒、毛细血管渗漏和肺水肿。临床表现为缺氧、高碳酸血症、呼吸困难、支气管痉挛、咳嗽、喘鸣。胸壁周围烧伤可引起限制性呼吸衰竭，需要进行胸壁切开术。

一氧化碳（CO）是燃烧物的主要副产品，存在于烟雾中，是患者因吸入烟雾而死亡的主要原因（表 37.3）。有吸入性损伤或封闭空间火灾烧伤的患者应怀疑 CO 中毒。CO 对血红蛋白的亲和力是氧气（O_2）的 250 倍，它取代了血红蛋白

表 37.3　一氧化碳（CO）水平和临床症状

CO 水平	症状
< 20%	头痛
30%~50%	烦躁、精神错乱、视觉障碍、呕吐、昏厥
50%~80%	抽搐、呼吸衰竭、昏迷、死亡

结合位点上的 O_2，使氧解离曲线向左移动。虽然 PaO_2 和血氧饱和度读数正常，但血氧含量却下降了。因此，碳氧血红蛋白必须作为血气分析的一个组成部分进行专门测量。临床症状与体内 CO 水平成正比。

低 CO 水平可引起轻微的中枢神经系统症状，高 CO 水平会导致昏迷。100% 供氧可将 CO 半衰期从 4 h 缩短至 40 min。重度 CO 中毒可采用高压氧治疗；然而，几乎没有证据表明它可以预防永久性的神经功能缺陷。

含氮量高的塑料材料燃烧产生的烟雾可能含有大量的氰化氢。接触含氮塑料明火的患者应怀疑有氰化物中毒。氰化物与细胞色素氧化酶结合，通过将细胞内有氧代谢转化为无氧代谢而损害组织氧合。静脉氧水平升高和乳酸性酸中毒不能因氧疗而改善，则提示氰化物中毒。由于吸入性损伤导致氰化物中毒的儿童可能死于窒息，如果出现癫痫发作、心肺衰竭或持续性乳酸酸中毒，应使用硫代硫酸钠或亚硝酸钠治疗。

循环和血容量复苏

烧伤的急性期，由于心肌功能下降、血液黏度增加和血管活性物质释放，可引起全身血管阻力增加，促使患者心输出量短暂下降。烧伤休克的发生是由于血容量渗出到血管周围间隙所引起的低容量血症。在高代谢阶段，由于心输出量增加和全身血管阻力降低，组织和器官血流量增加。

当烧伤面积大于 10% BSA 时，应给予患者静脉输液。目前已经提出了几种公式来估计儿童的液体需要量。Parkland 公式提出了乳酸林格液的使用，在最初的 24 h 内，每存在 1% 的 BSA 烧伤面积，则在儿童原有维持率上增加 4 mL/kg 的输注量。在一些机构，总液体的一半在前 8 h 内给予，另一半在接下来的 16 h 内给予。Cincinnati-Galveston 公式后来被认为更具体地满足了儿童的

液体需求，特别是那些体重不到 30 kg 的儿童。这些公式考虑了儿童的隐性损失和生理维持量。在年幼或不能维持正常血糖水平的儿童中，可能需要使用含葡萄糖的维持液。患儿受伤后的最初 24 h 内，液体需求量最大。

已建立的公式应仅作为指导，输液应以足够的组织灌注参数为基础。尿量应保持在 0.5~1.0 mL/（kg·h）。烧伤患者少尿通常是由于液体复苏不足，而不是肾功能不全。其他通常遵循的参数包括乳酸和碱剩余、心率和收缩压及感觉，尽管这些在高代谢状态下可能难以评估。

在复苏的第一天之后，液体通过剥落的皮肤蒸发并作为烧伤渗出液的组成部分而丢失。水肿引起的最大体重增加发生在第 2 天或第 3 天，随后是利尿，并在第 14 天恢复正常体重。在所有伤口进行皮瓣移植和愈合之前，蛋白质会通过烧伤渗出液流失。在皮瓣移植过程中，外科医生可以在供体皮肤下注入晶体溶液，以促进收获和减少失血。皮下注入的量有时可能很大，应在给予液体的总体积中考虑这部分。胶体作为儿童液体复苏的一个组成部分仍然存在争议；小型研究表明，在烧伤 8 h 内给胶体可减少总容量，减少容量过载，缩短住院时间。

其他器官系统

在损伤的急性期，心输出量减少和循环儿茶酚胺、血管升压素和肾素—血管紧张素—醛固酮系统的激活，致使血管张力增加，肾小球滤过率降低。严重烧伤的儿童，发生继发于横纹肌溶解、肌红蛋白尿和低血压的肾衰竭风险较高。神经功能障碍可由缺氧、高热、电解质失衡和高血压引起。血液系统异常可能包括红细胞溶血引起的贫血和红细胞存活减少，以及由伤口部位和微血管受损的血小板聚集引起的血小板减少。高凝状态可能导致凝血因子增加，继而发展为弥散性血管内凝血（DIC）。烧伤儿童容易发生继发于皮肤和肠黏膜屏障丧失的败血症，以及免疫反应受损。早期肠内营养可减少肠黏膜屏障损伤，减少内毒素血症。局部抗生素软膏的广泛应用降低了感染的死亡率。严重烧伤的儿童由于大面积暴露的皮肤蒸发损失而有低体温的危险。十二指肠和胃应激性

溃疡可引起慢性隐匿性出血，因此常规使用 H_2 受体拮抗剂。几乎所有患者都会出现肠梗阻，需要用鼻胃管进行胃减压。

高代谢：应激反应及其对主要器官的影响

BSA 约 30% 或更高的烧伤儿童会表现出高代谢反应，包括释放应激激素，如儿茶酚胺、抗利尿激素、肾素、血管紧张素、醛固酮、胰高血糖素和皮质醇。这种高代谢状态会持续到所有伤口愈合（可能持续数月），通常在受伤后的 9~12 个月下降。高代谢的程度取决于烧伤的严重程度。这种反应的机制很复杂，可能包括肾上腺素能输出增加、肠道诱导的内毒素血症和内源性能量产生的重置。高代谢状态表现为分解代谢增加、氮消耗、高热、高血糖、CO_2 产生增加和氧气利用率增加。烧伤后大约 8 h，下丘脑—垂体的温度调定点可重置为高于正常体温。在高代谢阶段，高热量的营养支持将有助于防止蛋白质分解和促进伤口愈合。由于高代谢会增加 O_2 的消耗和 CO_2 的产生，应增加每分通气量，并保持温暖的环境温度（≥ 30℃），以防止体温过低引起的分解代谢。

烧伤儿童的麻醉处理

BSA 大于 30% 的烧伤，应在早期切除损伤皮肤并移植。研究表明，在急性复苏和病情稳定后，应在 48 h 内进行皮肤的初始切除和移植，以降低患病率和死亡率。初次移植后，通常需要定期更换敷料。中厚皮片移植和瘢痕修复可在初次烧伤后数周或数月进行。最重要的麻醉和围手术期管理包括气道管理、补液通路、血流动力学监测、血液和容量替换，以及提供足够的镇痛。

术前评估

烧伤引起血流动力学、肺顺应性、容量状态和代谢的生理变化。术前评估应包括烧伤的严重程度和后果的评估，如程度和位置、生理指标异常和镇痛需求。一些轻微烧伤（BSA < 10%）不需要大量的液体复苏，但严重烧伤患者（BSA > 30%）可出现明显的全身生理变化，需要积极的容量复苏。若同时并存其他疾病，如吸入性损伤

患者的哮喘，即使是轻微烧伤，也可能需要更积极的治疗和复苏。

必须对面部、颈部和气道进行彻底检查，以确定即将发生气道损害的可能性以及潜在的气道困难。烧伤患者可能伴随有与初始原因相关的损伤，如机动车事故。实验室评估应包括血液学、酸碱、电解质、凝血和肾功能检测。当预计存在失血时，尤其是烧伤后早期，应进行血型交叉配型。最初的烧伤伤口切除可能出现大量失血，应确保提供额外的血液制品。酸碱失衡应及早纠正并持续监测。

对这些患者来说，充足的营养平衡是至关重要的。在麻醉过程中，需仔细权衡为减少误吸而进行的禁食。负氮和热量平衡与烧伤儿童较高的死亡率相关。对于已插管的患儿，如果患儿处于仰卧位，可在围手术期继续胃肠营养。鼻空肠肠内营养是鼻胃喂养的另一种选择，可尽量减少误吸的风险。围手术期应继续给予患儿肠外营养。高代谢状态下更易发生低血糖，因此围手术期应频繁检查血糖水平。

对于这些儿童来说，心理安全和适合心理发育的互动是必不可少的，他们经常因为受伤而产生长期心理障碍。儿童生活心理学家是烧伤小组的重要成员。除了IV抗焦虑药物外，通过游戏和虚拟现实来分散注意力已经成为在这些紧张情况下减少焦虑和痛苦的有用辅助手段。烧伤后，抗焦虑药和镇静剂的耐受性可很快产生。

需要广泛切除焦痂和进行皮肤移植的儿童，因可能发生液体转移和失血，应尽早进行气管插管（带套管的气管内导管）；且由于预期的高代谢状态，需要控制通气。对于初次烧伤后数周或数月出现面部和颈部挛缩的儿童，可计划进行纤维支气管镜辅助插管。如果挛缩限制气管插管或通气（胸部挛缩），应在气管插管前用面罩通气或IV氯胺酮麻醉进行手术松解。如果患者既往进行过机械通气，并发生急性呼吸窘迫综合征，麻醉机可能无法提供足够的潮气量、吸气压力或呼气末正压（PEEP）。因此，在手术室中可能需要更复杂的重症监护病房（ICU）呼吸机，并且调整麻醉管理方案为全凭静脉麻醉。

监 测

对于烧伤儿童，标准的监测可能比较困难。血压袖带可能必须放在烧伤区域，针电极可能必须用于监测心电图（ECG）。脉搏血氧仪读数在大面积烧伤、低血压或体温过低时可能不可靠。在这种情况下，脉搏血氧仪探头可以放置在耳垂、颊黏膜或舌头上。需要进行重大烧伤手术的儿童将需要有创动脉血压监测，可能还需要CVP监测，以快速跟踪容量状态。由于烧伤儿童易发生体温过低，因此体温监测和保持体温正常是必要的。手术室和静脉通路应加热，吸入气体应加热和加湿，并覆盖住所有暴露的身体表面。

麻醉技术

麻醉诱导药物的选择取决于患儿的临床情况。若患儿血容量正常，可以使用丙泊酚；存在低血容量时，氯胺酮或依托咪酯是合适的替代。当已有气管内插管时，吸入诱导是稳定和有效的。

肌松剂是否用于烧伤患者的气管插管取决于烧伤的时间和困难气道程度。在烧伤后最初的24 h后，损伤或烧伤后可继发肌肉突触外乙酰胆碱受体上调，使用琥珀胆碱可引起显著的高钾血症。这种风险在初次损伤后5 d至3个月达到高峰，并可能持续长达2年，或直到患者恢复足够的肌肉功能。烧伤患者可能表现出对非去极化神经肌肉阻滞剂的抵抗，因此需要相对较大的剂量来达到松弛，特别是对于严重烧伤和初次烧伤后1~2个月的患者。这种抗性被认为是由突触后乙酰胆碱受体的变化引起的。

全麻的维持可以通过复合吸入麻醉药来完成。阿片类药物的滴定应基于迅速发展的预期药物耐受来进行。由于阿片类药物的药代动力学变化和耐受性的发展，烧伤患者对阿片类药物的需求更大。由于烧伤的药理学变化，所有药物都应滴定到临床效果，并需要适当的血流动力学和氧合监测来判断阿片类药物引起的呼吸抑制。术中和术后常需要大量阿片类药物。例如，儿童在急性围手术期IV 吗啡剂量 ≥ 0.5 mg/（kg·h）的情况并不罕见。如果患儿需要ICU呼吸机的高级支持，应计划全凭静脉麻醉。

因供体和移植物部位暴露的皮肤面积相对较

大，烧伤清创通常会导致大量失血。一旦焦痂被切除，可暴露出大量的毛细血管床，通常在伤口上放置浸泡有肾上腺素的绷带以减少出血，但可引起心动过速和高血压，从而导致失血量可能被低估。在这些手术过程中早期输血是必要的，以避免突然的低血容量。应该注意的是，由于导管的长度和阻力，通过中心静脉快速输血具有挑战性。如果有大口径静脉通道，可以更容易和更快地进行大容量复苏。

当红细胞携氧能力不足以满足细胞代谢需求时，需要输红细胞。最大允许失血量是根据儿童的估计血容量（EBV）确定的，EBV随年龄而变化（见第 14 章）。临床上没有需要输血的绝对血细胞比容数值，大多数受伤前健康儿童可耐受血细胞比容低于 30% 而无不良后遗症。在创伤情况下，血细胞比容通常是未知的，常根据经验估计 EBV、失血和血液需求量。在危及生命的紧急情况下，立即输 O 型血是必要的。有些中心为男孩提供 O 型阳性血，为女孩提供 O 型阴性血，而有些中心为所有儿童提供 O 型阴性血。患儿大量输血可能带来的风险包括储存的红细胞溶解导致的高钾血症、柠檬酸盐毒性导致的低钙血症、体温过低，以及血小板和凝血因子稀释所导致的凝血功能障碍。肺水肿和容量超载也是重要问题。

温度调节

因伤口大面积暴露在外，缺乏完整的皮肤，烧伤儿童术中有热损失的危险。体温过低可引起心律失常、凝血功能障碍和伤口愈合减慢。手术室应有暖气与顶灯，并应使用屏障来减少辐射的热量损失；亦可通过加热手术室和将患者放在保温毯上来防止对流热损失。可用塑料布和强制暖风毯等材料覆盖患儿，麻醉气体应加湿，以减少蒸发热量损失。

疼痛管理

疼痛是烧伤儿童的主要问题。在急性期，疼痛可分为基础背景疼痛、操作引起的疼痛和术后疼痛。基础背景疼痛与烧伤的大小成正比，可口服或 IV 阿片类药物治疗。由于迅速发展的药物耐受，阿片类药物的剂量需要定期调整。辅助镇痛药，

如对乙酰氨基酚、氯胺酮和右美托咪定也应包括在内。由于存在对出血或肾损伤的担忧，布洛芬等非甾体抗炎药较少使用。操作引起的疼痛用阿片类药物、苯二氮䓬类药物（用于缓解操作相关的焦虑）、辅助剂（如氯胺酮）及局部镇痛剂（如椎管内组织和周围神经阻滞）来控制。

术后伤口护理

对医生、患者和家属来说，为日常伤口护理提供足够的抗焦虑和镇痛药，都是一项挑战。以阿片类药物为基础的方法是最常用的，给药途径取决于 IV 的可用性和随时间变化的预期换药次数，以及儿童的焦虑程度。吸入 N_2O 对轻度疼痛的治疗有效。疼痛程度更高的手术可能需要口服或 IV 氯胺酮，同时使用苯二氮䓬类药物和局部麻醉药。硬膜外镇痛可用于会阴或下肢的反复伤口护理。在某些情况下，可能需要全麻（通过面罩或声门上装置）。非药物手段，如催眠、注意力分散疗法和虚拟现实已被证明对一些儿童非常有用。儿童生活专家应该与患者及其家属密切接触。在熟悉的环境中使用相同的医疗和护理人员进行重复伤口护理，可以减轻患者和家属的压力，并改善操作者的工作环境。

术后注意事项

大多数严重创伤或烧伤的儿童在被送往 ICU 时仍需气管插管。从手术室转移到 ICU 或其他地方进行进一步的诊断评估时，必须给予足够的镇痛和镇静。是否拔除气管导管取决于临床情况，包括术前状况、术中事件和预期的术后病程。在离开手术室之前，必须进行评估以排除不稳定的情况。由于运送患者和将护理工作移交至基础医疗部门需要一些时间，因此预测手术后 1 h 内儿童的麻醉需求是很重要的。到达 ICU 时，应检查血细胞比容、动脉血气和电解质以及胸部 X 线片，以排除在转运过程中发生的病理生理变化。

（李欣然　译，李凤仙　审）

参考文献

[1] Densmore JC, Lim HJ, Oldham KT, et al. Outcomes and delivery of care in pediatric injury. J Pediatr

Surg,2006,41(1): 92–98. https://doi.org/10.1016/
j.jpedsurg.2005.10.013.

[2] British Heart Foundation. Man suffers cardiac arrest and
friend performs CPR to help save his life. 2019(2019-10-
16)[2021-08-25]. https://youtu.be/jZusvD_9j2E.

[3] Nagler J, Krauss B. Videos in clinical medicine.
intraosseous catheter placement in children. N Engl
J Med,2011,364(8):e14. https://doi.org/10.1056/
NEJMvcm0900916.

[4] Chestnut RM, Temkin N, Carney N, et al. A trial of
intracranial pressure monitoring in traumatic brain
injury. N Engl J Med,2012,367:2471–2481. https://doi.
org/10.1056/NEJMoa1207363.

[5] David JS, Godier A, Dargaud Y, et al. Case scenario:
management of trauma-induced coagulopathy in a severe
blunt trauma patient. Anesthesiology,2013,119(1):191–200.
https://doi.org/10.1097/ALN.0b013e31828fc627.

[6] Michaud LJ, Rivara FP, Longstreth Jr WT, et al.
Elevated initial blood glucose levels and poor outcome
following severe brain injuries in children. J Trauma,
1991,31(10):1356–1362. https://doi.org/10.1097/00005373-
199110000-00007.

[7] Burn Center Referral Criteria. American Burn
Association(2021-08-25). http://ameriburn.org/wp-content/
uploads/2017/05/burncenterreferralcriteria.pdf.

拓展阅读

Jeschke MG, Herndon DN. Burns in children: standard
and new treatments. Lancet,2014,383(9923):1168–1178.
https://doi.org/10.1016/S0140-6736(13)61093-4.

Trachtenberg FL, Haas EA, Kinney HC,et al. Risk factor
changes for sudden infant death syndrome after initiation of
Back-to-Sleep campaign. Pediatrics,2012,129(4):630–638.
https://doi.org/10.1542/peds.2011-1419.

第 38 章

危重儿童

Samuel Rosenblatt, C. Hunter Daigle, Donald Boyer

　　危重儿童有时可能需要进行急诊手术，因此所有麻醉医生都应该对最常见的危重疾病及其治疗方法有所了解。本章回顾了这些疾病的临床特征，并描述了最新的儿科高级生命支持（PALS）指南和正性肌力药物的使用，以及为儿童建立有创通道的方法。

儿科高级生命支持（PALS）

　　每隔几年，美国心脏协会（AHA）都会发布 PALS 的更新指南，其中会纳入儿科复苏科学的最新发现。至本文截稿（译者注：指原英文版本，非本译作），最新版本于 2020 年发布。自 2010 年指南颁布以来，复苏的关注点是使用"CAB"（Circulation——循环，Airway——气道，Breathing——呼吸）法则，强调通过高质量心肺复苏（Q-CPR）实现和维持最佳的大脑和冠状动脉灌注。一旦发现心搏骤停，应立即开始进行胸外按压，同时尝试建立气道和呼吸（同时进行但为次要动作）。心搏骤停无血流状态期间，在进行设备准备和确保气道通畅之前，通过有效的胸外按压可以更轻松且快速地建立重要脏器的血供。

　　2020 年更新的 PALS 指南更侧重于心肺复苏（CPR）质量和复苏后护理[1]。CPR 质量可通过胸外按压的比例、深度和频率进行评估（表38.1）。这些可以使用能够实时反馈 CPR 质量的先进除颤器和除颤贴片来测量。呼气末二氧化碳（$EtCO_2$）和动脉血压监测的应用也是评判 CPR

质量的有效指示。复苏后护理侧重于维持正常的核心体温、足够的血压以保证冠状动脉和大脑灌注，以及正常的氧合。

表 38.1　高质量 CPR 标准

・用力按压：按压深度≥胸部前后径的 1/3
– 儿童按压深度至少 5 cm，婴儿至少 4 cm
・快速按压：100~120 次 / 分
・保证胸廓完全回弹：无残余凹陷
・最大限度地减少中断：脉搏检查和按压者更换的暂停时间不超过 10 s
・优化按压：通气比例
– 单个施救者：30 次按压，2 次人工呼吸
– 两名救援人员：15 次按压，2 次人工呼吸
– 气管插管（或声门上气道）后：100~120 次 / 分，每 2~3 s 辅助呼吸一次（20~30 次 / 分）

循　环

　　当遇到无法触及脉搏的儿童时，应立即开始胸外按压。对于婴儿，进行胸外按压的最佳方法是用手环抱其胸部，两个拇指放在两乳头连线下方一横指的胸骨中段位置。对于年龄较大的儿童，将手掌根部放在其胸骨末端上方两横指的位置，按压深度至少为胸部前后径的 1/3（大约 2 英寸或 5 cm）。应避免压迫胸骨下段 1/3，以防造成腹腔脏器损伤。按压频率为 100~120 次 / 分。儿童 CPR 最重要的是保证按压的频率和深度，同时尽量减少动作中断以及确保胸廓完全回弹。每 2 min 轮换按压者，以减轻疲劳并确保有效按压。

进行 CPR 时，应建立外周静脉通路。若 3 次尝试或 90 s 内无法成功时，可以考虑使用骨髓内（IO）血管通路[2]。等渗液体，如乳酸林格液或生理盐水，应当以 10~20 mL/kg 的剂量进行持续输注，直至患者的血压恢复正常。如果在给予约 60 mL/kg 等渗液体后仍无法建立年龄相应的正常血流动力学，应当考虑使用血管活性药物，药物的选择取决于血流动力学状况。对处于出血性休克状态的儿童，可接受未进行交叉配型的 Rh 阴性 O 型浓缩红细胞或全血（如果患儿血型已知，则给予相应血型的血制品）。可通过气管导管给予利多卡因（lidocaine）、阿托品（atropine）、纳洛酮（naloxone）和肾上腺素（epinephrine）等可被支气管树吸收的药物（LANE）。

在儿童心搏骤停期间，可能会出现无脉性电活动（PEA），这通常是可逆的。因此，应当牢记 "H" 和 "T" 所代表的临床表现以进行鉴别诊断（表 38.2）。

表 38.2　PEA 的鉴别诊断（H 与 T）

低氧血症（Hypoxemia）	压塞（心包）（Tamponade）
低血容量（Hypovolemia）	张力性气胸（Tension pneumothorax）
低体温（Hypothermia）	血栓栓塞（心肌缺血、肺栓塞）（Thromboembolism）
高 / 低钾血症（Hyper/Hypokalemia）	毒素（Toxins）
氢离子（酸中毒）（Hydrogen ions）	创伤（Trauma）

气道和呼吸

如果心搏骤停的儿童此前没有进行气道管理，那么在开始胸外按压后应立刻进行气道管理。正确地建立气道对于最大限度地提高氧合和通气非常重要。常规的气道操作（如倾斜头部、抬高下颌或下巴等）用于通过气囊面罩通气来维持气道通畅。气道内置入气管导管是首选的通气方法，但当无法获得气管内置管或尝试气管插管会影响 CPR 质量时，可考虑使用声门上气道。过度通气是 CPR 过程中使用高级气道管理的已知风险，其可能增加胸腔内压力，阻碍静脉回流并降低心输出量。当高级气道已经建立，通气频率不需要与按压频率相协调时，应以 20~30 次 / 分的频率进行（每 2~3 s 进行一次辅助呼吸）。在放置高级气道之前，按压和面罩通气频率应当相协调。在单人 CPR 救援时，该比例应为 30 次按压对应 2 次人工呼吸；而在双人 CPR 救援时，应为 15 次按压对应 2 次人工呼吸。

伤残和药物
伤　残

一旦循环和呼吸问题得到处理，应当评估儿童的神经系统状态。在评估局部神经损伤的同时，可以计算格拉斯哥昏迷量表（GCS）评分。异常的瞳孔反应（如单侧瞳孔扩大）可能提示脑疝即将发生，应当迅速进行评估并处理。在通过临床症状或放射学检查排除颈椎问题之前，尤其是如果怀疑存在创伤性损伤，保持颈椎固定是至关重要的。颈椎脊髓损伤可能引起神经功能缺陷和神经源性休克，其特征是血管扩张和低血压，但无心动过速。应当立即处理低血糖，因其可能导致不必要的神经损伤。

药　物

肾上腺素是儿童心搏骤停救治中最重要的药物。儿童心搏骤停复苏的初始剂量为 0.01 mg/kg（标准浓度 1∶10 000 的对应剂量为 0.1 mL/kg），通过静脉注射（IV）或 IO 途径给予。如果没有血管通路可用，可以通过气管内给予 0.1 mg/kg。如果患儿对初始剂量没有反应，可每 3~5 min 重复给予初始剂量。对于室性心动过速或难治性室颤，如果无法除颤，可以考虑使用胺碘酮（5 mg/kg）或利多卡因（1 mg/kg）。而且如果多次给予肾上腺素无效，应该咨询儿童心脏病专家的意见并考虑使用替代药物。在心动过缓的情况下，阿托品（0.02 mg/kg）或许有帮助，但如果心动过缓是由缺氧引起的，则氧气是解决潜在心脏生理学问题最重要的药物。

暴露和环境

一旦通气和循环稳定，应当脱去儿童所有衣物以寻找其他创伤或中毒性损伤。应当积极治疗低温和高热，以预防凝血功能障碍并防止进一步的局部神经损伤。严重低体温所导致的心搏骤停可能需要进行体外复温，并寻求重症监护专家的意见。

心搏骤停后护理

心搏骤停后护理的基础是着重减少二次损伤。如果心搏骤停后的患者需要进行手术治疗，或者需要麻醉专家协助进行影像学检查或其他诊断 / 治疗操作，可能需要在手术室环境中进行。

在自主循环恢复（ROSC）或紧急 CPR（E-CPR）期间体外支持管道连接后，应将注意力集中在确保适合患儿年龄的生理状态，以减少代谢需求和器官损伤。高血压和低血压都可能对患儿造成伤害，但心搏骤停后最容易发生低血压。患儿血压应调整到符合年龄标准的正常值，以防止器官低灌注。通过避免发热、寒战和癫痫发作来减少代谢需求。这可能需要"全天候"给予退热药物，并使用温度调节设备，如温度调节毯 [然而心搏骤停患儿的目标温度管理（TTM）研究没有证明经验性降温获益][1]。心搏骤停后的患者可能需要神经肌肉阻滞（NMB）以控制寒战反应。对于心搏骤停后神经状态与基础值不同的情况，应考虑进行持续脑电图（EEG）监测，以检测亚临床癫痫发作并迅速治疗，从而减少代谢需求。应避免低血糖和高血糖，常规开展血糖监测以减少代谢紊乱的影响。

治疗方案

由于难以记住各种可能发生的心律失常的具体治疗方案，麻醉医生应该随时能够快速获取最新的 AHA 指南。我们建议每位麻醉医生都有一份 PALS 口袋参考卡（AHA 20–1118）的复印本（或者在每个麻醉场所都可以获得），线上购买非常便捷。

常见儿童危重症

癫痫持续状态

持续发作超过 5 min，或多次发作而未能恢复到基础状态被认为是癫痫持续状态，应立即干预。儿童常见的诱因包括癫痫、头部创伤、缺血缺氧

性脑病、感染（如脑膜炎、脑炎）、药物中毒、遗传或代谢疾病，以及电解质紊乱（如低血糖、低钠血症）。大约 50% 的病例原因不明。如果怀疑感染，应立即经验性给予广谱抗生素治疗，可以考虑联合抗病毒治疗。如有可能，应在抗生素治疗前采集脑脊液（CSF）。建议进行头颅 CT 检查，除非诊断明确且与脑结构异常无关。

如果不进行治疗，癫痫持续状态可能会导致神经损伤或死亡。癫痫持续状态导致损伤的常见原因包括低通气和误吸。急救治疗包括确保呼吸道通畅、吸氧并同时给予抗惊厥药物。NMB 有助于气管插管，但可能掩盖持续癫痫发作状态。如果已经给予 NMB，应考虑采用其他方法评估持续的癫痫活动（如 EEG）。低血压可能是长时间癫痫活动或抗惊厥药物的心脏抑制效应导致的，应通过扩容和血管升压药物来治疗。持续的低氧血症、低血压、低血糖和代谢性酸中毒会增加神经损伤的可能性。应积极治疗高热，以减少脑代谢氧消耗。如果患者没有恢复到正常的精神状态，立即进行 EEG 检查以评估非显性癫痫持续状态，可能有助于诊断。

美国癫痫协会的治疗指南[3] 已经发布。初始治疗应包括 IV 苯二氮䓬类药物，如劳拉西泮、咪达唑仑或地西泮。如果无法快速获得血管或髓内通路，则可通过肌内、口腔、鼻内或直肠途径给予咪达唑仑，也可通过直肠给予地西泮。

如果苯二氮䓬类药物的初始剂量不能有效抑制癫痫活动，大多数指南建议重复给药一次。如果患者对苯二氮䓬类药物的初始治疗无效，可以使用二线药物，包括左乙拉西坦、丙戊酸或磷酸奥卡西平。因不良反应和对呼吸的抑制作用均较小，左乙拉西坦通常作为首选的二线药物。然而，近期的一项研究显示，这 3 种药物在效果或不良反应方面没有区别[4]。

苯巴比妥以 15~20 mg/kg 缓慢泵注，可作为辅助性抗惊厥药物。不良反应包括呼吸抑制（特别是与苯二氮䓬类药物联合使用时）、低血压和长时间的镇静。在婴幼儿中，苯巴比妥可能比其他抗癫痫药物更有效。

当常规治疗对癫痫持续状态无效时，应咨询儿童神经科医生，积极采用辅助药物输注进行管

理。用于癫痫持续状态的常用输注药物包括咪达唑仑、戊巴比妥和氯胺酮，根据 EEG 和临床癫痫发作表现调整剂量。药物的不良反应可能会很明显，应在开始治疗前查阅当地处方集，警惕心脏抑制（可能需要强心治疗）和粒细胞减少等不良反应。在难治性病例中，也可以使用吸入麻醉药或丙泊酚来抑制癫痫发作，需咨询儿童神经科同事以寻求指导。

休 克

休克是氧气输送不足以满足组织代谢需求的状态。休克分为 3 个逐渐恶化的阶段：代偿期、失代偿期和不可逆期。

在休克代偿期，机体通过激活代偿机制，如增加心率和全身血管阻力（SVR），维持血压和器官灌注。由于新生儿和婴幼儿不能显著增加每搏输出量，心输出量（每搏输出量乘以心率）的增加则通过增加心率来实现。在这个初始阶段，患者可能表现出四肢冰凉、苍白、毛细血管再充盈延迟（大于 4 s）及尿量减少。在失代偿休克期，当代偿机制开始失效时，就会出现细胞功能障碍、缺血和内皮损伤。患儿会表现出意识水平改变和尿量减少。如果患儿出现呼吸急促，可能提示机体试图应对继发的代谢性酸中毒。心动过缓对婴儿来说是一个不利的征兆，因其会显著降低心输出量，并预示可能发生心搏骤停。低血压是儿童休克的晚期表现，患儿将面临多器官系统衰竭的风险。当存在不可恢复的终末器官损伤时，就会发生不可逆的休克。

最新的 PALS 指南描述了 4 种主要休克类型：

1. 低血容量性休克是最常见的休克类型，由血管内容量减少所致。血容量减少可由水和电解质丢失（如呕吐、腹泻、肾脏丢失或中暑）导致，也可由失血（如创伤）或血浆丢失（如烧伤、肾病综合征）引起。初始治疗的重点是在初步评估循环—气道—呼吸（CAB）后，补充丢失的液体。液体复苏的指导原则是恢复心率、外周灌注和正常尿量 [目标 > 0.5~1 mL/（kg·h）]。如果失血明显，应首先使用血液制品作为补充。根据血容量丢失情况，失血性休克分为 4 类。在有条件的情况下，应输注新鲜全血（< 48 h），因其含有红细胞、

血小板和凝血因子。当无法获得全血时，可以应用与医疗机构大规模输血实践一致的 1∶1∶1 的浓缩红细胞（PRBC）：新鲜冰冻血浆（FFP）：血小板进行平衡复苏。若凝血因子和血小板损失没有得到纠正，患者接受大量输血后通常会出现稀释性凝血病。如果立即需要血液，O 型 Rh 阴性血液是"万能供血"，可应用直至有类型匹配的血制品可用。在非失血性低血容量性休克中，通常使用生理盐水（0.9%）或乳酸林格液（LR）等等渗晶体液作为初始复苏液。应以心率和终末器官灌注标志物正常化为导向，通过补充患者估计的液体丢失量 [当前体重（kg）– 先前体重（kg）= 估计丢失的液体量（L）] 进行复苏。

2. 分布性休克是由血管调节功能异常引起的，如血管扩张导致相对低血容量。常见原因包括败血症、神经源性休克和过敏反应。败血症休克是由强感染引起的，表现为低血容量、血管张力异常、心脏泵衰竭和细胞代谢紊乱的综合症状，进而导致严重的代谢性酸中毒。最初，患者的四肢可能会温暖且灌注良好，也可能会冰冷并伴有 SVR 增高和毛细血管充盈延迟。在温暖型败血症休克中，患者出现由炎症介质引起的血管扩张（如内毒素、肿瘤坏死因子和白细胞介素 –1），临床表现为舒张期低血压和脉压增宽。在寒冷型败血症性休克中，患者表现为血管收缩、四肢感觉冰冷、血压正常或升高，可能存在心肌功能障碍。如不治疗，持续的败血症休克将迅速导致多器官功能衰竭，可能致死。败血症休克需要明确感染源并进行治疗。这些患者通常需要快速输注等渗生理盐水（> 60 mL/kg），可能需要使用血管收缩药物。药物的选择取决于临床表现，可能需要选择优先作用于血管张力（如去氧肾上腺素、去甲肾上腺素）或心脏功能（如低剂量肾上腺素、多巴胺）的药物，或者二者兼顾。对于血管收缩药物无效和肾上腺皮质功能不全的休克患者，考虑使用氢化可的松，剂量为 2 mg/kg IV（最大剂量 100 mg）。进一步的治疗包括监测终末器官灌注的异常情况和维持生理功能，以改善心输出量，进而逆转休克状态。神经源性休克可见于脊髓损伤，通常发生在颈胸区域。交感神经调节血管张力的功能丧失会导致心动过缓、血管舒

张和低血压。过敏可表现为急性过敏反应，导致静脉血管舒张、动脉血管舒张、毛细血管通透性增加和肺血管收缩。肾上腺素是治疗过敏反应的一线血管收缩药。在分布性休克中，头高足低（Trendelenburg）体位（如有需要，头朝下、颈椎固定）和等渗液体的使用可以恢复循环稳定性。可能需要具有直接作用于 α_1 肾上腺素能受体的血管收缩药物以改善血管张力，降低低血压和心肌缺血的风险。

3. 心源性休克可由先天性心脏病、长期心律失常（如室上性心动过速）、获得性心肌病（川崎病伴冠状动脉瘤）、感染和药物中毒引起。应谨慎通过中心静脉压监测和查体来指导补液。这些患者通常会受益于正性肌力支持和后负荷减少的治疗。严重的病例可能需要植入心脏支持装置和（或）体外循环支持。

4. 梗阻性休克是由心外原因引起的循环衰竭，常因右心室心输出量不足所致。张力性气胸、肺栓塞、肺动脉高压、心包积液引起的心脏压塞和限制性心包炎均可导致梗阻性休克。梗阻性休克的治疗需要解除阻塞 [如张力性气胸的针减压和胸管置入，肺栓塞的抗凝和（或）血栓切除术等]。在此期间，液体治疗（额外的预负荷）可能有助于克服阻塞。然而，在右心室容量超负荷并出现肺动脉高压而衰竭的情况下，在治疗梗阻性休克的病因时，对右心室的正性肌力支持可能有用。

新生儿在出生后的最初几天出现休克是特殊的，因为这可能表明其患有未确诊的、伴有导管依赖性体循环的先天性心脏病。这些婴儿出生时没有症状，因为主动脉血流是由未闭合的动脉导管（PDA）提供的。然而，当 PDA 关闭时，系统输出不足会导致休克。这些患儿通常有左侧梗阻性病变，如左心发育不全综合征、主动脉瓣狭窄、主动脉弓中断或主动脉缩窄。前列腺素 E1[0.05~0.1 μg/（kg·min）] 可使导管保持开放，直到进行姑息性或确定性手术。

儿童正性肌力药物和血管活性药物

多巴胺

多巴胺主要是一种中枢神经递质，但也存在于外周交感神经系统和肾上腺髓质中。多巴胺刺激大脑和外周血管床中的多巴胺能 α 和 β 受体，并根据其浓度，可以产生血管扩张或收缩的作用。

当容量复苏无效时，多巴胺用于治疗分布性休克、败血症休克或心源性休克儿童的低血压和少尿。低剂量 [1~5 μg/（kg·min）] 可激动多巴胺受体并增加肾小球滤过率和肾血流量。中等剂量 [5~10 μg/（kg·min）] 通过激动 β 受体和促使神经末梢释放去甲肾上腺素来增加心率并改善心肌收缩力，导致收缩压升高，对舒张压影响最小。较高剂量 [> 10 μg/（kg·min）] 通过激动 α 受体和收缩血管增加 SVR。

多巴胺的不良反应包括心动过速、高血压、心律失常和心肌耗氧量增加。多巴胺通过抑制缺氧性肺血管收缩来降低动脉血氧分压（PaO_2），并且可以抑制高达 60% 的低氧血症引起的通气反应。近期的数据表明，它会对先天免疫反应产生后遗效应并对下丘脑—垂体—肾上腺轴产生影响。因此，一些医疗机构很少将多巴胺用作一线血管活性药物。

多巴胺清除率在婴儿期的前 20 个月内下降约 50%，然后在整个童年时期继续较小幅度下降。所有重症儿童的多巴胺药代动力学研究均表明，药代动力学参数存在显著的个体差异。因此，达到临床反应所需要的剂量存在很大差异。

多巴酚丁胺

相较于多巴胺，多巴酚丁胺对 β_1 和 β_2 受体具有更高的选择性。在 5~20 μg/（kg·min）的剂量范围内，多巴酚丁胺增强心肌收缩力并增加每搏输出量；但与多巴胺相比，心率增加较少。多巴酚丁胺可降低 SVR 和外周血管阻力（PVR），若患者容量不足或交感神经失衡增加，则可能会发生低血压。多巴酚丁胺可用于治疗心脏功能障碍，如先天性心脏病或心肌炎。由于其可增加心肌耗氧量，因此可能导致心律失常。

麻黄碱

麻黄碱通过增强交感神经元释放非肾上腺素来间接发挥作用，它可以不同程度增加 SVR 从而增加心率和心输出量。麻黄碱（0.2~0.3 mg/kg，每次）用于治疗与全身麻醉或区域麻醉相关的低血压。

肾上腺素

肾上腺素激动 α、β_1 和 β_2 受体。它可用于治疗各种原因引起的休克，并且是治疗过敏反应的首选药物。低剂量 [0.05~0.1 μg/（kg·min）] 时，肾上腺素激动 β_1 受体，并增加心率和正性肌力。β_2 受体激活可导致小动脉松弛，从而降低 SVR 和舒张压。较高剂量 [0.1~0.3 μg/（kg·min）] 可激动 α 受体，导致血管收缩，从而导致 SVR 增加，进而可能减少终末器官血供。危重儿童的肾上腺素清除率低于健康成人。

异丙肾上腺素

异丙肾上腺素是一种非选择性 β 肾上腺素受体激动剂，对 α 肾上腺素受体具有低亲和力。它增加心率，增强心肌收缩力，降低 SVR，从而导致心输出量增加。异丙肾上腺素可用于治疗血流动力学上严重的心动过缓，并且已经用于心脏手术后的婴儿以改善心脏指数。

去甲肾上腺素

去甲肾上腺素具备有效的 α 受体活性，部分 β_1 受体活性和较少的 β_2 受体活性，因而可增加 SVR。去甲肾上腺素可改善低血压、心脏指数正常或升高但对容量复苏无反应的儿童的灌注。去甲肾上腺素治疗对于心动过速是有益的，因为它可以增加 SVR、动脉血压、舒张压和尿量，而不会增加心率。通常的起始输注剂量为 0.05~0.1 μg/（kg·min），随后滴定至有效剂量。去甲肾上腺素给药可能会改善血压而不改善灌注，这种情况最常见于心脏指数和每搏输出量较低的儿童。

去氧肾上腺素

去氧肾上腺素是一种 α 肾上腺素能受体激动剂，用于治疗 SVR 较低时的低血压。去氧肾上腺素可升高血压并引起迷走神经介导的窦性心动过缓，该情况在儿童中不如成人明显。儿童使用去氧肾上腺素的经典起始剂量为 0.1 mg/（kg·min），逐渐滴定至有效剂量。

米力农

米力农是一种磷酸二酯酶抑制剂，可产生正性肌力和血管舒张作用（通常不引起心动过速）。它已被用于儿童治疗心脏手术后的低心输出量状态，以及单独输注儿茶酚胺无效的休克治疗。儿童表现出比成人更高的米力农分布体积和更快的清除率。使用方法为：在 15~60 min 内给予 50~75 μg/kg 的负荷剂量，随后以 0.375~1 μg/（kg·min）的剂量连续输注，滴定至有效剂量。米力农与成人的房性或室性心律失常有关，但通常与儿童无关；肾功能不全的儿童，米力农的清除率降低，并可能因药物蓄积和低 SVR 而出现低血压。

抗利尿激素

抗利尿激素作用于抗利尿激素受体，促进肾脏对水的重吸收，同时也可直接作用于小动脉，引起血管收缩，从而增加外周循环阻力。抗利尿激素可用于儿茶酚胺耐受性低血压（如脓毒症休克）。用于治疗儿茶酚胺耐受性休克的常用抗利尿激素起始输注剂量为 12 mU/（kg·h），每 10~15 min 增加 12 mU/（kg·h），最高可达 240 mU/（kg·h）。由于不同机构和出版物使用的单位不一致 [5]，抗利尿激素的剂量选择具有挑战性。

升压药难治性休克

对于液体复苏和血管活性药物难以治疗的患者，应考虑给予类固醇，治疗可能存在的肾上腺功能不全。氢化可的松是常用的同时具有糖皮质激素和盐皮质激素作用的类固醇。儿科的初始冲击剂量常为 100 mg/m^2，随后维持剂量为 100 mg/（m^2·d），平均每 4 h 给予一次。对于难治性休克，应考虑使用体外膜肺氧合（ECMO）。

肝衰竭

肝衰竭是由肝细胞坏死导致肝功能受损引起的，且有可能发生肝性脑病。它可以在既往健康的人中作为首发症状出现，也可以是慢性肝病恶化的过程，或是多器官系统衰竭的一部分过程。根据黄疸出现和发生肝性脑病之间的时间间隔，肝衰竭可以分为3种类型：超急性（0~7 d）、急性（1~4周）和亚急性（4~12周）。儿童暴发性肝衰竭的主要原因包括病毒性肝炎、药物性肝损伤、遗传性代谢疾病等。

肝衰竭的临床特征包括黄疸、肝肿大和脑病，并伴有异常生化数据，如低蛋白血症、高胆红素血症、高氨血症、高乳酸血症、低血糖及凝血酶原时间延长的凝血病。除了早期给予 N- 乙酰半胱氨酸来降低对乙酰氨基酚的毒性和作为潜在的抗炎剂外，对于急性肝损伤没有特效疗法或解毒剂。诊断检测对于寻找病因和确定肝移植资格是必要的。

肝衰竭可对其他器官系统产生不利影响。脑病可能是由于正常脑功能所需的未知物质在肝脏的合成减少，导致神经毒性或促进神经抑制的未知物质在肝脏代谢减少所致。肝性脑病会随着肝功能恶化而加重。血清氨水平与脑病的严重程度无关。晚期脑病与严重的脑水肿和危及生命的脑疝有关。

30%~50% 的急性肝衰竭（肝肾综合征）患者可出现急性肾衰竭。急性肾衰竭的诱发因素包括过度利尿或未经治疗的胃肠道出血，以及肾毒性药物引起的血管内容量减少。

肝衰竭的出血并发症是由于凝血因子合成不足、弥散性血管内凝血（DIC）引起的血小板减少以及血小板的脾隔离所致。应激性胃炎或继发于门静脉高压的食管或胃底静脉曲张可能会导致失血。维生素 K 的使用可增加 II、VIII、IX 和 X 因子的生成。当患者出血时或在有创手术之前，可使用 FFP 和（或）冷沉淀。

由于多种原因，急性肝衰竭可能会出现低氧血症。受损的肝脏无法清除导致血管舒张的物质，可能会导致肺内分流和通气 / 灌注不匹配。肺水肿是由低胶体渗透压和抗利尿活性相关的液体超负荷引起的。肺不张可由大量腹水阻碍充分的呼吸运动或脑病引起的通气不足发展而来。腹水的形成是由于肝血管阻力增加、胶体渗透压降低，以及醛固酮分泌改变造成腹部对抗。

慢性肝衰竭患者会出现高心输出量和低SVR，这也是由于血管舒张的体液因子所致。氧气输送可能增加，但微循环紊乱引起组织缺氧可

导致氧耗量减少。

原位肝移植是急性肝衰竭最重要的治疗方法。儿童患者尚无明确的肝移植适应证，但若不进行肝移植，急性肝衰竭预后较差，死亡率高达80%~85%。死亡原因通常是颅内高压或败血症引起的脑疝。目前，临床上使用一些人工肝支持系统作为肝移植的过渡治疗，例如分子吸附再循环系统（MARS）和连续静脉 - 静脉血液透析滤过（CVVHDF），伴或不伴血浆置换。

肾衰竭

急性肾衰竭是指肾脏突然无法调节液体、电解质和溶质平衡，与尿量是否变化不相关。急性肾衰竭的原因可分为以下 3 类：肾前性疾病、肾实质损伤和肾后性疾病。

肾前性肾衰竭是由于全身血容量不足、心输出量差或血管阻塞导致灌注不足引起的。大多数内源性肾衰竭是由缺血、毒素引起的肾单位损伤或炎症导致的。肾后性肾衰竭是由集合系统阻塞引起的。当梗阻发生在膀胱或尿道水平时，由于双肾都会受到损伤，肾功能可能受到严重影响。如果另一侧肾脏功能正常，单侧梗阻不会导致肾衰竭。急性肾衰竭的诊断需要采取逐步的方法，包括分析尿沉渣：白细胞管型提示间质性肾炎；肾小球肾炎中可发现红细胞管型；尿中血红蛋白阳性但无红细胞提示肌红蛋白尿。尿渗透压、尿肌酐（Cr）和电解质的分析也可以帮助诊断。钠排泄分数（FE_{Na}）的计算有助于区分肾前性原因和肾性原因：

$$FE_{Na} = 100 \times \frac{（尿钠 \times 血肌酐）}{（血浆钠 \times 尿肌酐）}$$

血容量不足的患者通常会出现尿液浓缩，表现为尿液渗透压 > 500 mOsm/kg，尿钠含量 < 20 mmol/L 且 FE_{Na} < 1。肾小管坏死患者的尿液是稀释的：尿渗透压 < 350 mOsm/kg，尿钠含量通常大于 40 mmol/L，FE_{Na} 通常大于 1。

急性肾衰竭的主要治疗方案是针对病因治疗。对于肾前性原因，需要恢复循环血量。血容量正常的少尿患者需要补充液体损失，除了补充尿量、鼻胃管引流和腹泻等其他损失外，还包括按 300 mL/（$m^2 \cdot d$）计算的隐性损失。如果出

现显著的容量超负荷，则提示应该限制液体输入量不超过隐性损失量。

肾衰竭时经常出现电解质和酸碱异常。低钠血症通常是由水潴留引起的。对于住院患者，给予低渗液体可能导致或加重低钠血症。如果患者容量超负荷，则需要限制自由水。当低钠血症出现症状时（如癫痫发作和反应迟钝），应使用高渗盐水（3~5 mL/kg 的 3% 生理盐水）将血清钠升至 125 mmol/L。过快将血清钠纠正到正常值（140 mmol/L）会导致脑桥中央髓鞘溶解和神经损伤。高磷血症的发生是由于肾脏对磷酸盐的清除率降低，治疗方法是限制饮食中磷的摄入量并使用能与磷酸盐结合的药物（如碳酸钙）。在高磷血症的情况下，由于钙流失和钙磷结合，可能会出现低钙血症。由于酸性物质的肾脏排泄功能受损以及肾脏碳酸氢盐重吸收和再生功能的改变，会出现代谢性酸中毒。在酸中毒和严重低钙血症的情况下，必须在补充碳酸氢盐之前补充钙，因为碱化会进一步降低离子钙水平，并可能加重低钙血症的症状，如四肢抽搐或心律失常。

高钾血症（血钾 > 6.0 mmol/L）是急性肾衰竭威胁生命的主要电解质异常，必须积极治疗。心电图异常最初包括高而尖的 T 波，随后出现 P-R 间期延长和 QRS 波群增宽，发生心室颤动和心搏骤停。治疗包括使用钙剂稳定心肌，使用碳酸氢钠、胰岛素和葡萄糖将钾离子从细胞外重新分配到细胞内以降低血清钾水平，以及使用利尿剂（如呋塞米）和聚磺苯乙烯等药物促进钾离子排出体外。一旦发现高钾血症，应立即停止输液或饮食等外源性补钾。

肾衰竭透析治疗的绝对指征为：顽固性酸中毒、电解质异常（如高钾或高磷血症）、症状性尿毒症（如心包炎）、出血或脑病、充血性心力衰竭引起的容量超负荷、肺水肿、严重高血压，以及清除可透析的毒素（如氨、水杨酸盐、甲醇、乙二醇）。相对适应证是在少尿期间提供更好的营养或多种血液制品。腹膜透析、间歇性血液透析或连续性血液滤过都是可选择的，具体方案应咨询儿科肾病专家。

慢性肾衰竭（表 38.3）是指肾小球滤过率（GFR）不可逆转的恶化，以至于需要通过肾脏替代治疗

表 38.3 慢性肾衰竭的临床表现

电解质紊乱
·高钾血症
·高磷血症
·低钙血症
·高镁血症
·低钠血症
·代谢性酸中毒
胃肠道
·胃排空延迟
·恶心和呕吐
血液学
·贫血
·继发于尿毒症的血小板功能障碍
心血管
·高血压
·容量超负荷
内分泌
·发育障碍

来维持生命。这通常发生在 GFR < 10~20 mL/（min · 1.73m²）的情况下。

呼吸衰竭

呼吸衰竭是指肺部和血液之间无法维持正常的氧气和二氧化碳交换。由于婴幼儿的呼吸系统发育尚未成熟，对氧气消耗和二氧化碳排泄的需求较大，以及原发性或继发性呼吸系统并发症的发病率较高，因此更容易出现呼吸衰竭。

呼吸衰竭主要分为两种类型：低氧血症和高碳酸血症。低氧性呼吸衰竭是由于通气与血流灌注比例（V/Q）不匹配导致静脉血和动脉血非心源性混合，它会导致二氧化碳浓度正常或偏低的低氧血症。高碳酸性呼吸衰竭是由于肺泡通气量与生理需求不匹配造成的，同时表现为低氧血症和高碳酸血症。当疾病或损伤导致可用于完成呼吸工作的力量与呼吸系统的负荷不平衡时，就会出现这种情况。影响肺部解剖结构的疾病会导致 V/Q 比值过低或缺失，从而导致低氧性呼吸衰竭。胸外气道和呼吸泵相关疾病会导致呼吸力量 / 负荷失衡和高碳酸血症性呼吸衰竭。

低氧血症的一线治疗方法是氧气。当肺部疾

病导致明显的氧合异常 [即需要 $PaO_2 \geqslant 60$ mmHg 来维持吸入氧浓度（FiO_2）$\geqslant 0.6$ 时]，持续气道正压通气（CPAP）可能会有所帮助。CPAP 可使用密闭面罩或鼻导管[1]。CPAP 设置压力 5~10 cmH_2O 可增加肺容量并增强 V/Q 比值较低区域的通气，改善呼吸力学。经鼻高流量通气（HFNC）是 CPAP 的另一种替代方法，它能以比普通鼻导管更高的流量并提供加热、加湿的氧气或氧气与空气的混合气体，同时提供一定程度的 CPAP。如果 CPAP $\geqslant 10$ cmH_2O 不能缓解低氧血症，应用双水平气道正压通气（BiPAP）可能有助于降低呼吸做功和改善低氧血症。如果使用无创通气后仍持续存在低氧血症或呼吸做功，则需要进行机械通气治疗。

呼吸泵（中枢神经系统、呼吸肌或胸壁）疾病会导致高碳酸性呼吸衰竭。可以采用无创和有创机械通气模式来减少呼吸做功并提供充足的气体交换。无创机械通气可以通过鼻导管或面罩进行。吸气压力支持是一种呼吸机模式，通过吸气期间增加的回路压力来增强患者的呼吸力量。这使患者能够开始自己的呼吸并调节吸气时间和潮气量。压力支持策略通过机械支持促进患者的同步性和舒适度，但该技术可能不适合患有晚期疾病的儿童。

传统的机械通气模式旨在辅助生理呼吸泵功能并改善肺容量。正压用于使肺部膨胀。$PaCO_2$ 水平用于调节每分通气量。通过改变呼吸频率或潮气量来调整每分通气量。潮气量可以通过控制输送量（容量控制通气）或吸气压力（压力控制通气）来调节。吸气持续时间是可调的，但该参数仅通过对呼气时间的影响，或当存在高气道阻力且某些时间常数较长的肺泡需要较长开放时间时，间接影响每分通气量。

儿童机械通气原则

机械通气的目标是改善肺泡通气、减少 V/Q 不匹配、重新扩张塌陷的肺段、减少呼吸做功并消除呼吸肌疲劳。儿童机械通气的适应证包括：

1. 低氧性呼吸衰竭：$PaO_2 < 50$ mmHg，$FiO_2 > 0.5$；通常由肺炎、急性呼吸窘迫综合征（ARDS）或肺水肿等肺泡疾病引起[1]。

2. 高碳酸性呼吸衰竭：$PaO_2 > 50$ mmHg 且动脉血 pH < 7.30，伴或不伴低氧血症；由呼吸衰竭引起，包括中枢神经系统（CNS）异常或呼吸肌疾病。例如，神经肌肉疾病（脊髓性肌萎缩等）或通气不足（意外的麻醉药物过量等）。

3. 循环衰竭，如休克或充血性心力衰竭。在这种情况下，机械通气可减少代谢支出，减少缺氧引起的呼吸肌功能障碍，减少左心室后负荷，或减少与休克相关的呼吸功能障碍（即 ARDS）。

4. 神经损伤。气管插管和机械通气可确保有误吸或气道阻塞风险的急性神经损伤患者的气道稳定。机械通气可以控制 $PaCO_2$，从而影响脑血流量和颅内压。

5. 术后需要镇静和（或）制动的手术情况。

6. 机械通气可以进行压力或容量控制。主要区别在于目标：压力通气模式以改变潮气量为代价保证峰值吸气时的气道压力，而容量通气模式以吸气压力为代价保证流量和设定容量。

压力通气具有几乎无限的输送流量的能力，并且具有减速的流量分布，这往往会改善患有异质性疾病的患者的肺部通气分布。通过类似的容量控制设置，压力控制通气将保持较高的平均气道压（MAP）。压力通气的一个潜在缺点是潮气量取决于呼吸系统的顺应性和阻力。随着肺顺应性的改善，潮气量将在相同的吸气压力下增加。这种类型的通气将补偿无套囊气管内插管周围的漏气。

通过容量控制通气，预设的潮气量（每次呼吸时进出肺部的气体量）被输送至最大预设压力限制。潮气量由恒定的吸气流速和设定的吸气时间控制。肺顺应性的降低或气道阻力的增加将通过吸气峰值压力的增加反映出来。例如，如果气管导管堵塞，气道阻力就会增加，此时相同的潮气量会产生更高的吸气压力。对于健康人来说，正常呼吸的潮气量为 6~8 mL/kg。该体积根据每个患者胸部上升的充分程度可有所调整。

在患有严重肺部疾病（如 ARDS）的儿童中，闭合容积（气道关闭时最大呼气后肺内的气体体积）增加至高于功能残气量（FRC），导致弥漫性肺不张。ARDS 中的容量控制通气允许以较低潮气量（6 mL/kg）进行通气，并与死亡率降低、无呼吸机天数增加以及无多器官衰竭天数增加相关[1]。

呼气末正压（PEEP）使 FRC（正常呼气后肺部的气体体积）增加到闭气量之上。PEEP 可以维持肺泡容积，防止肺不张，并通过增加 MAP 来改善氧合。PEEP 可在容量和压力控制通气中设置，它是机械通气期间达到的最低呼气压力。然而，过多的 PEEP 可能会导致肺部过度充气、空气滞留或漏气。PEEP 还会增加胸膜腔内压，并可能减少全身静脉回流心脏（前负荷）。另一方面，PEEP 通过减少左心室后负荷来改善心输出量。机械通气的主要目标之一是找到适合每个患者的 PEEP。

用于儿科患者的先进机械通气模式包括反比通气、气道压力释放通气（APRV）和高频通气。反比通气在正压通气期间将吸气相延长至超过呼气相，这会增加严重急性肺病期间的 MAP 和氧合。由于这是一种非生理性的呼吸模式，因此须对这些患者进行深度镇静和 NMB。APRV 是反比通气的一种形式，利用连续气流回路使患者在整个呼吸机周期中自主呼吸，这更舒适且需要更少的镇静。高频喷射通气和高频振荡通气将小潮气量（小于计算的气道无效腔）与高频率（＞1 Hz）相结合，以最大限度地减少气道峰值和 MAP 升高的影响。高频通气可减少与新生儿和儿童急性肺损伤相关的漏气综合征的发生和治疗。高频冲击通气（如 VDR）将冲击通气与常规通气相结合，有可能改善通气和清除分泌物。

有创管路置入和监测

动脉导管置入

当需要精确的持续血压监测、动脉血气监测和（或）采样时，需要使用动脉导管。置入动脉导管没有绝对禁忌证，但需要对高凝状态或出血性疾病的患者进行风险/效益分析。

最常被选择的动脉穿刺部位是桡动脉，因为其易于进入，并且有来自尺动脉的侧支血流。其他可能的部位包括尺动脉、足背动脉、胫后动脉、腋动脉和股动脉。应避免使用肱动脉，因为某些患者存在正中神经损伤和缺乏侧支循环的风险。在置入桡动脉或尺动脉导管之前，应进行艾伦（Allen）试验以确保足够的侧支血流。该测试是通过闭塞桡动脉和尺动脉直至手部出现苍白来进行的。在释放非计划置管的动脉压力后，手部应重新灌注，苍白应消退。如果再灌注未能建立，则应考虑替代部位。

导管套针装置可用于将导管直接插入动脉或使用 Seldinger 技术（经皮动脉穿刺技术）来对动脉进行置管。Seldinger 技术包括将针插入血管，然后将导丝穿过针，取出针，然后将导管套在导丝上进入血管。置入动脉导管时应始终遵循无菌技术。

必须清楚标识所有动脉线路，以避免意外输注高渗溶液和硬化药物而损伤动脉。动脉导管存在感染、断开导致大量失血及动脉血栓形成的风险，在极少数情况下，可能会导致肢体缺血甚至截肢。缺血性坏死也可能因小动脉痉挛、空气或血块的栓塞而发生。

中心静脉导管置入

中心静脉导管可用于提供心脏充盈压测量[即中心静脉压（CVP）]，并且作为将液体、血液制品、药物以及可引起外周血管硬化的高浓度肠外营养输送至中心循环的更有效的导管。它还可以用作血液透析、血浆置换、右心导管插入术和放置临时经静脉起搏器的通路。

中心静脉插管的常见部位是颈内静脉、股静脉和锁骨下静脉。禁忌证是目标血管上的皮肤感染和目标血管血栓形成。常见的并发症有感染（局部蜂窝织炎、菌血症）、静脉血栓栓塞、空气栓塞、导管故障（闭塞、移位、打折）、误穿刺动脉和出血等。其他并发症包括心律失常（当导管尖端位于心脏时）、气胸和血胸（锁骨下导管和颈内导管更常见）。放置中心静脉导管时应采用预防措施和无菌技术。

超声引导下中心静脉导管置入现已成为护理标准。研究表明，在手术过程中使用超声引导可减少并发症，包括减少继发血肿、减少穿入动脉的失误，并提高首次尝试成功的概率。超声还有助于测量血管尺寸，以确定理想的导管直径并降低血栓形成的风险。选择置管的血管时，可以使用超声来识别不合适插管的血栓血管。最后，在手术过程中实时使用超声可用于解决导丝或导管置入困难，例如识别穿过血管后壁的导丝、自身卷曲的导丝、邻近瓣膜的导管等。

（张锦涛　译，李凤仙　审）

参考文献

[1] Tobias JD, Ross AK. Intraosseous infusions: A review for the anesthesiologist with a focus on pediatric use. Anesth Analg,2010,110(2):391–401. https://doi.org/10.1213/ANE.0b013e3181c03c7f.

[2] Glauser T, Shinnar S, Gloss D, et al. Evidence-based guideline: Treatment of convulsive status epilepticus in children and adults: report of the Guideline Committee of the American Epilepsy Society. Epilepsy Curr, 2016,16(1):48–61. https://doi.org/10.5698/1535-7597-16.1.48.

[3] Kapur J, Elm J, Chamberlain JM, et al. Randomized trial of three anticonvulsant medications for status epilepticus. N Engl J Med,2019,381:2103–2113. https://doi.org/10.1056/NEJMoa1905795.

[4] Choong K, Kissoon N. Vasopressin in pediatric shock and cardiac arrest. Pediatr Crit Care Med,2008,9(4):372–379. https://doi.org/10.1097/PCC.0b013e318172d7c8.

[5] Topjian A, Raymond T, Atkins D, et al. Part 4: Pediatric basic and advanced life support: 2020 American Heart Association guidelines for cardiopulmonary resuscitation and emergency cardiovascular care. Circulation,2020,142(16 2):S469–S523. https://doi:10.1161/CIR.0000000000000901.

拓展阅读

Daigle C, Fiadjoe J, Laverriere E, et al. Difficult bag-mask ventilation in critically ill children is independently associated with adverse events. Critical Care Medicine,2020,48(9):e744–e752. https://doi:10.1097/CCM.0000000000004425.

The Pediatric Acute Lung Injury Consensus Conference Group. Pediatric acute respiratory distress syndrome: consensus recommendations from the pediatric acute lung injury consensus conference. Pediatric Critical Care Medicine,2015,16(5):428–439. https://doi:10.1097/PCC.0000000000000350.